常用药物使用方法

速查手册

主编 张志清 王淑梅

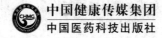

中国健康传媒集团
中国医药科技出版社

内容提要

本书以人力资源社会保障部《国家基本医疗保险、工伤保险和生育保险药品目录（2017 年版）》为基础，共分 19 章，简要介绍医保常用药物的主要作用，重点介绍各品种的使用方法和需要关注的用药安全问题，还在重要提醒、容易出现差错处插入简笔画，以提醒读者注意。

本书适合基层医务工作者、患者及其家属参考使用。

图书在版编目（CIP）数据

常用药物使用方法速查手册 / 张志清，王淑梅主编 . — 北京：中国医药科技出版社，2020.7

ISBN 978-7-5214-1995-5

Ⅰ．①常… Ⅱ．①张…②王… Ⅲ．①药物—手册 Ⅳ．① R97-62

中国版本图书馆 CIP 数据核字（2020）第 169140 号

美术编辑 陈君杞
版式设计 友全图文

出版 **中国健康传媒集团** | 中国医药科技出版社
地址 北京市海淀区文慧园北路甲 22 号
邮编 100082
电话 发行：010-62227427 邮购：010-62236938
网址 www.cmstp.com
规格 710×1000mm $^1/_{16}$
印张 33 $^3/_4$
字数 841 千字
版次 2020 年 7 月第 1 版
印次 2023 年 11 月第 2 次印刷
印刷 三河市航远印刷有限公司
经销 全国各地新华书店
书号 ISBN 978-7-5214-1995-5
定价 **89.00 元**

获取新书信息、投稿、为图书纠错，请扫码联系我们。

编 委 会

主　编　张志清　王淑梅

副主编　高　扬　李菲菲

编　者（以姓氏汉语拼音为序）

董　劼　高　扬　贡　莹　李菲菲

王　进　王好雨　王淑梅　许　萌

张　莉　张志清　赵　厦　郑丽亚

前言
PREFACE

本书以人力资源社会保障部颁布的《国家基本医疗保险、工伤保险和生育保险药品目录（2017 年版）》（以下简称《药品目录》）为基础，以简洁的文字介绍常用药物的主要作用和用途，重点介绍其使用方法以及需要重点关注的用药问题，旨在为基层医务工作者及公众正确使用药物提供指导和帮助。

本书参照《药品目录》的药物分类方法，共分为 19 章，收录常用西药 1266 种。每种药物首先介绍其通用名，并用角标标注医保类别，角标【甲】【乙】分别代表基本医疗保险支付药品费用的甲类和乙类药品。每种药物还具体介绍其他名称、主要作用、适应证、用法用量和特别提醒 5 个方面。【其他名称】介绍药物别名、商品名及国家药品监督管理局批准的药品名称，其官网上未提供的药品不予收录；【主要作用】简要介绍药物的主要作用及原理；【适应证】简单介绍药物的临床用途、适应证；【用法用量】详细介绍使用方法、给药剂量、给药时间、疗程等，便于读者掌握和正确使用药物；【特别提醒】主要介绍药物使用注意事项、特殊使用要求，对于用药过程中容易出现的问题予以重点提醒，对在临床或患者用药过程中发生过的用药错误等给出提示或警示，以指导和帮助读者合理使用药物。

本书文字简练，内容准确，简明直观，还在重要提醒、容易出现用药差错的地方插入简笔画，既提醒读者注意，又方便公众理解，具有可读性和趣味性。本书旨在为基层医务工作者及公众正确使用常用药物提供参考，不作为医疗纠纷和医疗诉讼等的依据，具体应用时应参照相应药品说明书或遵医嘱。

由于编者水平所限，加之编写时间仓促，内容难免有不妥之处，请广大读者提出宝贵意见！

编者
2020 年 5 月

目录
CONTENTS

第一章　消化系统药物

第一节　口腔制剂

复方硼砂（含漱液^[甲]）

【其他名称】复方硼砂含漱液

【主要作用】含硼砂、碳酸氢钠、液化酚和甘油，硼砂与低浓度液化酚具有消毒防腐作用；甘油除对口腔黏膜具有保护作用外，还能与硼砂、碳酸氢钠发生反应生成甘油硼酸钠，有利于主药发挥药效。

【适应证】用于口腔炎、咽炎与扁桃体炎等的口腔消毒防腐。

【用法用量】含漱　每次约 10ml，一日 3~4 次；加 5 倍量温开水稀释后含漱，5 分钟后吐出。

【特别提醒】1.含漱后应吐出，不可咽下（图1）。2.用时应避免接触眼睛。

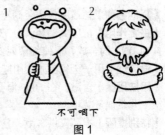

不可咽下
图1

克霉唑（片剂^[乙]）

【其他名称】克霉唑片

【主要作用】吡咯类抗真菌药，可抑制白色念珠菌自芽孢转变为侵袭性菌丝的过程。具广谱抗真菌活性。

【适应证】预防和治疗免疫抑制病人口腔和食管念珠菌感染。

【用法用量】口服　成人，每次 0.25~1g，一日 3 次。小儿，一日 20~60mg/kg，分 3 次服用。

【特别提醒】因吸收差且毒性大而较少用于内服。

葡萄糖酸氯己定（含漱剂^[乙]）

【其他名称】雅诺，葡萄糖酸氯己定溶液

【主要作用】消毒防腐药，吸附于细菌胞浆膜的渗透屏障，使细胞内容物漏出而发挥抗菌作用。低浓度有抑菌作用，高浓度则有杀菌作用。对革兰阳性和阴性菌的抗菌作用比苯扎溴铵等消毒药强。在血清、血液等存在时仍有效。

【适应证】1.口腔疾病（如牙龈炎、口腔溃疡、咽峡炎等）的防治。2.皮肤及黏膜的消毒；创面感染、阴道感染和子宫颈糜烂的冲洗。

【用法用量】含漱　成人，每次 10ml；儿童，每次 5ml。饭后含漱，含漱 2~5 分钟后吐弃。

【特别提醒】1.避免接触眼睛和其他敏感组织；避免作膀胱灌洗。2.仅供含漱用，含漱后

吐出，不可咽下。

醋酸氯己定（溶液剂[乙]）

【其他名称】醋酸氯己定溶液

【主要作用】本品吸附在细菌胞浆膜的渗透屏障，使细胞内容物漏出，低浓度抑制细菌，高浓度杀灭细菌。

【适应证】用于皮肤及黏膜的消毒；创面感染、阴道感染和子宫颈糜烂的冲洗。

【用法用量】**皮肤外用**　直接用0.05％溶液对局部皮肤及黏膜消毒。**创面及阴道冲洗**　每日1~2次，每次1~2支。

【特别提醒】1.本品与肥皂、碘化钾等配伍禁忌。2.本品与硼砂、碳酸氢盐、碳酸盐、氧化物、枸橼酸盐和硫酸盐有配伍禁忌，因可形成低溶解度的盐。

浓替硝唑（含漱剂[乙]）

【其他名称】替诺康，浓替硝唑含漱液

【主要作用】抗厌氧菌药，分子中所含硝基被厌氧菌的硝基还原酶还原成一种细胞毒素，抑制DNA的合成，促使细菌死亡。

【适应证】用于厌氧菌感染引起的牙龈炎、冠周炎、牙周炎等口腔疾病的辅助治疗。

【用法用量】**含漱**　在50ml温开水中加入本品2ml，在口腔中含漱1分钟后吐弃，一日3次。儿童剂量减半。

【特别提醒】本品仅供含漱，且必须稀释后使用，不得咽下。

西吡氯铵（含漱剂[乙]）

【其他名称】西吡氯铵含漱液

【主要作用】阳离子表面活性剂，对多种口腔致病菌和非致病菌有抑制和杀灭作用，能减少或抑制牙菌斑的形成，具有保持口腔清洁、消除口腔异味的作用。

【适应证】可用于口腔疾病的辅助治疗，也可用作日常口腔护理及清洁口腔。

【用法用量】**含漱**　刷牙前后或需要使用时，每次15ml，强力漱口1分钟，一日至少使用2次，或遵医嘱。

【特别提醒】本品仅供含漱用，含漱后吐出，不得咽下。

第二节　治疗胃酸相关类疾病药物

一、抗酸药

碳酸氢钠（片剂，注射剂）[甲]

【其他名称】小苏打片，碳酸氢钠片，碳酸氢钠注射液

【主要作用】抗酸剂，口服后可迅速中和胃酸，解除胃酸过多或烧心症状，但作用较弱，持续时间较短。抗酸剂，治疗代谢性酸中毒、碱化尿液中和胃酸，但作用较弱，持续时间较短。

【适应证】治疗代谢性酸中毒、碱化尿液、缓解胃酸过多引起的胃痛、胃灼热感及反酸。

【用法用量】口服　每次 0.25~2g，一日 3 次。**静脉滴注**　1. 代谢性酸中毒：所需剂量按下式计算，补碱量（mmol）＝（−2.3− 实际测得的 BE 值）×0.25× 体重（kg）；或补碱量（mmol）＝正常的 CO_2CP− 实际测得的 CO_2CP（mmol）×0.25× 体重（kg）。2. 碱化尿液：成人 2~5mmol/kg，4~8 小时内滴注完毕。

【特别提醒】1. 中和胃酸时所产生的二氧化碳可能引起嗳气、继发性胃酸分泌增加。2. 5% 溶液输注时，速度不能超过每分钟 8 mmol 钠，但在心肺复苏时因存在致命的酸中毒，应快速静脉输注。

大黄碳酸氢钠（片剂[甲]）

【其他名称】大黄碳酸氢钠片

【主要作用】含大黄 0.15g、碳酸氢钠 0.15g、薄荷油 0.001ml。大黄能刺激味觉感受器和胃黏膜，反射性兴奋下丘脑食欲中枢，引起唾液和胃液的分泌增多，使食欲增加，胃肠轻度充血，吸收功能加强。碳酸氢钠为抗酸药，能中和分泌过多的胃酸。二者合用可起健胃、抗酸的作用。

【适应证】用于食欲缺乏、胃酸过多。

【用法用量】口服　每次 1~3 片，一日 3 次。

【特别提醒】本品不能与肠溶片同时服用。

复方氢氧化铝（片剂[甲]）

【其他名称】复方氢氧化铝镁片，复方氢氧化铝片

【主要作用】为抗酸药氢氧化铝、三硅酸镁与解痉药颠茄流浸膏组成的复方，前二者可中和过多的胃酸，后者既能抑制胃液分泌，解除胃平滑肌痉挛，又可使胃排空延缓。

【适应证】用于缓解胃酸过多引起的胃痛、胃灼热感、反酸，也可用于慢性胃炎。

【用法用量】口服　成人每次 2~4 片，一日 3 次。饭前 0.5 小时或胃痛发作时嚼碎后服用。

【特别提醒】1. 长期大剂量服用，可致严重便秘，粪结块引起肠梗阻。2. 本品与肠溶片同服，可使肠溶片加快溶解，不应同用。

枸橼酸铋钾（片剂[甲]，胶囊[甲]，颗粒剂[乙]）

【其他名称】德诺，枸橼酸铋钾片，枸橼酸铋钾胶囊，枸橼酸铋钾颗粒

【主要作用】胃黏膜保护剂。在胃酸条件下产生沉淀，形成弥散性的保护层覆盖于溃疡面上，促进溃疡黏膜再生和溃疡愈合。

【适应证】用于慢性胃炎及缓解胃酸过多引起的胃痛、胃灼热感和反酸。

【用法用量】口服 成人每次 0.11g（以铋计），一日 4 次，前 3 次于三餐前半小时，第 4 次于晚餐后 2 小时服用；或早晚各服 0.22g，一日 2 次。

【特别提醒】1. 服药期间口内可能带有氨味，并可使舌苔及大便呈灰黑色，停药后即自行消失。2. 服用本品期间不得服用其他铋制剂，且不宜大剂量长期服用。3. 牛奶和抗酸药可干扰本品的作用，不能同时服用。4. 与四环素同服会影响后者吸收。

复方铝酸铋（颗粒剂[乙]）

【其他名称】得必泰，复方铝酸铋颗粒

【主要作用】抗酸收敛药，可调节胃酸过多、胃肠胀气，消除大便秘结，增强胃及十二指肠黏膜屏障，使黏膜再生，促进溃疡面愈合。

【适应证】用于胃溃疡、十二指肠溃疡、慢性浅表性胃炎、胃酸过多和十二指肠球炎等。

【用法用量】口服 每次 1.3~2.6g，一日 3 次，饭后吞服，疗程 1~2 个月。病愈后，为避免复发，可将剂量减至一日 1.3~2.6g，在主餐后服用。

【特别提醒】1. 服药期间，粪便呈黑色属正常现象；如呈稀便时，可减量服用。2. 用药不可间断，服药后十天左右自觉症状可见减轻或消失，但仍应继续用药到一个疗程。

胶体果胶铋（胶囊[乙]）

【其他名称】U 比乐，胶体果胶铋胶囊

【主要作用】胃肠黏膜保护药，对受损黏膜的黏附性较强，尚能杀灭胃内幽门螺杆菌。

【适应证】胃及十二指肠溃疡，慢性胃炎；与抗生素联合，用于胃幽门螺杆菌的根除治疗。

【用法用量】口服 每次 150~200mg，一日 4 次，餐前 0.5~1 小时及睡前服用，4 周为一个疗程。

【特别提醒】1. 治疗消化道出血时，可将囊内药物倒出，用水冲开搅匀后服用。2. 服药期间大便呈黑褐色为正常现象，停药 1~2 天后粪便色泽可转为正常。3. 本品不宜与制酸药、牛奶和 H_2 受体拮抗剂同时服用，否则会降低药效。

铝碳酸镁（片剂[乙]）

【其他名称】达喜，铝碳酸镁片

【主要作用】抗酸作用明显，并兼有胃黏膜保护作用，对胆酸也有一定吸附作用，其作用迅速、温和、持久。

【适应证】慢性胃炎；与胃酸有关的胃部不适症状，如胃痛、胃灼热感、酸性嗳气、饱胀等。

【用法用量】口服 每次 0.5~1.0g，一日 3~4 次。餐后 1~2 小时、睡前或胃部不适时服用。

【特别提醒】1. 服药后 1~2 小时内应避免服用其他药物，因氢氧化铝可与其他药物结合而降低吸收，影响疗效。2. 连续使用不得超过 7 天。3. 铝剂可吸附胆盐而减少脂溶性维生素的吸收，特别是维生素 A。4. 与异烟肼类合用时后者吸收可能延迟与减少，与左旋多巴合用时吸收可能增加。

二、H₂ 受体拮抗剂

法莫替丁（片剂，胶囊，注射剂）[甲]

【其他名称】法莫替丁片，法莫替丁胶囊，法莫替丁注射液，法莫替丁氯化钠注射液，法莫替丁葡萄糖注射液

【主要作用】H₂ 受体阻滞药，与雷尼替丁有相似之处，长疗程大剂量治疗时并不并发雄激素拮抗的副作用。

【适应证】消化性溃疡及消化性溃疡出血，急性胃黏膜病变，反流性食管炎以及胃泌素瘤。

【用法用量】口服 1. 十二指肠溃疡：每晚 40mg，疗程 4~8 周，维持量每晚 20mg。2. 良性胃溃疡：每晚 40mg，疗程为 4~8 周。3. 胃泌素瘤：起始剂量 40mg，6 小时给药 1 次，剂量可高达一日 800mg，持续一年。4. 缓解食管胃反流性疾病的症状：每次 20mg，一日 2 次。5. 胃食管反流性疾病引起的食管糜烂和溃疡，一次 10mg，一日 2 次；肾功能减退者一日 1 次，或剂量减半。**静脉注射或肌内注射** 1. 成人：每次 20mg，一日 2 次。2. 儿童：每次 0.4mg/kg，一日 2 次。

【特别提醒】1. 本品注射给药时，用 0.9%氯化钠注射液或 5%的葡萄糖注射液 250ml 稀释静脉滴注，时间维持 30 分钟以上，或加 0.9%氯化钠注射液 20ml 静脉缓慢推注（不少于 3 分钟）。2. 本品不宜与抗酸剂合用，含氢氧化铝、镁、二甲硅油抗酸剂可降低法莫替丁的生物利用度，降低吸收、降低血药浓度。

雷尼替丁（片剂，胶囊，注射剂）[甲]

【其他名称】盐酸雷尼替丁片，盐酸雷尼替丁胶囊，盐酸雷尼替丁注射液，盐酸雷尼替丁氯化钠注射液，注射用盐酸雷尼替丁

【主要作用】强效 H₂ 受体拮抗剂，抑制胃酸作用较西咪替丁强 5~12 倍。对胃泌素和性激素的分泌无影响。

【适应证】治疗十二指肠溃疡、胃溃疡、反流性食管炎、卓 - 艾综合征及其他高胃酸分泌疾病。

【用法用量】口服 1. 常用量每次 150mg，一日 2 次，或每次 300mg，睡前 1 次。2. 维持治疗：每次 150mg，每晚 1 次。3. 严重肾病患者：每次 75mg，一日 2 次。4. 卓 - 艾综合征：一日 600~1200mg。**静脉注射或肌内注射** 1. 成人，上消化道出血，每次 50mg，一日 2 次或每 6~8 小时给药 1 次；术前给药，全身麻醉或大手术前 60~90 分钟缓慢静脉注射或静脉滴注 50~100mg。2. 小儿，静脉注射，每次 1~2mg/kg，每 8~12 小时给药 1 次；静脉滴注，每次 2~4mg/kg，24 小时连续滴注。

【特别提醒】1.静脉滴注前用5%葡萄糖注射液稀释后缓慢静脉滴注1~2小时；静脉推注时间超过10分钟。2.本品能减少肝血流量，与华法林、利多卡因、环孢素、地西泮、普萘洛尔等合用，可增加上述药物的血药浓度，延长其作用时间和强度。3.本品与抗凝药或抗癫痫药伍用时，要比西咪替丁安全。4.本品可降低维生素B_{12}的吸收，长期使用可致维生素B_{12}缺乏。5.与普鲁卡因胺并用，可使普鲁卡因胺的清除率降低。

三、质子泵抑制剂

奥美拉唑（肠溶片 [甲]，肠溶胶囊 [甲]，注射剂 [乙]）

【其他名称】洛赛克，奥美拉唑镁肠溶片，奥美拉唑肠溶片，奥美拉唑钠肠溶片，奥美拉唑肠溶胶囊，注射用奥美拉唑钠

【主要作用】质子泵抑制剂，对各种原因引起的胃酸分泌具有强而持久的抑制作用。

【适应证】用于胃溃疡、十二指肠溃疡、应激性溃疡、反流性食管炎和卓－艾综合征（胃泌素瘤）。

【用法用量】口服　1.消化性溃疡：每次20mg，一日1~2次。一日晨起吞服或早晚各服1次，胃溃疡疗程通常为4~8周，十二指肠溃疡疗程通常为2~4周。2.反流性食管炎：每次20~60mg，一日1~2次。晨起吞服或早晚各服1次，疗程通常为4~8周。3.卓－艾综合征：每次60mg，一日1次，以后一日总剂量可根据病情调整为20~120mg，若一日总剂量需超过80mg时，应分2次服用。**静脉滴注**　1.十二指肠溃疡、胃溃疡和反流性食管炎：每次40mg，一日1次。2.卓－艾综合征：起始剂量60mg，一日1次。当日剂量超过60mg时，分2次给药。

【特别提醒】1.肠溶片、肠溶胶囊服用时不要嚼碎，以防止药物颗粒过早在胃内释放而影响疗效（图2）。2.静脉滴注时，临用前溶于0.9%氯化钠注射液或5%葡萄糖注射液100ml中，溶解后静脉滴注20~30分钟以上；禁止用其他溶剂或其他药物溶解和稀释。3.本品可延缓经肝脏代谢药物在体内的消除，如地西泮、苯妥英钠、华法林、硝苯地平等。4.应避免和伊曲康唑合用。

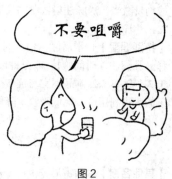

不要咀嚼

图2

艾司奥美拉唑（肠溶片，肠溶胶囊，注射剂）[乙]

【其他名称】耐信，艾司奥美拉唑镁肠溶片，埃索美拉唑肠溶胶囊，艾司奥美拉唑肠溶胶囊，注射用艾司奥美拉唑钠

【主要作用】质子泵抑制剂，对基础胃酸分泌和刺激引起的胃酸分泌均可产生抑制。其主要代谢物对胃酸分泌无影响。

【适应证】1.胃食管反流性疾病：糜烂性反流性食管炎的治疗，已经治愈的食管炎患者防止复发的长期维持治疗。2.胃食管反流性疾病的症状控制。3.与适当的抗菌疗法联合用药根除幽门螺杆菌：愈合与幽门螺杆菌感染相关的十二指肠溃疡，防止与幽门螺杆菌相关的消化性溃疡复发。

【用法用量】口服 1. 胃食管反流性疾病：糜烂性反流性食管炎的治疗，40mg，一日1次，连服4周；已经治愈的食管炎患者防止复发的长期维持治疗，20mg，一日1次。2. 胃食管反流性疾病的症状控制：20mg，一日1次。3. 与适当的抗菌疗法联合用药根除幽门螺杆菌：本品20mg，阿莫西林1g，克拉霉素500mg，一日2次，共7天。**静脉注射** 1. 对于不能口服用药的患者：20~40mg，一日1次。2. 反流性食管炎患者：40mg，一日1次。3. 反流疾病的症状治疗：20mg，一日1次。

【特别提醒】1. 肠溶片、肠溶胶囊整片吞服，不可咀嚼或压碎。2. 静脉推注用药应控制在3分钟以上；静脉滴注用药应控制在10~30分钟内。

艾普拉唑（肠溶片[乙]）

【其他名称】壹丽安，艾普拉唑肠溶片

【主要作用】不可逆型质子泵抑制剂。经口服后选择性进入胃壁细胞，转化为次磺酰胺活性代谢物，与H^+,K^+-ATP酶上的巯基作用，形成二硫键的共价结合，不可逆抑制H^+,K^+-ATP酶，产生抑制胃酸分泌的作用。

【适应证】用于治疗十二指肠溃疡。

【用法用量】口服 晨起空腹吞服，每次10mg，一日1次。疗程为4周。

【特别提醒】本品不能咀嚼或压碎，应整片吞服。

兰索拉唑（片剂，胶囊，肠溶胶囊，注射剂）[乙]

【其他名称】达克普隆，兰索拉唑片，兰索拉唑胶囊，兰索拉唑肠溶片，兰索拉唑肠溶胶囊，注射用兰索拉唑

【主要作用】质子泵抑制剂，可显著的长时间抑制胃酸分泌。

【适应证】用于胃溃疡、十二指肠溃疡、反流性食管炎、卓-艾综合征、吻合口溃疡。

【用法用量】口服 1. 胃溃疡、十二指肠溃疡、吻合口溃疡、卓-艾综合征：30mg，一日1次。胃溃疡和吻合口溃疡，连用8周，十二指肠溃疡需连用6周。2. 反流性食管炎：30mg，一日1次。连用8周。3. 对反复发作和复发性反流性食管炎的维持治疗：15mg，一日1次。如症状缓解不明显可加量至30mg。**静脉滴注** 每次30mg，一日2次，疗程不超过7天。

【特别提醒】1. 本品注射剂仅用于静脉滴注，溶解后应尽快使用，避免与0.9%氯化钠注射液以外的液体和其他药物混合静脉滴注。推荐静脉滴注时间30分钟。2. 经静脉注射治疗的前3日内达到止血效果的，应改为口服用药。

雷贝拉唑（肠溶片，肠溶胶囊）[乙]

【其他名称】瑞波特，济诺，雷贝拉唑钠肠溶片，雷贝拉唑钠肠溶胶囊，注射用雷贝拉唑钠

【主要作用】质子泵抑制剂，能够产生持续性抑制胃酸分泌的作用，对胆碱和组胺H_2受体无拮抗作用。

【适应证】活动性十二指肠溃疡；良性活动性胃溃疡；伴有临床症状的侵蚀性和溃疡性胃-食管反流征；与适当的抗生素合用根治幽门螺杆菌阳性的十二指肠溃疡。

【用法用量】口服 1. 活动性十二指肠溃疡和活动性良性胃溃疡：每次20mg，一日1次，

晨服。2. 侵蚀性或溃疡性的胃－食管反流征：每次 20mg，一日 1 次，疗程为 4~8 周。3. 胃－食管反流征的长期治疗方案的维持治疗：每次 10mg 或 20mg，一日 1 次，疗程为 12 个月。**静脉注射或静脉滴注** 20mg，一日 1 次。

【特别提醒】1. 本品肠溶胶囊应在早晨、餐前整粒吞服，不能咀嚼或压碎服用。2. 静脉注射前须用 5ml 无菌注射用水溶解，静脉滴注前溶液须进一步稀释，并于 15~30 分钟内滴注完毕。

泮托拉唑（肠溶片，肠溶胶囊，注射剂）[乙]

【其他名称】潘妥洛克，泮托拉唑钠肠溶片，泮托拉唑钠肠溶胶囊，泮托拉唑钠肠溶微丸胶囊，注射用泮托拉唑钠

【主要作用】质子泵抑制剂，与奥美拉唑和兰索拉唑相比，本品对 CYP450 酶的抑制作用较弱。

【适应证】活动性消化性溃疡，反流性食管炎和卓－艾综合征。

【用法用量】口服 40mg，每日早晨餐前服用 1 次。十二指肠溃疡疗程通常为 2~4 周，胃溃疡和反流性食管炎疗程通常为 4~8 周。**静脉推注或静脉滴注** 1. 十二指肠溃疡、胃溃疡、急性胃黏膜病变、复合性胃溃疡等引起的急性上消化道出血：每次 40~80mg，一日 1~2 次；2. 十二指肠溃疡、胃溃疡及中、重度反流性食管炎：每次 40mg，一日 1 次。

【特别提醒】1. 本品肠溶制剂服用时勿咀嚼。2. 静脉推注时，临用前用 0.9% 氯化钠注射液 10ml 溶解，注射时间须超过 2 分钟。3. 静脉滴注时，临用前用 10ml 专用溶剂溶解，再用 0.9% 氯化钠注射液或 5% 葡萄糖注射液 100~250ml 稀释后静脉滴注，滴注时间不少于 15 分钟，配制液需在 12 小时内使用。4. 本品可使香豆素类抗凝剂华法林的凝血酶原时间、INR 增加，可能会导致异常出血甚至死亡。

四、其他药物

吉法酯（片剂[乙]）

【其他名称】惠加强 -G，吉法酯片

【主要作用】保护胃黏膜，促进溃疡修复愈合，促进可溶性黏液分泌，增加可视黏液层厚度，增强胃黏膜屏障，扩张胃黏膜微循环，改善血流分布。

【适应证】胃及十二指肠溃疡、急慢性胃炎、胃酸过多、胃灼热、腹胀、消化不良、空肠溃疡及痉挛。

【用法用量】口服 1. 成人，100mg，一日 3 次，疗程为一个月，病情严重者需 2~3 个月；维持剂量，50~100mg，一日 3 次；预防性用药，50mg，一日 3 次。2. 儿童，50~100mg，一日 3 次。

【特别提醒】有前列腺素类药物禁忌者（如青光眼患者）慎用。

硫糖铝（片剂，胶囊，口服混悬液，颗粒剂，混悬凝胶）[乙]

【其他名称】硫糖铝片，硫糖铝分散片，硫糖铝胶囊，硫糖铝口服混悬液，硫糖铝颗粒，硫糖铝混悬凝胶

【主要作用】能在受损胃黏膜表面形成一层薄膜，抵御胃酸对胃黏膜的侵袭，起到保护胃黏膜的作用；能吸附胃蛋白酶及中和胃酸，但作用弱。

【适应证】慢性胃炎及缓解胃酸过多引起的胃痛、胃灼热感、反酸。

【用法用量】口服 成人，每次 1g，一日 3~4 次，餐前 1 小时及睡前服用。

【特别提醒】1. 连用不宜超过 8 周。2. 本品可减少四环素类、西咪替丁、苯妥英钠、华法林、各种维生素、氟喹诺酮或地高辛的吸收，不应同时服用。3. 与多酶片合用时，两药的疗效均降低。4. 不宜和 H_2 受体拮抗剂合用。

瑞巴派特（片剂，胶囊）[乙]

【其他名称】膜固思达，瑞巴派特片，瑞巴派特胶囊

【主要作用】胃黏膜保护剂，有预防溃疡发生和促进溃疡愈合作用，可增加胃黏膜血流量、前列素 E2 的合成和胃黏液分泌。可清除氧自由基，促进消化性溃疡的愈合及炎症的改善。

【适应证】急、慢性胃炎的急性加重期胃黏膜病变（糜烂、出血、充血、水肿）的改善；胃溃疡。

【用法用量】口服 1. 胃溃疡：成人，一次 0.1g，一日 3 次，早、晚及睡前服。2. 急性胃炎、慢性胃炎的急性加重期胃黏膜病变（糜烂、出血、充血、水肿）的改善：成人，一次 0.1g，一日 3 次。

【特别提醒】1. 孕妇或可能已妊娠的妇女，只有在判断治疗上的有益性大于危险性时才可以给药。2. 哺乳期妇女用药时应避免哺乳。3. 老年患者生理功能低下，应注意消化系统的副作用。

替普瑞酮（胶囊[乙]）

【其他名称】施维舒，替普瑞酮胶囊

【主要作用】萜烯的衍生物，具有广谱抗溃疡作用。

【适应证】急性胃炎、慢性胃炎急性加重期，胃黏膜病变的改善；胃溃疡。

【用法用量】口服 成人，每次 50mg，一日 3 次，饭后服用。

【特别提醒】可能出现 AST、ALT、γ–GTP 或 Al–P 升高，可能发生黄疸。一旦出现上述异常，应停药并采取适当措施。

第三节 治疗功能性胃肠道疾病药物

一、治疗功能性肠道疾病药物

二甲硅油（片剂，散剂）[乙]

【其他名称】二甲硅油片，二甲硅油散

【主要作用】抗泡沫剂，由于本品表面张力小，能改变气泡表面张力使其破裂，消除胃肠道中的泡沫，使被泡沫贮留的气体得以排除而缓解胀气。

【适应证】胃肠道胀气；胃镜检查及放射检查辅助用药。

【用法用量】口服　片剂：成人，每次50mg，一日3~4次，餐前和临睡前嚼碎服用。散剂：1. 胃镜检查时，在喷射麻醉剂前，口服或灌注本品0.5%~1.0%的水悬液30~50ml，半小时完成镜检。在内镜检查中，如仍有黏液，可经孔道注入。2. 胃肠气钡双重对比检查：在服用产气粉后，再服用含本品0.2%~0.4%的硫酸钡混悬液，服后2~5分钟完成摄片。3. 结肠气钡双对比灌肠：在硫酸钡混悬液中按0.2%~0.4%加入本品，进行双重造影法灌肠，当气钡充盈全结肠后进行摄片。

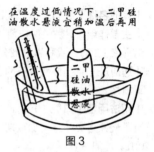

在温度过低情况下，二甲硅油散水悬液宜稍加温后再用

图3

【特别提醒】1. 二甲硅油散水悬液用时新鲜配制，并于3天内用完。2. 在温度过低情况下，二甲硅油散水悬液宜稍加温后再用（图3）。

间苯三酚（注射剂[乙]）

【其他名称】间苯三酚注射液，注射用间苯三酚

【主要作用】平滑肌解痉药，直接作用于胃肠道和泌尿生殖道平滑肌，在解除平滑肌痉挛的同时不会产生一系列抗胆碱样副作用，不会引起低血压、心率加快、心律失常等症状，对心血管功能没有影响。

【适应证】消化系统和胆道功能障碍引起的急性痉挛性疼痛；急性痉挛性尿道、膀胱、肾绞痛；妇科痉挛性疼痛。

【用法用量】**肌内或静脉注射**　每次40~80mg，一日40~120mg。**静脉滴注**　一日200mg，稀释于5%或10%葡萄糖注射液中静脉滴注。

【特别提醒】注射用无菌粉末临用前用适量注射用水完全溶解。

匹维溴铵（片剂[乙]）

【其他名称】得舒特，匹维溴铵片

【主要作用】亲肌性解痉剂、钙离子拮抗剂，没有抗胆碱能作用，也没有对心血管系统的副作用。

【适应证】1. 对症治疗与肠道功能紊乱有关的疼痛、排便异常和肠道不适。2. 对症治疗与胆道功能紊乱有关的疼痛。3. 为钡灌肠做准备。

【用法用量】口服　成人，一日150~200mg，少数情况下可增至300mg。为钡灌肠做准备时，应于检查前3天开始用药，剂量为一日200mg。

【特别提醒】1. 切勿咀嚼或掰碎药片，宜在进餐时用水吞服。2. 不要在卧位时或临睡前服用。

曲美布汀（片剂，胶囊）[乙]

【其他名称】舒丽启能，援生力维，马来酸曲美布汀片，马来酸曲美布汀分散片，马来酸曲美布汀胶囊

【主要作用】胃肠运动调节剂，可直接作用于消化道平滑肌，调节胃肠运动功能，且副作用小。

【适应证】1. 胃肠道运动功能紊乱引起的食欲不振、恶心、呕吐、嗳气、腹胀、腹鸣、腹痛、腹泻、便秘等症状的改善。2. 肠易激综合征。

【用法用量】口服　1. 慢性胃炎：每次 0.1g，一日 3 次；2. 肠道易激综合征：每次 0.1~0.2g，一日 3 次。

【特别提醒】1. 出现不良反应应立即停药，并作适当处置。2. 孕妇、哺乳期妇女、儿童慎用。3. 老年患者需注意减量用药。

曲匹布通（片剂[乙]）

【其他名称】曲匹布通片

【主要作用】选择性松弛胆道平滑肌并直接抑制胆道奥狄括约肌，可使胆道括约肌松弛，以降低胆总管与十二指肠汇合部位的通过阻力；降低胆囊、胆管内压、促进胆汁和胰液的排出而改善食欲、消除腹胀。还具有解痉镇痛及利胆的作用。

【适应证】用于胆囊炎及胆道疾病。

【用法用量】口服　每次 40mg，一日 3 次。疗程 2~4 周。

【特别提醒】本品应饭后服用。

溴丙胺太林（片剂[乙]）

【其他名称】溴丙胺太林片

【主要作用】选择性缓解胃肠道平滑肌痉挛，作用较强、较持久。

【适应证】治疗胃肠痉挛性疼痛。

【用法用量】口服　成人，每次 15mg，疼痛时服。必要时 4 小时后可重复 1 次。

【特别提醒】1. 本品不能与甲氧氯普胺、多潘立酮同用。2. 由于本品可延长胃排空时间，会对一些药物的吸收产生影响，使红霉素胃内停留过长而受到胃酸分解，降低疗效；对乙酰氨基酚吸收延迟，血浆峰浓度降低；地高辛血浆浓度升高。

罂粟碱（片剂，注射剂）[乙]

【其他名称】盐酸罂粟碱片，盐酸罂粟碱注射液，注射用盐酸罂粟碱，盐酸罂粟碱氯化钠注射液

【主要作用】对血管、心脏或其他平滑肌有直接的非特异性松弛作用，直接抑制平滑肌异常紧张和痉挛，尤其对平滑肌痉挛性收缩的抑制作用显著。

【适应证】治疗脑、心及外周血管痉挛所致的缺血，肾、胆或胃肠道等内脏痉挛。

【用法用量】口服　成人，每次 30~60mg，一日 3 次。**肌内注射**　成人，每次 30mg，一日 90~120mg。**静脉注射**　成人，每次 30~120mg，每 3 小时给药 1 次，用于心搏停止时，两次给药要相隔 10 分钟；儿童，每次 1.5mg/kg，一日 4 次。

【特别提醒】1. 静脉注射应缓慢。2. 与左旋多巴同用时可减弱后者的疗效，本品能阻滞多巴胺受体。3. 因烟碱作用，吸烟会使本品的疗效降低。

二、单方颠茄及其衍生物

阿托品（片剂，注射剂）[甲]

【其他名称】硫酸阿托品片，硫酸阿托品注射液，注射用硫酸阿托品

【主要作用】M 胆碱受体拮抗剂。大剂量时能作用于血管平滑肌，扩张血管、解除痉挛性收缩，改善微循环；能兴奋或抑制中枢神经系统，对心脏、肠和支气管平滑肌作用比其他颠茄生物碱更强而持久。

【适应证】1. 各种内脏绞痛。2. 迷走神经过度兴奋所致的窦房阻滞、房室阻滞等缓慢型心律失常，也可用于继发于窦房结功能低下而出现的室性异位节律。3. 解救有机磷酸酯类中毒。4. 抗休克。5. 全身麻醉前给药、严重盗汗和流涎症。

【用法用量】口服　成人，每次 0.3~0.6mg，一日 3 次，极量每次 1mg，一日 3mg；儿童，每次 0.01~0.02mg/kg，一日 3 次。**皮下、肌内或静脉注射**　成人，每次 0.3~0.5mg，一日 0.5~3mg；极量：每次 2mg。**皮下注射**　儿童，每次 0.01~0.02mg/kg，一日 2~3 次。

【特别提醒】1. 与尿碱化药包括含镁或钙的制酸药、碳酸酐酶抑制药、碳酸氢钠、枸橼酸盐等伍用时，使阿托品排泄延迟，作用时间和（或）毒性增加。2. 与金刚烷胺、吩噻嗪类药、其他抗胆碱药、扑米酮、普鲁卡因胺、三环类抗抑郁药伍用，阿托品的毒副作用可加剧。3. 与 MAOI 合用，可加强抗 M 胆碱作用的副作用。4. 与甲氧氯普胺并用时，后者的促进肠胃运动作用可被拮抗。

颠茄（片剂，酊）[甲]

【其他名称】颠茄片，颠茄酊

【主要作用】抗胆碱药，能解除胃肠道平滑肌痉挛，抑制腺体分泌。

【适应证】胃及十二指肠溃疡，胃肠道、肾、胆绞痛等。

【用法用量】口服　1. 片剂：成人，每次 10mg，疼痛时服。必要时 4 小时后可重复 1 次。2. 酊剂：每次 0.3~1ml，一日 1~3ml；极量：每次 1.5ml，一日 4.5ml。

【特别提醒】1. 与抗酸药、吸附性止泻药等同用时，本品的吸收减少，疗效减弱。必须同用时可间隔 1 小时以上。2. 与甲氧氯普胺、多潘立酮配伍时，其促进胃肠运动的作用可被颠茄所拮抗。

山莨菪碱（片剂，注射剂）[甲]

【其他名称】消旋山莨菪碱片，氢溴酸山莨菪碱片，氢溴酸山莨菪碱注射液，盐酸消旋山莨菪碱注射液，盐酸消旋山莨菪碱氯化钠注射液

【主要作用】M 胆碱受体拮抗药，有明显外周抗胆碱作用，有解痉止痛和改善微循环作用。其扩瞳和抑制腺体分泌的作用是阿托品的 1/20~1/10。因不能通过血脑屏障，故中枢作用较弱。与阿托品相比，具有选择性较高、毒副作用较低的优点。

【适应证】解除平滑肌痉挛，胃肠绞痛、胆道痉挛以及急性微循环障碍及有机磷中毒等。

【用法用量】口服　成人，每次 5mg，疼痛时服。一日 3 次。**静脉注射或肌内注射**　成人，每次 5~10mg，小儿 0.1~0.2mg/kg，一日 1~2 次。抗休克及有机磷中毒：成人，每次 10~40mg；小儿，每次 0.3~2mg/kg，必要时每隔 10~30 分钟重复给药，也可增加剂量。

【特别提醒】与甲氧氯普胺等同用时，各自的作用降低。

东莨菪碱（片剂，注射剂）[乙]

【其他名称】氢溴酸东莨菪碱片，氢溴酸东莨菪碱注射液

【主要作用】M 胆碱受体拮抗药。外周作用较阿托品强而维持时间短，对呼吸中枢有兴奋作用，中枢作用以抑制为主。

【适应证】麻醉前给药，震颤麻痹，晕动病，躁狂性精神病，胃肠胆肾平滑肌痉挛，胃酸分泌过多，感染性休克，有机磷农药中毒。

【用法用量】口服　成人，每次 0.3~0.6mg，一日 0.6~1.2mg。极量，每次 0.6mg，一日 2mg。**皮下或肌内注射**　每次 0.3~0.5mg，极量，每次 0.5mg，一日 1.5mg。

【特别提醒】1. 皮下或肌内注射时要注意避开神经与血管，如需反复注射，宜左右部位交替注射。2. 不能与抗抑郁药、治疗精神病药和帕金森病药合用。

丁溴东莨菪碱（片剂，胶囊，注射剂）[乙]

【其他名称】丁溴东莨菪碱片，丁溴东莨菪碱胶囊，丁溴东莨菪碱注射液，注射用丁溴东莨菪碱

【主要作用】M 胆碱受体拮抗药。能选择性缓解胃肠道、胆道及泌尿道平滑肌痉挛和抑制其蠕动，亦可用于解除血管平滑肌痉挛及改善微循环；对心脏、眼平滑肌和唾液腺等腺体分泌的抑制作用较阿托品小。

【适应证】1. 胃、十二指肠、结肠内镜检查的术前准备，内镜逆行胰胆管造影，胃、十二指肠、结肠的气钡低张造影或腹部 CT 扫描的术前准备，可减少或抑制胃肠道蠕动。2. 各种病因引起的胃肠道痉挛、胆绞痛、肾绞痛或胃肠道蠕动亢进等。

【用法用量】口服　成人，每次 10~20mg，一日 3 次；或每次 10mg，一日 3~5 次；小儿，一日 0.4mg/kg，分 4 次服用。**静脉注射或肌内注射**　成人，每次 10~20mg，或每次用 10mg，间隔 20~30 分钟再用 10mg。静脉滴注前用 5% 葡萄糖注射液、0.9% 氯化钠注射液稀释后使用。

【特别提醒】1. 肌内注射时要注意避开神经与血管，如需反复注射应更换注射部位，宜左右部位交替注射。2. 与三环类抗抑郁药合用时口干、便秘、视力模糊等副作用加剧，禁止合用。3. 本品分别与地高辛、呋喃妥因、维生素 B_2 等合用时，会明显增加后者的吸收。4. 应用本品期间舌下含化硝酸甘油时，因唾液减少使后者崩解减慢从而影响其吸收，作用有可能推迟或减弱。

三、胃肠动力药

多潘立酮（片剂[甲]，胶囊[甲]，混悬液[乙]，栓剂[乙]）

【其他名称】吗丁啉，多潘立酮片，多潘立酮分散片，多潘立酮胶囊，多潘立酮混悬液，多潘立酮栓

【主要作用】外周多巴胺受体拮抗药，不易通过血脑屏障，无锥体外系等不良反应。

【适应证】1.缓解由胃排空延缓、胃肠道反流、食管炎引起的消化不良症状。2.治疗功能性、器质性、感染性、饮食性、放射性治疗或化疗引起的恶心、呕吐。

【用法用量】口服　成人，每次10mg，一日3~4次，必要时剂量可加倍，饭前15~30分钟服；儿童，每次0.3mg/kg，一日3~4次，饭前15~30分钟服用。直肠给药　栓剂，成人一日0.12~0.24g；2岁以上小儿一日60~120mg；2岁以下小儿一日20~40mg。

【特别提醒】1.建议儿童选择本品混悬液。2.抗胆碱药及阿片类止痛药会拮抗本品对胃肠道的作用，不宜与本品同服。3.不要与MAOI同时应用。4.不宜与唑类抗真菌药、大环内酯类抗菌药、HIV蛋白酶抑制剂等合用。5.抗酸药和抑制胃酸分泌药可降低本品的生物利用度，不宜与本品同服。

甲氧氯普胺（片剂，注射剂）[甲]

【其他名称】胃复安，甲氧氯普胺片，盐酸甲氧氯普胺注射液

【主要作用】多巴胺D_2受体拮抗剂，同时还具有$5-HT_4$受体激动效应，对$5-HT_3$受体有轻度抑制作用。可作用于延髓催吐化学感受区中多巴胺受体，具有强大的中枢性镇吐作用。促进胃及上部肠段的运动；提高静息状态胃肠道括约肌的张力，增加下食管括约肌的张力和收缩的幅度，促进胃的排空。

【适应证】1.各种病因所致恶心、呕吐、嗳气、消化不良、胃部胀满、胃酸过多等症状的对症治疗。2.反流性食管炎、胆汁反流性胃炎、功能性胃滞留、胃下垂等。3.残胃排空延迟症、迷走神经切除后胃排空延缓。4.糖尿病性胃轻瘫、尿毒症、硬皮病等所致胃排空障碍。5.诊断性十二指肠插管前用，有助于顺利插管；胃肠钡剂X线检查，可减轻恶心、呕吐反应，促进钡剂通过。

【用法用量】口服　成人：每次5~10mg，一日3次。用于糖尿病性胃排空功能障碍患者，于症状出现前30分钟口服10mg；或于餐前及睡前服5~10mg，一日4次。日剂量不超过0.5mg/kg。小儿：5~14岁每次2.5~5mg，一日3次，餐前30分钟服，宜短期服用。日剂量不超过0.1mg/kg。静脉注射或肌内注射　成人：每次10~20mg，日剂量不超过0.5mg/kg。小儿：6岁以下每次0.1mg/kg，6~14岁每次2.5~5mg。

【特别提醒】1.静脉注射需缓慢，1~2分钟注完，快速给药可出现躁动不安随即进入昏睡状态。2.本品遇光变成黄色或黄棕色后，毒性增高。3.与乙醇或中枢抑制药等同用，镇静作用均增强。4.与抗胆碱能药和麻醉止痛药合用有拮抗作用。5.与西咪替丁、地高辛同用，后者的胃肠道吸收减少，应间隔2小时服用。

莫沙必利（片剂，胶囊，颗粒剂）[乙]

【其他名称】加斯清，枸橼酸莫沙必利片，枸橼酸莫沙必利分散片，枸橼酸莫沙必利胶囊，枸橼酸莫沙必利颗粒

【主要作用】消化道促动力剂，选择性 5-HT$_4$ 受体激动剂，促进乙酰胆碱的释放，增强上消化道运动。

【适应证】用于功能性消化不良、慢性胃炎伴有烧心、嗳气、恶心、呕吐、早饱、上腹胀、上腹痛等消化道症状者。

【用法用量】口服　每次 5mg，一日 3 次。

【特别提醒】与抗胆碱能药合用可能减弱本品的作用。

溴米那普鲁卡因（注射剂[乙]）

【其他名称】溴米那普鲁卡因注射液

【主要作用】复方制剂，组分为溴米那、盐酸普鲁卡因、苯酚。有镇静催眠作用，可解除平滑肌痉挛。

【适应证】用于神经性呕吐和妊娠呕吐，也用于晕车、胃痉挛等呕吐。

【用法用量】皮下或肌内注射　每次 2ml，对顽固呕吐可酌情增加注射次数。

【特别提醒】本品不得与碱性药物混合使用。

伊托必利（片剂，胶囊）[乙]

【其他名称】盐酸伊托必利片，盐酸伊托必利分散片，盐酸伊托必利胶囊

【主要作用】具有多巴胺 D$_2$ 受体拮抗活性和乙酰胆碱酯酶抑制活性，有胃肠促动力作用，尚有一定抗呕吐作用。

【适应证】因胃肠动力减慢引起的消化不良症状，包括上腹部饱胀感、上腹痛、食欲不振、恶心和呕吐等。

【用法用量】口服　成人每次 50mg，一日 3 次，餐前服用。

【特别提醒】抗胆碱能药可减弱本品的作用，故应避免合用。

第四节　止吐药

昂丹司琼（片剂[甲]，胶囊[甲]，注射剂[乙]）

【其他名称】枢复宁，盐酸昂丹司琼片，盐酸昂丹司琼胶囊，盐酸昂丹司琼注射液，注射用盐酸昂丹司琼，盐酸昂丹司琼氯化钠注射液，盐酸昂丹司琼葡萄糖注射液

【主要作用】强效、高选择性 5-HT$_3$ 受体拮抗剂，有强止吐作用，无锥体外系反应、过

度镇静等副作用。

【适应证】1.细胞毒性药物化疗和放射治疗引起的恶心呕吐。2.预防和治疗手术后的恶心呕吐。

【用法用量】成人 1.高度催吐化疗药引起的呕吐：化疗前15分钟、化疗后4小时、8小时各静脉注射8mg，停止化疗以后每8~12小时口服8mg，连用5天。2.催吐程度不太强的化疗药引起的呕吐：化疗前15分钟静脉注射8mg，以后每8~12小时口服8mg，连用5天。3.放射治疗引起的呕吐：放疗前1~2小时口服8mg，以后每8小时口服8mg。4.预防手术后的恶心呕吐：麻醉前1小时口服8mg，随后每隔8小时口服8mg；或在诱导麻醉的同时肌内注射或缓慢静脉注射4mg。5.已出现的术后恶心呕吐：肌内注射或缓慢静脉注射4mg。儿童 1.化疗引起的恶心呕吐：化疗前静脉注射5mg/m²，12小时后再口服给药；化疗后应持续口服给药，连服5天。2.预防术后恶心呕吐：诱导麻醉前、期间或之后用0.1mg/kg缓慢静脉注射，最大剂量4mg。3.已出现的术后恶心呕吐：0.1mg/kg缓慢静脉注射，最大剂量4mg。

【特别提醒】1.本品注射液应现用现配，不能与其他药物混于同一注射器中使用或同时输注（图4）。2.本品可与下列药物通过专用给药装置的Y形管来给药：顺铂、氟尿嘧啶、卡铂、依托泊苷、环磷酸胺、多柔比星等。3.与地塞米松合用可加强止吐效果。

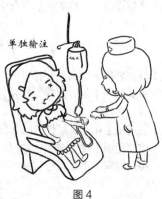

单独输注

图4

多拉司琼（注射剂）[乙]

【其他名称】力必复，甲磺酸多拉司琼注射液

【主要作用】选择性5-HT₃受体拮抗剂，作用类似于昂丹司琼和格拉司琼。

【适应证】用于肿瘤治疗药物引起的恶心或呕吐，也可用于预防和治疗手术后的恶心或呕吐。

【用法用量】静脉注射 1.预防肿瘤化疗引起的恶心和呕吐：成人，化疗前30分钟静脉注射单剂量1.8mg/kg；或者大多数患者可以使用固定剂量100mg，静脉注射30秒以上；儿童，2~16岁患者建议在化疗前30分钟静脉注射单剂量1.8mg/kg，最大剂量不超过100mg。2.预防或治疗手术后恶心和/或呕吐：成人，外科手术麻醉停止前约15分钟（预防）或刚出现恶心、呕吐时（治疗）静脉注射单剂量12.5mg；儿童，外科手术麻醉停止15分钟或刚出现恶心、呕吐时，2~16岁静脉注射单剂量0.35mg/kg，最大量不超过12.5mg。

【特别提醒】1.本品可以100mg/30秒的速度快速静脉注射，或用0.9%氯化钠注射液或5%葡萄糖注射液稀释至50ml输注15分钟以上。稀释后的溶液在正常光照条件下室温24小时或冷藏48小时内稳定。2.本品不能与其他药物混合使用，输注前后要冲洗输液通道。

格拉司琼（片剂，胶囊，注射剂）[乙]

【其他名称】盐酸格拉司琼片，盐酸格拉司琼分散片，盐酸格拉司琼胶囊，盐酸格拉司琼

注射液，注射用盐酸格拉司琼，盐酸格拉司琼氯化钠注射液，盐酸格拉司琼葡萄糖注射液

【主要作用】强效、高选择性 $5-HT_3$ 受体拮抗剂，无锥体外系反应、过度镇静等副作用。

【适应证】用于细胞毒性药物化疗和放射治疗引起的恶心呕吐；预防和治疗手术后的恶性呕吐。

【用法用量】口服　成人，每次 1mg，一日 2 次；儿童，每次 $20\mu g/kg$，一日 2 次。一般于化疗前 1 小时服用，第二次为 12 小时后服用。**静脉注射**　成人 3mg，大多数患者只需给药 1 次，必要时可增加给药 1~2 次，但日最高剂量不应超过 9mg。

【特别提醒】1. 注射剂用药前用 5% 葡萄糖注射液或 0.9% 氯化钠注射液 20~50ml 稀释，于治疗前 30 分钟静脉注射，给药时间应超过 5 分钟。2. 本品口服制剂与食物同时服用吸收略有延迟。3. 与利福平或其他肝酶诱导药物同时使用，本品血药浓度减低，应适当增加剂量。

帕洛诺司琼（注射剂）[乙]

【其他名称】盐酸帕洛诺司琼胶囊，盐酸帕洛诺司琼注射液

【主要作用】亲和力较强的 $5-HT_3$ 受体选择性拮抗剂，对其他受体无亲和力或亲和力较低。

【适应证】预防中、重度致吐化疗引起的恶心、呕吐。

【用法用量】静脉注射　化疗前约 30 分钟，单剂量静脉注射 0.25mg，注射时间为 30 秒以上。**口服**　化疗前约 1 小时，单剂量口服本品 0.5mg。

【特别提醒】1. 不推荐 7 天内重复用药。2. 能安全地与皮质类固醇类药、镇痛药、止吐药、解痉药和抗胆碱能药一起应用。

托烷司琼（片剂，胶囊，口服溶液，注射剂）[乙]

【其他名称】盐酸托烷司琼片，甲磺酸托烷司琼片，盐酸托烷司琼胶囊，盐酸托烷司琼口服溶液，盐酸托烷司琼注射液，甲磺酸托烷司琼注射液，注射用盐酸托烷司琼

【主要作用】外周神经元及中枢神经系统 $5-HT_3$ 受体的强效、高选择性的竞争拮抗剂，在 2~3 个癌症化疗周期中连续使用不会减低疗效，不引起锥体外系副作用。

【适应证】预防癌症化疗、细胞毒药物引起的恶心和呕吐。

【用法用量】成人：一日 5mg，疗程为 6 天。第 1 天静脉给药，在化疗前，静脉滴注或缓慢静脉内推注；第 2~6 天口服给药，早晨（至少于早餐前 1 小时）用水送服。儿童：2 岁以上儿童 0.1mg/kg，最高可达一日 5mg，疗程为 6 天。第 1 天静脉给药，在化疗前，静脉滴注或缓慢静脉内推注；第 2~6 天口服给药，早晨（至少于早餐前 1 小时）服用。

【特别提醒】1. 静脉滴注前将药物溶于 0.9% 氯化钠注射液、林格液或 5% 葡萄糖注射液液 100ml 中缓慢滴注，不少于 15 分钟。缓慢静脉注射时间为 2mg/min。2. 口服本品时，可从安瓿中取所用量，用橙汁或可乐稀释后立即服用，至少在早餐前 1 小时服用。3. 与利福平或其他肝酶诱导药物合用，可使托烷司琼的血浆浓度降低。

第五节　胆和肝治疗药

一、胆治疗药

熊去氧胆酸（片剂，胶囊，软胶囊）[甲]

【其他名称】优思弗，熊去氧胆酸片，熊去氧胆酸胶囊，熊去氧胆酸软胶囊，牛磺熊去氧胆酸胶囊

【主要作用】可增加胆汁酸的分泌，同时引起胆汁酸成分的变化，使本品在胆汁中的含量增加。能显著降低人胆汁中胆固醇及胆固醇酯的摩尔浓度和胆固醇的饱和指数，有利于结石中胆固醇逐渐溶解。

【适应证】固醇性胆囊结石，胆汁郁积性肝病，胆汁反流性胃炎。

【用法用量】口服　1. 固醇性胆囊结石和胆汁郁积性肝病：每次 10mg/kg，一日 2~3 次，用少量水送服。2. 胆汁反流性胃炎：每次 200~250mg，一日 1 次，晚上睡前用水吞服，必须定期服用。一般服用 10~14 天。

【特别提醒】1. 考来烯胺、考来替泊和含铝制酸剂都能与熊去氧胆酸结合，减少其吸收，不宜同用。如果必须服用上述药品，应至少间隔 2 小时（图 5）。2. 本品可以增加环孢素在肠道的吸收，服用环孢素的患者应做环孢素血清浓度的监测，必要时调整环孢素的剂量（图 6）。

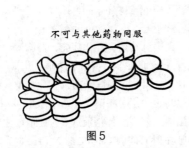

不可与其他药物同服

图 5

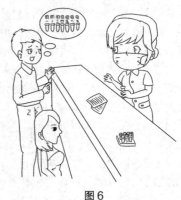

图 6

去氢胆酸（片剂[乙]）

【其他名称】去氢胆酸片

【主要作用】有利胆作用，可促进胆汁分泌，增加胆汁容量，使胆道畅通，对消化脂肪也

有一定的促进作用。

【适应证】慢性胆囊炎的辅助治疗。

【用法用量】口服 成人，每次 0.25~0.5g，一日 3 次，饭后服。

【特别提醒】重症肝炎、充血性心力衰竭、原因不明的直肠出血、胆道完全阻塞及严重肝肾功能减退患者禁用。

苯丙醇（软胶囊[乙]）

【其他名称】苯丙醇软胶囊

【主要作用】有促进胆汁分泌、促进消化作用。

【适应证】慢性胆囊炎的辅助治疗。

【用法用量】口服 成人，每次 0.1~0.2g，一日 3 次。餐后服用。

【特别提醒】胆道阻塞性、黄疸患者禁用。

二、肝脏治疗药

联苯双酯（片剂，胶囊，滴丸）[甲]

【其他名称】联苯双酯片，联苯双酯胶囊，联苯双酯滴丸

【主要作用】可减轻四氯化碳所致的肝脏损害和 ALT 升高，对四氯化碳所致的肝脏微粒体脂质过氧化、四氯化碳代谢转化为一氧化碳有抑制作用，并降低四氯化碳代谢过程中还原辅酶Ⅱ及氧的消耗，从而保护肝细胞生物膜的结构和功能。

【适应证】慢性迁延型肝炎伴有 ALT 升高异常者；化学药物引起的 ALT 升高。

【用法用量】口服 1.片剂、胶囊剂：每次 25~50mg，一日 3 次。2.滴丸剂：成人，每次 7.5mg，一日 3 次，必要时每次 9~15mg，一日 3 次，连服 3 个月。儿童 0.5mg/kg，一日 3 次，连用 3~6 个月。

【特别提醒】1.少数患者用药过程中 ALT 可回升，加大剂量可使之降低。停药后部分患者 ALT 反跳，但继续服药仍有效。2.个别患者于服药过程中可出现黄疸及病情恶化，应停药。

促肝细胞生长素（注射剂[乙]）

【其他名称】威佳，促肝细胞生长素注射液，注射用促肝细胞生长素

【主要作用】从新鲜乳猪肝脏中提取纯化制备而成的小分子多肽类活性物质，能刺激正常肝细胞 DNA 合成，促进肝细胞再生。对四氯化碳诱导的肝细胞损伤有较好的保护作用，促使病变细胞恢复。

【适应证】各种重型病毒性肝炎的辅助治疗。

【用法用量】1.注射用促肝细胞生长素 静脉注射：80~100mg，一日 1 次，疗程一般为 4~6 周，慢性重型肝炎，疗程为 8~12 周。肌内注射：40mg，一日 2 次。2.促肝细胞生长素注射液 静脉滴注：每次 120μg 加入 10% 葡萄糖注射液中，一日 1 次或分 2 次静脉滴注，疗程一般为 4~8 周。

【特别提醒】现用现溶解，溶解后为淡黄色透明液体，如有沉淀、混浊禁用。

多烯磷脂酰胆碱（胶囊，注射剂）[乙]

【其他名称】易善复，多烯磷脂酰胆碱胶囊，多烯磷脂酰胆碱注射液

【主要作用】化学结构与内源性磷脂一致，主要进入肝细胞，通过直接影响膜结构使受损的肝功能和酶活力恢复正常，调节肝脏的能量平衡，促进肝组织再生，将中性脂肪和胆固醇转化成容易代谢的形式，稳定胆汁。

【适应证】1.辅助改善中毒性肝损伤以及脂肪肝和肝炎患者的食欲不振、右上腹压迫感。2. 急性和慢性肝病，预防胆结石复发，怀孕导致的肝脏损害，银屑病，放射综合征。

【用法用量】口服 12岁以上的儿童和成人，开始时每次456mg，一日3次，一日服用量最大不能超过1368mg。每次228mg，一日3次。**静脉注射** 一日232.5~465mg，严重病例一日465~930mg，缓慢静脉注射。**静脉滴注** 严重病例一日465~930mg，如需要，一日剂量可增至1395~1860mg。

【特别提醒】胶囊剂需随餐服用，用足够量的液体整粒吞服，不要咀嚼（图7）。

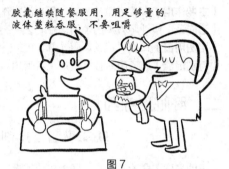

胶囊继续随餐服用，用足够量的液体整粒吞服，不要咀嚼

图7

复方甘草酸苷（片剂，胶囊，注射剂）[乙]

【其他名称】复方甘草甜素，美能，复方甘草酸苷片，复方甘草酸苷胶囊，复方甘草酸苷注射液，注射用复方甘草酸苷

【主要作用】具有抗炎作用、免疫调节作用，对实验性肝细胞损伤有抑制作用，抑制病毒增殖和对病毒的灭活作用。

【适应证】治疗慢性肝病，改善肝功能异常。用于治疗湿疹、皮肤炎、斑秃。

【用法用量】口服 成人每次2~3片，小儿每次1片，1日3次，饭后口服。**静脉给药** 成人5~20ml静脉注射，通常一日1次；慢性肝病，40~60ml，静脉注射或静脉滴注，一日1次。一日限量100ml。

【特别提醒】1. 与含其他甘草制剂并用时，可增加体内甘草酸苷含量，容易出现假性醛固酮增多症，应予注意。2. 与袢利尿剂、噻嗪类利尿剂合用可引起低血钾，需监测血清钾值。3. 与莫西沙星合用，可引起心动过速、Q-T间期延长。

甘草酸二铵（胶囊，肠溶片，注射剂）[乙]

【其他名称】甘利欣，甘草酸二铵胶囊，甘草酸二铵肠溶胶囊，甘草酸二铵注射液，注射用甘草酸二铵，甘草酸二铵氯化钠注射液，甘草酸二铵葡萄糖注射液

【主要作用】有较强的抗炎、保护肝细胞膜及改善肝功能的作用，可阻碍可的松与醛固酮的灭活从而发挥类固醇样作用，但无皮质激素的不良反应。

【适应证】伴有谷丙氨基转移酶升高的急、慢性肝炎的治疗。

【用法用量】**口服** 每次 150mg，一日 3 次。**静脉注射** 每次 150mg，一日 1 次。以 10% 葡萄糖注射液 250ml 稀释后缓慢滴注。

【特别提醒】1. 本品注射液未经稀释不得进行注射（图 8）。2. 治疗过程中应定期监测血压、血清钾、钠浓度，如出现高血压、血钠潴留、低血钾等情况应停药或适当减量。

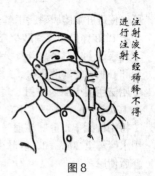

注射液未经稀释不得进行注射

图 8

异甘草酸镁（注射剂）[乙]

【其他名称】天晴甘美，异甘草酸镁注射液

【主要作用】肝细胞保护剂，具有抗炎、保护肝细胞膜及改善肝功能的作用。

【适应证】慢性病毒性肝炎，改善肝功能异常。

【用法用量】**静脉滴注** 每次 0.1g，一日 1 次，4 周为一疗程。如病情需要，一日可用至 0.2g。

【特别提醒】静脉滴注时用 10% 葡萄糖注射液 250ml 稀释后使用。

谷胱甘肽（片剂，注射剂）[乙]

【其他名称】阿拓莫兰，谷胱甘肽片，还原型谷胱甘肽，注射用还原型谷胱甘肽，注射用还原型谷胱甘肽钠

【主要作用】含有巯基（—SH）的三肽类化合物，在人体内具有活化氧化还原系统，激活—SH 酶、解毒作用等重要生理活性。参与体内三羧酸循环和糖代谢，促进体内产生高能量，起到辅酶作用。

【适应证】1. 化疗患者。2. 放射治疗患者。3. 各种低氧血症。4. 肝脏疾病。5. 有机磷、氨基或硝基化合物中毒的辅助治疗。6. 解药物毒性。

【用法用量】**口服** 成人，每次 400mg，一日 3 次。疗程 12 周。**静脉注射或肌内注射** 1. 化疗患者：给化疗药物前 15 分钟内将 $1.5g/m^2$ 溶解于 100ml 生理盐水中，于 15 分钟内静脉滴注，第 2~5 天一日 600mg 肌内注射。2. 肝脏疾病：一日 300mg 或 600mg，肌内注射，疗程 30 天。3. 其他疾病：$1.5g/m^2$ 溶解于 100ml 生理盐水中静脉滴注，病情好转后一日 300~600mg 肌内注射维持。

【特别提醒】1. 注射前必须完全溶解，外观澄清、无色；溶解后在室温下可保存 2 小时，0~5℃保存 8 小时。2. 肌内注射避免同一部位反复注射。3. 化疗患者使用环磷酰胺时，应在环磷酰胺注射完后立即静脉注射本品，15 分钟内输注完毕；用顺铂化疗时，本品用量不宜超过 35mg/mg 顺铂，以免影响化疗效果。4. 不得与维生素 B_{12}、甲萘醌、泛酸钙、抗组胺药、磺胺药及四环素等混合使用。

甲硫氨酸维 B_1（注射剂）[乙]

【其他名称】甲硫氨酸维 B_1 注射液，注射用甲硫氨酸维 B_1

【主要作用】甲硫氨酸和维生素 B_1 的复合制剂。甲硫氨酸为人体必需的八种氨基酸之一，

可以促进肝细胞膜磷脂甲基化，减少肝内胆汁淤积，有利于肝细胞恢复正常生理功能。维生素 B_1 在体内与焦磷酸结合成辅酶，是糖类代谢所必需。

【适应证】 1. 对多数肝脏疾病有效。2. 治疗动脉硬化引起的各种疾病，并可作为治疗神经炎和心肌炎的辅助药物。3. 促进消化。4. 增强人体免疫力，改善营养。

【用法用量】肌内注射 每次 40~100mg（以甲硫氨酸计），一日 1~2 次。**静脉注射** 每次 100~200mg，一日 1 次。

【特别提醒】 1. 静脉注射时偶有恶心、头痛。2. 注射用甲硫氨酸维 B_1 临用前加灭菌注射用水溶解至 20mg/ml，静脉注射时以 5% 葡萄糖注射液或 0.9% 氯化钠注射液 250~500ml 稀释后使用。

硫普罗宁（片剂，肠溶胶囊，注射剂）[乙]

【其他名称】 硫普罗宁片，硫普罗宁肠溶片，硫普罗宁肠溶胶囊，硫普罗宁注射液，注射用硫普罗宁，注射用硫普罗宁钠

【主要作用】 含巯基药物，具有保护肝脏组织及细胞的作用。

【适应证】 1. 改善各类急慢性肝炎的肝功能。2. 脂肪肝、酒精肝、药物性肝损伤的治疗及重金属的解毒。3. 降低放化疗的毒副作用，预防放化疗所致的外周白细胞减少和二次肿瘤的发生。4. 老年性早期白内障和玻璃体浑浊。

【用法用量】口服 每次 100~200mg，一日 3 次，疗程 2~3 个月。**静脉滴注** 每次 200mg，一日 1 次，连续 4 周。

【特别提醒】 用 5%~10% 的葡萄糖注射液或 0.9% 氯化钠注射液 250~500ml 稀释后静脉滴注。

门冬氨酸鸟氨酸（注射剂[乙]）

【其他名称】 雅博司，门冬氨酸鸟氨酸注射液，注射用门冬氨酸鸟氨酸

【主要作用】 在体内作用于两个主要的氨解毒途径：尿素合成和谷氨酰胺合成，促进肝细胞内的能量生成，使得被损害的肝细胞的各项功能得以恢复。

【适应证】 因急、慢性肝病所致的高氨血症及肝性脑病，特别用于因肝脏疾病引起的中枢神经系统症状的解除及肝昏迷的抢救。

【用法用量】静脉滴注 1. 急性肝炎：一日 5~10g。2. 慢性肝炎或肝硬化：一日 10~20g，一日不超过 40g。3. 其他情况：一日至少 20g。4. 肝昏迷早期或肝昏迷期意识模糊状态：在 24 小时内给予至少 40g。

【特别提醒】 1. 静脉注射时先将本品用适量注射用水充分溶解，再加入到 0.9% 的氯化钠注射液或 5%、10% 葡萄糖注射液中，最终浓度不超过 2%。2. 缓慢静脉滴注，输入速度最大不要超过 5g/h。

葡醛内酯（片剂，胶囊）[乙]

【其他名称】 葡醛内酯片，葡醛内酯胶囊

【**主要作用**】进入机体后可与含有羟基或羧基的毒物结合，形成低毒或无毒结合物由尿排出，有保护肝脏及解毒作用。

【**适应证**】急慢性肝炎的辅助治疗，对食物或药物中毒时的保肝及解毒有辅助作用。

【**用法用量**】口服 成人，每次 100~200mg，一日 3 次；5 岁以下小儿，每次 50mg，5 岁以上儿童，每次 100mg，一日 3 次。

【**特别提醒**】用药期间避免阳光直射、高温及过久站立。

双环醇（片剂，注射剂）[乙]

【**其他名称**】百赛诺，双环醇片

【**主要作用**】对药物引起的急性肝损伤的氨基转移酶升高、免疫性肝炎的氨基转移酶升高有降低作用，肝脏组织病理形态学损害有不同程度的减轻。

【**适应证**】治疗慢性肝炎所致的氨基转移酶升高。

【**用法用量**】口服 成人，每次 25mg，必要时可增至 50mg，一日 3 次，最少服用 6 个月。

【**特别提醒**】停药时应逐渐减量。

水飞蓟宾（片剂，胶囊）[乙]

【**其他名称**】水佳林，水飞蓟宾胶囊

【**主要作用**】能稳定肝细胞膜，保护肝细胞的酶系统，清除肝细胞内的活性氧自由基，从而提高肝脏的解毒能力，避免肝细胞受损伤。

【**适应证**】急慢性肝炎、脂肪肝的肝功能异常的恢复。

【**用法用量**】口服 成人，每次 70~140mg（以水飞蓟宾计），一日 3 次。

【**特别提醒**】不良反应主要表现为轻微的胃肠道症状（恶心、呃逆）和胸闷等。

第六节 治疗便秘药

酚酞（23）	甘油（24）	普芦卡必利（26）
聚乙二醇（24）	硫酸镁（25）	乳果糖（26）
复方聚乙二醇电解质（24）	多库酯钠（25）	液状石蜡（27）
开塞露（24）	聚卡波非钙（26）	

酚酞（片剂[甲]）

【**其他名称**】酚酞片

【**主要作用**】主要作用于结肠平滑肌，使肠蠕动增加，抑制肠道内水分的吸收，使水和电解质在结肠蓄积，产生缓泻作用。作用缓和，很少引起肠道痉挛。

【**适应证**】治疗习惯性顽固性便秘。

【**用法用量**】口服 成人，每次 50~200mg；2~5 岁儿童，每次 15~20mg；6 岁以上儿童，每次 25~50mg。

【**特别提醒**】1. 应睡前服用。2. 本品可干扰酚磺酞排泄试验，使尿色变成品红或橘红色，

同时酚磺酞排泄加快。3. 长期应用可使血糖升高、血钾降低。

聚乙二醇（散剂^[甲]）

【其他名称】福松，聚乙二醇4000散

【主要作用】线性长链聚合物，通过氢键固定水分子，使水分保留在结肠内，增加粪便含水量并软化粪便，改善便秘症状。

【适应证】成人、8岁及以上儿童便秘的症状治疗。

【用法用量】口服　每次1袋，一日1~2次；或一日2袋，顿服。

【特别提醒】将每袋内容物溶于一杯水中后服用，24~48小时后显效。

复方聚乙二醇电解质（散剂^[乙]）

【其他名称】恒康正清，复方聚乙二醇电解质散（Ⅰ），复方聚乙二醇电解质散（Ⅱ），复方聚乙二醇电解质散（Ⅲ），复方聚乙二醇电解质散（Ⅳ）

【主要作用】含聚乙二醇4000、硫酸钠、氯化钾、氯化钠、碳酸氢钠。聚乙二醇可通过氢链固定分子，使肠内液体体积增加。

【适应证】以下情况患者结肠准备：内窥镜或放射检查前；结肠手术前。

【用法用量】口服　1. 术前肠道清洁准备：用量为3~4L。2. 肠镜、钡灌肠及其他检查前的肠道清洁准备：用量为2~3L。

【特别提醒】1. 服药时间：宜于术前或检查前4小时开始服用，其中服药时间约为3小时，排空时间约为1小时。可在手术、检查的前一天下午开始服药。2. 服药前3~4小时至手术或检查完毕，患者不得进食固体食物。

开塞露（溶液剂，灌肠剂）^[甲]

【其他名称】开塞露（含甘油），开塞露（含山梨醇）

【主要作用】能润滑并刺激肠壁，软化大便，使易于排出。

【适应证】小儿及年老体弱者便秘的治疗。

【用法用量】直肠给药　成人每次20ml，儿童每次10ml。

【特别提醒】1. 将容器顶端盖拔开，涂以少许，缓慢插入肛门，然后将药液挤入直肠内。2. 开塞露（含甘油），主要成分为52.8%~58.3%甘油。3. 开塞露（含山梨醇），主要成分为42.7%~47.3%山梨醇。

甘油（栓剂，灌肠剂）^[乙]

【其他名称】甘油栓，甘油灌肠剂

【主要作用】能润滑并刺激肠壁，软化大便，使易于排出。

【适应证】年老体弱者便秘的治疗。

【用法用量】直肠给药　1. 栓剂：塞入肛门内，成人每次1枚。2. 灌肠剂：肛门注入，成人每次60ml，小儿酌减。

【特别提醒】1. 冬天应用本品灌肠剂，宜用 40℃ 温水预热后使用（图9）。2. 栓剂遇高温会出现软化变形，应避免高温（图10）。

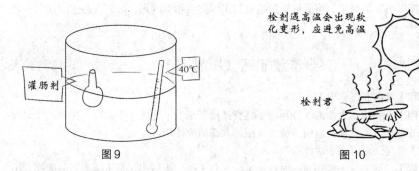

图9　　　　　　　　　　　　　　图10

硫酸镁（散剂，口服液，注射剂）[甲]

【其他名称】硫酸镁粉，硫酸镁口服液，硫酸镁注射液，注射用硫酸镁

【主要作用】峻泻剂，口服不易被肠道吸收，停留于肠腔内使肠内容物的渗透压升高，使肠腔内保有大量水分，容积增大，刺激肠壁，增加肠蠕动而致泻。

【适应证】1. 便秘；与活性炭合用治疗食物或药物中毒。2. 阻塞性黄疸及慢性胆囊炎。3. 抗惊厥，用于妊娠高血压，治疗先兆子痫和子痫，也用于治疗早产。

【用法用量】口服　1. 导泻：每次 5~20g，清晨空腹口服，同时饮 100~400ml 水，也可用水溶解后服用。2. 利胆：每次 2~5g，一日 3 次，饭前或两餐间口服。**静脉注射、静脉滴注、肌内注射**　1. 中重度妊娠高血压征、先兆子痫和子痫：首次 2.5~4g，用 25% 葡萄糖注射液 20ml 稀释后，5 分钟内缓慢静脉注射，以后 1~2g/h 静脉滴注维持。24 小时总量 30g。2. 早产与治疗妊娠高血压：首次负荷量 4g；用 25% 葡萄糖注射液 20ml 稀释后 5 分钟内缓慢静脉注射，以后用 25% 硫酸镁注射液 60ml，加于 5% 葡萄糖注射液 1000ml 中静脉滴注，速度为 2g/h，直到宫缩停止后 2 小时。3. 小儿惊厥：每次 0.1~0.15g/kg，以 5% ~10% 葡萄糖注射液稀释成 1% 溶液，静脉滴注或稀释成 5% 溶液，缓慢静脉注射。25% 溶液可作深层肌内注射。

【特别提醒】1. 一般儿科仅肌内注射或静脉给药，安全。2. 与硫酸镁配伍禁忌的药物有多粘菌素 B、链霉素、葡萄糖酸钙、多巴酚丁胺、普鲁卡因、四环素、青霉素等。

多库酯钠（片剂[乙]）

【其他名称】沂可隆，多库酯钠片

【主要作用】表面活性剂，口服后在肠道内促使水和脂肪类物质浸入粪便，从而发挥软化粪便的作用。

【适应证】偶发性便秘。

【用法用量】口服　成人，一日 100~300mg，首次排便之前服用高剂量，维持阶段服用较低剂量，1~3 日后起效。

【特别提醒】1. 不宜与其他具有肝毒性的药物同时使用。2. 本品可增加石蜡油等的吸收，不宜与石蜡油等矿物油同时使用。3. 本品作用温和，起效也较缓慢，口服后 1~3 日才能见效，不宜用于肠镜手术前清洁肠道的患者或需要立即通便的患者。4. 本品口服后基本不吸收，主要随肠内容物排出，因此可能影响肛管手术患者伤口的愈合。5. 本品连续使用一般不超过 1 周。

聚卡波非钙（片剂[乙]）

【其他名称】利波非，聚卡波非钙片

【主要作用】在小肠或大肠的中性环境下具有高度吸水性，膨胀成为凝胶，保持消化道内水分，调节消化道内容物的输送，从而对便秘发挥治疗作用。

【适应证】便秘，也可用于水性腹泻。

【用法用量】口服　成人常用量，每次 1.0g，一日 3 次。饭后用足量水送服。一般疗程不超过 2 周。

【特别提醒】1. 活性维生素 D 制剂会促进肠道钙吸收，与本品合用时易发生高钙血症。2. 钙制剂与本品合用会导致钙摄取过量，并导致本品脱钙状态下与钙离子发生再结合，减弱本品的药效。3. 本品可增强地高辛等强心苷的作用，导致心律不齐。4. 本品可与四环素类抗菌药、喹诺酮类抗菌药形成螯合物，影响抗菌药的吸收，降低疗效。5. 质子泵抑制剂、H_2 受体拮抗剂、制酸剂可导致胃内 pH 值上升，降低药效。

普芦卡必利（片剂[乙]）

【其他名称】力洛，琥珀酸普芦卡必利片

【主要作用】选择性、高亲和力 5-HT_4 受体激动剂，具有促肠动力活性。

【适应证】治疗成年女性患者通过轻泻剂难以充分缓解的慢性便秘症状。

【用法用量】口服　成人，每次 2mg，一日 1 次。老年患者、严重肝肾功能不全者，起始剂量为每次 1mg，一日 1 次。

【特别提醒】本品可在一天中任何时间服用，餐前餐后均可。

乳果糖（口服溶液[乙]）

【其他名称】杜密克，乳果糖口服溶液

【主要作用】在小肠中不被吸收，因此导致肠腔内渗透压升高，水和电解质潴留，肠容积增大，对肠壁产生机械性刺激而导泻。在肝性脑病、肝昏迷和昏迷前期，促进肠道嗜酸菌的生长，抑制蛋白分解菌；促进肠内容物的酸化，从而使氨转变为离子状态；刺激细菌利用氨进行蛋白质合成，改善氮代谢。

【适应证】1. 慢性功能性或习惯性便秘：调节结肠的生理节律。2. 肝性脑病：用于治疗和预防肝昏迷或昏迷前状态。

【用法用量】口服　1. 便秘或临床需要保持软便的情况：成人起始剂量一日 30ml，维持剂量一日 10~25ml；7~14 岁儿童起始剂量一日 15ml，维持剂量一日 10~15ml；1~6 岁儿童起始剂量一日 5~10ml，维持剂量一日 5~10ml；婴儿一日 5ml。2. 肝昏迷及昏迷前期：起始剂量 30~50ml，一日 3 次；维持剂量应调至一日最多 2~3 次软便。

【特别提醒】1. 当剂量高于推荐治疗剂量时，可能会出现腹痛和腹泻，此时应减少使用剂量。2. 如果长期大剂量服用，患者可能会因腹泻出现电解质紊乱。3. 本品可导致结肠 pH 值下降，故可能导致结肠 pH 值依赖性药物的失活。

液状石蜡（口服液体剂）[乙]

【主要作用】在肠道内不易消化吸收，同时也妨碍水分的吸收，因而能使大便稀释变软，易于排出。

【适应证】年老体弱以及有高血压、疝气、痔、动脉瘤等患者的便秘。

【用法用量】口服　每次 10~20ml，一日 2~3 次；或每次 30ml，睡前服。

【特别提醒】久服可干扰维生素 A、D、K 及钙、磷的吸收，不宜长期服用。

第七节　止泻药、肠道消炎药、肠道抗感染药

小檗碱（片剂，胶囊）[甲]

【其他名称】黄连素，盐酸小檗碱片，鞣酸小檗碱片，盐酸小檗碱胶囊

【主要作用】抗菌谱广，对多种革兰阳性及阴性菌均具抑制作用，对阿米巴原虫也有一定作用。

【适应证】敏感病原菌所致的胃肠道感染，如胃肠炎。

【用法用量】口服　1. 成人：每次 0.1~0.3g，一日 3 次。2. 儿童：1~3 岁（10~15kg）每次 0.05~0.1g；4~6 岁（16~21kg）每次 0.1~0.15g；7~9 岁（22~27kg）每次 0.15~0.2g；10~12 岁（28~32kg）每次 0.2~0.25g。一日 3 次。

【特别提醒】1. 本品可引起溶血性贫血，导致黄疸。2. 含鞣质的中药与本品合用后，由于鞣质是生物碱沉淀剂，二者结合，生成难溶性鞣酸盐沉淀，降低疗效。

小儿鞣酸小檗碱（片剂）[甲]

【其他名称】小儿鞣酸小檗碱片

【主要作用】鞣酸小檗碱在肠道中分解成鞣酸和小檗碱，前者有收敛作用，后者有抗菌作用。

【适应证】敏感病原菌所致的胃肠炎、细菌性痢疾等肠道感染。

【用法用量】口服　1~2 岁每次 0.1g；2~4 岁每次 0.15g；4~6 岁每次 0.2g；6~9 岁每次 0.3g；9~14 岁每次 0.4g，一日 3 次。首次剂量可加倍。

【特别提醒】不宜与胰酶、胃蛋白酶、乳酶生、铁剂等合用。

利福昔明（片剂，胶囊，软胶囊，干混悬剂）^[乙]

【其他名称】昔服申，利福昔明片，利福昔明胶囊，利福昔明软胶囊，利福昔明干混悬剂
【主要作用】广谱肠道抗生素，对多数革兰阳性菌和革兰阴性菌，包括需氧菌和厌氧菌的感染具有杀菌作用。口服不被肠道吸收，通过杀灭肠道的病原体而在局部发挥抗菌作用。
【适应证】敏感病原菌引起的肠道感染。
【用法用量】口服　成人每次 0.2g，一日 3~4 次；6~12 岁儿童每次 0.1~0.2g，一日 4 次；12 岁以上儿童，剂量同成人。
【特别提醒】1. 儿童服用本品不能超过 7 日。2. 6 岁以下儿童建议选用混悬剂。3. 长期大剂量用药或肠黏膜受损时，有极少量被吸收导致尿液呈粉红色。

新霉素（片剂^[乙]）

【其他名称】硫酸新霉素片
【主要作用】氨基糖苷类抗生素，全身用药有显著肾毒性和耳毒性，故目前仅限于口服或局部应用。
【适应证】1. 肠道感染。2. 结肠手术前肠道准备或肝昏迷时作为辅助治疗。
【用法用量】口服　1. 成人：常用量每次 0.25~0.5g，一日 4 次；肝性脑病的辅助治疗：每次 0.5~1g，每 6 小时给药 1 次，疗程 5~6 天；结肠手术前准备：每次 0.5g，1 次 / 小时，连用 4 次，继以 1 次 /4 小时，共 24 小时。2. 儿童：一日 25~50mg/kg，分 4 次服用。
【特别提醒】1. 交叉过敏：对氨基糖苷类抗生素过敏的患者也可能对本品过敏。2. 可影响洋地黄、氟尿嘧啶、甲氨蝶呤、青霉素 V、维生素 A 或维生素 B_{12} 的吸收，使疗效降低。

蒙脱石（散剂^[甲]，分散片^[乙]，颗粒剂^[乙]，混悬液^[乙]）

【其他名称】思密达，蒙脱石散，蒙脱石分散片，蒙脱石颗粒，蒙脱石混悬液
【主要作用】微粒粉剂，对消化道内的病毒、病菌及其产生的毒素、气体等有极强的固定、抑制作用；对消化道黏膜具有覆盖保护能力。
【适应证】1. 成人及儿童急、慢性腹泻。2. 食管、胃、十二指肠疾病引起的相关疼痛症状的辅助治疗。
【用法用量】口服　成人每次 3g，一日 3 次；1 岁以下小儿，每次 1g；1~2 岁小儿，每次 1~2g；2 岁以上小儿，每次 2~3g。一日 3 次。治疗急性腹泻时首次剂量应加倍。
【特别提醒】1. 如需服用其他药物，建议与本品间隔一段时间。2. 本品散剂 15g 倒入 50ml 温水中，搅匀后服用。3. 治疗急性腹泻时，应注意纠正脱水。

药用炭（片剂，胶囊，散剂）^[甲]

【其他名称】爱西特，药用炭片，药用炭胶囊

【主要作用】吸附药，能吸附导致腹泻及腹部不适的多种有毒或无毒的刺激性物质及肠内异常发酵产生的气体，减轻对肠壁的刺激，减少肠蠕动，从而起止泻作用。

【适应证】食物及生物碱等引起的中毒及腹泻、腹胀气等。

【用法用量】口服　成人每次 0.9~3g，一日 3 次。

【特别提醒】1.本品能吸附并减弱其他药物的作用，影响消化酶活性，不宜与维生素、抗生素、洋地黄、生物碱类、乳酶生及其他消化酶等药物合用。2.服药期间若出现便秘，可用中药大黄饮片或番泻叶 2~6g，浸泡代茶饮即可缓解。3.可影响小儿营养，禁止长期用于 3 岁以下小儿。

补液盐（散剂^[乙]）

【其他名称】口服补液盐散Ⅰ，口服补液盐散Ⅱ，口服补液盐散Ⅲ

【主要作用】补充水、钠和钾，对急性腹泻有治疗作用。本品含有葡萄糖，肠黏膜吸收葡萄糖的同时可吸收一定量的钠离子，从而使肠黏膜对肠液的吸收增加。

【适应证】治疗和预防急、慢性腹泻造成的轻度脱水。并可用于补充钠、钾、氯。

【用法用量】口服　开始 50ml/kg，4~6 小时内服完，以后根据患者脱水程度调整剂量直至腹泻停止；婴幼儿应用本品时需少量多次给予。

【特别提醒】1.可见恶心、刺激感，水过多。2.补液盐散Ⅰ、Ⅱ：临用时，将一袋量溶于 500ml 温水中。3.补液盐散Ⅲ：临用前，将一袋量溶解于 250ml 温开水中。

复方地芬诺酯（片剂^[甲]）

【其他名称】复方地芬诺酯片

【主要作用】含地芬诺酯和阿托品，地芬诺酯对肠道作用类似吗啡，直接作用于肠平滑肌，消除局部黏膜的蠕动反射而减弱蠕动，从而延长肠内容物与肠黏膜的接触，促进肠内水分的吸收。

【适应证】急慢性功能性腹泻及慢性肠炎。

【用法用量】口服　1.成人：每次 1~2 片，一日 2~3 次，首剂加倍，饭后服。至腹泻控制时，即可减少剂量。2.小儿：8~12 岁，每次 1 片，一日 4 次；6~8 岁，每次 1 片，一日 3 次；2~5 岁，每次 1 片，一日 2 次。

【特别提醒】1.具有中枢神经系统抑制作用，可加强中枢抑制药的作用，故不宜与巴比妥类、阿片类、水合氯醛、乙醇、格鲁米特或其他中枢抑制药合用。2.与 MAOI 合用可能有发生高血压危象的潜在危险。3.与呋喃妥因合用，可使后者的吸收加倍。

洛哌丁胺（胶囊，颗粒剂）^[乙]

【其他名称】易蒙停，盐酸洛哌丁胺胶囊，盐酸洛哌丁胺颗粒

【主要作用】止泻药，对肠道平滑肌的作用与阿片类相似，但治疗量对中枢神经系统无任何作用。

【适应证】1.各种原因引起的非感染性急、慢性腹泻的对症治疗。2.回肠造瘘术患者可减

少排便体积及次数，增加粪便稠度。3. 肛门直肠手术后患者，抑制排便失禁。

【用法用量】口服 1. 急性腹泻：起始剂量，成人 4mg，5 岁以上儿童 2mg，之后每次不成形便后服用 2mg，连服 5 日。2. 慢性腹泻：起始剂量，成人 2~4mg，5 岁以上儿童 2mg，之后可调节一日剂量，以维持一日 1~2 次正常大便。一般维持剂量一日 2~12mg。3. 一日最大剂量：成人不超过 16mg，儿童不超过 6mg/20kg。

【特别提醒】 1. 本品为对症治疗药品，应同时对引起腹泻的病因进行治疗。2. 禁用于急性溃疡性结肠炎及广谱抗生素引起的假膜性小肠结肠炎。3. 急性腹泻如服用本品 48 小时后临床症状无改善，应停用。4. 肝功能障碍患者可能导致药物相对过量，应注意中枢神经系统中毒反应症状。

柳氮磺吡啶（片剂，肠溶胶囊，栓剂）[甲]

【其他名称】 维柳芬，柳氮磺吡啶片，柳氮磺吡啶肠溶片，柳氮磺吡啶结肠溶胶囊，柳氮磺吡啶栓

【主要作用】 为口服不易吸收的磺胺药，在吸收部分在肠微生物作用下分解成 5- 氨基水杨酸和磺胺吡啶。

【适应证】 溃疡性结肠炎、非特异性慢性结肠炎等炎症性肠病。

【用法用量】口服 1. 成人：初剂量为一日 2~3g，分 3~4 次口服，无明显不适，可渐增至一日 4~6g。维持量，一日 1.5~2g，分 3 次服用。2. 小儿：初始剂量为一日 40~60mg/kg，分 3~6 次口服，维持量一日 30mg/kg，分 3~4 次服用。**直肠给药** 重症患者一日早、中、晚排便后各 0.5g；中度或轻症患者早、晚排便后各 0.5g，症状明显改善后，每晚或隔日晚用 0.5g，晚间给药时间最好在睡前。

【特别提醒】 1. 应用磺胺药期间多饮水，保持高尿流量，以防结晶尿的发生，必要时可服碱化尿液的药物。2. 本品栓剂在放置过程中有时栓体表面会析出白霜，系基质所致，不影响疗效。3. 使用本品栓剂时，有些患者用药后大便时会发现有黄色颗粒状物排出，这些物质是药物在肠道内分解产物以及未完全吸收的药物，属正常现象。4. 本品不宜与对氨基苯甲酸合用。5. 与溶栓药物合用，可能增大其潜在的毒性作用。6. 与肝毒性药物合用，可能引起肝毒性发生率的增高。7. 与光敏药物合用，可能发生光敏的相加作用。8. 本品可使洋地黄类吸收减少，血药浓度降低，须随时观察洋地黄类的作用和疗效。

美沙拉秦（肠溶片，缓释片，缓释颗粒，栓剂，灌肠液）[乙]

【其他名称】 美沙拉嗪，莎尔福，美沙拉秦肠溶片，美沙拉秦缓释片，美沙拉秦缓释颗粒，美沙拉秦栓，美沙拉秦灌肠液

【主要作用】 作用于炎症黏膜，抑制引起炎症的前列腺素合成和炎症介质白三烯的形成，对肠壁炎症有显著的消炎作用，对发炎的肠壁结缔组织效用尤佳。

【适应证】 1. 溃疡性结肠炎的治疗：包括急性发作期的治疗和防止复发的维持治疗。2. 节段性回肠炎（克罗恩病）的治疗。

【用法用量】口服 1. 溃疡性结肠炎，成人急性发作期每次 1g，一日 4 次；维持治疗每次 0.5g，一日 3 次。2. 节段性回肠炎：成人，每次 1g，一日 4 次；缓解期每日 2g，分 3~4 次口服。2 岁以上儿童，20~30mg/kg。**直肠给药** 1. 栓剂：便后肛塞 0.25~0.5g，一日 2~3 次。2. 灌

肠液：从肛门灌进大肠，每次 4g，每晚睡前用药。

【特别提醒】1. 本品肠溶片应整粒吞服，也可掰开或用水冲服；但不可嚼碎或压碎（图 11）。2. 本品可能加强香豆素类抗凝血药的作用。3. 与糖皮质激素合用，可能增加胃的不良反应。4. 与磺脲类药物合用，可能加剧低血糖效应。5. 本品可能增加甲氨蝶呤的毒性。6. 与硫唑嘌呤或 6- 巯基嘌呤合用，可能增加骨髓抑制作用。

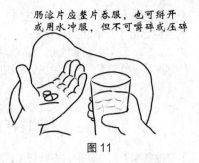

肠溶片应整片吞服，也可掰开或用水冲服，但不可嚼碎或压碎

图 11

地衣芽孢杆菌活菌（胶囊[甲]，颗粒剂[乙]）

【其他名称】整肠生，地衣芽孢杆菌活菌胶囊，地衣芽孢杆菌活菌颗粒

【主要作用】对葡萄球菌、酵母样菌等致病菌有拮抗作用，而对双歧杆菌、乳酸杆菌、拟杆菌、消化链球菌有促进生长作用，从而调整菌群失调。

【适应证】细菌或真菌引起的急、慢性肠炎、腹泻，其他原因引起的胃肠道菌群失调的防治。

【用法用量】口服　成人，每次 0.5g；儿童，每次 0.25g；一日 3 次；首次加倍。

【特别提醒】1. 服用胶囊时，对吞咽困难者服用时可打开胶囊，将药粉加入少量温开水或奶液混合后服用（图 12）。2. 服用颗粒时将其溶于水或牛奶中，混匀后服用。3. 本品为活菌制剂，切勿置于高温处。4. 颗粒剂溶解时，水温不宜高于 40℃。5. 抗菌药与本品合用时可降低其疗效，故不应同服，必要时可间隔 3 小时服用（图 13）。6. 铋剂、鞣酸、药用炭、酊剂等，可抑制、吸附活菌，不能并用。

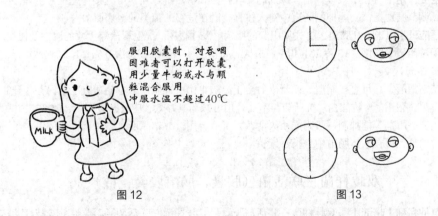

服用胶囊时，对吞咽困难者可以打开胶囊，用少量牛奶或水与颗粒混合服用冲服水温不超过40℃

图 12　　　　　　　　　　　　　图 13

枯草杆菌二联活菌（肠溶胶囊[乙]）

【其他名称】妈咪爱，枯草杆菌二联活菌肠溶胶囊

【主要作用】本品含有两种活菌：肠球菌和枯草杆菌，可直接补充正常生理活菌，抑制肠道内有害细菌过度繁殖，调整肠道菌群。

【适应证】治疗肠道菌群失调引起的腹泻、便秘、肠炎、腹胀、消化不良、食欲不振等。

【用法用量】口服　12 岁以上儿童及成人，每次 250~500mg，一日 2~3 次。

【特别提醒】1. 本品为活菌制剂，切勿置于高温处。2. 颗粒剂冲服时，水温不得超过 40℃。3. 小于 3 岁的婴幼儿，不宜直接服用颗粒剂，应冲服。4. 铋剂、鞣酸、药用炭、酊剂等抑制吸附活菌，不能并用。5. 抗菌药与本品合用时可减低其疗效，故不应同服，必要时可间隔 3 小时服用。

双歧杆菌活菌（胶囊[乙]）

【其他名称】丽珠肠乐，双歧杆菌活菌胶囊

【主要作用】双歧杆菌与其他厌氧菌共同占据肠黏膜的表面，形成一个生物屏障，阻止病菌的定植与入侵，产生乳酸与醋酸，降低肠道内 pH 值，抑制致病菌的生长。本品可重建人体肠道内正常微生态系统而调整肠道菌群以止泻。

【适应证】肠道菌群失调引起的肠功能紊乱，如急、慢性腹泻、便秘等。

【用法用量】口服　成人每次 0.35~0.7g，早晚各 1 次，餐后服用。

【特别提醒】1. 本品为活菌制剂，切勿置于高温处。2. 抗酸药、抗菌药与本品合用时可减弱其疗效，应分开服用。3. 铋剂、鞣酸、药用炭、酊剂等能抑制、吸附或杀灭活菌，故不能合用。

双歧杆菌乳杆菌三联活菌（片剂[乙]）

【其他名称】金双歧，双歧杆菌乳杆菌三联活菌片

【主要作用】含长型双歧杆菌、保加利亚乳杆菌和嗜热链球菌，可直接补充正常生理性细菌，调节肠道菌群，能抑制肠道中对人体具有潜在危害的菌类甚至病原菌。

【适应证】用于治疗肠道菌群失调引起的腹泻、慢性腹泻、抗生素治疗无效的腹泻及便秘。

【用法用量】口服　12 岁以上儿童及成人，每次 2g，1 岁以下每次 0.5g，1~5 岁每次 1g，6~12 岁每次 2g，一日 3 次。

【特别提醒】1. 可直接嚼服，或碾碎后溶于温热牛奶中冲服。2. 本品适宜冷藏保存，开袋后应尽快服用。3. 抗酸药、抗菌药与本品合用可减弱其疗效，应分开服用。4. 铋剂、鞣酸、药用炭、酊剂等能抑制、吸附或杀灭活菌，不应合用。5. 本品所含三种菌皆为健康人肠道正常菌群，可在人体肠道中生长、繁殖。

双歧杆菌三联活菌（胶囊，肠溶胶囊，散）[乙]

【其他名称】培菲康，双歧杆菌三联活菌胶囊，双歧杆菌三联活菌肠溶胶囊，双歧杆菌三联活菌散

【主要作用】由长型双歧杆菌、嗜酸乳杆菌、粪肠球菌经适当配合而成的活菌制剂，在肠道黏膜表面形成一道生物屏障，阻止致病菌对人体的侵袭，抑制有害菌产生内毒素，维持人体肠道正常的生理功能。

【适应证】用于肠道菌群失调引起的急慢性腹泻、便秘，也可用于治疗中型急性腹泻、慢性腹泻及消化不良、腹胀。

【用法用量】口服　1.胶囊剂：成人，每次 0.42~0.84g，一日 2 次。2.散剂：0~1 岁儿童，每次 0.5g；1~5 岁儿童，每次 1g；6 岁以上儿童及成人，每次 2g；一日 3 次，温水冲服。

【特别提醒】1.本品为活菌制剂，应冷藏保存，切勿置于高温处。2.胶囊剂宜用冷、温开水送服，散剂溶解时水温不宜超过 40℃。3.婴幼儿可服用散剂，也可将胶囊内容物用温水或温牛奶冲服。4.抗酸药、抗菌药与本品合用可减弱其疗效，应分开服用。5.铋剂、鞣酸、药用炭、酊剂等能抑制、吸附或杀灭活菌，不应合用。

消旋卡多曲（片剂，胶囊，颗粒剂，散剂）[乙]

【其他名称】莫尼卡，消旋卡多曲片，消旋卡多曲胶囊，消旋卡多曲颗粒，消旋卡多曲散

【主要作用】可选择性、可逆性的抑制脑啡肽酶，从而保护内源性脑啡肽免受降解，延长消化道内源性脑啡肽的生理活性，减少水和电解质的过度分泌。

【适应证】儿童急性腹泻。

【用法用量】口服　每次 1.5mg/kg，一日 3 次；单日总剂量不应超过 6mg/kg。连用不得超过 7 天。必要时给予口服补液或静脉补液。

【特别提醒】1.本品可以和食物、水或母乳一起服用，请注意溶解混合均匀。2.红霉素等 CYP3A4 抑制剂可能减少本品代谢，增加毒性。3.利福平等 CYP3A4 诱导剂可能降低本品抗腹泻作用。

第八节　助消化药

乳酶生（片剂[甲]）

【其他名称】乳酶生片

【主要作用】活肠球菌的干燥制剂，在肠内分解糖类生成乳酸，使肠内酸度增高，从而抑制腐败菌的生长繁殖，并防止肠内发酵，减少产气，因而有促进消化和止泻作用。

【适应证】消化不良、腹胀及小儿饮食失调所引起的腹泻、绿便等。

【用法用量】口服　12 岁以上儿童及成人每次 0.3~0.9g；1~3 岁（体重 10~15kg），每次 0.15~0.3g；4~6 岁（体重 16~21kg），每次 0.3~0.45g；7~9 岁（体重 22~27kg），每次 0.3~0.6g；10~12 岁（体重 28~32kg），每次 0.45~0.6g。一日 3 次，饭前服。

【特别提醒】1.本品为活菌制剂，不应置于高温处。2.制酸药、磺胺类抗菌药或抗生素与本品合用时，可减弱其疗效，故应分开服用，间隔 3 小时。3.铋剂、鞣酸、活性炭、酊剂等能抑制、吸附或杀灭活肠球菌，故不能合用。

干酵母（片剂[乙]）

【其他名称】爱表斯，干酵母片

【主要作用】啤酒酵母菌的干燥菌体，富含 B 族维生素，对消化不良有辅助治疗作用。

【适应证】营养不良、消化不良、食欲缺乏及 B 族维生素缺乏症。

【用法用量】口服　成人每次 0.8~1.8g，儿童每次 0.3~0.9g，一日 3 次。饭后嚼碎服。

【特别提醒】本品不能与碱性药物合用，否则维生素可被破坏。

胰酶（肠溶片，胶囊，肠溶胶囊）[乙]

【其他名称】得每通，胰酶肠溶片，胰酶胶囊，胰酶肠溶胶囊

【主要作用】含胰蛋白酶、胰淀粉酶和胰脂肪酶等，胰蛋白酶能使蛋白质转化为蛋白胨，胰淀粉酶能使淀粉转化为糖，胰脂肪酶则能使脂肪分解为甘油及脂肪酸，从而促进消化、增强食欲。

【适应证】1.消化不良、胰腺疾病引起的消化障碍。2.各种原因引起的胰腺外分泌功能不足的替代治疗，如囊性纤维化、慢性胰腺炎、胰腺切除术后、胃切除术后、胰腺癌、胃肠道旁路重建术后、胰管或胆总管阻塞、垂体前叶功能减退症。

【用法用量】口服　1.成人：每次 0.3~1g，一日 3 次，餐前服用。2.儿童：4 岁以下，每次 15mg/kg，一日 3 次；4 岁以上，每次 7.5mg/kg，一日 3 次。

【特别提醒】1.本品宜在进食时用水整粒吞服，勿碾碎或咀嚼（图 14）。2.如整粒吞服有困难（如小孩或老年人），可小心打开胶囊，将胰酶微粒与流质（如果汁）混合后同饮，但该混合液应立即服用，不能保存。3.建议在开始进餐时口服每次总量的 1/2 或 1/3，剩余剂量在进食期间服完。4.为防止溶解肠溶包衣，避免与酸性食物同时服用或放置。5.应根据疾病严重程度、脂肪痢控制情况和维持良好营养状况的需要作相应剂量调整，对多数患者，每日剂量应不超过 0.15g/kg。

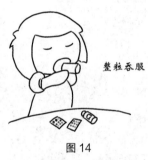

整粒吞服

图 14

米曲菌胰酶（片剂[乙]）

【其他名称】慷彼申，米曲菌胰酶片

【主要作用】含胰酶和米曲菌霉提取物，在胃中通过有刺激的胃液及胰腺分泌物，将食物蛋白降解为氨基酸。

【适应证】改善消化功能。

【用法用量】口服　成人及 12 岁以上儿童，饭中或饭后吞服 1 片。

【特别提醒】1.禁用于急性胰腺炎和慢性胰腺炎的急性发作期。但胰酶缺乏的患者，在饮食恢复期给药有时会有帮助。2.12 岁以下儿童不要服用本品。

复方阿嗪米特（肠溶片^[乙]）

【其他名称】泌特，复方阿嗪米特肠溶片

【主要作用】含阿嗪米特，胰酶，纤维素酶4000，二甲硅油。阿嗪米特可促进胆汁分泌；胰酶可以改善碳水化合物、脂肪、蛋白质的消化与吸收，恢复机体的正常消化功能；纤维素酶4000具有解聚和溶解或切断细胞壁作用，使植物营养物质变为可利用的细胞能量；二甲硅油可使胃肠道的气体减到最低。

【适应证】因胆汁分泌不足或消化酶缺乏而引起的症状。

【用法用量】口服 成人每次1~2片，一日3次，餐后服用。

【特别提醒】肝功能障碍、因胆石症引起胆绞痛、胆管阻塞、急性肝炎患者等禁用。

第九节　其他消化道用药

茴三硫（片剂，胶囊）^[乙]

【其他名称】正瑞，茴三硫片，茴三硫胶囊

【主要作用】增加毒蕈碱受体数量，明显提高腺体的分泌量，改善口干、眼干、鼻干及阴道黏膜干燥症状。能增强肝脏谷胱甘肽水平，明显增强谷氨酰半胱氨酸合成酶、谷胱甘肽还原酶活性，从而增强肝细胞活力，使胆汁分泌增多，有利胆作用。

【适应证】1. 治疗口、眼、鼻干燥综合征的干燥症状。2. 胆囊炎、胆结石，用于伴有胆汁分泌障碍的慢性肝炎辅助治疗。

【用法用量】口服 每次25mg，一日3次。

【特别提醒】1. 本品的代谢会导致尿液呈现深黄色，临床上需同时注意由疾病本身引起的黄疸而导致的尿色加深。2. 偶有发生荨麻疹样红斑。3. 胆道完全梗阻者禁用。

加贝酯（注射剂^[乙]）

【其他名称】注射用甲磺酸加贝酯

【主要作用】非肽类蛋白酶的抑制剂，可抑制胰蛋白酶、激肽释放酶、纤维蛋白溶酶、凝血酶等蛋白酶的活性，从而制止这些酶所造成的病理生理变化。

【适应证】急性轻型胰腺炎的治疗，也可用于急性出血坏死型胰腺炎的辅助治疗。

【用法用量】静脉滴注 每次100mg，治疗开始3天一日用量300mg，症状减轻后改为一日100mg。疗程6~10天。

【特别提醒】1. 多次使用应更换注射部位。2. 静脉滴注时，先以5ml注射用水溶解后即移注于5%葡萄糖液或林格液500ml中，滴注速度不宜过快，应控制在1mg/（kg·h）以内，不宜超过2.5mg/（kg·h）。

乌司他丁（注射剂）^[乙]

【其他名称】天普洛安，乌司他丁注射液，注射用乌司他丁

【主要作用】从人尿提取精制的糖蛋白，属蛋白酶抑制剂，具有抑制胰蛋白酶等各种胰酶活性的作用。本品尚有稳定溶酶体膜、抑制溶酶体酶的释放、抑制心肌抑制因子产生的作用。

【适应证】急性胰腺炎、慢性复发性胰腺炎，急性循环衰竭的抢救辅助用药。

【用法用量】静脉滴注或静脉注射　1.急性胰腺炎、慢性复发性胰腺炎的急性恶化期：初期每次 10 万 IU，溶于 5% 葡萄糖注射液或 0.9% 氯化钠注射液 500ml 中，滴注每次 1~2 小时，一日 1~3 次，以后随症状消退而减量。2. 急性循环衰竭：每次 10 万 IU，溶于 5% 葡萄糖注射液或 0.9% 氯化钠注射液 500ml 中，滴注每次 1~2 小时，一日 1~3 次，或每次 10 万 IU 溶于 0.9% 氯化钠注射液 2ml 中，缓慢静脉注射，一日 1~3 次。

【特别提醒】1. 用于急性循环衰竭时，本品不能代替一般的休克疗法，休克症状改善后即终止给药。2. 避免与加贝酯制剂混合使用。3. 本品溶解后应迅速使用。

腺苷蛋氨酸（肠溶片，注射剂）^[乙]

【其他名称】思美泰，丁二磺酸腺苷蛋氨酸肠溶片，注射用丁二磺酸腺苷蛋氨酸

【主要作用】抗胆汁淤积，通过依赖腺苷蛋氨酸合成膜磷脂恢复细胞膜的流动性；通过转硫基途径合成参与内源解毒过程的含硫化合物。

【适应证】肝硬化前和肝硬化所致肝内胆汁郁积；妊娠期肝内胆汁郁积。

【用法用量】肌内注射或静脉注射　初始治疗：一日 0.5~1g，共 2 周。**口服**　维持治疗：一日 1~2g。

【特别提醒】1. 肠溶片在十二指肠内崩解，须整片吞服，不得嚼碎，建议在两餐之间服用。2. 注射用冻干无菌粉末须在临用前用所附溶剂溶解。3. 静脉注射必须非常缓慢。

特利加压素（注射剂）^[乙]

【其他名称】可利新，注射用特利加压素

【主要作用】加压素的合成类似物，进入体内后经酶的裂解作用，代谢为活性产物，起到缩血管和抗出血的作用。

【适应证】1. 胃肠道出血。2. 泌尿生殖系统出血。3. 术后出血的治疗，特别是腹腔和盆腔区域的出血。4. 妇科手术的局部使用，如在子宫颈的手术。5. 肝肾综合征，也用于肝移植患者术前术后肝肾综合征的治疗或预防等。6. 顽固性休克。

【用法用量】1. 食管静脉曲张导致的出血：静脉给药，每次 1.0mg，每 4~6 小时给药 1 次，3~5 天为一疗程。2. 其他胃肠道出血：静脉给药，每次 1.0mg，每 4~6 小时给药 1 次。3. 儿童内脏出血：静脉给药，每次 8~20μg/kg，每 4~8 小时给药 1 次。用硬化疗法治疗后的食道静脉曲张，采用 20μg/kg 一次性静脉注射。4. 泌尿生殖道出血：一般静脉滴注，可考虑采用肌内注射，每次 0.2~1.0mg，每 4~6 小时给药 1 次。少女子宫出血，5~20μg/kg。5. 妇科手术后的局部应用：0.4mg 用生理盐水稀释至 10ml，于子宫颈管内或子宫颈管旁注射给药。6. 肝肾综合征：每 8~12 小时静脉缓慢注射 1.0mg（也可将 1.0mg 溶于 500ml 葡萄糖

注射液中静脉滴注），连续使用直至肾功改善。7. 对肝移植术前合并肝肾综合征：患者在等待接受肝移植术期间，每 8~12 小时缓慢静脉滴注 1.0~2.0mg（每次滴注时间约 4 小时），连续使用直至肾功恢复或直至接受肝移植术。8. 对肝移植术后没有合并肝肾综合征：可术后每 8 小时予 1.0mg，2~3 天，作为肝肾综合征的预防治疗；对肝移植术后合并肝肾综合征的患者，术后根据肾功受损程度予 1.0~2.0mg 缓慢静脉滴注，每日 3~4 次，连续 4~8 天，直至肾功能改善。9. 治疗顽固性休克，1mg 缓慢静脉注射，每天 1~2 次；儿童用药，每 4 小时缓慢静脉注射 20μg/kg。

【特别提醒】1. 建议给药剂量为 0.5mg 以上时不采用肌内注射给药。2. 本品有增压与抗利尿作用，高血压、心脏功能紊乱或肾功能不全者慎用。3. 本品对平滑肌会产生影响，孕妇不宜使用。

第二章　糖尿病用药

第一节　胰岛素及其类似物

一、短效胰岛素及其类似物

胰岛素　（注射剂[甲]）

【其他名称】动物源短效胰岛素，胰岛素注射液

【主要作用】降血糖，同时影响蛋白质和脂肪代谢。

【适应证】治疗糖尿病。

【用法用量】**皮下注射**　一般一日 3 次，餐前 15~30 分钟注射，必要时睡前加注每次。剂量根据病情、血糖、尿糖由小剂量开始，逐步调整。**静脉注射**　主要用于糖尿病酮症酸中毒、高血糖高渗性昏迷的治疗。可持续静脉滴注，成人 4~6U/h，小儿 0.1U/（kg·h），根据血糖变化调整剂量；也可首次静脉注射 10U 加肌内注射 4~6U，根据血糖变化调整剂量。

【特别提醒】1.注射胰岛素须使用 1ml 或与胰岛素浓度含量相配的专用注射器，药物剂量须准确（图 15）。2.皮下注射可选择腹壁部位，也可在大腿、臀部或三角肌部位皮下注射（图 16）。3.注射部位应交替使用以免形成局部硬结和使脂肪萎缩，影响药物吸收及疗效。4.饭前半小时皮下注射，注射后 30 分钟内必须进食含有碳水化合物的正餐或加餐（图 17）。5.乙醇可增强胰岛素引起的低血糖的作用，引起严重、持续的低血糖（图 18）。6.吸烟拮抗胰岛素的降血糖作用，减少皮肤对胰岛素的吸收（图 18）。7.胰岛素不良反应包括低血糖，应及时检测血糖，根据病情进食糖果、含糖饮料或静脉注射 50% 葡萄糖注射液 20~30ml。8.本品置于冰箱内冷藏（2~10℃）保存，避免受热、光照和冻结（图 19）。

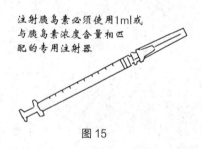

注射胰岛素必须使用1ml或与胰岛素浓度含量相匹配的专用注射器

图 15

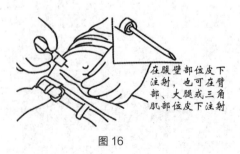

在腹壁部位皮下注射，也可在臀部、大腿或三角肌部位皮下注射

图 16

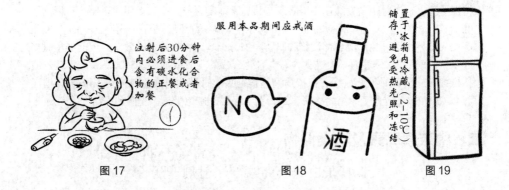

注射后30分钟内必须进食后含有碳水化合物的正餐或者加餐

图 17

服用本品期间应戒酒

NO

酒

图 18

储存，置于冰箱内冷藏（2~10℃），避免受热光照和冻结

图 19

生物合成人胰岛素（注射剂^[甲]）

【其他名称】 重组人胰岛素，诺和灵 R，生物合成人胰岛素注射液，重组人胰岛素注射液

【主要作用】 利用基因重组技术生产的人胰岛素，与天然胰岛素有相同的结构和功能。可调节糖代谢，促进肝脏、骨骼和脂肪组织对葡萄糖的摄取和利用，促进葡萄糖转变为糖原贮存于肌肉和肝脏内，并抑制糖原异生，从而降低血糖。

【适应证】 糖尿病。

【用法用量】 皮下或静脉注射　用量因人而异，应根据患者病情来决定。常用量为一日 0.3~1.0U/kg。

【特别提醒】 1. 在腹壁部位皮下注射，也可在大腿、臀部或三角肌部位交替做皮下注射。2. 注射后 30 分钟内必须进食含有碳水化合物的正餐或加餐。3. 为避免注射局部脂肪萎缩，应经常更换注射部位。4. 用于静脉滴注时，药物浓度为 0.05~1.0U/ml，输注液为 0.9% 氯化钠注射液、5% 葡萄糖注射液或含 40mmol/L 氯化钾的 10% 葡萄糖注射液。5. 注射剂量不足或治疗中断时，会引起高血糖。对于 1 型糖尿病患者而言，出现高血糖若不予以治疗，最终可导致具有潜在致命性的酮症酸中毒。6. 漏餐或进行无计划的、高强度体力活动，可导致低血糖。7. 患者换用不同类型或品牌的胰岛素制剂，必须在严密的医疗监控下进行。8. 本品有可能在某些泵导管中产生沉淀，所以不能用于胰岛素泵进行连续皮下胰岛素输注治疗。

短效胰岛素类似物（注射剂^[乙]）

【其他名称】 诺和锐，优泌乐，门冬胰岛素注射液，赖脯胰岛素注射液，重组赖脯胰岛素注射液，谷赖胰岛素注射液

【主要作用】 与人胰岛素按同样摩尔数等效，但起效更快，作用持续时间更短。

【适应证】 治疗糖尿病。

【用法用量】 皮下注射或持续皮下输液泵用药　进餐之前或进餐之后马上给药，剂量应根据患者需要决定。常用量为一日 0.3~1.0U/kg。

【特别提醒】1. 注射胰岛素须使用 1ml 或与胰岛素浓度含量相配的专用注射器，药物剂量须准确。2. 皮下注射可选择腹壁部位，也可选择在大腿、臀部或三角肌部位皮下注射。3. 注射部位应交替使用以免形成局部硬结和脂肪萎缩，影响药物吸收及疗效。4. 饭前半小时皮下注射，注射后 30 分钟内必须进食含有碳水化合物的正餐或加餐。5. 胰岛素的不良反应包括低血糖，应及时检测血糖，根据病情进食糖果、含糖饮料或静脉注射 50% 葡萄糖注射液 20~30ml。6. 应置于冰箱内冷藏（2~10℃）保存，避免受热、光照和冻结。

二、中效胰岛素及其类似物

低精蛋白锌胰岛素（注射剂[甲]）

【其他名称】动物源中效胰岛素，万苏林，低精蛋白锌胰岛素注射液

【主要作用】作用同正规胰岛素。皮下注射后吸收缓慢而均匀，作用可持续 18~24 小时。

【适应证】一般中轻度糖尿病患者，重症须与胰岛素合作。

【用法用量】皮下注射　一日 1 次，早餐前 30~60 分钟给药，有时须于晚餐前再注射 1 次，必需时可与胰岛素混合使用，剂量根据病情而定。

【特别提醒】1. 只能皮下注射，不能用于静脉注射。2. 使用前应先摇匀（图 20）。3. 在腹壁部位皮下注射，也可在大腿、臀部或三角肌部位轮换做皮下注射。4. 注射后 30 分钟内必须进食含有碳水化合物的正餐或加餐。

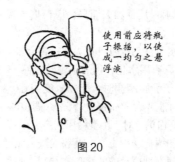

使用前应将瓶子振摇，以使成一均匀之悬浮液

图20

精蛋白生物合成人胰岛素（注射剂[乙]）

【其他名称】人中效胰岛素，优泌林，重和林 N，甘舒霖，N 精蛋白锌重组人胰岛素注射液，精蛋白重组人胰岛素注射液，精蛋白生物合成人胰岛素注射液

【主要作用】本品是利用重组 DNA 技术生产的中效人胰岛素，与动物源中效胰岛素有相同功能。

【适应证】糖尿病。

【用法用量】皮下注射　剂量应个体化，需要量通常在一日 0.3~1.0 IU/kg。

【特别提醒】1. 只能皮下注射，不能用于静脉注射。2. 使用前应先摇匀。3. 在腹壁部位皮下注射，也可在大腿、臀部或三角肌部位轮换做皮下注射。4. 注射后 30 分钟内必须进食含有碳水化合物的正餐或加餐。

三、预混胰岛素及其类似物

动物源预混胰岛素（注射剂[甲]）

【其他名称】精蛋白锌胰岛素注射液（30R）

【主要作用】短效和中效猪胰岛素混合物的混悬液，含有30%中性猪胰岛素和70%低精蛋白锌猪胰岛素。

【适应证】糖尿病。

【用法用量】皮下注射　用药剂量和使用时间应根据每位糖尿病患者的具体情况决定。

【特别提醒】1.只能皮下注射，不能用于静脉注射。2.在腹壁部位皮下注射，也可在大腿、臀部或三角肌部位轮换做皮下注射。3.本品应为白色或类白色的混悬液，用前摇匀，如果振摇后瓶底仍有沉淀或团块状漂浮物切勿使用。4.应贮藏于冰箱中，2~8℃保存，切勿冷冻或接近冰格，冰冻过的胰岛素不可使用。5.一次性使用的注射器不得重复使用，针头和注射器不得与他人共用，可重复使用的注射器用前必须经过消毒。6.注射过量胰岛素、未按时进食、运动过量等可能发生低血糖。患者应随身携带糖果等食物，以备不时之需。

普通胰岛素预混（注射剂[甲]）

【其他名称】诺和灵30R，诺和灵50R，精蛋白生物合成人胰岛素注射液（预混30R），精蛋白生物合成人胰岛素注射液（预混50R），精蛋白重组人胰岛素混合注射液（30/70），精蛋白重组人胰岛素混合注射液（50/50）

【主要作用】本品为双效胰岛素制剂。本品的双时相组分包含基因重组人短效胰岛素和中效胰岛素。本品的起效时间在0.5小时之内，达最大浓度时间在2~8小时之内，持续时间约为24小时。

【适应证】糖尿病。

【用法用量】皮下注射　用量因人而异，应根据患者的病情来决定。常用量为一日0.5~1.0U/kg。

【特别提醒】参见动物源预混胰岛素、胰岛素。

胰岛素类似物预混（注射剂[乙]）

【其他名称】诺和锐50，诺和锐30，优泌乐25，优泌乐50，门冬胰岛素50注射液，门冬胰岛素30注射液，精蛋白锌重组赖脯胰岛素混合注射液（25R），精蛋白锌重组赖脯胰岛素混合注射液（50R）

【主要作用】为速效人胰岛素类似物和中效人胰岛素类似物组成的双时相混悬液。

【用法用量】皮下注射　用量因人而异，应根据患者的病情来决定。常用量为一日0.5~1.0U/kg。

【特别提醒】参见动物源预混胰岛素。

四、长效胰岛素及其类似物

精蛋白锌胰岛素（注射剂[甲]）

【其他名称】动物源长效胰岛素，精蛋白锌胰岛素注射液

【主要作用】长效动物胰岛素制剂，皮下注射后逐渐释放出游离胰岛素。药理作用与胰岛素相同，主要为降血糖。

【适应证】中、轻度糖尿病患者，重症须与正规胰岛素合用，有利于减少一日胰岛素注射次数，控制夜间高血糖。

【用法用量】皮下注射　起始治疗一日 1 次，每次 4~8 IU，早餐前 30~60 分钟给药，按血糖、尿糖变化调整维持剂量。有时需于晚餐前再注射 1 次，剂量根据病情而定，一般一日总量 10~20 IU。

【特别提醒】参见动物源中效胰岛素。

长效胰岛素类似物（注射剂[乙]）

【其他名称】来得时，长秀霖，诺和平，甘精胰岛素注射液，重组甘精胰岛素注射液，地特胰岛素注射液

【主要作用】作用平缓且效果可以预见，没有明显的峰值，作用持续时间长，很适合胰岛素的基础治疗，与速效胰岛素类似物合用能很好地控制血糖。

【适应证】糖尿病。

【用法用量】皮下注射　每次 10~40 IU，一日 1~2 次。用量应个体化。

【特别提醒】1. 切勿静脉注射。2. 应该一日在固定的时间皮下注射给药。3. 皮下注射部位可选择大腿、腹壁或者上臂。4. 应在同一注射区域内轮换注射点。5. 不能同任何其他胰岛素或稀释液混合，混合或稀释会改变其时间、作用特性，造成沉淀。6. 剂量不足或治疗中断可能导致高血糖和糖尿病酮症酸中毒。糖尿病酮症酸中毒的治疗，不能选用甘精胰岛素，推荐静脉注射常规胰岛素。

第二节　口服降血糖药

一、双胍类

二甲双胍（片剂[甲]，胶囊[甲]，缓释片[乙]，缓释胶囊[乙]）

【其他名称】格华止，盐酸二甲双胍片，盐酸二甲双胍胶囊，盐酸二甲双胍肠溶片，盐酸

二甲双胍肠溶胶囊，盐酸二甲双胍缓释片，盐酸二甲双胍缓释胶囊

【主要作用】双胍类降血糖药，直接作用于糖代谢过程，促进组织无氧糖酵解，使肌肉等组织利用葡萄糖的作用加强，同时抑制肝糖原的异生，减少肝糖的产生。还可抑制胰高血糖素的释放。对正常人无明显降血糖作用，对 2 型糖尿病单独应用时一般不引起低血糖。

【适应证】1. 用于单纯饮食及体育活动控制不佳的 2 型糖尿病患者，尤其是肥胖者，还可能有减轻体重的作用。2. 对某些磺酰脲类疗效差的患者可奏效。3. 与磺酰脲类或胰岛素合用以改善血糖。

【用法用量】口服 1. 常释剂型：成人开始每次 0.25g，一日 2~3 次，以后根据疗效逐渐加量，一般一日量 1~1.5g，最多一日不超过 2g。2. 缓释剂型：成人每次 0.5g，一日 1 次。

【特别提醒】1. 本品缓释片、缓释胶囊禁止嚼碎口服，应整片（粒）吞服，并在进食时或餐后服用。2.1 型糖尿病不应单独应用本品，可与胰岛素合用。3. 与胰岛素合用会增强降血糖作用，故应调整剂量。4. 本品可加强抗凝药（如华法林等）的抗凝血作用，可致出血倾向。5. 西咪替丁可增加本品的生物利用度，减少肾脏清除率，故应减少本品剂量。6. 与乙醇同服易导致乳酸性酸中毒，服用本品时应尽量避免饮酒。7. 如同时服用某些可引起血糖升高的药物，如噻嗪类药物或其他利尿剂、糖皮质激素、甲状腺制剂、雌激素、口服避孕药、苯妥英、拟交感神经药、钙通道阻滞剂和异烟肼等时要密切监测血糖，在上述药物停用后，要密切注意低血糖的发生。8. 树脂类药物可减少本品吸收。

二、磺酰脲类衍生物

格列本脲（片剂，胶囊）[甲]

【其他名称】格列本脲片，格列本脲胶囊

【主要作用】磺酰脲类口服降糖药，主要通过刺激胰岛 B 细胞分泌胰岛素产生降血糖作用，降低空腹血糖和餐后血糖，还具有一定的利尿作用。

【适应证】单独采取控制饮食无效的非胰岛素依赖性糖尿病。

【用法用量】口服 开始 1.75~2.5mg，早餐前服用或早餐及午餐前各 1 次；一般用量为一日 5~10mg，最大用量一日不超过 15mg。

【特别提醒】1. 与乙醇同服时，可以引起腹部绞痛、恶心、呕吐、头痛、面部潮红和低血糖。2. 与 β 受体拮抗剂合用，可增加低血糖的危险，而且可掩盖低血糖的症状。3. 肾上腺皮质激素、肾上腺素、苯妥英钠、噻嗪类利尿剂、甲状腺素可增加血糖水平，与本品同用时，可能需增加本品的用量。

格列吡嗪（片剂[甲]，胶囊[甲]，控释片[乙]，缓释片[乙]，缓释胶囊[乙]）

【其他名称】瑞易宁，格列吡嗪片，格列吡嗪分散片，格列吡嗪胶囊，格列吡嗪缓释片，格列吡嗪缓释胶囊

【主要作用】磺酰脲类降糖药。对大多数 2 型糖尿病患者有效，可使空腹及餐后血糖降低，糖化血红蛋白下降。此外还有胰外效应，包括改善外周组织的胰岛素抵抗状态。

【适应证】经饮食控制及体育锻炼 2~3 个月疗效不满意的轻、中度 2 型糖尿病。

【用法用量】口服　一般一日 2.5~20mg，早餐前 30 分钟服用。日剂量超过 15mg，宜在早、中、晚分 3 次餐前服用。

【特别提醒】1. 服用本品分散片时，可将片剂置水中分散后，服用其溶液；或含在口中吮服、咀嚼服用；也可同普通片剂一样水送吞服（图 21）。2. 本品缓释片、胶囊应整粒吞服。3. 与肾上腺素、肾上腺皮质激素、口服避孕药、噻嗪类利尿剂合并使用时，可降低其降血糖作用。

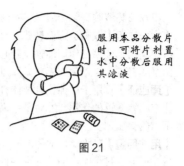

服用本品分散片时，可将片剂置水中分散后服用其溶液

图 21

格列美脲（片剂，胶囊）[甲]

【其他名称】亚莫利，格列美脲片，格列美脲分散片，格列美脲胶囊

【主要作用】磺酰脲类降糖药，刺激胰岛 B 细胞分泌胰岛素，部分提高周围组织对胰岛素的敏感性。本品与胰岛素受体结合及离解的速度较格列本脲为快，较少引起较重低血糖。

【适应证】2 型糖尿病。

【用法用量】口服　起始剂量 1~2mg，一日 1 次，早餐时或每次主餐时给药。维持剂量 1~4mg，一日 1 次。最大剂量 6mg，一日 1 次。

【特别提醒】1. 须以足量的液体吞服，不得咀嚼。2. 如果发生漏服，不得通过之后服用更大剂量的药物来纠正。3. 避免饮酒，以免引起类戒断反应。4. 氯丙嗪、拟交感神经药、皮质激素类药、甲状腺激素、口服避孕药和烟酸制剂等可降低本品的降血糖作用。

格列喹酮（片剂，胶囊）[乙]

【其他名称】糖适平，格列喹酮片，格列喹酮分散片，格列喹酮胶囊

【主要作用】磺脲类降糖药，为高活性亲胰岛 B 细胞剂，与胰岛 B 细胞膜上的特异性受体结合，可诱导产生适量胰岛素，以降低血糖浓度。

【适应证】2 型糖尿病。

【用法用量】口服　一般日剂量为 15~180mg。日剂量 30mg 以内者可于早餐前服用。大于此剂量者可酌情分为早、晚 2 次或早、中、晚 3 次服用。开始治疗剂量为 15~30mg，根据血糖情况逐步加量，每次加量 15~30mg。

【特别提醒】1. 本品可以减弱患者对乙醇的耐受力，而乙醇亦可能加强药物的降血糖作用。2. 与水杨酸类药、磺胺类药、保泰松类药、抗结核病药、四环素类药、MAOI、β 受体拮抗剂、氯霉素、双香豆素类和环磷酰胺等合用可增强本品作用。3. 氯丙嗪、拟交感神经药、皮质激素类药、甲状腺激素、口服避孕药和烟酸制剂等可降低本品的降血糖作用。

格列齐特（片剂，胶囊，缓释片，缓释胶囊）[乙]

【其他名称】达美康，格列齐特片，格列齐特分散片，格列齐特胶囊，格列齐特缓释片，

格列齐特缓释胶囊

【主要作用】磺脲类降糖药，作用较强，选择性地作用于胰岛 B 细胞，促进胰岛素分泌，并提高进食葡萄糖后的胰岛素释放，使肝糖生成和输出受到抑制。

【适应证】2 型糖尿病。

【用法用量】口服　1. 常释制剂：开始用量 40~80mg，一日 1~2 次，以后根据血糖水平调整至一日 80~240mg，分 2~3 次服用，最大剂量一般不超过 320mg。2. 缓释制剂：30~120mg，一日 1 次。建议于早餐时服用。

【特别提醒】1. 漏服，应尽快补上，如已接近下次用药时间，第二日服药剂量不得增加。2. 如果不按时用餐，低血糖危险增加，所以有规律地摄入碳水化合物很重要，并避免用餐次数不够或饮食中含碳水化合物不足。3. 应定期监测血糖和尿糖水平，测量糖基化血红蛋白水平是评估降糖疗效较好的指标。4. 乙醇可能会增加低血糖的危险，不推荐联合应用。5. β 受体拮抗剂均能掩盖某些低血糖症状，应强调血糖自我监测，特别是治疗开始时。6. 氟康唑可增加低血糖症状的危险，应进行血糖监测，必要时调整本品剂量。7. 血管紧张素转化酶抑制剂（卡托普利、依那普利）会加剧低血糖效应。8. 以下药品可能引起血糖水平提高，建议不要联合应用：丹那唑、氯丙嗪、糖皮质激素、β₂ 拟交感神经药物。

三、α－葡萄糖苷酶抑制剂

阿卡波糖（片剂，胶囊）[甲]

【其他名称】拜唐苹，阿卡波糖片，阿卡波糖胶囊

【主要作用】α－葡萄糖苷酶抑制剂，在肠道中抑制 α－糖苷酶的活性，降解双糖、寡糖和多糖等碳水化合物时，发生剂量依赖性的吸收延缓，还可延缓碳水化合物来源的葡萄糖的降解和吸收。

【适应证】配合饮食控制治疗 2 型糖尿病；降低糖耐量低减者的餐后血糖。

【用法用量】口服　起始剂量每次 50mg，一日 3 次。以后逐渐增加至每次 0.1g，一日 3 次。个别情况下，可增至每次 0.2g，一日 3 次。

【特别提醒】1. 餐前即刻整片吞服或与前几口食物一起咀嚼服用。2. 本品单独使用不会引起低血糖，与磺酰脲类药物、二甲双胍或胰岛素一起使用时，可能会出现低血糖，故需减少磺酰脲类药物、二甲双胍或胰岛素的剂量。3. 服用本品期间，避免同时服用抗酸剂、考来酰胺、肠道吸附剂和消化酶类制剂，以免影响本品的疗效。

伏格列波糖（片剂，胶囊）[乙]

【其他名称】倍欣，伏格列波糖片，伏格列波糖分散片，伏格列波糖胶囊

【主要作用】α－葡萄糖苷酶抑制剂，本品在肠道内抑制将双糖分解为单糖的 α－葡萄糖苷酶，延迟碳水化合物的消化和吸收，从而改善餐后高血糖。

【适应证】改善糖尿病餐后高血糖。

【用法用量】口服　成人每次 0.2mg，一日 3 次，疗效不明显时可以将每次用量增至 0.3mg。

【特别提醒】1. 餐前服用，服药后即刻进餐。2. 服用本品期间须定期监测血糖值并注意观

察，充分注意持续用药的必要性。3. 和胰岛素及磺酰脲类药物并用时，因有出现低血糖的报道，所以上述药物并用时，应考虑发生低血糖的可能性，可从低剂量开始给药。4. 可增强本品降血糖作用的药物包括：β 受体拮抗剂、水杨酸制剂、MAOI、氯贝特类高脂血症调节剂、华法林等。5. 可降低本品降糖作用的药物包括：肾上腺素、肾上腺素皮质激素、甲状腺激素等。

米格列醇（片剂[乙]）

【其他名称】 德赛天，米格列醇片

【主要作用】 氧化野尻霉素衍生物，可延迟摄入的糖分消化，导致餐后血糖浓度只有轻微升高，从而降低血糖。米格列醇尚可降低 2 型糖尿病患者的糖基化血红蛋白水平，通过糖基化血红蛋白水平而反映出的系统的非酶蛋白糖基化作用，随时间不同而影响血糖浓度。

【适应证】 配合饮食控制治疗糖尿病。

【用法用量】 口服：初始剂量，25mg，一日 3 次，餐前服用；维持剂量，50mg，一日 3 次；最大剂量，100mg，一日 3 次。

【特别提醒】 1. 磺酰脲类可引起低血糖症状，本品与磺酰脲类联用若发生低血糖症，应及时调整药物的剂量。2. 当糖尿病患者伴有发热、外伤、感染或手术时，会产生暂时性的血糖控制失调。

四、噻唑啉二酮类

吡格列酮（片剂，胶囊）[乙]

【其他名称】 艾可拓，盐酸吡格列酮片，盐酸吡格列酮分散片，盐酸吡格列酮胶囊

【主要作用】 噻唑烷二酮类口服抗糖尿病药，为高选择性过氧化物酶增殖体激活受体 γ（PPARγ）的激动剂，通过提高外周和肝脏的胰岛素敏感性而控制血糖水平。

【适应证】 2 型糖尿病。仅用于接受下列疗法而未得到充分效果，推断为有胰岛素抵抗性的患者：仅使用饮食疗法和（或）运动疗法；使用饮食疗法和（或）运动疗法加磺酰脲类药物，或 α-葡萄糖苷酶抑制剂，或双胍类药物，或胰岛素制剂。

【用法用量】 口服 无充血性心力衰竭糖尿病患者，起始 15~30mg，一日 1 次；充血性心力衰竭患者，起始剂量 15mg，一日 1 次。根据糖化血红蛋白水平监测血糖的变化，一日剂量可逐步增加至最大剂量每次 45mg。

【特别提醒】 1. 服药与进食无关。2. 本品在某些患者中有导致或加重充血性心力衰竭的危险，开始使用本品和用药剂量增加时，应严密监测患者心力衰竭的症状和体征。如果出现上述症状和体征，应按标准心力衰竭治疗方案进行处理，而且必须停止本品的应用或减少剂量。3. 服用本品期间应定期检查血糖、尿糖以确认其药效。4. 本品与其他降糖药合用时，有时会引起低血糖症状。与这些药合并使用时，对患者要充分说明低血糖症状及处理方法，提醒患者注意低血糖症状。

罗格列酮（片剂，胶囊）[乙]

【其他名称】爱能，罗格列酮片，盐酸罗格列酮片，马来酸罗格列酮片，酒石酸罗格列酮片，酒石酸罗格列酮分散片，盐酸罗格列酮胶囊，酒石酸罗格列酮胶囊

【主要作用】噻唑烷二酮类抗糖尿病药，通过提高胰岛素的敏感性而有效控制血糖。对血糖控制的改善作用较持久。

【适应证】2 型糖尿病。

【用法用量】口服 起始 4mg，一日 1 次或分 2 次服用。经 12 周治疗后，如需要可加量至最大推荐剂量，一日 8mg，一日 1 次或分 2 次服用。

【特别提醒】1.本品可于空腹或进餐时服用。2.患者应定期检查血糖和糖化血红蛋白。3.吉非贝齐可增加本品的作用，合用时应减少本品剂量。4.单一服用本品，并辅以饮食控制和运动，可控制 2 型糖尿病患者的血糖。5.对于饮食控制和运动加服本品或单一抗糖尿病药物，而血糖控制不佳的 2 型糖尿病患者，本品可与二甲双胍或磺酰脲类药物联合应用。6.本品仅在胰岛素存在的条件下才可发挥作用，故本品不宜用于 1 型糖尿病或糖尿病酮症酸中毒患者。7.本品与胰岛素或其他口服降糖药合用时，患者有发生低血糖的危险，必要时可减少合用药物的剂量。

五、二肽基肽酶-4（DPP-4）抑制剂

阿格列汀（片剂[乙]）

【其他名称】尼欣那，苯甲酸阿格列汀片

【主要作用】DPP-4 抑制剂。阿格列汀可抑制 DPP-4 活性，减慢肠降血糖素的灭活，增加其血药浓度，并以葡萄糖依赖性方式降低 2 型糖尿病患者的空腹和餐后血糖。

【适应证】2 型糖尿病，可作为单药治疗，或与盐酸二甲双胍联合使用，在饮食和运动基础上用于改善 2 型糖尿病患者血糖。

【用法用量】口服 每次 25mg，一日 1 次。

【特别提醒】1.可与食物同时或分开服用。2.不宜用于 1 型糖尿病或糖尿病酮症酸中毒患者。3.胰岛素和胰岛素促泌剂（如磺脲类）可引起低血糖，与本品联合使用时，可能需要降低胰岛素或胰岛素促泌剂的剂量。

利格列汀（片剂[乙]）

【其他名称】欧唐宁，利格列汀片

【主要作用】DPP-4 抑制剂。本品能够升高活性肠促胰岛激素的浓度，以葡萄糖依赖性的方式刺激胰岛素释放，降低循环中的胰高血糖素水平。

【适应证】成年 2 型糖尿病患者的血糖控制。

【用法用量】口服 每次 5mg，一日 1 次。

【特别提醒】1.本品可在一日的任意时间服用，餐时或非餐时均可服用。2.CYP3A4 或 P-gp

的诱导剂（如利福平）会降低本品水平，很可能会使本品降至无效的浓度。3. 与促胰岛素
分泌药（如磺脲类）合用引起的低血糖发生率高，合用时需要降低剂量。

沙格列汀（片剂[乙]）

【其他名称】安立泽，沙格列汀片

【主要作用】DPP-4 竞争性抑制剂，可降低肠促胰岛激素的失活速率，增高其血药浓度，
从而以葡萄糖依赖性的方式减少 2 型糖尿病患者空腹和餐后血糖浓度。

【适应证】2 型糖尿病。

【用法用量】口服　每次 5mg，一日 1 次，服药时间不受进餐影响。

【特别提醒】1. 与胰岛素促泌剂（如磺脲类）合用会引起低血糖，需减少胰岛素促泌剂的
剂量。2. 与 CYP3A4/5 强抑制剂（如阿扎那韦、克拉霉素、茚地那韦、伊曲康唑、奈法唑酮、
奈非那韦、利托那韦、沙奎那韦和泰利霉素）合用时，应将本品剂量限制在 2.5mg。

维格列汀（片剂[乙]）

【其他名称】佳维乐，维格列汀片

【主要作用】选择性 DPP-4 抑制剂，给药后能快速抑制 DPP-4 活性，使空腹和餐后内源
性血糖素 GLP-1 和 GIP 的水平升高，进而增加胰岛 B 细胞对葡萄糖的敏感性，促进葡萄
糖依赖性胰岛素的分泌。

【适应证】2 型糖尿病。

【用法用量】口服　成人，与二甲双胍合用，一日 100mg，早、晚服用，每次 50mg。不
推荐使用 100mg 以上的剂量。

【特别提醒】1. 本品不能作为胰岛素的替代品用于需要补充胰岛素的患者，不适用于 1 型
糖尿病患者，亦不能用于治疗糖尿病酮症酸中毒。2. 当二甲双胍作为单药治疗用至最大耐
受剂量仍不能有效控制血糖时，本品可与二甲双胍联合使用。3. 本品的降糖作用可能会受
到某些特定药物的影响而减弱，这些药物包括噻嗪类利尿剂、皮质激素、甲状腺激素和拟
交感神经药物。

西格列汀（片剂[乙]）

【其他名称】捷诺维，磷酸西格列汀片

【主要作用】高度选择性 DPP-4 抑制剂，在 2 型糖尿病患者中可通过增加活性肠促胰
岛激素的水平而改善血糖控制。在治疗浓度下不会抑制与 DPP-4 密切相关的 DPP-8 或
DPP-9。

【适应证】改善 2 型糖尿病患者的血糖水平。

【用法用量】口服　每次 100mg，一日 1 次。

【特别提醒】本品不会对 CYP 同工酶 CYP3A4、CYP2C8 或 CYP2C9 产生抑制作用，也不
会抑制 CYP2D6、CYP1A2、CYP2C19 或 2B6 或诱导 CYP3A4。因此，不会产生由此介导
的药物相互作用。

六、其他

瑞格列奈（片剂[乙]）

【其他名称】诺和龙，瑞格列奈片，瑞格列奈分散片

【主要作用】短效非磺酰脲类促胰岛素分泌剂，与胰岛 B 细胞膜外依赖 ATP 的钾离子通道上的蛋白特异性结合，促进胰岛素分泌，其作用快于磺酰脲类，故餐后降血糖作用较快。

【适应证】饮食控制、减轻体重及运动锻炼不能有效控制其高血糖的 2 型糖尿病患者；二甲双胍不能有效控制的高血糖，可与二甲双胍合用。

【用法用量】口服　餐前 0~30 分钟内服用。起始剂量 0.5~1mg；维持剂量 4mg，最大日剂量不超过 16mg。

【特别提醒】1.下列药物可增强本品的降血糖作用：MAOI、非选择性 β 受体拮抗剂、ACEI、NSAIDS、水杨酸盐、奥曲肽、乙醇以及促合成代谢的激素。2.下列药物可减弱本品的降血糖作用：口服避孕药、噻嗪类药、皮质激素、达那唑、甲状腺激素和拟交感神经药。3.CYP3A4 抑制剂如伊曲康唑、红霉素、氟康唑可能升高本品血浆浓度，禁忌合用。4.CYP3A4 诱导剂如利福平或苯妥英可能降低本品血浆浓度，禁忌合用。

那格列奈（片剂，胶囊）[乙]

【其他名称】唐力，那格列奈片，那格列奈分散片，那格列奈胶囊

【主要作用】口服抗糖尿病药，通过与胰岛 B 细胞膜上的 ATP 敏感性 K^+ 通道受体结合并将其关闭，使细胞去极化，钙通道开放，刺激胰岛素的分泌，降低血糖。

【适应证】单独用于经饮食和运动不能有效控制血糖的 2 型糖尿病；使用二甲双胍不能有效控制血糖的 2 型糖尿病，采用与二甲双胍联合应用。

【用法用量】口服　60~120mg，餐前服用。

【特别提醒】1.NSAIDs、水杨酸盐、MAOI 和非选择性 β 受体拮抗剂可增强本品的降糖作用。2. 噻嗪类、可的松、甲状腺制剂和类交感神经药可削弱本品的降糖作用。3. 不能与磺酰脲类制剂并用。4. 与其他口服抗糖尿病药合用可增加低血糖的危险。5. 与高效选择性 CYP2C9 抑制剂苯磺唑酮联合应用，本品 AUC 有一定的增加，药物作用时间延长和不能排除低血糖的危险。6. 本品对 CYP3A4 的代谢反应无抑制作用，与其他药物间出现相互作用的潜在可能性较低。

米格列奈钙（片剂，胶囊）[乙]

【其他名称】快如妥，米格列奈钙片，米格列奈钙胶囊

【主要作用】与胰岛 B 细胞膜上磺酰脲受体结合，抑制胰岛 B 细胞膜上 ATP 敏感的 K^+ 通道，使细胞去极化，细胞内 Ca^{2+} 浓度升高，从而促进胰岛素分泌，降低血糖。

【适应证】改善 2 型糖尿病患者餐后高血糖。

【用法用量】口服　餐前 5 分钟内服用，成人每次 10mg，一日 3 次。

【特别提醒】1. 与其他降糖药合用时降血糖作用增强，应注意低血糖症状。2. 与水杨酸制剂（如阿司匹林等）合用，增强降血糖作用，应监测血糖值，必要时减量。3. 与磺胺类、β 受体拮抗剂、MAOI、蛋白同化激素以及四环素类抗生素合用时易导致低血糖，注意监测血糖值，必要时要减量使用。4. 肾上腺素、肾上腺皮质激素、卵泡激素等可减弱口服降糖药的效果。5. 与烟酸、异烟肼合用可致餐后血糖升高。6. 利尿剂可使胰岛素敏感性下降，合用时应密切观察血糖值，必要时调节给药剂量。

依帕司他（片剂，胶囊）[乙]

【其他名称】唐林，依帕司他片，依帕司他胶囊
【主要作用】可逆性醛糖还原酶非竞争性抑制剂，对醛糖还原酶具有选择性抑制作用。能抑制糖尿病外周神经病变患者红细胞中山梨醇的积累，改善患者的自觉症状和神经功能障碍。
【适应证】糖尿病神经性病变。
【用法用量】口服 饭前服用，成人每次 50mg，一日 3 次。
【特别提醒】1. 服用本品后，尿液可能出现褐红色，有些检测项目可能会受到影响。2. 连续服用本品 12 周无效的患者应考虑改换其他的疗法

硫辛酸（注射剂）[乙]

【其他名称】α–硫辛酸
【主要作用】可阻止蛋白质的糖基化作用；且可抑制醛糖还原酶，阻止葡萄糖或半乳糖转化成为山梨醇，防止糖尿病、控制血糖及防止因高血糖造成的神经病变。
【适应证】糖尿病周围神经病变引起的感觉异常。
【用法用量】静脉注射或肌内注射 一日 300~600mg，2~4 周为一个疗程。口服 每次 0.2g，一日 3 次，或每次 0.6g，一日 1 次，早餐前半小时服用。
【特别提醒】1. 本品不能与葡萄糖溶液、林格溶液及所有可能与硫基或二硫键起反应的溶液配伍使用。2. 静脉注射应缓慢，最大速度为 50mg/min。3. 用于肌内注射，每个注射部位不得超过 50mg。如需大剂量给药，每个注射部位最大注射量 2ml，分数个不同部位给药。

第三章　维生素及微量元素补充剂

第一节　维生素类

维生素 B_1（注射剂[甲]，片剂[乙]）

【其他名称】维生素 B_1 注射液，维生素 B_1 片

【主要作用】维生素类药，在体内与焦磷酸结合成辅酶，参与糖代谢中丙酮酸和 α – 酮戊二酸的氧化脱羧反应，是糖类代谢所必需。

【适应证】因缺乏维生素 B_1 引起的脚气病或 Wernicke 脑病的治疗。亦可作为维生素 B_1 缺乏引起的周围神经炎、消化不良等的辅助治疗。

【用法用量】肌内注射　成人重型脚气病，每次 50~100mg，一日 3 次，症状改善后改口服；小儿重型脚气病，一日 10~25mg，症状改善后改口服。口服　成人，每次 10~20mg，一日 3 次。

【特别提醒】1. 不宜静脉注射。2. 肌内注射时偶见过敏反应，个别可发生过敏性休克，注射前应用 10 倍稀释液 0.1ml 作皮试。

维生素 B_2（片剂[甲]，注射剂[乙]）

【其他名称】维生素 B_2 片，维生素 B_2 注射液

【主要作用】维生素类药，是体内黄酶类辅基的组成部分。黄酶在生物氧化还原中发挥递氢作用，当缺乏时可影响机体的生物氧化，使代谢发生障碍，其病变多表现为口、眼、外生殖器部位的炎症。

【适应证】预防和治疗维生素 B_2 缺乏症，如口角炎、唇干裂、舌炎、阴囊炎、结膜炎、脂溢性皮炎等。

【用法用量】口服　成人，每次 5~10mg，一日 3 次。皮下注射或肌内注射　治疗口角炎，舌炎，阴囊炎，每次 5~10mg，一日 1 次，连用数周。

【特别提醒】在正常肾功能状态下几乎不产生毒性，服用后尿呈黄色，但不影响继续用药。

维生素 B_6（注射剂[甲]，片剂[乙]）

【其他名称】维生素 B_6 注射液，注射用维生素 B_6，维生素 B_6 片，维生素 B_6 缓释片

【主要作用】维生素类药，在红细胞内转化为磷酸吡哆醛，作为辅酶对蛋白质、碳水化合物、脂类的各种代谢功能起作用，同时还参与色氨酸转化成烟酸或 5–HT。

【适应证】用于维生素 B_6 缺乏的预防和治疗，防治异烟肼中毒；也可用于妊娠、放射病及抗癌药所致的呕吐，脂溢性皮炎等；新生儿遗传性维生素 B_6 依赖综合征。

【用法用量】皮下注射、肌内或静脉注射　每次 50~100mg，一日 1 次。用于环丝氨酸中毒解毒时，一日 300mg 或 300mg 以上。用于异烟肼中毒解毒时，每 1g 异烟肼给 1g 本品，静脉注射。口服　成人，一日 10~20mg；儿童，一日 5~10mg，连用 3 周。

【特别提醒】1.本品缓释片应用温开水整片吞服，不得嚼碎。2.氯霉素、环丝氨酸、乙硫异烟胺、盐酸肼屈嗪、免疫抑制剂包括肾上腺皮质激素、环磷酰胺、环孢素、异烟肼、青霉胺等药物可拮抗本品或增加本品经肾排泄，引起贫血或周围神经炎。3.服用雌激素时应增加本品用量。4.小剂量本品可拮抗左旋多巴的抗震颤作用。

维生素 C（注射剂^[甲]，片剂^[乙]）

【其他名称】力度伸，维生素 C 注射液，注射用维生素 C，维生素 C 片，维生素 C 咀嚼片，维生素 C 泡腾片，维生素 C 颗粒，维生素 C 丸

【主要作用】维生素类药，参与氨基酸代谢、神经递质的合成、胶原蛋白和组织细胞间质的合成，可降低毛细血管的通透性，加速血液的凝固，刺激凝血功能，促进铁在肠内吸收，促使血脂下降，增加对感染的抵抗力，参与解毒功能，且有抗组胺的作用及阻止致癌物质生成的作用。

【适应证】1.预防坏血病，也可用于各种急慢性传染疾病及紫癜等的辅助治疗。克山病患者发生心源性休克时，可用大剂量本品治疗。2.治疗慢性铁中毒。3.治疗特发性高铁血红蛋白血症。4.治疗肝硬化、急性肝炎和砷、汞、铅、苯等慢性中毒时肝脏的损害。

【用法用量】肌内或静脉注射　成人每次 100~250mg，一日 1~3 次；必要时，成人每次 2~4g，一日 1~2 次。小儿一日 100~300mg，分次注射。口服　用于补充维生素 C，成人一日 100mg；用于治疗维生素 C 缺乏，成人每次 100~200mg，一日 3 次；儿童一日 100~300mg。至少服 2 周。

【特别提醒】1.大剂量本品可干扰抗凝药的抗凝效果。2.与巴比妥或扑米酮等合用，可促使本品的排泄增加。3.长期或大量应用能干扰双硫仑对乙醇的作用。4.水杨酸类能增加本品的排泄。5.不宜与碱性药物(如氨茶碱、碳酸氢钠、谷氨酸钠等)、核黄素、三氯叔丁醇、铜、铁离子的溶液配伍，以免影响疗效。6.与维生素 K_3 有氧化性，合用时可产生氧化还原反应，使两者疗效减弱或消失。

维生素 D_2（片剂，软胶囊，注射剂）^[甲]

【其他名称】维生素 D_2 片，维生素 D_2 注射液，维生素 D_2 软胶囊，维生素 D_2 丸

【主要作用】维生素类药，促进小肠黏膜刷状缘对钙的吸收及肾小管重吸收磷，维持及调节血浆钙、磷正常浓度，还能促进骨钙化及成骨细胞功能和骨样组织成熟。

【适应证】1.维生素 D 缺乏症的预防与治疗。2.慢性低钙血症、低磷血症、佝偻病及伴有慢性肾功能不全的骨软化症、家族性低磷血症及甲状旁腺功能低下的治疗。3.治疗急、慢性及潜在手术后手足抽搐症及特发性手足抽搐症。

【用法用量】口服　1.维生素 D 依赖性佝偻病：成人一日 1 万 ~6 万 IU，最高剂量一日

50万 IU；小儿一日 3000~1 万 IU，最高剂量一日 5 万 IU。2. 家族性低磷血症：成人一日 5 万 ~10 万 IU。3. 甲状旁腺功能低下：成人一日 5 万 ~15 万 IU，小儿 5 万 ~20 万 IU。4. 肾功能不全：成人一日 4 万 ~10 万 IU。5. 肾性骨萎缩：成人开始剂量一日 2 万 IU，维持量一日 1 万 ~3 万 IU；小儿一日 0.4 万 ~4 万 IU。**肌内注射** 每次 30 万 ~60 万 IU，病情严重者可于 2~4 周后重复注射 1 次。

【特别提醒】 1. 制酸药中的镁剂与维生素 D 同用，特别对慢性肾功能衰竭患者可引起高镁血症。2. 巴比妥、苯妥英钠、抗惊厥药、扑米酮等可降低维生素 D_2 的效应，因此长期服用抗惊厥药时应补给维生素 D，以防止骨软化症。3. 降钙素与维生素 D 同用可抵消前者对高钙血症的疗效。4. 大剂量钙剂或利尿药与常用量维生素 D 同用，有发生高钙血症的危险。5. 考来烯胺、考来替泊、矿物油、硫糖铝等均能减少小肠对维生素 D 的吸收。6. 洋地黄与维生素 D_2 同用时应谨慎，因维生素 D_2 可引起高钙血症，容易诱发心律失常。7. 大量的含磷药物与维生素 D 同用，可诱发高磷血症。

维生素 D_3（注射剂[甲]）

【其他名称】 维生素 D_3 注射液
【主要作用】 维生素类药，具有促进小肠黏膜刷状缘对钙的吸收及肾小管重吸收磷，维持及调节血浆钙、磷正常浓度，促进骨钙化及成骨细胞功能和骨组织成熟。
【适应证】 1. 维生素 D 缺乏症的预防与治疗。2. 慢性低钙血症、低磷血症、佝偻病及伴有慢性肾功能不全的骨软化症、家族性低磷血症及甲状旁腺功能低下的治疗。3. 治疗急、慢性及潜在手术后手足搐搦症及特发性手足搐搦症。
【用法用量】 肌内注射 每次 30 万 ~60 万 IU，病情严重者可于 2~4 周后重复注射 1 次。
【特别提醒】 1. 短期内超量摄入或长期大剂量摄入本品可导致严重中毒反应，可引起全身性血管钙化、肾钙质沉淀及其他软组织钙化，而致高血压及肾功能衰竭。2. 含镁的制酸药与本品同用，特别在慢性肾功能衰竭病人，可引起高镁血症。3. 大量钙剂或利尿药与常用量本品并用，有发生高钙血症的危险。4. 洋地黄与本品同用时应谨慎，因维生素 D 如引起高钙血症，容易诱发心律失常。5. 大量的含磷药与本品同用，可诱发高磷血症。

阿法骨化醇（片剂，软胶囊，胶囊）[乙]

【其他名称】 阿法迪三，阿法骨化醇片，阿法骨化醇软胶囊，阿法骨化醇胶囊
【主要作用】 维生素类药，在体内起调节钙、磷的平衡作用，并能增加钙和磷在肠道的吸收，降低血浆中甲状旁腺激素水平，改善妇女绝经和使用激素类药物引起的骨质疏松。
【适应证】 骨质疏松症。改善下列疾病所致的维生素 D 代谢异常的各种症状：慢性肾功能衰竭，甲状旁腺功能减退症，抗维生素 D 性佝偻病，软骨病。
【用法用量】 口服 1. 慢性肾衰竭和骨质疏松症：成人每次 0.5~1.0 μg，一日 1 次。2. 甲状旁腺功能低减症，其他维生素 D 代谢异常所致的疾病：成人每次 1.0~4.0 μg，一日 1 次。3. 骨质疏松症：儿童一日 1 次，每次 0.01~0.03 μg/kg。
【特别提醒】 1. 由于本品是一种强效的维生素 D 衍生物，应避免同时使用药理剂量的维

生素 D 及其类似物，以免产生可能的加合作用及高钙血症。2.同时服用矿物油（长期）、考来烯胺、硫糖铝和抗酸铝制剂时，可能减少本品的吸收。

复合维生素 B（片剂）[乙]

【其他名称】复合维生素 B 片，复合维生素 B 注射液，注射用复合维生素 B

【主要作用】维生素类药，参与机体新陈代谢过程，为体内多种代谢环节所必需的辅酶和提供组织呼吸的重要辅酶。

【适应证】预防和治疗 B 族维生素缺乏所致的营养不良、厌食、脚气病、糙皮病等。

【用法用量】口服　成人每次 1~3 片，儿童每次 1~2 片，一日 3 次。**肌内或皮下注射**　一次 20mg。

【特别提醒】本品可使尿液呈黄色。

骨化三醇（软胶囊，注射剂）[乙]

【其他名称】罗盖全，骨化三醇胶丸，骨化三醇注射液，骨化三醇软膏

【主要作用】维生素 D 的生物活性形式，部分维持钙和磷的动态平衡。

【适应证】绝经后骨质疏松；慢性肾功能衰竭尤其是接受血液透析病人的肾性骨营养不良症；术后甲状旁腺功能低下；特发性甲状旁腺功能低下；假性甲状旁腺功能低下；维生素 D 依赖性佝偻病；低血磷性维生素 D 抵抗型佝偻病等。局部外用治疗轻至中度银屑病。

【用法用量】口服　1.绝经后骨质疏松：每次 $0.25\mu g$，一日 2 次。2.肾性骨营养不良：起始一日 $0.25\mu g$，每隔 2~4 周增加 $0.25\mu g$，最佳用量为一日 $0.5~1.0\mu g$。3.甲状旁腺功能低下和佝偻病：起始一日 $0.25\mu g$，晨服，如生化指标和病情未见明显改善，则每隔 2~4 周增加剂量。2 岁以内儿童：一日 $0.01~0.1\mu g/kg$。**静脉注射**　每次 $0.5\mu g$（$0.01\mu g/kg$），每周 3 次，隔天 1 次。每隔 2~4 周可增加剂量 $0.25~0.5\mu g$。大多数透析病人 $0.5~3.0\mu g$（$0.01~0.05\mu g/kg$），每周 3 次。**外用**　软膏剂直接涂抹在皮肤，不超过体表面积的 35%。

【特别提醒】1.肾功能正常的患者服用本品时避免脱水，应保持适当的水摄入量。2.超剂量服用骨化三醇可以引起高血钙、高尿钙和高血磷。

水溶性维生素（注射剂）[乙]

【其他名称】水乐维他，注射用水溶性维生素

【主要作用】肠外营养的一部分，用以补充一日各种水溶性维生素的生理需要，使机体各有关生化反应能正常进行。

【适应证】满足成人和儿童一日对水溶性维生素的生理需要。

【用法用量】静脉滴注　成人和体重 10kg 以上儿童，一日 1 瓶；新生儿及体重不满 10kg 的儿童，一日 0.1 瓶 /kg。

【特别提醒】1.本品加入葡萄糖注射液中进行输注时，应注意避光。2.本品溶解后应在无菌条件下加入输液中，并在 24 小时内用完。

碳酸钙 D_3（片剂，颗粒剂）[乙]

【其他名称】钙尔奇 D，碳酸钙 D_3 片，碳酸钙 D_3 颗粒，碳酸钙 D_3 咀嚼片

【主要作用】维持人体神经、肌肉、骨骼系统、细胞膜和毛细血管通透性正常功能所必需。参与钙和磷的代谢，促进吸收并对骨质形成有重要作用。

【适应证】儿童、妊娠和哺乳期妇女、更年期妇女、老年人等的钙补充剂，并可防治骨质疏松症。

【用法用量】口服 片剂，每次 500~600mg（钙），一日 1~2 次。颗粒剂，用水适量冲服，成人每次 500~600mg（钙），一日 1~2 次；儿童每次 250~300mg（钙），一日 1~2 次。咀嚼片：成人每次 500~600mg（钙），一日 1~2 次；儿童每次 250~300mg（钙），一日 1~2 次。

【特别提醒】本品咀嚼片应咀嚼后再咽下。

维生素 A（软胶囊[乙]）

【其他名称】维生素 A 软胶囊，维生素 A 糖丸，维生素 A 注射液

【主要作用】维生素类药，具有促进生长、维持上皮组织如皮肤、结膜、角膜等正常功能的作用，并参与视紫红质的合成，增强视网膜感光力；参与体内许多氧化过程，尤其是不饱和脂肪酸的氧化。

【适应证】治疗维生素 A 缺乏症，如夜盲症、干眼病、角膜软化症和皮肤粗糙等。

【用法用量】口服 1.严重维生素 A 缺乏症：成人一日 10 万 IU，3 日后改为一日 5 万 IU，给药 2 周，然后一日 1 万 ~2 万 IU，再用药 2 月。2.轻度维生素 A 缺乏症：一日 3 万 ~5 万 IU，分 2~3 次服用，症状改善后减量。肌内注射 1.成人：一日 6 万 ~10 万 IU，连用 3 天，继用一日 5 万 IU，共 2 周。2.儿童：（1）如有呕吐、恶心或手术前后、吸收不良综合征、眼损害较严重时，小儿（>1 岁）一日 0.5 万 ~1 万 IU，共 10 天；严重缺乏时，一日 1.75 万 ~3.5 万 IU，共 10 天；大于 8 岁小儿剂量与成人同。（2）小儿维生素 A 缺乏，一日 2.5 万 ~5 万 IU。

【特别提醒】维生素 A 注射液仅用于缺乏维生素 A 之急性情况，一般以口服为宜。

硒酵母（片剂，胶囊）[乙]

【其他名称】西维尔，硒酵母片，硒酵母胶囊，硒酵母混悬液

【主要作用】硒是人体必需的微量元素，适量摄入硒能够提高体内硒水平，使体内谷胱甘肽过氧化酶活性增加，起到防病治病的作用。

【适应证】低硒的肿瘤、肝病、心脑血管疾病或其他低硒引起的疾病。

【用法用量】口服 每次 100~200μg，一日 1~2 次。

【特别提醒】长期过量服用，可致肝损害、指甲变形和毛发脱落。

小儿碳酸钙 D_3（颗粒剂[乙]）

【其他名称】迪巧，小儿碳酸钙 D_3 颗粒

【主要作用】维持人体神经、肌肉、骨骼系统、细胞膜和毛细血管通透性正常功能所必需。

参与钙和磷的代谢，促进其吸收并对骨质形成有重要作用。

【适应证】儿童钙补充。

【用法用量】口服　儿童每次 1 袋，一日 1 次，适量温开水冲服。

【特别提醒】过量服用可发生高钙血症，偶可发生乳碱综合征，表现为高血钙、碱中毒及肾功能不全。

烟酰胺（片剂，注射剂）[乙]

【其他名称】普扶林，烟酰胺片，烟酰胺注射液，注射用烟酰胺

【主要作用】维生素类药，与烟酸相似，为辅酶 I 和辅酶 II 的组成部分。参与体内的代谢过程，为脂类代谢、组织呼吸的氧化作用和糖原分解所必需。

【适应证】防治糙皮病等烟酸缺乏病。

【用法用量】口服　每次 50~200mg，一日 500mg。**静脉滴注**　每次 300~400mg，一日 1 次，加入 10% 葡萄糖注射液 250ml 中。30 日为一疗程。

【特别提醒】异烟肼与烟酰胺有拮抗作用，长期服用异烟肼应补充烟酰胺。

脂溶性维生素 I（II）（注射剂[乙]）

【其他名称】维他利匹特，脂溶性维生素注射液（I），注射用脂溶性维生素（I），脂溶性维生素注射液（II），注射用脂溶性维生素（II）

【主要作用】提供人体一日生理需要的脂溶性维生素，包括维生素 A、维生素 D_2、维生素 E、维生素 K_1。

【适应证】为肠外营养不可缺少的组成部分之一，用以满足儿童及成人一日对脂溶性维生素 A、维生素 D_2、维生素 E、维生素 K_1 的生理需要。

【用法用量】静脉滴注　1.脂溶性维生素（I）：11 岁以下儿童及婴儿，一日 1 支，加入到脂肪乳注射液内（100ml 以上），轻轻摇匀后输注。2.脂溶性维生素（II）：成人和 11 岁以上儿童，一日 1 支，加入到脂肪乳注射液 500ml 内，轻轻摇匀后输注。

【特别提醒】1.必须稀释后静脉滴注。2.用前 1 小时配制，24 小时内用完。3.由于含量不同，脂溶性维生素（I）用于 11 岁以下儿童及婴儿，脂溶性维生素（II）用于成人和 11 岁以上儿童。

第二节　矿物质补充剂

氯化钾（片剂，缓释片，颗粒剂，注射液）[甲]

【其他名称】补达秀，氯化钾片，氯化钾缓释片，氯化钾颗粒，氯化钾注射液，注射用氯化钾，氯化钾葡萄糖注射液

【主要作用】为维持细胞新陈代谢、细胞内渗透压和酸碱平衡、神经冲动传导、肌肉收缩、心肌收缩所必需。

【适应证】治疗和预防低钾血症，用于洋地黄中毒引起的频发性、多源性期前收缩或快速心律失常。

【用法用量】口服　成人每次 0.5~1g，一日 2~4 次，饭后服用，一般成人一日最大剂量为 6g。静脉滴注　10%氯化钾注射液 10~15ml，加入 5%葡萄糖注射液 500ml 中滴注。

【特别提醒】1.本品普通片剂及糖衣片对胃肠道有强烈刺激作用，最好溶解成溶液后服用。2.本品缓释片应吞服，不得嚼碎。

葡萄糖酸钙（片剂^[甲]，注射剂^[甲]，颗粒剂^[乙]）

【其他名称】葡萄糖酸钙片，葡萄糖酸钙颗粒，葡萄糖酸钙注射液，葡萄糖酸钙含片，葡萄糖酸钙口服溶液

【主要作用】参与骨骼的形成与骨折后骨组织的再建以及肌肉收缩、神经传递、凝血机制并降低毛细血管的渗透性等。

【适应证】预防和治疗钙缺乏症；过敏性疾病；镁中毒时的解救；氟中毒的解救；心脏复苏时应用等。

【用法用量】口服　每次 0.5~2g，一日 3 次。静脉注射　成人，用于低钙血症，每次 1g，需要时可重复；用于高镁血症，每次 1~2g；用于氟中毒解救，静脉注射本品 1g；1 小时后重复，如有搐搦可静脉注射本品 3g。小儿，用于低钙血症，25mg/kg 缓慢静脉注射。

【特别提醒】1.静脉注射时如漏出血管外，可致注射部位皮肤发红、皮疹和疼痛，并可随后出现脱皮和组织坏死（图 22）。2.若出现药液漏出血管外，应立即停止注射，并用氯化钠注射液作局部冲洗注射；局部给予氢化可的松、1%利多卡因和透明质酸，并抬高局部肢体及热敷（图 23）。

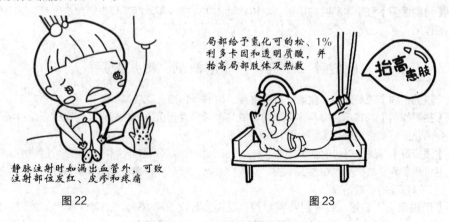

局部给予氢化可的松、1%利多卡因和透明质酸，并抬高局部肢体及热敷

抬高患肢

静脉注射时如漏出血管外，可致注射部位发红、皮疹和疼痛

图 22　　　　　　　　　　　　　　　图 23

醋酸钙（片剂，胶囊）^[乙]

【其他名称】醋酸钙片，醋酸钙胶囊，醋酸钙颗粒

【主要作用】参与骨骼的形成与骨折后骨组织再建以及肌肉收缩、神经传递、凝血机制并

降低毛细血管的渗透性等。

【适应证】纠正高磷血症，也可用于钙的补充。

【用法用量】口服　钙的补充，日最高剂量 300mg，服药时间不宜超过 1 个月。

【特别提醒】本品宜在空腹（饭前 1 小时）时服用。

复合磷酸氢钾（注射剂[乙]）

【其他名称】唯甲林，复合磷酸氢钾注射液

【主要作用】参与糖代谢中的糖磷酸化，构成膜成分中的磷脂质，是组成细胞内 RNA、DNA 及许多辅酶的重要成分之一。还参与能量的贮藏转换、输送及体液缓冲功能的调节。

【适应证】完全胃肠外营养疗法中作为磷的补充剂，亦可用于某些疾病所致的低磷血症。

【用法用量】静脉滴注　一般用在胃肠外营养中，每 1000kcal 热量加入本品 2.5ml，对长期不能进食的病人，根据病情、监测结果决定用量。

【特别提醒】1. 本品严禁直接注射，必须稀释 200 倍以上方可静脉滴注，并注意控制滴注速度。2. 本品与含钙注射液配伍时易析出沉淀，不宜应用。

枸橼酸钾（颗粒剂[乙]）

【其他名称】可维加，枸橼酸钾颗粒，枸橼酸钾缓释片，枸橼酸钾口服溶液

【主要作用】补钾剂，可维持细胞新陈代谢、细胞内渗透压和酸碱平衡、神经冲动传导、肌肉收缩、心肌收缩。

【适应证】1. 用于治疗各种原因引起的低钾血症。2. 预防低钾血症。3. 洋地黄中毒引起的频发性、多源性期前收缩或快速心律失常。

【用法用量】口服　每次 1.46~2.92g，一日 3 次。

【特别提醒】服用本品时应用适量液体冲服，防止摄入高浓度钾盐制剂而产生对胃肠损伤的作用。

硫酸锌（片剂，口服溶液剂，糖浆剂）[乙]

【其他名称】硫酸锌片，硫酸锌口服溶液，硫酸锌颗粒，硫酸锌糖浆

【主要作用】补锌药，参与多种酶的合成与激活，对蛋白质、核酸合成、肠道蛋白的吸收和消化发挥重要生理功能。

【适应证】锌缺乏引起的食欲缺乏、贫血、生长发育迟缓、营养性侏儒及肠病性肢端皮炎。也可用于异食癖、类风湿性关节炎、间歇性跛行、肝豆状核变性、痤疮、慢性溃疡、结膜炎、口疮等的辅助治疗。

【用法用量】口服　1. 片剂及颗粒剂：成人，每次 50~100mg，一日 3 次；儿童，一日 2~4mg/kg，分 3 次服。2. 溶液剂及糖浆：10 岁以上儿童及成人，一日 60mg；1~10 岁儿童，一日 40mg；孕妇，一日 80mg；哺乳期妇女，一日 100mg。可分次服用。

【特别提醒】宜餐后服用，以减少胃肠道刺激。

氯化钙（注射剂[乙]）

【其他名称】氯化钙注射液

【主要作用】钙补充剂，可以维持神经肌肉的正常兴奋性，改善细胞膜的通透性，增加毛细血管的致密性，促进骨骼与牙齿的钙化形成，高浓度钙可用于镁中毒的解救；也可用于氟中毒的解救。

【适应证】1.治疗钙缺乏，急性血钙过低、碱中毒及甲状旁腺功能低下所致的手足搐搦症，维生素D缺乏症等。2.过敏性疾病。3.镁中毒时的解救。4.氟中毒的解救。5.心脏复苏时应用，如高血钾、低血钙，或钙通道阻滞引起的心功能异常的解救。

【用法用量】静脉注射、静脉滴注　1.低钙或电解质补充：每次0.5~1g，稀释后缓慢静脉注射，不超过0.5ml/min，1~3天重复给药。2.甲状旁腺功能亢进术后病人的低钙：静脉滴注，稀释于生理盐水或右旋糖酐内，0.5~1mg/min。3.强心剂：0.5~1g，稀释后静脉滴注，不超过1ml/min；心室内注射，0.2~0.8g，单剂使用。4.高血镁：首次0.5g，缓慢静脉注射，不超过5ml/min。5.小儿：低钙时治疗量为25mg/kg，缓慢静脉滴注。

【特别提醒】1.有强烈的刺激性，不宜皮下或肌内注射。2.静脉注射可出现全身发热，静脉注射速度不宜过快。3.静脉注射时如漏出血管外，可引起组织坏死。4.一般情下，本品不用于小儿。5.不宜用于肾功能不全低钙患者及呼吸性酸中毒患者。

门冬氨酸钾镁（片剂，注射剂）[乙]

【其他名称】潘南金，门冬氨酸钾镁片，门冬氨酸钾镁注射液，注射用门冬氨酸钾镁，门冬氨酸钾镁口服溶液

【主要作用】门冬氨酸钾盐和镁盐的混合物（每片含门冬氨酸钾0.158g，门冬氨酸镁0.140g；每支含门冬氨酸钾452mg，门冬氨酸镁400mg），为电解质补充剂。

【适应证】低钾血症、洋地黄中毒引起的心律失常以及心肌炎后遗症、充血性心力衰竭、心肌梗死的辅助治疗。

【用法用量】口服　餐后服用，常规用量为每次1~2片，一日3次；可增加至每次3片，一日3次。**静脉滴注**　每次1~2支，加入5%葡萄糖注射液250~500ml中缓慢滴注。

【特别提醒】1.由于胃酸能够影响其疗效，因此本品应餐后服用。2.本品注射剂不能肌内注射和静脉注射，静脉滴注速度宜缓慢。3.本品注射液未经稀释不得进行注射。

碳酸钙（片剂，胶囊，颗粒剂）[乙]

【其他名称】协达利，碳酸钙片，碳酸钙胶囊，碳酸钙颗粒，碳酸钙泡腾颗粒，碳酸钙咀嚼片

【主要作用】参与骨骼的形成与骨折后骨组织的再建以及肌肉收缩、神经传递、凝血机制并降低毛细血管的渗透性等。

【适应证】预防和治疗钙缺乏症。

【用法用量】口服　一日0.5~2g，分次饭后服用。

【特别提醒】本品泡腾颗粒每包溶于100ml温开水或冷开水中，溶解完全后服用。

第四章　血液和造血系统药物

第一节　抗血栓形成药

华法林（片剂[甲]）

【其他名称】华法林钠片

【主要作用】香豆素类抗凝血药，通过抑制维生素 K 依赖的凝血因子 Ⅱ、Ⅶ、Ⅸ 及 Ⅹ 的合成发挥作用。

【适应证】1. 预防及治疗深静脉血栓及肺栓塞。2. 预防心肌梗死后血栓栓塞并发症。3. 预防房颤、心瓣膜疾病或人工瓣膜置换术后引起的血栓栓塞并发症。

【用法用量】口服　成人，第 1~3 天 3~4mg，3 天后可给维持量一日 2.5~5mg。

【特别提醒】1. 个体差异较大，治疗期间应严密观察病情，并依据 PT、INR 值调整用量。2. 选期手术者应停药 7 天，急诊手术者需纠正 INR 值 ≤ 1.6。3. 若发生轻度出血，或 PT 已显著延长至正常值 2.5 倍以上，应减量或停药。4. 若需要快速抗凝应先用肝素治疗，之后开始华法林钠及同时延续肝素治疗最少 5~7 日，直至 INR 在目标范围内 2 日以上。5. 本品服用过量应避免洗胃以防大出血，应重复给予活性炭防止进一步吸收及肝肠循环（图 24）；若已用活性炭，必须静脉注射维生素 K；若出现出血并发症，可给予维生素 K、凝血因子浓缩液或新鲜冰冻血浆逆转华法林的作用。

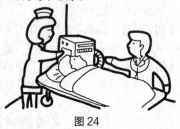

本品服用过量应避免洗胃以防大出血，应重复给予活性炭防止进一步吸收及肝肠循环

图24

肝素（注射剂[甲]）

【其他名称】肝素钠注射液，肝素钙注射液

【主要作用】具有带强负电荷的理化特性，能干扰凝血过程的许多环节，在体内外都有抗凝血作用。主要通过阻止血小板凝集和破坏，妨碍凝血激酶的形成；阻止凝血酶原变为

凝血酶；抑制凝血酶，从而妨碍纤维蛋白原变成纤维蛋白。

【适应证】防治血栓形成或栓塞性疾病；各种原因引起的 DIC；也用于血液透析、体外循环、导管术、微血管手术等操作中及某些血液标本或器械的抗凝处理。

【用法用量】成人　**深部皮下注射**：首次 5000~10000 IU，以后每 8 小时给予 8000~10000 IU 或每 12 小时给予 15000~20000 IU；每 24 小时总量约 30000~40000 IU，一般均能达到满意的效果。**静脉注射**：首次 5000~10000 IU，或每 4 小时给予 100 IU/kg，用氯化钠注射液稀释后应用。**静脉滴注**：一日 20000~40000 IU，加至氯化钠注射液 1000ml 中持续滴注。滴注前可先静脉注射 5000 IU 作为初始剂量。**皮下注射**：在外科手术前 2 小时先给 5000 IU，但麻醉方式应避免硬膜外麻醉，然后每隔 8~12 小时给予 5000 IU，共约 7 日。儿童　**静脉注射**：每次 50 IU/kg，以后每 4 小时注射 50~100 IU，或 24 小时静脉滴注，一日 20000 IU/m²，加入氯化钠注射液中缓慢滴注。

【特别提醒】1. 不能肌内注射使用。2. 用药期间应定时测定凝血时间。3. 如注射后引起严重出血，可静脉注射硫酸鱼精蛋白进行急救（1mg 硫酸鱼精蛋白可中和 150IU 肝素）（图 25）。

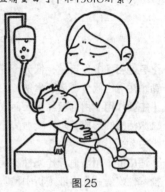

如注射后引起严重出血，可注射硫酸鱼精蛋白进行急救。（1mg 硫酸鱼精蛋白可中和 150IU 肝素）

图 25

达肝素钠（注射液[乙]）

【其他名称】法安明，达肝素钠注射液

【主要作用】主要通过抗凝血酶而增强其对凝血因子 Ⅹa 和凝血酶的抑制，从而发挥其抗血栓形成作用。

【适应证】1. 治疗急性深静脉血栓。2. 预防急性肾功能衰竭或慢性肾功能不全者进行血液透析和血液过滤期间体外循环系统中的凝血。3. 治疗不稳定型冠状动脉疾病。4. 预防与手术有关的血栓形成。

【用法用量】1. 急性深静脉血栓：皮下注射 200 IU/kg，一日 1 次，或 100 IU/kg，一日 2 次，一日总量不可超过 18000 IU。静脉滴注 100 IU/kg，每 12 小时可重复给药。2. 血液透析和血液过滤不超过 4 小时：快速静脉注射 5000 IU；血液透析和血液过滤超过 4 小时：快速静脉注射 30~40 IU/kg，继以 10~15 IU/（kg·h）静脉滴注。3. 急性肾功能衰竭：快速静脉注射 5~10 IU/kg，继以 4~5 IU/（kg·h）静脉滴注。4. 不稳定型冠状动脉疾病：皮下注射 120 IU/kg，一日 2 次。最大剂量 10000 IU/12h。5. 预防与手术有关的血栓形成：（1）中度血栓风险，术前 1~2 小时皮下注射 2500 IU，术后每日早晨皮下注射 2500 IU。（2）持续性活动受限，皮下注射 5000 IU，一日 1 次，一般需 12~14 天。（3）高度血栓风险，术前晚间皮下注射 5000 IU，术后每晚皮下注射 5000 IU；也可术前 1~2 小时皮下注射 2500 IU，术后 8~12 小时皮下注射 2500 IU。然后每日早晨皮下注射 5000 IU。

【特别提醒】1. 不可肌内注射。2. 治疗前做血小板计数检查并定期监测，特别是在治疗的第一周（图 26）。3. 达肝素不能与普通肝素、其他低分子量肝素或合成多糖类物质互换使用。

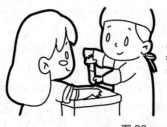

治疗前做血小板计数检查并定期检测，特别是治疗的第一周

图26

低分子肝素（注射剂^[乙]）

【其他名称】速碧林，低分子肝素钠注射液，低分子肝素钙注射液，注射用低分子量肝素钙，注射用低分子量肝素钠

【主要作用】由肝素经解聚而成的低分子肝素，主要通过阻止血小板凝集和破坏，妨碍凝血激活酶的形成；阻止凝血酶原变为凝血酶；抑制凝血酶，从而妨碍纤维蛋白原变成纤维蛋白。

【适应证】预防血栓栓塞性疾病，特别是预防普外手术或骨科手术中高危病人；治疗血栓栓塞性疾病；在血液透析中预防血凝块形成。

【用法用量】皮下注射 1. 普外手术：术前2小时皮下注射3200 IU，此后每24小时给药1次。2. 骨科手术：术前12小时和术后12小时皮下注射4250 IU，术后每日1次。3. 治疗血栓栓塞性疾病：一日2次，4250~6400 IU。**动脉注射** 血透中预防血凝块形成，透析开始从透析管道动脉端注入，体重<50kg，3200 IU；体重50~69kg，4250 IU；体重≥70kg，6400 IU。

【特别提醒】1. 在预防和治疗中应通过皮下注射给药，在血透中通过血管内注射给药，不能用于肌内注射。2. 不同浓度的低分子肝素可能用不同的单位系统表示，使用前要特别注意，仔细阅读相关产品的特别说明。3. 低分子肝素的分子量和比活可能因生产方法的不同而不同，因此治疗过程中不建议更换产品的品牌。4. 皮下注射时，患者易取卧位，注射部位为前外侧或后外侧腹壁的皮下脂肪组织内，左右侧交替。注射针应垂直、完全插入注射者用拇指和食指捏起的皮肤皱褶内，而不是水平插入。在整个注射过程中，应维持皮肤皱褶的存在。

那屈肝素钙（注射剂^[乙]）

【其他名称】速碧林，注射用那屈肝素钙，那屈肝素钙注射液

【主要作用】在体外具有明显的抗凝血因子 Xa 活性和较低的抗凝血因子 Ⅱa 或抗凝血酶活性，具有快速和持续的抗血栓形成作用，还有溶解血栓的作用，并能改善血流动力学状况，但对血液凝固性和血小板功能无明显影响。

【适应证】1. 预防和治疗血栓栓塞性疾病，特别是预防普通外科手术或骨科手术的血栓栓塞性疾病。2. 在血液透析中预防体外循环中的血凝块形成。

【用法用量】**皮下注射**　1.手术中预防血栓栓塞性疾病：一日 1 次，每次 3075 IU，通常至少持续 7 天。普外手术首剂应在术前 2~4 小时用药，骨科手术首剂应于术前 12 小时及术后 12 小时给予。2.重症监护患者预防血栓性疾病：体重 ≤ 70kg 者，4100 IU，一日 1 次；体重 >70kg 者，6150 IU，一日 1 次。3.治疗血栓栓塞性疾病：102.5 IU/kg，一日 2 次，间隔 12 小时给予，通常疗程为 10 天。**动脉注射**　血液透析时抗凝：体重 >50kg，3075 IU；体重 51~69kg，4100 IU；体重 >70kg，6150 IU。

【特别提醒】1.不能用于肌内注射。2.注射部位必须交替从左到右，注射于腹部前或后外侧部皮下组织，针头必须垂直刺入，在注射全过程中保持注射部位皮肤皱褶。3.用药前后及用药时，应定期进行血小板计数、血细胞比容、血红蛋白、大便潜血、血脂、肝肾功能的检测。长期治疗应检测骨密度。

依诺肝素钠（注射剂[乙]）

【其他名称】克赛，依诺肝素钠注射液，注射用依诺肝素

【主要作用】一种低分子肝素，将标准肝素的抗血栓和抗凝活性分开，抗凝血因子 X a 活性更高。

【适应证】预防静脉血栓栓塞性疾病，特别是与骨科或普外手术有关的血栓形成。

【用法用量】1.预防静脉血栓栓塞性疾病：一日 1 次，皮下给药 4000 IU。2.治疗深静脉栓塞：皮下注射，一日 1 次，一次 150 IU/kg；或一日 2 次，一次 100 IU/kg。3.治疗不稳定型心绞痛及非 Q 波心梗：皮下注射，每次 100 IU/kg，每 12 小时给药 1 次，应与阿司匹林同用。4.用于血液透析体外循环中，防止血栓形成：动脉血管给药，100 IU/kg。5.与溶栓剂联用或同时与 PCI 联用，治疗急性 S 段抬高型心肌梗死：初始静脉注射 3000 IU，15 分钟内皮下给药 100 IU/kg，随后每隔 12 小时皮下注射，一次 100 IU/kg。

【特别提醒】1.本品不可用于肌内注射。2.当实施椎管内麻醉或椎管穿刺时应注意，使用低分子肝素或肝素类物质预防血栓并发症的病人，有可能引起椎管内血肿，导致长期甚至永久性瘫痪，合并使用影响止血功能的药物（如 NSAIDs、血小板抑制剂或其他抗凝药物等）血肿发生率可能会更高。3.预装药液注射器可供直接使用，应于患者平躺后进行注射，于左右腹壁的前外侧或后外侧皮下组织内交替给药。注射时针头应垂直刺入皮肤而不应成角度，在整个注射过程中，用拇指和食指将皮肤捏起，并将针头全部扎入皮肤皱折内注射。

阿司匹林（片剂[甲]，肠溶胶囊[甲]，缓释片[乙]，缓释胶囊[乙]）

【其他名称】拜阿司匹林，阿司匹林肠溶片，阿司匹林泡腾片，阿司匹林咀嚼片，阿司匹林分散片，阿司匹林肠溶胶囊，阿司匹林散

【主要作用】抗血小板药，使血小板的环氧合酶乙酰化，抑制环内过氧化物的生成，减少 TXA_2 的生成，从而抑制血小板的聚集，减少血栓的形成。抑制前列腺素合成，具有解热、镇痛和抗炎作用。

【适应证】1.抑制血小板聚集，减少动脉粥样硬化患者的心肌梗死、暂时性脑缺血或中风

发生。2.普通感冒或流行性感冒引起的发热，也用于缓解轻至中度疼痛。3.抗炎、抗风湿；
4.关节炎：除风湿性关节炎外，也用于类风湿性关节炎，可改善症状，但须同时进行病因
治疗。5.其他：本品也用于治疗骨关节炎、强直性脊柱炎、痛风性关节炎等。

【用法用量】口服 1.抑制血小板聚集：每次 50~300mg，一日 1 次。2.解热、镇痛：
每次 300~600mg，一日 2~3 次。3.抗风湿：每次
600~1000mg，一日 2~4 次。

【特别提醒】1.本品泡腾片须用温开水溶解后口服，不
得直接口服，否则会因大量产生 CO_2 导致呼吸困难甚至
窒息死亡（图 27）。2.本品散剂应用温开水溶解后口服。
3.本品咀嚼片应在咀嚼后咽下。4.本品肠溶制剂整粒吞
服，不得嚼碎。5.本品用于解热镇痛时为对症治疗药，
用于解热连续使用不超过 3 天，用于止痛不超过 5 天。
6.不能与含有解热镇痛药的药品（如某些复方抗感冒药）
同服。7.服用本品期间不得饮酒或喝含有乙醇的饮料（图
28）。

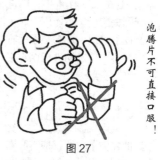

图 27

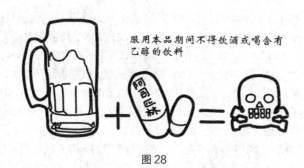

图 28

双嘧达莫（片剂[甲]，注射剂[乙]）

【其他名称】双嘧达莫片，双嘧达莫分散片，双嘧达莫缓释胶囊，双嘧达莫注射液，注射
用双嘧达莫

【主要作用】通过抑制血小板聚集，具有抗血栓形成作用。

【适应证】主要用于抗血小板聚集，用于预防血栓形成。

【用法用量】口服 普通片，每次 25~50mg，一日 3 次；缓释胶囊，每次 200mg，一日 2 次。
静脉滴注 用 5% 或 10% 葡萄糖注射液稀释后静脉滴注，0.142mg/（kg·min）。

【特别提醒】1.本品普通片应饭前服用；分散片可直接口服或溶于 100ml 左右温水中服用；
缓释胶囊应整粒吞服，不得打开。2.本品注射剂不宜与葡萄糖以外的其他药物混合注射。
3.本品与抗凝剂、抗血小板聚集剂及溶栓剂合用时应注意出血倾向。

贝前列素（片剂[乙]）

【其他名称】德纳，贝前列素片

【主要作用】通过血小板和血管平滑肌的前列环素受体，激活腺苷酸环化酶、使细胞内 cAMP 浓度升高，抑制 Ca^{2+} 流入及 TXA_2 生成等，从而有抗血小板和扩张血管的作用。

【适应证】改善慢性动脉闭塞性疾病引起的溃疡、间歇性跛行、疼痛和冷感等症状。

【用法用量】口服 成人，每次 $40\mu g$，一日 3 次。

【特别提醒】应饭后服用。

氯吡格雷（片剂[乙]）

【其他名称】波立维，泰嘉，硫酸氢氯吡格雷片

【主要作用】血小板聚集抑制剂，选择性抑制 ADP 与血小板受体的结合及继发的 ADP 介导的糖蛋白 GP Ⅱ b/ Ⅲ a 复合物的活化，因此可抑制血小板聚集。

【适应证】预防下列患者的动脉粥样硬化血栓形成事件：近期心肌梗死患者，近期缺血性卒中患者或确诊外周动脉性疾病的患者；急性冠脉综合征的患者；非 ST 段抬高性急性冠脉综合征；ST 段抬高性急性冠脉综合征患者。

【用法用量】口服 成人和老年人，一日 75mg，一日 1 次。

【特别提醒】1. 在需要进行择期手术的患者，如抗血小板治疗并非必须，则应在术前停用氯吡格雷 7 天以上。2. 急性缺血性卒中发作后 7 天内不推荐使用。3. 应避免中断治疗，否则可能导致心血管事件的风险增加。4. 过量使用可能会引起出血时间的延长以及出血并发症，输注血小板可逆转氯吡格雷的作用。

沙格雷酯（片剂[乙]）

【其他名称】安步乐克，盐酸沙格雷酯片

【主要作用】对血小板以及血管平滑肌的 $5-HT_2$ 受体具有特异性拮抗作用，因而显示抗血小板以及抑制血管收缩的作用。

【适应证】改善慢性动脉闭塞症所引起的溃疡、疼痛以及冷感等缺血性症状。

【用法用量】口服 成人每次 100mg，一日 3 次，饭后服。

【特别提醒】在使用本品期间应定期进行血液检查。

替罗非班（注射剂，氯化钠注射液）[乙]

【其他名称】艾卡特，欣维宁，盐酸替罗非班注射液，盐酸替罗非班氯化钠注射液，注射用盐酸替罗非班

【主要作用】血小板糖蛋白Ⅱb/ Ⅲa 受体的可逆性拮抗剂，阻止纤维蛋白原与糖蛋白Ⅱb/ Ⅲa 结合，因而阻断血小板的交联及聚集。

【适应证】与肝素联用，用于不稳定型心绞痛或非 Q 波心肌梗死病人，预防心脏缺血事件，

也用于冠脉缺血综合征病人进行冠脉血管成形术或冠脉内斑块切除术，以预防与经治冠脉突然闭塞有关的心脏缺血并发症。

【用法用量】静脉滴注 与肝素联用，起始 30 分钟滴速 $0.4\mu g/$（kg·min），继以 $0.1\mu g/$（kg·min）的速率维持。

【特别提醒】1. 本品仅供静脉使用，可与肝素联用，从同一液路输入。2. 本品粉针剂应溶于 0.9% 氯化钠注射液或 5% 葡萄糖注射液中，浓度为 $50\mu g/ml$。3. 本品治疗期间应监测病人有无潜在的出血，当出血需要治疗时应考虑停止使用本品。4. 注意避免长时间负荷输入。5. 本品不能与地西泮在同一条静脉输液管路中使用。6. 过量用药最常见的表现是出血，主要是轻度的黏膜皮肤出血和心导管部位的轻度出血，本品可通过血液透析清除。

西洛他唑（片剂，胶囊）[乙]

【其他名称】培达，希若宁，西洛他唑片，西洛他唑胶囊

【主要作用】本品及其代谢产物是 cAMP 磷酸二酯酶Ⅲ抑制剂，可以通过抑制磷酸二酯酶活性而减少 cAMP 的降解，从而升高血小板和血管内 cAMP 水平，发挥抑制血小板聚集和舒张血管的作用。

【适应证】改善由于慢性动脉闭塞症引起的溃疡、肢痛、冷感及间歇性跛行等缺血性症状；预防脑梗死复发（心源性脑梗死除外）。

【用法用量】口服 成人每次 0.1g，每日 2 次。

【特别提醒】1. 在合并冠状动脉狭窄的患者中，当本品给药过程中出现过度心率增加时，有诱发心绞痛的可能性，此时，需采取减量或终止给药等适当的处理。2. 与 CYP3A4 抑制剂、CYP3A4 底物、CYP2C19 抑制剂合用时，有可能使本品的血中浓度上升，应注意减量并从低剂量开始给药。3. 不要与西柚汁、葡萄汁同服。

依替巴肽（注射剂[乙]）

【其他名称】翰安，依替巴肽注射液

【主要作用】GPⅡb/Ⅲa 受体拮抗药。通过选择性、可逆性抑制血小板聚集的最终共同通路，可逆转因血栓形成而导致的缺血状态。

【适应证】急性冠脉综合征及经皮冠状动脉介入治疗。

【用法用量】静脉注射、静脉滴注 1. 急性冠状动脉综合征：$180\mu g/kg$，静脉注射，然后以 $2\mu g/$（kg·min）静脉滴注，最多持续 72 小时。2. PCI：手术前 $180\mu g/kg$，静脉注射，然后以 $2\mu g/$（kg·min）静脉滴注，并于第一次静脉注射后 10 分钟，再次给予 $180\mu g/kg$ 静脉注射。滴注时间应维持 18~24 小时。

【特别提醒】1. 宜尽量减少血管及其他部位创伤，避免在不易压迫止血的部位静脉给药。2. 股动脉穿刺部位止血后及患者停用依替巴肽和肝素后，应至少观察 4 小时。3. 只有APTT<45 秒时才可拔掉动脉导管鞘，接受 PCI 的患者应在停用肝素并使其药效消失后才可拔掉动脉导管鞘。4. 出血是最常见的并发症，大部分严重出血位于心导管插入术的动脉入口或胃肠道以及生殖泌尿道，对接受 PCI 的患者需要进行特殊关注以减少出血危险。5. 接

受 PCI 患者，进行依替巴肽治疗时动脉套管放置部位出血率会增加。在 PCI 以后，依替巴肽的输注应持续到出院或 18~24 小时。不建议在 PCI 后使用肝素。6. 在依替巴肽输注时最好及早除去套管。在除去套管前，建议持续给予肝素 3~4 小时。

吲哚布芬（片剂 [乙]）

【其他名称】 辛贝，吲哚布芬片

【主要作用】 血小板聚集抑制剂。可逆性抑制血小板环氧化酶，使 TXA_2 生成减少；抑制二磷酸腺苷、肾上腺素和血小板活化因子、胶原和花生四烯酸诱导的血小板聚集；降低血小板三磷酸腺苷、血清素、血小板因子 3、血小板因子 4 和 β - 凝血球蛋白的水平，降低血小板黏附性，从而发挥抗血小板聚集作用。

【适应证】 动脉硬化引起的缺血性心血管病变、缺血性脑血管病变、静脉血栓形成。也可用于血液透析时预防血栓形成。

【用法用量】 口服 一日 2 次，每次 100~200mg，饭后口服，65 岁以上老年患者及肾功能不全患者一日以 100~200mg 为宜。

【特别提醒】 1. 有胃肠道活动性病变者慎用，使用 NSAIDs 的患者慎用。2. 应避免与其他抗凝血药或阿司匹林等同服。

尿激酶（注射剂 [甲]）

【其他名称】 洛欣，注射用尿激酶

【主要作用】 直接作用于内源性纤维蛋白溶解系统，催化裂解纤溶酶原成纤溶酶，后者不仅能降解纤维蛋白凝块，亦能降解血循环中的纤维蛋白原、凝血因子 V 和凝血因子 Ⅷ 等，从而发挥溶栓作用。

【适应证】 血栓栓塞性疾病的溶栓治疗；人工心瓣膜手术后预防血栓形成、保持血管插管和胸腔及心包腔引流管的通畅等。

【用法用量】 1. 肺栓塞：静脉滴注，初次 4400 IU/kg，以 90ml/h 速度在 10 分钟内滴完；其后 4400 IU/h 连续静脉滴注 2 小时或 12 小时；肺动脉内注入，15000 IU/kg，必要时间隔 24 小时重复给药 1 次，最多使用 3 次。2. 心肌梗死：6000 IU/min 速度冠状动脉内连续滴注 2 小时，滴注前应先行静脉给予肝素 2500~10000 IU。也可 200 万 ~300 万 IU 静脉滴注，45~90 分钟滴完。3. 外周动脉血栓：以生理盐水配制为 2500 IU/ml，以 4000 IU/min 速度经导管注入血凝块，每 2 小时夹闭导管 1 次；可调整注入速度为 1000 IU/min，直至血块溶解。4. 防治心脏瓣膜替换术后的血栓形成：4400 IU/kg，10~15 分钟滴完。然后以 4400 IU/（kg·h）静脉滴注维持。5. 脓胸或心包积脓：胸腔或心包腔内注入，1 万 ~25 万 IU，以灭菌注射用水配制为 5000 IU/ml。6. 溶解眼内出血引起的前房血凝块：5000 IU，用 2ml 生理盐水配制冲洗前房。

【特别提醒】 1. 本品临用前应以注射用灭菌生理盐水或 5% 葡萄糖注射液配制。2. 静脉给药时，要求穿刺一次成功以避免局部出血或血肿。3. 应用本品前，应对患者进行红细胞压积、血小板记数、TT、PT、APTT 等测定，TT 和 APTT 应在小于 2 倍延长的范围内。4. 动脉穿刺给药时，给药毕，应在穿刺局部加压至少 30 分钟并用无菌绷带和敷料加压包扎，以免出血。

重组链激酶（注射剂^[甲]）

【其他名称】 思凯通，注射用重组链激酶

【主要作用】 本品与纤溶酶原以 1∶1 克分子比结合成复合物，然后把纤溶酶原激活成纤溶酶，纤溶酶催化血栓主要基质纤维蛋白水解，从而使血栓溶解，血管再通。

【适应证】 急性心肌梗死等血栓性疾病。

【用法用量】静脉滴注 150 万 IU 溶解于 5% 葡萄糖注射液 100ml，静脉滴注 1 小时。

【特别提醒】 1.急性心肌梗死溶栓治疗应尽早开始，争取发病 12 小时内开始治疗。2.本品使用前用 5% 葡萄糖注射液溶解，溶解液应在 4~6 小时内使用。3.用链激酶后 5 天至 12 个月内不能用重组链激酶。4.用本品治疗血管再通后，发生再梗死，可用其他溶栓药。

阿替普酶（注射剂^[乙]）

【其他名称】 爱通立，注射用阿替普酶

【主要作用】 可直接激活纤溶酶原转化为纤溶酶。与纤维蛋白结合后，本品被激活，诱导纤溶酶原转化为纤溶酶，导致纤维蛋白降解，血块溶解。

【适应证】 急性心肌梗死；血流不稳定的急性大面积肺栓塞；急性缺血性脑卒中。

【用法用量】静脉给药 1.心肌梗死：最大剂量 100mg。症状发生 6 小时以内，采取 90 分钟加速给药法；症状发生 6~12 小时，采取 3 小时给药法。2.肺栓塞：100mg 持续 2 小时静脉滴注；或 10mg 在 1~2 分钟静脉注射，90mg 在随后 1 小时持续静脉滴注。体重不足 65kg 的患者，给药总剂量不应超过 1.5mg/kg。3.急性缺血性脑卒中：0.9mg/kg（最大剂量为 90mg），总剂量的 10% 先从静脉注射，剩余剂量在随后 60 分钟持续静脉滴注。治疗应在症状发作后的 3 小时内开始。

【特别提醒】 1.溶液配制后推荐立即使用，配制好的溶液能够在 2~8℃ 保持稳定 24 小时，勿冷冻。2.由于可能导致出血风险增加，在本品溶栓后的 24 小时内不得使用血小板聚集抑制剂治疗。3.应当在治疗过程中进行血压监测且需延长至 24 小时。

降纤酶（注射剂^[乙]）

【其他名称】 赛而，降纤酶注射液，注射用降纤酶

【主要作用】 蛋白水解酶。能溶解血栓，抑制血栓形成，改善微循环。

【适应证】 1.急性脑梗死，包括脑血栓、脑栓塞、短暂性脑缺血发作以及脑梗死再复发的预防。2.心肌梗死、不稳定性心绞痛以及心肌梗死再复发的预防。3.四肢血管病，包括股动脉栓塞，血栓闭塞性脉管炎，雷诺病。4.血液呈高黏状态、高凝状态、血栓前状态。5.突发性耳聋。6.肺栓塞。

【用法用量】静脉滴注 1.急性发作期：每次 10 IU，一日 1 次，连用 3~4 日。2.非急性发作期：首次 10 IU，维持量 5~10 IU，1 日或隔日 1 次，2 周为一疗程。

【特别提醒】 1.本品必须用足够量的注射液稀释，加入 0.9% 氯化钠注射液 100~250ml 中，静脉滴注 1 小时以上。2.注意静脉滴注速度，滴速过快易发生胸痛、心悸等不适症状。3.用

药后可能有出血或止血延缓现象，治疗前及给药期间应对患者进行血纤维蛋白原和其他出血及凝血功能的检查，并密切注意临床症状。

纤溶酶（注射剂）[乙]

【其他名称】 纤溶酶注射液，注射用纤溶酶

【主要作用】 作用于纤维蛋白原及纤维蛋白，使其降解为小分子可溶片段，容易分解和从血循环中清除，从而产生去纤维蛋白效应；促使组织纤溶酶原激活物由内皮细胞释放，并增强其活性，故具抗血栓功能；可降低血小板聚集及血液黏度；还具有降低心肌耗氧量，改善微循环的功能。

【适应证】 脑梗死、高凝血状态及血栓性脉管炎等外周血管疾病。

【用法用量】 **静脉滴注** 1. 预防：每次 100 IU，加到 0.9% 氯化钠注射液或 5% 葡萄糖注射液 250ml 中，以每分钟 45~50 滴的速度滴注，一日 1 次。14 天为一个疗程。2. 治疗：第一次 100 IU，以后每日 1 次，每次 200~300 IU，加到 0.9% 氯化钠注射液或 5% 葡萄糖注射液 500ml 中静脉滴注，7~10 天为一个疗程。

【特别提醒】 1. 临床使用前应用 0.9% 氯化钠注射液稀释成 1 IU/ml 进行皮试，15 分钟观察结果，红晕直径不超过 1cm 或伪足不超过 3 个为阴性（图 29）。2. 两个疗程之间应间隔 5~7 天。3. 静脉给药一次不宜超过 300 IU，超量使用易引起凝血系统的代谢紊乱，造成出血风险。

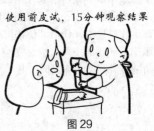

使用前皮试，15分钟观察结果

图 29

蚓激酶（肠溶片，肠溶胶囊）[乙]

【其他名称】 百奥，普恩复，蚓激酶肠溶片，蚓激酶肠溶胶囊

【主要作用】 具有纤溶作用的酶复合物，可降低纤维蛋白原含量，缩短优球蛋白溶解时间，增加组织型纤溶酶原激活物的活性，并降低纤溶酶原激活物抑制剂的活性。另外，还可降低血黏度及血浆黏度。

【适应证】 纤维蛋白原增高或血小板凝集率增高的缺血性脑血管病。

【用法用量】 **口服** 每次 60 万 IU，一日 3 次，饭前 0.5 小时服用。每 3~4 周为一疗程，可连服 2~3 个疗程，也可连用至症状好转。

【特别提醒】 1. 本品必须饭前服用。2. 肠溶制剂需整片吞服。3. 急性出血病人不宜应用本品。4. 与抑制血小板功能的药物有协同作用，使后者的抗凝作用增强。

阿加曲班（注射剂）[乙]

【其他名称】 诺保思泰，达贝，阿加曲班注射液

【主要作用】 选择性抗凝血酶作用，强力抑制纤维蛋白的合成、血小板的聚集以及血管收缩，延长血液凝固时间。

【适应证】慢性动脉闭塞症患者四肢溃疡、静息痛及冷感等的改善。

【用法用量】**静脉滴注** 成人每次 10mg，一日 2 次，用输液稀释后滴注 2~3 小时。

【特别提醒】1. 使用时应严格进行血液凝固功能等凝血检查。2. 与抗凝剂、抗血小板药、血栓溶解剂等合用，有引起出血倾向加剧的危险，应注意减量。

达比加群酯 (胶囊[乙])

【其他名称】泰毕全，达比加群酯胶囊

【主要作用】强效、竞争性、可逆性、直接凝血酶抑制剂。在凝血级联反应中，凝血酶使纤维蛋白原转化为纤维蛋白，抑制凝血酶可预防血栓形成。达比加群还可抑制游离凝血酶、与纤维蛋白结合的凝血酶以及凝血酶诱导的血小板聚集。

【适应证】预防成人非瓣膜性房颤患者的卒中和全身性栓塞。

【用法用量】**口服** 成人一日 300mg，一日 2 次。用水送服，餐时或餐后服用均可。

【特别提醒】1. 手术或有创操作会增加出血风险，接受外科手术时可能需暂时停用本品。2. 治疗过程中，任何部位都可能发生出血，如果出现难以解释的血红蛋白和（或）红细胞压积或血压的下降，应注意寻找出血部位。3. 与强效 P-gp 抑制剂联合使用会导致本品血药浓度升高，出血风险增加。禁止与环孢素、伊曲康唑、他克莫司合用。

磺达肝癸钠 (注射剂[乙])

【其他名称】安卓，磺达肝癸钠注射液

【主要作用】人工合成活化因子 X 选择性抑制剂，其抗血栓活性是抗凝血酶Ⅲ介导的对因子 X a 选择性抑制。

【适应证】1. 下肢重大骨科手术如髋关节骨折、重大膝关节手术或者髋关节置换术等患者，预防静脉血栓栓塞事件的发生。2. 无指征进行紧急侵入性治疗的不稳定性心绞痛或非 ST 段抬高心肌梗死患者的治疗。3. 使用溶栓或初始不接受其他形式再灌注治疗的 ST 段抬高心肌梗死患者的治疗。

【用法用量】**皮下注射** 1. 重大骨科手术患者：2.5mg，一日 1 次，手术后给药。2. 不稳定性心绞痛 / 非 ST 段抬高心肌梗死的治疗：2.5mg，一日 1 次。3.ST 段抬高心肌梗死的治疗：2.5mg，一日 1 次。首剂应静脉给药，随后剂量通过皮下注射给药。

【特别提醒】1. 本品应通过皮下或静脉注射给药，不得肌内注射。2. 皮下注射时，患者取卧位，给药部位应在腹壁左右前外位和左右后外侧位交替；注射前不要排空预灌式注射器中的气泡以免药品损失；用拇指和示指捏起皮肤形成皱褶，注射针应垂直插入皮肤皱褶中，整个注射过程应维持皮肤皱褶的存在。3. 静脉给药时，可通过现有静脉管路或用 0.9% 氯化钠注射液 25~50ml 给药，输注时间 1~2 分钟；给药后用 0.9% 氯化钠注射液冲洗管路以保证所有药品的给予。4. 接受直接 PCI 的 ST 段抬高心肌梗死患者，不推荐在 PCI 术前和术中使用本品。5. 接受非直接 PCI 的不稳定性心绞痛 / 非 ST 段抬高心肌梗死和 ST 段抬高心肌梗死患者中，不建议在 PCI 术中使用本品作为单一抗凝药。6. 应严格遵循本品首次注射给药时机，初始剂量应不早于术后 6 小时并确定已止血。

利伐沙班（片剂^[乙]）

【其他名称】拜瑞妥，利伐沙班片

【主要作用】高选择性直接抑制凝血因子 X a 的口服药物。

【适应证】用于择期髋关节或膝关节置换手术成年患者，以预防静脉血栓形成。

【用法用量】口服　每次 10mg，一日 1 次。如伤口已止血，首次用药时间应于手术后 6~10 小时进行。接受髋关节大手术的患者，疗程为 5 周；接受膝关节大手术的患者，疗程为 2 周。

【特别提醒】1. 本品可以在进餐时服用，也可以单独服用。2. 如果发生漏服一次用药，应立即补服，并于次日继续每天服药一次。3.CYP3A4 和 P-gp 强效抑制剂如抗真菌药伊曲康唑、伏立康唑和泊沙康唑，可能会升高本品血药浓度升高出血风险，不推荐与本品同时使用。4. 用药过量可能导致出血。

阿哌沙班（片剂^[乙]）

【其他名称】艾乐妥，阿哌沙班片

【主要作用】口服抗凝药物，凝血 Xa 因子抑制剂。

【适应证】接受过臀部或膝部置换手术患者的血栓预防。

【用法用量】口服　每次 2.5mg，一日 2 次。髋关节置换术疗程 32~38 天，膝关节置换术疗程 10~14 天。

【特别提醒】1. 本品口服不受食物影响；首次服药应在手术后 12~24 小时。2. 在采用轴索麻醉或脊柱 / 硬膜外穿刺时，接受抗血栓药预防血栓形成并发症的患者有发生硬膜外或脊柱血肿的风险，这可能导致长期或永久性瘫痪。术后使用硬膜外留置导管或伴随使用影响止血作用的药物可能提高发生上述事件的风险。本品末次给药与拔出导管应间隔 20~30 小时，拔除导管前应停药 1 次，取出导管 5 小时后才能服用本品。3. 用药期间要严密监测出血征象。

舒洛地特（软胶囊^[乙]）

【其他名称】伟素，舒洛地特软胶囊，舒洛地特注射液

【主要作用】抗血栓效果主要是剂量依赖性抑制一些凝血因子，特别是抑制活化的 X 因子有关，还通过抗血小板聚集，激活循环和血管壁的纤溶系统而发挥作用。

【适应证】有血栓形成危险的血管疾病。

【用法用量】口服　每次 250LSU，一日 2 次。**肌内注射或静脉注射**　每天 600 LSU。通常以注射剂开始治疗，维持 15~20 天，然后服用胶囊 30~40 天，即 45~60 天为一疗程。一年应至少使用 2 个疗程。

【特别提醒】1. 胶囊剂应空腹服用，服药距用餐时间要长，如在早上 10 时和晚上 10 时服用。2. 本品是一种酸性多糖，可能与碱性物质作用形成复合物，与维生素 K、氢化可的松、

葡萄糖酸钙、季铵盐、氯霉素、四环素和链霉素等不相容。3.药物过量可致出血，可注射硫酸鱼精蛋白解救。

阿魏酸哌嗪（片剂，胶囊）[乙]

【其他名称】阿魏酸哌嗪片，阿魏酸哌嗪分散片，阿魏酸哌嗪胶囊

【主要作用】具有抗凝、抗血小板聚集、扩张微血管、增加冠脉流量、解除血管痉挛的作用。

【适应证】各类伴有镜下血尿和高凝状态的肾小球疾病，如肾炎、慢性肾炎、肾病综合征早期尿毒症以及冠心病、脑梗死、脉管炎等的辅助治疗。

【用法用量】口服　每次 100~200mg，一日 3 次。

【特别提醒】本品禁与阿苯达唑类和双羟萘酸噻嘧啶类药物合用。

奥扎格雷（注射剂[乙]）

【其他名称】晴尔，洲邦，奥扎格雷钠注射液，奥扎格雷钠氯化钠注射液，奥扎格雷钠葡萄糖注射液，注射用奥扎格雷钠

【主要作用】TXA_2 合成酶抑制剂，能阻碍前列腺素 H_2 生成 TXA_2，具有抑制血小板的聚集和扩张血管作用。

【适应证】治疗急性血栓性脑梗死和脑梗死所伴随的运动障碍，改善蛛网膜下隙出血手术后的脑血管痉挛收缩和并发的脑缺血症状。

【用法用量】静脉滴注　成人每次 80mg，一日 2 次，2 周为一疗程。

【特别提醒】1.本品避免与含钙输液（格林溶液等）混合使用，以免出现白色浑浊。2.本品与抗血小板聚集剂、血栓溶解剂及其他抗凝药合用，可增强出血倾向，应慎重合用。

第二节　抗出血药

一、抗纤维蛋白溶解药

氨甲苯酸（片剂[甲]，注射液[甲]，氯化钠注射液[乙]，葡萄糖注射液[乙]）

【其他名称】氨甲苯酸片，氨甲苯酸注射液，氨甲苯酸氯化钠注射液，氨甲苯酸葡萄糖注射液

【主要作用】立体构型与赖氨酸相似，能竞争性阻抑纤溶酶原吸附在纤维蛋白网上，保护纤维蛋白不被纤溶酶降解而达到止血作用。

【适应证】因原发性纤维蛋白溶解过度所引起的出血。

【用法用量】口服　每次 0.25~0.5g，一日 2~3 次，一日总量为 2g。**静脉注射或静脉滴注**　一次 0.1~0.3g，一日不超过 0.6g。

【特别提醒】1. 本品注射剂与青霉素或尿激酶等溶栓剂有配伍禁忌。2. 应用本品患者要监测血栓形成并发症的可能性。3. 一般不单独用于弥散性血管内凝血继发纤溶亢进所致的出血，以防进一步血栓形成，影响脏器功能，特别是急性肾功能衰竭。如有必要，应在肝素化的基础上应用本品。4. 如与其他凝血因子（如因子 IX）等合用，应警惕血栓形成，应在凝血因子使用后 8 小时再用本品。5. 口服避孕药、雌激素或凝血酶原复合物浓缩剂与本品合用，有增加血栓形成的危险。

氨甲环酸（片剂[乙]，胶囊[乙]，注射液[甲]，氯化钠注射液[乙]）

【其他名称】氨甲环酸片，氨甲环酸胶囊，氨甲环酸注射液，注射用氨甲环酸，氨甲环酸氯化钠注射液

【主要作用】化学结构与赖氨酸相似，能竞争性阻抑纤溶酶原在纤维蛋白上吸附，从而防止其激活，保护纤维蛋白不被纤溶酶所降解和溶解，最终达到止血效果。本品尚能直接抑制纤溶酶活力，减少纤溶酶激活补体的作用，从而达到防止遗传性血管神经性水肿的发生。

【适应证】1. 急性或慢性、局限性或全身性原发性纤维蛋白溶解亢进所致的各种出血。2. 前列腺、尿道、肺、脑、子宫、肾上腺、甲状腺等富有纤溶酶原激活物脏器的外伤或手术出血。3. 用作组织型纤溶酶原激活物、链激酶及尿激酶的拮抗物。4. 人工流产、胎盘早期剥落、死胎和羊水栓塞引起的纤溶性出血，以及病理性宫腔内局部纤溶性增高的月经过多症。5. 中枢神经病变轻症出血。6. 治疗遗传性血管神经性水肿。7. 血友病患者发生活动性出血，可联合应用本品。8. 防止或减轻因子Ⅷ或因子Ⅸ缺乏的血友病患者拔牙或口腔手术后的出血。

【用法用量】口服　成人一日 1~2g，分 2~4 次给药。**静脉注射或静脉滴注**　每次 0.25~0.5g，一日 0.75~2g。静脉注射液以 25% 葡萄糖注射液稀释，静脉滴注液以 5% ~10% 葡萄糖注射液稀释。

【特别提醒】1. 本品与青霉素或尿激酶等溶栓剂有配伍禁忌。2. 不单独用于弥散性血管内凝血所致的继发性纤溶性出血，以防进一步血栓形成，影响脏器功能，特别是急性肾功能衰竭时。如有必要，应在肝素化的基础上应用本品。3. 应警惕血栓形成，应在凝血因子使用后 8 小时再用本品。4. 与口服避孕药、雌激素或凝血酶原复合物浓缩剂合用，有增加血栓形成危险。

氨基己酸（片剂，注射液，氯化钠注射液）[乙]

【其他名称】氨基己酸片，氨基己酸注射液，氨基己酸氯化钠注射液

【主要作用】化学结构与赖氨酸相似，与纤溶酶原和纤溶酶上的赖氨酸结合点结合，阻抑纤溶酶原与纤维蛋白结合，防止其激活，从而抑制纤维蛋白溶解，高浓度则直接抑制纤溶酶活力，达到止血效果。

【适应证】1. 预防及治疗血纤维蛋白溶解亢进引起的各种出血。2. 前列腺、尿道、肺、肝、胰、脑、子宫、肾上腺、甲状腺等富有纤溶酶原激活物脏器的外伤或手术出血，组织纤溶

酶原激活物、链激酶或尿激酶过量引起的出血。3. 可作为血友病患者拔牙或口腔手术后出血或月经过多的辅助治疗。4.DIC 晚期，以防继发性纤溶亢进症。5. 上消化道出血、咯血、原发性血小板减少性紫癜和白血病等各种出血的对症治疗。6. 局部应用止血。

【用法用量】口服　成人，每次 2g，一日 3~4 次。小儿，每次 0.1g/kg，一日 3~4 次。**静脉滴注**　初始剂量 4~6g，溶于 100ml 生理盐水或 5% ~10% 葡萄糖注射液中，于 15~30 分钟滴完。持续剂量 1g/h。局部应用：0.5% 溶液冲洗膀胱用于术后膀胱出血；拔牙后可用 10% 溶液漱口和蘸药的棉球填塞伤口；亦可用 5% ~10% 溶液纱布浸泡后敷贴伤口。

【特别提醒】1. 本品排泄快，需持续给药，否则难以维持稳定的有效血药浓度。2. 本品即刻止血作用较差，对急性大出血宜与其他止血药物配伍应用。3. 本品不能阻止小动脉出血，术中有活动性动脉出血，仍需结扎止血。4. 在 DIC 早期，血液呈高凝趋势，继发性纤溶尚未发生，不应使用本品。DIC 进入低凝期并有继发性纤溶时，肝素与本品可考虑并用。5. 与避孕药或雌激素合用可增加血栓形成的倾向。6. 本品静脉注射过快可引起明显血压降低，心动过速和心律失常。

二、维生素 K 和其他止血药

甲萘氢醌（片剂^[甲]）

【其他名称】醋酸甲萘氢醌片
【主要作用】人工合成的维生素 K，是肝脏合成凝血因子 II、VII、IX 和 X 所必需的物质。
【适应证】维生素 K 缺乏所致的凝血障碍性疾病。
【用法用量】口服　每次 2~4mg，一日 3 次。
【特别提醒】1. 肝素引起的出血倾向及凝血酶原时间延长，用维生素 K 治疗无效。2. 用药期间应定期测定凝血酶原时间，调整用量及给药次数。3. 当患者因维生素 K 依赖因子缺乏而发生严重出血时，可先静脉滴注凝血酶原复合物、血浆或新鲜血。

凝血酶（外用冻干制剂^[甲]）

【其他名称】舒平莱士，康立宁，凝血酶冻干粉，冻干人凝血酶，外用冻干人凝血酶
【主要作用】促使纤维蛋白原转化为纤维蛋白，应用于创口，使血液凝固而止血。
【适应证】手术中不易结扎的小血管止血、消化道出血及外伤出血等。
【用法用量】1. 局部止血：用灭菌氯化钠注射液溶解成 50~200 IU/ml 的溶液喷雾，或用本品干粉喷洒于创面。2. 消化道止血：用生理盐水或温开水溶解成 10~100 IU/ml 的溶液，口服或局部灌注。
【特别提醒】1. 本品仅供局部止血、口服止血，严禁注射，如误入血管可导致血栓形成、局部坏死危及生命（图 30）。2. 本品必须直接与创面接触，才能起止血作用。3. 本品遇酸、碱、重金属可发生反应而降效（图 31）。4. 为提高上消化道出血的止血效果，宜先服一定量制酸剂中和胃酸后口服本品，或同时静脉给予抑酸剂。5. 本品还可用磷酸盐缓冲液（pH7.6）或冷牛奶溶解。如用阿拉伯胶、明胶、果糖胶、蜂蜜等配制成乳胶状溶液，可提高凝血酶的止血效果，并可适当减少本品用量。

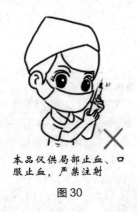

本品仅供局部止血、口
服止血，严禁注射

图30

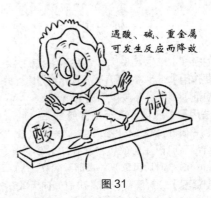

遇酸、碱、重金属
可发生反应而降效

图31

人凝血因子Ⅷ（注射剂[甲]）

【其他名称】康斯平

【主要作用】作为一辅因子，在 Ca^{2+} 和磷脂存在下，与激活的凝血因子Ⅸ参与凝血因子Ⅹ的激活凝血酶原，形成凝血酶，从而使凝血过程正常进行。

【适应证】防治甲型血友病和获得性凝血因子Ⅷ缺乏而致的出血症状及这类病人的手术出血。

【用法用量】静脉滴注 1.轻度至中度出血：单一剂量 10~15 IU/kg，将凝血因子Ⅷ水平提高到正常人水平的 20%~30%。2.较严重出血或小手术：需将凝血因子Ⅷ水平提高到正常人水平的 30%~50%，通常首次剂量 15~25 IU/kg。如需要，每隔 8~12 小时给予维持剂量 10~15 IU/kg。3.大出血：首次剂量 40 IU/kg，然后每隔 8~12 小时给予维持剂量 20~25 IU/kg。4.手术：术前按 30~40 IU/kg 给药。5.获得性因子Ⅷ抑制物增多症：应给予大剂量，一般超过治疗血友病患者所需剂量一倍以上。

【特别提醒】1.本品不得用于静脉外的注射途径。2.本品一旦被溶解后应立即使用，未用完部分必须弃去。3.应单独输注，不可与其他药物合用。4.本品溶解后，一般为澄清略带乳光的溶液，允许微量细小蛋白颗粒存在，为此用于输注的输血器必须带有滤网装置，但如发现有大块不溶物时则不可使用。5.大量反复输入本品时，应注意出现过敏反应，溶血反应及肺水肿的可能性，对有心脏病的患者尤应注意。6.本品对于因缺乏凝血因子Ⅸ所致的乙型血友病，或因缺乏凝血因子Ⅺ所致的丙型血友病均无疗效。

重组人凝血因子Ⅷ（注射剂[乙]）

【其他名称】百因止，注射用重组人凝血因子Ⅷ

【主要作用】采用重组 DNA 技术生产，其生物学活性与从血浆中提纯的凝血因子Ⅷ相同，用于治疗传统的血友病。

【适应证】凝血因子Ⅷ缺乏的 A 型血友病。

【用法用量】参见"人凝血因子Ⅷ"。

【特别提醒】参见"人凝血因子Ⅷ"。

维生素 K₁（片剂[乙]，注射剂[甲]）

【其他名称】 维生素 K_1 片，维生素 K_1 注射液

【主要作用】 维生素类药，是肝脏合成因子Ⅱ、Ⅶ、Ⅸ、Ⅹ所必需的物质。

【适应证】 维生素 K 缺乏引起的出血。

【用法用量】 **肌内、皮下或静脉注射**　低凝血酶原血症，肌内或深部皮下注射，每次 10mg，一日 1~2 次，24 小时内总量不超过 40mg。预防新生儿出血：可于分娩前 12~24 小时给母亲肌内注射或缓慢静脉注射 2~5mg。也可在新生儿出生后肌内注射或皮下注射 0.5~1mg，8 小时后可重复。**口服**　每次 10mg，一日 3 次。

【特别提醒】 1. 对肝素引起的出血倾向无效。2. 本品静脉注射宜缓慢，给药速度不应超过 1mg/min。3. 本品注射剂与苯妥英钠混合 2 小时后可出现颗粒沉淀，与维生素 C、维生素 B_{12}、右旋糖酐混合易出现混浊。4. 用于纠正口服抗凝剂引起的低凝血酶原血症时，应先试用最小有效剂量，通过凝血酶原时间测定再加以调整；过多量的维生素 K 可给以后持续的抗凝治疗带来困难。

亚硫酸氢钠甲萘醌（片剂[乙]，注射剂[甲]）

【其他名称】 亚硫酸氢钠甲萘醌片，亚硫酸氢钠甲萘醌注射液

【主要作用】 维生素类药，为人工合成的维生素 K（K_3），是肝脏合成因子Ⅱ、Ⅶ、Ⅸ、Ⅹ所必需的物质。

【适应证】 维生素 K 缺乏引起的出血性疾病。

【用法用量】 **口服**　每次 2~4mg，一日 6~12mg。**肌内注射**　止血，每次 2~4mg，一日 4~8mg；防止新生儿出血，可在产前 1 周给孕妇肌内注射，一日 2~4mg。解痉止痛，每次 8~16mg。

【特别提醒】 1. 对肝硬化或晚期肝病患者出血以及肝素所导致的出血无效。2. 当患者因维生素 K 依赖因子缺乏而发生严重出血时，短期应用常不足以即刻生效，可先静脉滴注凝血酶原复合物、血浆或新鲜血。3. 用于纠正口服抗凝剂引起的低凝血酶原血症时，应先试用最小有效剂量，通过凝血酶原时间测定再予以调整；过量的维生素 K 可给以后持续的抗凝治疗带来困难。

酚磺乙胺（注射剂[乙]）

【其他名称】 酚磺乙胺注射液，注射用酚磺乙胺

【主要作用】 能增强毛细血管抵抗力，降低毛细血管通透性，并能增强血小板聚集性和黏附性，促进血小板释放凝血活性物质，缩短凝血时间，达到止血效果。

【适应证】 防治各种手术前后的出血，也可用于血小板功能不良、血管脆性增加而引起的出血，亦可用于呕血、尿血等。

【用法用量】 **肌内注射或静脉注射**　每次 0.25~0.5g，一日 0.5~1.5g。**静脉滴注**　每次 0.25~0.75g，一日 2~3 次，稀释后滴注。预防手术后出血，术前 15~30 分钟静脉滴注或肌内注射 0.25~0.5g，必要时 2 小时后再注射 0.25g。

【特别提醒】1. 本品可与维生素 K 注射液混合使用，但不可与氨基己酸注射液混合使用。2. 不得与碳酸氢钠注射液配伍使用，以免引起变色反应。3. 勿与氨基酸混合注射，以免引起中毒。

巴曲酶（注射剂[乙]）

【其他名称】东菱迪芙，巴曲酶注射液

【主要作用】能降低血中纤维蛋白原的含量，降低全血黏度、血浆黏度，使血管阻力下降，增加血流量。

【适应证】1. 急性脑梗死。2. 改善各种闭塞性血管病引起的缺血性症状。3. 改善末梢及微循环障碍。

【用法用量】静脉滴注　成人首次 10BU，维持量 5BU，隔日 1 次，使用前用 100ml 以上的生理盐水稀释，静脉滴注 1 小时以上。下列情况首次使用量应为 20BU，以后维持量可减为 5BU：给药前血纤维蛋白原浓度达 400mg/dl 以上时；突发性耳聋的重症患者。急性脑梗死患者，首次剂量为 10BU，其他两次各为 5 BU，隔日 1 次，共 3 次。通常疗程为 1 周，必要时可增至 3 周；慢性治疗可增至 6 周，但在延长期间内每次用量减至 5BU，隔日滴注。

【特别提醒】1. 治疗前及治疗期间应进行血纤维蛋白原和血小板凝集情况的检查。2. 用药期间应避免进行星状神经节封闭、动脉或深部静脉等的穿刺检查或治疗。对于浅表静脉穿刺部位有止血延缓现象发生时，应采用压迫止血法。3. 手术或拔牙时，使用本制剂前应告知医师。4. 患者有动脉或深部静脉损伤时本品有可能引起血肿，因此，使用本品后应避免进行星状神经节封闭、动脉或深部静脉等的穿刺检查或治疗。对于浅表静脉穿刺部位有止血延缓现象发生时，应采用压迫止血法。

白眉蛇毒血凝酶（注射剂[乙]）

【其他名称】邦亭，注射用白眉蛇毒血凝酶

【主要作用】从长白山白眉蝮蛇冻干蛇毒中提取分离得到的血凝酶，在 Ca^{2+} 存在下，能活化凝血因子 V、VII 和 VIII，并刺激血小板的凝集；在血小板因子 III 存在下，可促使凝血酶原变成凝血酶。

【适应证】需减少流血或止血的情况。

【用法用量】静脉注射、肌内注射、皮下注射或局部用药　1. 一般出血：成人 1~2 IU；儿童 0.3~0.5 IU。2. 紧急出血：立即静脉注射 0.25~0.5 IU，同时肌内注射 1 IU。3. 各类外科手术：术前一天晚肌内注射 1 IU，术前 1 小时肌内注射 1 IU，术前 15 分钟静脉注射 1 IU，术后 3 天，一日肌内注射 1 IU。4. 咯血：每 12 小时皮下注射 1 IU，必要时，开始时再加静脉注射 1 IU。5. 异常出血：剂量加倍，间隔 6 小时肌内注射 1 IU，至出血完全停止。

【特别提醒】1. 不宜与其他药物混合静脉注射。2. 不宜用于 DIC 及血液病所致的出血。3. 动脉、大静脉受损的出血，必须及时外科手术处理。4. 使用本品期间应注意观察病人的出、凝血时间。5. 血中缺乏血小板或某些凝血因子时，宜在补充血小板、缺乏的凝血因子或输注新鲜血液的基础上应用本品。6. 在原发性纤溶系统亢进的情况下，本品宜与抗纤溶酶药物联合应用。

尖吻蝮蛇血凝酶（注射剂[乙]）

【其他名称】苏灵，注射用尖吻蝮蛇血凝酶

【主要作用】止血药，通过水解纤维蛋白原使其变为纤维蛋白而增强机体凝血功能。

【适应证】外科手术浅表面创面渗血的止血。

【用法用量】**静脉注射** 单次 2 IU，用于手术预防性止血，术前 15~20 分钟给药。

【特别提醒】1. 不宜与其他药物混合静脉注射。2.DIC 及血液病所致的出血不宜使用本品。3. 动脉、大静脉受损的出血，必须及时外科手术处理。4. 缺乏血小板或某些凝血因子时，宜在补充血小板和缺乏凝血因子或输注新鲜血液的基础上应用本品。5. 使用期间应注意观察患者的出、凝血时间。

聚桂醇（注射剂[乙]）

【其他名称】聚桂醇注射液

【主要作用】本品在曲张静脉旁注射后能使曲张静脉周围纤维化，压迫曲张静脉，达到止血目的；静脉注射本品后，可损伤血管内皮、促进血栓形成、阻塞血管，从而起到止血作用。

【适应证】内镜下食管曲张静脉出血的急诊止血及曲张静脉的硬化治疗。

【用法用量】食管曲张静脉活动出血：采用环绕出血点 + 出血点处直接注射技术止血，一个出血点局部用量 10ml 左右，最大剂量不超过 15ml。曲张静脉硬化治疗：单纯静脉内注射时，每次 2~4 个点，每点注射 3~15ml；静脉旁 – 静脉内联合注射时，每点 1~2ml；每次硬化治疗总剂量不超过 35ml。

【特别提醒】1. 切记勿注入动脉血管。2. 本品有局部镇痛作用，与麻醉剂合用时有增加心脏麻醉的危险。

卡络磺钠（片剂，注射剂，氯化钠注射）[乙]

【其他名称】卡络磺钠片，卡络磺钠注射液，注射用卡络磺钠，卡络磺钠氯化钠注射液

【主要作用】能增加毛细血管对损伤的抵抗力，降低毛细血管的通透性，促进毛细血管断裂端的回缩而止血。

【适应证】泌尿系统、上消化道、呼吸道和妇产科疾病出血，亦可用于外伤和手术出血。

【用法用量】**口服** 成人一日 30~90mg，一日 3 次。5 岁以上同成人用量；5 岁以下用量减半。**肌内注射** 每次 20mg，一日 2 次。**静脉滴注** 每次 60~80mg。

【特别提醒】本品粉针剂临用前加入 0.9%氯化钠注射液中静脉滴注。

矛头蝮蛇血凝酶（注射剂[乙]）

【其他名称】巴曲亭，立芷雪，注射用矛头蝮蛇血凝酶

【主要作用】止血药，可明显缩短出血时间，但不影响血液的凝血酶原数目，无血栓形成危险。

【适应证】需减少流血或止血的各种医疗情况。

【用法用量】**静脉注射、肌内注射、皮下注射或局部用药** 1. 一般出血：成人 1~2 IU；儿童 0.3~0.5 IU。2. 紧急出血：立即静脉注射 0.25~0.5 IU，同时肌内注射 1 IU。3. 各类外科手术：术前一天晚肌内注射 1 IU，术前 1 小时肌内注射 1 IU，术前 15 分钟静脉注射 1 IU，术后 3 天，一日肌内注射 1 IU。4. 咯血：每 12 小时皮下注射 1 IU，必要时，开始时再加静脉注射 1 IU。5. 异常出血：剂量加倍，间隔 6 小时肌内注射 1 IU，至出血完全停止。

【特别提醒】1.DIC 及血液病所致的出血不宜使用本品。2. 不能与无水乙醇、乙氧乙醇直接混合注射，否则会降低止血疗效。3. 血中缺乏血小板或某些凝血因子（如凝血酶原）时，本品没有代偿作用，宜在补充血小板或缺乏的凝血因子或输注新鲜血液的基础上应用本品。4. 使用本品期间应注意观察病人的出、凝血时间。5.2~8℃保存，禁止冷冻。

人凝血酶原复合物（注射剂[乙]）

【其他名称】康舒宁

【主要作用】本品含有维生素 K 依赖的在肝脏合成的四种凝血因子 Ⅱ、Ⅶ、Ⅸ、Ⅹ，能提高血液中凝血因子 Ⅱ、Ⅶ、Ⅸ、Ⅹ 的浓度。

【适应证】治疗先天性和获得性凝血因子 Ⅱ、Ⅶ、Ⅸ、Ⅹ 缺乏症。

【用法用量】**静脉滴注** 一般 10~20 IU/kg，以后凝血因子Ⅸ缺乏者每隔 24 小时，凝血因子Ⅱ和凝血因子Ⅹ缺乏者，每隔 24~48 小时，凝血因子Ⅶ缺乏者每隔 6~8 小时，可减少或酌情减少剂量，一般历时 2~3 天。

【特别提醒】1. 专供静脉滴注用（图 32）。2. 本品不可与其他药物合用。3. 用前应先将本品及其溶解液预温至 20~25℃，按瓶签标示量注入预温的溶解液，轻轻转动直至本品完全溶解，注意勿使产生很多泡沫。4. 溶解后用带有滤网装置的输血器进行静脉滴注，可用 0.9% 氯化钠注射液或 5% 葡萄糖注射液 50~100ml 稀释。滴注速度开始要缓慢，约每分钟 15 滴，15 分钟后稍加快滴注速度，30~60 分钟左右滴完。5.2~8℃避光保存和运输，禁止冷冻。

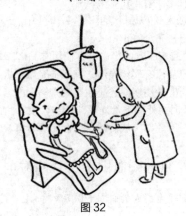

图32

人纤维蛋白原（注射剂^[乙]）

【其他名称】法布莱士

【主要作用】在凝血过程中，纤维蛋白原经凝血酶酶解变成纤维蛋白，在纤维蛋白稳定因子（F XIII）作用下，形成坚实纤维蛋白，发挥有效的止血作用。

【适应证】1. 先天性纤维蛋白原减少或缺乏症。2. 获得性纤维蛋白原减少症：严重肝脏损伤，肝硬化，弥散性血管内凝血，产后大出血和因大手术、外伤或内出血等引起的纤维蛋白原缺乏而造成的凝血障碍。

【用法用量】静脉滴注 一般首次给 1~2g，应根据病情及临床检验结果，包括凝血试验指标和纤维蛋白原水平等来决定给药量。

【特别提醒】1. 本品专供静脉滴注，不可与其他药物同时合用。2. 使用前先将本品及灭菌注射用水预温至 30~37℃，然后注入灭菌注射用水，置 30~37℃水浴中，轻轻摇动使制品全部溶解，切忌剧烈振摇以免蛋白变性。用带有滤网装置的输液器进行静脉滴注，滴速以每分钟 60 滴为宜。3. 温度过低会造成溶解困难并导致蛋白变性。4. 使用本品期间，应严密监测患者凝血指标和纤维蛋白原水平，根据结果调整用量。5. 不同厂家生产的纤维蛋白原可能活性不完全相同，在相互替换时需要注意用量的调整。6. 2~10℃保存，禁止冷冻。

蛇毒血凝酶（注射剂^[乙]）

【其他名称】速乐涓，蛇毒血凝酶注射液

【主要作用】明显缩短出血时间，仅具有止血功能，并不影响血液的凝血酶原数目。

【适应证】需减少流血或止血的各种情况，如外科、内科、妇产科、眼科、耳鼻喉科、口腔科等临床科室的出血及出血性疾病；也可用来预防出血，如手术前用药可避免或减少手术部位及手术后出血。

【用法用量】静脉注射、肌内注射、皮下注射或局部用药 1. 一般出血：成人 1~2 IU；儿童 0.3~0.5 IU。2. 紧急出血：立即静脉注射 0.25~0.5 IU，同时肌内注射 1 IU。3. 各类外科手术：手术前一天晚肌内注射 1 IU，术前 1 小时肌内注射 1 IU，术前 15 分钟静脉注射 1 IU，术后 3 天，一日肌内注射 1 IU。4. 咯血：每 12 小时皮下注射 1 IU，必要时，开始时再加静脉注射 1 IU，加入 0.9％氯化钠注射液 10ml 中。5. 异常出血：剂量加倍，间隔 6 小时肌内注射 1 IU，至出血完全停止。

【特别提醒】1. DIC 及血液病所致的出血不宜使用本品。2. 血中缺乏血小板或某些凝血因子（如凝血酶原）时，本品没有代偿作用，宜在补充血小板或缺乏的凝血因子或输注新鲜血液的基础上应用本品。3. 使用期间还应注意观察病人的出、凝血时间。4. 大、中动脉，大静脉受损出血，必须及时用外科手术处理，配合应用蛇毒血凝酶注射液可控制创面渗血，使手术视野清晰，提高手术效率，从而减少失血和输血量。5. 2~10℃保存，禁止冷冻。

重组人凝血因子 IX（注射剂^[乙]）

【其他名称】贝赋，注射用重组人凝血因子 IX

【主要作用】重组 DNA 技术生产的纯化蛋白，其初级氨基酸序列与血浆源性因子 IX Ala148 等位基因型一致，可暂时性替代缺失的有效凝血所需的凝血因子 IX。

【适应证】控制和预防乙型血友病成人及儿童患者出血。

【用法用量】静脉注射

成人：需要量（IU）＝体重（kg）× 因子 IX 期望增加量（%或 IU/dl）× 1.3

儿童（<15 岁）：需要量（IU）＝体重（kg）× 因子 IX 期望增加量（%或 IU/dl）× 1.4

【特别提醒】1. 单独给药，避免与其他药物混合。2. 患者对本品的临床反应可能存在个体差异。若使用推荐的剂量未控制出血，应测定血浆中凝血因子 IX 水平，并给予足够剂量的本品，以获得满意的临床反应。3. 使用本品应通过适当的临床观察和实验室检查监测是否出现因子 IX 抑制物。4. 2~8℃避光保存和运输，禁止冷冻。

重组人血小板生成素（注射剂[乙]）

【其他名称】特比澳，重组人血小板生成素注射剂

【主要作用】本品与内源性血小板生成素具有相似的升高血小板的药理作用。

【适应证】1. 实体瘤化疗后所致的血小板减少症。2. 特发性血小板减少性紫癜的辅助治疗。

【用法用量】皮下注射　一日 300U/kg，一日 1 次，连续应用 14 天。

【特别提醒】1. 本品治疗实体瘤化疗后所致的血小板减少症为血小板低于 50×10^9/L 的患者；治疗糖皮质激素治疗无效的 ITP 适用对象为血小板低于 20×10^9/L 的患者。2. 本品对实体瘤化疗后所致的血小板减少症应在化疗结束后 6~24 小时开始使用。3. 使用本品过程中应定期检查血常规，密切注意外周血小板计数的变化。4. 2~8℃，避光保存和运输。

第三节　抗贫血药

一、铁制剂

硫酸亚铁（片剂，缓释片）[甲]

【其他名称】硫酸亚铁片，硫酸亚铁含片，硫酸亚铁缓释片

【主要作用】本品可补充铁元素，纠正缺铁性贫血。

【适应证】用于各种原因引起的缺铁性贫血。

【用法用量】口服　1. 普通片：预防，每次 0.3g，一日 1 次；治疗，每次 0.3g，一日 3 次。2. 缓释片：成人每次 0.45g，一日 2 次。

【特别提醒】1. 本品宜在饭后或饭时服用，以减轻胃部刺激。2. 本品不应与浓茶同服。3. 与维生素 C 同服有利于本品吸收。4. 用于日常补铁时，应采用预防量。5. 治疗剂量不得长期

使用，应在医师确诊为缺铁性贫血后使用，且治疗期间应定期检查血常规和血清铁水平。

右旋糖酐铁 （注射剂[甲]）

【其他名称】科莫非，右旋糖酐铁片，右旋糖酐铁分散片，右旋糖酐铁注射液

【主要作用】本品通过直接向体内补充铁（Ⅲ）以改善因铁缺乏而引起的贫血。

【适应证】缺铁性贫血。

【用法用量】口服　成人一次 50~100mg，一日 1~3 次，饭后服。**肌内注射、静脉注射或静脉滴注**　一日 100~200mg，一周 2~3 次。

【特别提醒】1.静脉滴注需用 0.9% 氯化钠注射液或 5% 葡萄糖注射液稀释至 100ml。给予首次剂量时，应先缓慢滴注 25mg 至少 15 分钟，如无不良反应发生，可将剩余剂量在 30 分钟内滴注完毕。2.静脉注射需用 0.9% 氯化钠注射液或 5% 葡萄糖注射液 10~20ml 稀释后缓慢静脉注射，初次给药时先缓慢静脉注射 25mg（1~2 分钟），如无不良反应发生，再给予剩余剂量（0.2ml/min）。3.静脉注射过快可能引起低血压。4.在同一部位反复肌内注射可出现肉瘤。

琥珀酸亚铁 （片剂[甲]，缓释片[乙]，颗粒剂[乙]）

【其他名称】速力菲，琥珀酸亚铁片，琥珀酸亚铁缓释片，琥珀酸亚铁颗粒

【主要作用】口服可补充铁元素，纠正缺铁性贫血。

【适应证】缺铁性贫血的预防和治疗。

【用法用量】口服　1.预防：普通口服剂型，成人一日 0.1g，孕妇一日 0.2g，儿童一日 0.5g；缓释片，每次 0.2g，隔日 1 次。2.治疗：成人一日 0.2~0.4g，儿童一日 0.1~0.3g，分次服用。缓释片，每次 0.2~0.4g，每日 1 次。

【特别提醒】1.本品宜在饭后或饭时服用，以减轻胃部刺激。2.本品缓释片应整片吞服。3.服用本品时忌茶，以免被鞣质沉淀而无效。4.用药期间应定期检查血红蛋白、网织红细胞、血清铁蛋白及血清铁。5.与制酸药如碳酸氢盐同用，易产生沉淀影响吸收。6.与四环素类药物同用可形成络合物而妨碍吸收。7.与维生素 C 同服可增加本品吸收，易致胃肠道反应。

多糖铁复合物 （胶囊[乙]）

【其他名称】力蜚能，多糖铁复合物胶囊

【主要作用】铁元素含量高达 46%，作为铁元素补充剂，可迅速提高血铁水平与升高血红蛋白。

【适应证】治疗单纯性缺铁性贫血。

【用法用量】口服　成人每次 0.15~0.3g，一日 1 次。

【特别提醒】1.本品宜在饭后或饭时服用，以减轻胃部刺激。2.不应与茶、咖啡同时服用，否则影响铁的吸收。3.与维生素 C 同服有利于本品吸收。4.服用本品可能产生黑便，是由于铁未完全吸收所致，不影响用药。

富马酸亚铁（片剂，胶囊，咀嚼片，颗粒剂，混悬溶液）[乙]

【其他名称】富马酸亚铁片，富马酸亚铁胶囊，富马酸亚铁咀嚼片，富马酸亚铁颗粒，富马酸亚铁混悬液

【主要作用】可补充铁元素，纠正缺铁性贫血。

【适应证】各种原因引起的缺铁性贫血。

【用法用量】口服　预防，一日 0.2g；治疗，每次 0.2~0.4g，一日 3 次。

【特别提醒】1.本品宜在饭后或饭时服用，以减轻胃部刺激。2.本品不应与浓茶同服。3.与维生素 C 同服有利于本品吸收。

葡萄糖酸亚铁（片剂，胶囊）[乙]

【其他名称】葡萄糖酸亚铁片，葡萄糖酸亚铁胶囊，葡萄糖酸亚铁糖浆

【主要作用】补充铁元素，纠正缺铁性贫血。

【适应证】缺铁性贫血。

【用法用量】口服　成人每次 0.4~0.6g，一日 2~3 次。

【特别提醒】1.本品宜在饭后或饭时服用，以减轻胃部刺激。2.本品不应与浓茶同服。3.与维生素 C 同服有利于本品吸收。

山梨醇铁（注射剂[乙]）

【其他名称】山梨醇铁注射液

【主要作用】本品是三价铁，属于抗贫血药。

【适应证】一般不做首选铁剂。主要用于预防和治疗各种不宜口服铁剂者，如溃疡性结肠炎；或口服治疗无效的缺铁性贫血；或需要迅速纠正贫血状况者。

【用法用量】深部肌内注射　成人，每次 25~50mg，隔 1~3 日 1 次；儿童，体重大于 6kg，每次 25mg，一日 1 次；体重小于 6kg，每次 12.5mg，一日 1 次。

【特别提醒】1.需深部肌内注射，进针及出针速度要快，以免药液渗出至皮下。2.本品不能静脉注射。3.不能与口服铁盐同时应用。

蔗糖铁（注射剂[乙]）

【其他名称】维乐福，蔗糖铁注射液，注射用蔗糖铁

【主要作用】提供铁，且结构稳定，在生理条件下不会释放出铁离子。

【适应证】口服铁剂效果不好而需要静脉铁剂治疗的患者。

【用法用量】静脉注射、静脉滴注　成年人和老年人，每次 100~200mg，每周 2~3 次。儿童，每次 3mg/kg，每周 2~3 次。

【特别提醒】1.第一次治疗前，应按照推荐的方法先给予一个小剂量进行测试，成人 20~50mg 铁，体重 >14kg 儿童用 20mg，体重 <14kg 儿童 1.5mg/kg。如果在给药 15 分钟后未出现任何不良反应，继续给予余下的药液。2.静脉滴注速度：100mg 至少 15 分钟；

200mg 至少 30 分钟；300mg 至少 1.5 小时；400mg 至少 2.5 小时；500mg 至少 3.5 小时。3. 本品可不经稀释缓慢静脉注射，速度为 1ml/min。4. 谨防静脉外渗漏。如果遇到静脉外渗漏，应用少量 0.9% 氯化钠注射液清洗，用黏多糖软膏或油膏涂在针眼处，禁止按摩以避免铁进一步扩散。5. 本品不能与口服铁剂同时使用，口服铁剂的治疗应在停用本品 5 天后开始服用。6. 本品只能与 0.9% 氯化钠注射液混合使用，不能与其他药品混合使用。7. 本品可直接注射到透析器的静脉端。

二、维生素 B_{12} 和叶酸

维生素 B_{12}（注射液[甲]）

【其他名称】维生素 B_{12} 注射液

【主要作用】抗贫血药。参与体内甲基转换及叶酸代谢，促进 5- 甲基四氢叶酸转变为四氢叶酸。缺乏时，导致 DNA 合成障碍，影响红细胞的成熟。本品还促使甲基丙二酸转变为琥珀酸，参与三羧酸循环。

【适应证】巨幼细胞性贫血，也可用于神经炎的辅助治疗。

【用法用量】肌内注射　成人，一日 $25\sim100\mu g$ 或隔日 $50\sim200\mu g$。儿童，每次 $25\sim100\mu g$，一日或隔日 1 次。

【特别提醒】1. 不可静脉注射给药。2. 避免同一部位反复给药。3. 有条件时，用药过程中应监测血中维生素 B_{12} 浓度。4. 治疗巨细胞性贫血，在起始 48 小时宜查血钾以防止低钾血症。

甲钴胺（片剂，胶囊，注射剂）[乙]

【其他名称】弥可保，怡神保，甲钴胺片，甲钴胺胶囊，甲钴胺注射液，注射用甲钴胺

【主要作用】内源性的辅酶 B_{12}，参与一碳单位循环，在由同型半胱氨酸合成蛋氨酸的转甲基反应过程中起重要作用。

【适应证】周围神经病，因缺乏维生素 B_{12} 引起的巨幼红细胞性贫血。

【用法用量】口服　成人每次 0.5mg，一日 3 次。肌内注射或静脉注射　成人每次 0.5mg，一日 1 次，一周 3 次。

【特别提醒】1. 肌内注射注意避开神经走向部位，应避免同一部位反复注射，对新生儿、早产儿、婴儿、幼儿要特别小心。2. 肌内注射时，如有剧痛、血液逆流的情况，应立即拔出针头，换部位注射。3. 本品见光易分解，开封后立即使用，注意避光。

腺苷钴胺（片剂，注射剂）[乙]

【其他名称】腺苷钴胺片，注射用腺苷钴胺

【主要作用】维生素类药，是氰钴型维生素 B_{12} 的同类物，是体内维生素 B_{12} 的两种活性辅酶形式之一，是细胞生长增殖和维持神经髓鞘完整所必需的物质。

【适应证】1. 巨幼红细胞性贫血，营养不良性贫血、妊娠期贫血、多发性神经炎、神经根炎、三叉神经痛、坐骨神经痛、神经麻痹。2. 营养性疾病以及放射线和药物引起的白细胞

减少症的辅助治疗。

【用法用量】口服　成人每次 0.5~1.5mg，一日 1.5~4.5mg。**肌内注射**　每次 0.5~1.5mg，一日 1 次。

【特别提醒】1. 本品遇光易分解，应注意避光保存，注射剂溶解后要尽快使用。2. 治疗后期可能出现缺铁性贫血，应补充铁剂。3. 本品注射剂与葡萄糖注射液有配伍禁忌，不宜与氯丙嗪、维生素 C、维生素 K 等混合于同一容器中。

利可君（片剂[乙]）

【其他名称】利可君片

【主要作用】半胱氨酸衍生物，服用后在十二指肠中处于碱性条件下与蛋白结合形成可溶性物质而迅速被肠吸收，以增强骨髓造血系统的功能。

【适应证】预防、治疗白细胞减少症及血小板减少症。

【用法用量】口服　每次 20mg，一日 3 次。

【特别提醒】本品性状发生改变后，禁止使用。

叶酸（片剂[甲]，注射液[乙]）

【其他名称】斯利安，叶酸片，注射用叶酸

【主要作用】水溶性 B 族维生素，为人体细胞生长和繁殖的必需物质。

【适应证】1. 预防胎儿先天性神经管畸形。2. 妊娠期、哺乳期妇女预防用药。3. 各种原因引起的叶酸缺乏及叶酸缺乏所致的巨幼红细胞贫血。

【用法用量】口服　预防，每次 0.4mg，一日 1 次；治疗，成人，每次 5~10mg，一日 3 次。儿童，每次 5mg，一日 3 次。**肌内注射**　一日 5~10mg。

【特别提醒】1. 静脉注射较易致不良反应，故本品注射剂不宜用于静脉注射。2. 肌内注射时，不宜与维生素 B_1、维生素 B_2、维生素 C 同管注射。3. 大量服用叶酸可使尿液呈黄色，并可影响微量元素锌的吸收。4. 营养性巨幼红细胞性贫血常合并缺铁，应同时补充铁，并补充蛋白质及其他 B 族维生素。5. 恶性贫血及疑有维生素 B_{12} 缺乏的患者，不单独用叶酸，因这样会加重维生素 B_{12} 的负担和神经系统症状。

重组人促红素（CHO 细胞）（注射剂[乙]）

【其他名称】阿司伯根，利血宝，济脉欣，重组人促红素注射液（CHO 细胞），注射用重组人促红素（CHO 细胞）

【主要作用】基因重组的促红素，与天然产品相比，体内、体外生物学作用基本一致，可增加红系祖细胞的集落生成，对肾脏贫血有明确治疗作用。

【适应证】肾功能不全所致贫血，包括透析及非透析患者。

【用法用量】皮下注射或静脉注射　每周给药 2~3 次。治疗期，血液透析患者每周 100~150 IU/kg，非透析患者每周 75~100 IU/kg。维持期，治疗剂量的 2/3。

【特别提醒】1. 合并感染者，宜控制感染后再使用本品。2. 本品用药期间应定期检查红

细胞压积，注意避免过度的红细胞生成。3. 治疗期间因出现有效造血，铁需求量增加，通常会出现血清铁浓度下降，如果患者血清铁蛋白低于 100ng/ml，或转铁蛋白饱和度低于 20%，应每日补充铁剂。4. 2~8℃避光保存，严禁冰冻。

重组人促红素－β（CHO 细胞）（注射剂[乙]）

【其他名称】罗可曼，重组人促红素－β 注射液（CHO 细胞）

【主要作用】一种糖蛋白，它通过刺激干细胞前体来促进红细胞生成，作为一种有丝分裂刺激因子和分化激素起作用。

【适应证】1. 因慢性肾衰竭所致贫血，包括行血液透析、腹膜透析和非透析治疗者。2. 接受化疗的非髓性恶性肿瘤成人患者的症状性贫血。

【用法用量】皮下注射、静脉注射 纠正期：每周 3 次，每次 20 IU/kg。4 周后可升至每次 80 IU/kg，每周 3 次。最大剂量不超过每周 720 IU/kg。维持期：用药量减至治疗期给药量的一半。

【特别提醒】1. 本品可皮下注射或静脉注射，未进行血液透析的患者首选皮下注射以避免刺穿外周静脉。2. 静脉注射给药应在约 2 分钟内完成。3. 定期监测血压，前 8 周治疗期间定期监测血小板计数。4. 预充式注射器中的药品是无菌的，但未做防腐处理，因此注射器不可多次注射。5. 2~8℃避光保存和运输。

第四节　血液代用品和灌注液

一、血液和相关制品

右旋糖酐（20、40、70）氯化钠，右旋糖酐（20、40、70）葡萄糖（注射剂[甲]）

【其他名称】右旋糖酐 20 氯化钠注射液，右旋糖酐 20 葡萄糖注射液，右旋糖酐 40 氯化

钠注射液，右旋糖酐 40 葡萄糖注射液，右旋糖酐 70 氯化钠注射液，右旋糖酐 70 葡萄糖注射液

【主要作用】血容量扩充剂，静脉注射后能提高血浆胶体渗透压，吸收血管外水分进入体循环而增加血容量，升高和维持血压。可使已经聚集的红细胞和血小板解聚，降低血液黏滞性，改善微循环，防止血栓形成。此外，还具有渗透性利尿作用。

【适应证】1. 休克：用于失血、创伤、烧伤等各种原因引起的休克和中毒性休克。2. 预防手术后静脉血栓形成：用于肢体再植和血管外科手术等预防术后血栓形成。3. 血管栓塞性疾病：用于心绞痛、脑血栓形成、脑供血不足、血栓闭塞性脉管炎等。4. 体外循环时，代替部分血液，预充人工心肺机，既节省血液又可改善循环。

【用法用量】静脉滴注　常用量，成人每次 250~500ml，24 小时内不超过 1000~1500ml。婴儿 5ml/kg，儿童 10ml/kg。1. 休克：用量可较大，第一天最大剂量 20ml/kg，滴速 20~40ml/min。2. 预防术后血栓形成：术中或术后给予 500ml，通常术后第一、二日各 500ml，以滴注 2~4 小时。3. 血管栓塞性疾病：每次 250~500ml，每日或隔日 1 次，缓慢滴注，7~10 次为 1 疗程。

【特别提醒】1. 首次输注本品，开始应缓慢静脉滴注，并在开始后严密观察 5~10 分钟。2. 一日用量不宜超过 1500ml，否则易引起出血倾向和低蛋白血症。3. 重度休克时，如大量输注本品，应同时给予一定数量的全血以维持血液携氧功能。4. 某些手术创面渗血较多的患者，不应过多使用本品以免增加渗血。

琥珀酰明胶（注射剂[乙]）

【其他名称】长源雪安，琥珀酰明胶注射液

【主要作用】能增加血浆容量，使静脉回流量、心输出量、动脉血压和外周灌注增加，本品所产生的渗透性利尿作用有助于维持休克病人的肾功能。

【适应证】低血容量时的胶体性容量替代液；血液稀释；体外循环；预防脊髓或硬膜外麻醉后可能出现的低血压；作为输入胰岛素的载体。

【用法用量】静脉滴注　一般 1~3 小时输注 500~1000ml。休克时容量补充和维持时，可在 24 小时内输注 10~15L。

【特别提醒】1. 脂肪乳不可经相同输液器与本品同时输注。2. 心衰时可能伴有循环超负荷，输液应缓慢进行。3. 本品能有效维持血容量，但并不能补充失血或血浆引起的蛋白缺乏，大量输注本品应检查血浆蛋白浓度。

羟乙基淀粉（200/0.5）氯化钠，羟乙基淀粉（130/0.4）氯化钠（注射剂[乙]）

【其他名称】贺斯，盈源，万汶，羟乙基淀粉（200/0.5）氯化钠注射液，羟乙基淀粉（130/0.4）氯化钠注射液

【主要作用】本品静脉滴注后较长时间停留于血液中，提高血浆渗透压，使组织液回流增多，迅速增加血容量，稀释血液，并增加细胞膜负电荷，使已聚集的细胞解聚，降低全身血黏度，改善微循环。

【适应证】治疗和预防血容量不足或休克。

【用法用量】**静脉滴注**　1.羟乙基淀粉（200/0.5）氯化钠：一日用量和滴注速度取决于失血量、血液浓缩程度及其血液稀释效应，一日最大剂量 20ml/kg，最大滴注速度 20ml/（kg·h）；治疗性血液稀释，一日剂量：250ml（低）；500ml（中）；2×500ml（高），输注速度：0.5~2 小时内 250ml；4~6 小时内 500ml；8~24 小时内 2×500ml。2.羟乙基淀粉（130/0.4）氯化钠：一日用量和滴注速度取决于失血量、血液浓缩程度及其血液稀释效应，一日最大剂量 50ml/kg。

【特别提醒】1.应避免与其他药物混合。2.开始用药的 10~20ml 应缓慢输注，并密切观察。3.每次用量不能过大，以免发生自发性出血。4.大量输注可致钾排泄增多，应适当补钾。5.在治疗早期应监测血清肌酐水平。

人血白蛋白（注射剂[乙]）

【其他名称】安普莱士，贝林，安博灵，冻干人血白蛋白

【主要作用】增加血容量和维持血浆胶体渗透压，运输及解毒，营养供给。

【适应证】1.失血创伤、烧伤引起的休克。2.脑水肿及损伤引起的颅压升高。3.肝硬化及肾病引起的水肿或腹水。4.低蛋白血症的防治。5.新生儿高胆红素血症。6.心肺分流术、烧伤的辅助治疗、血液透析的辅助治疗和成人呼吸窘迫综合征。

【用法用量】**静脉滴注或静脉注射**　严重烧伤或失血等所致休克，5~10g，隔 4~6 小时重复 1 次。肾病及肝硬化等慢性白蛋白缺乏症，一日 5~10g。

【特别提醒】1.用 5% 葡萄糖注射液或氯化钠注射液稀释后静脉滴注，宜用备有滤网装置的输血器。滴注速度不超过 2ml/min，但在开始 15 分钟内应特别注意速度缓慢，逐渐加速至上述速度。2.本品不能用注射用水稀释。3.不可与其他药品、全血及浓缩红细胞混合使用。4.不宜与血管收缩药，蛋白水解酶或含乙醇的注射液混合使用。5.如大剂量给药时，应在使用前将产品加温至室温或体温。6.20% 人血白蛋白的胶体渗透作用大约是血浆的 4 倍，当输注浓缩白蛋白时，必须注意确保患者体内有足够的水分。严密监测患者，以防出现循环负荷过重和水肿。7.一旦容器被开启，必须立即使用，未使用完的产品须按照相应要求毁弃。

二、胃肠外营养液

复方氨基酸（18AA、18AA-Ⅰ、18AA-Ⅱ、18AA-Ⅲ、18AA-Ⅴ）（注射剂[甲]）

复方氨基酸（18AA-Ⅶ、18B）（注射剂[乙]）

【其他名称】凡命，乐凡命，绿支安，复方氨基酸注射液（18AA），复方氨基酸注射液（18AA-Ⅴ），复方氨基酸注射液（18AA-Ⅶ）

【主要作用】在能量供给充足的情况下，可进入组织细胞，参与蛋白质的合成代谢，获得正氮平衡，并生成酶类、激素、抗体、结构蛋白，促进组织愈合，恢复正常生理功能。

【适应证】蛋白质摄入不足、吸收障碍等氨基酸不能满足机体代谢需要的患者。亦用于改

善手术后病人的营养状况。

【用法用量】周围静脉滴注　成人一日 200~750ml，缓慢静脉滴注，应与葡萄糖液或脂肪乳剂并用。**经中心静脉滴注**　成人一日 400~1000ml，按一般胃肠外营养支持的方法，与葡萄糖、脂肪乳剂及其他营养要素混合后经中心或周围静脉连续输注（16~24 小时连续使用）。

【特别提醒】1. 应严格控制滴注速度。2. 大量应用或并用电解质输液时，应注意电解质与酸碱平衡。

小儿复方氨基酸（18AA-Ⅰ、18AA-Ⅱ）（注射剂[甲]）

【其他名称】爱咪特，小儿复方氨基酸注射液（18AA-Ⅰ），小儿复方氨基酸注射液（18AA-Ⅱ）

【主要作用】氨基酸是构成人体蛋白和酶类的基本单位，是合成激素的原料，参与人体新陈代谢和各种生理功能，在生命中显示特殊的作用。

【适应证】小儿因消化系统疾病，不能经胃肠摄取食物者；各种疾病所引起的低蛋白血症者；小儿受严重创伤、烧伤及败血症等体内氮平衡失调者；难治性腹泻、吸收不良综合征；早产儿、低体重儿的肠外营养。

【用法用量】静脉滴注　一般用量每日 15ml/kg（相当氨基酸约 1g），以后递增至 30ml/kg（相当氨基酸 2.0g）。

【特别提醒】1. 经外周静脉应用时，可用 10% 葡萄糖注射液稀释后缓慢滴注。2. 经中心静脉长时间应用时，应与高渗葡萄糖（或葡萄糖和脂肪乳剂）、电解质、维生素、微量元素等联合应用，以期达到营养支持的目的。

复方氨基酸（15AA）（注射剂[乙]）

【其他名称】复方氨基酸注射液（15AA）

【主要作用】具有促进人体蛋白质代谢正常，纠正负氮平衡，补充蛋白质，加快伤口愈合的作用。

【适应证】肝硬化和亚急性、慢性重症肝炎及肝昏迷的治疗，并可作为慢性肝炎的支持治疗。

【用法用量】静脉滴注　一日 250~500ml，用适量 5%~10% 葡萄糖注射液混合后缓慢滴注。

【特别提醒】注射速度不宜过快，滴速不宜超过每分钟 20 滴。

复方氨基酸（20AA）（注射剂[乙]）

【其他名称】复方氨基酸注射液（20AA）

【主要作用】可提供完全、平衡的 18 种必需和非必需氨基酸，用以满足机体合成蛋白质的需要，改善氮平衡。

【适应证】预防和治疗肝性脑病；肝病或肝性脑病急性期的静脉营养。

【用法用量】中央静脉滴注　成人平均剂量 7~10mg/（kg·d），特别情况可达 15mg/（kg·d），滴速 1ml/（kg·h）。对肝昏迷病人治疗的最初数小时滴速可加快。

【特别提醒】1. 应密切注意水、电解质和酸碱平衡，根据血清离子谱补充电解质。2. 为支持输入氨基酸参与合成代谢，应同时输入能量物质（葡萄糖和脂肪）。3. 低钠血症或血清渗透压升高的病人，输注过快会引起不耐受以及肾脏氨基酸丢失所致的氨基酸失衡。4. 将氨基酸溶液与其他液体或药物混合，会增加理化性不相容和微生物污染的危险。

复方氨基酸（3AA）（注射剂[乙]）

【其他名称】久安，复方氨基酸注射液（3AA）

【主要作用】本品含缬氨酸、亮氨酸及异亮氨酸，为支链氨基酸，进入体内后能纠正血浆中支链氨基酸和芳香氨基酸失衡，防止因脑内芳香氨基酸浓度过高引起的肝昏迷。能促进蛋白质合成和减少蛋白质分解，有利于肝细胞的再生和修复，并可改善低蛋白血症。

【适应证】各种原因引起的肝性脑病、重症肝炎以及肝硬化、慢性活动性肝炎。亦可用于肝胆外科手术前后。

【用法用量】静脉滴注　一日 250~500ml 或用适量 5%~10% 葡萄糖注射液混合后缓慢滴注。

【特别提醒】1. 滴注速度不超过每分钟 40 滴。2. 重度食管静脉曲张患者使用本品时，应控制输注速度和用量以防静脉压过高。3. 病人有大量腹水、胸水时，应避免输入量过多。

复方氨基酸（6AA）（注射剂[乙]）

【其他名称】复方氨基酸注射液（6AA）

【主要作用】本品中缬氨酸、亮氨酸及异亮氨酸为支链氨基酸，进入体内后能纠正血浆中支链氨基酸和芳香氨基酸失衡，防止因脑内芳香氨基酸浓度过高引起的肝昏迷。除支链氨基酸为主外，再加上精氨酸、谷氨酸及天门冬氨酸，可以加强去氨作用。

【适应证】肝性脑病、慢性迁延性肝炎、慢性活动性肝炎及亚急性与慢性重型肝炎引起的氨基酸代谢紊乱。

【用法用量】静脉滴注　紧急或危重患者，一日 2 次，每次 250ml，病情改善后一日 250ml，连用 1 周为一疗程；其他肝病引起的氨基酸代谢紊乱，一日 1 次，每次 250ml。

【特别提醒】1. 本品与等量 10% 葡萄糖注射液稀释后缓慢静脉滴注，不超过每分钟 40 滴。2. 有高度食管和胃底静脉曲张时，输入量不宜过多以免静脉压力过高而致破裂出血。3. 高度腹水、胸水时，应注意水的平衡，避免输入量过多。

复方氨基酸（9AA）（注射剂[乙]）

【其他名称】复方氨基酸注射液（9AA）

【主要作用】氨基酸类药。可补充体内必需氨基酸，使蛋白质合成显著增加而改善营养状况，可使下降的必需氨基酸血浆浓度恢复。

【适应证】急性和慢性肾功能不全患者的肠道外支持；大手术、外伤或脓毒血症引起的严重肾功能衰竭以及急性和慢性肾功能衰竭。

【用法用量】静脉滴注　成人一日 250~500ml；进行透析的急、慢性肾功能衰竭患者一日 1000ml，最大剂量不超过 1500ml。

【特别提醒】1.应严格控制给药速度,不超过每分钟15滴。2.凡用本品的患者,均应低蛋白、高热量饮食。热量摄入应为每日2000千卡以上,如饮食摄入量达不到此值,应给予葡萄糖等补充。3.尿毒症病人宜在补充葡萄糖同时给予少量胰岛素,糖尿病患者应给以适量胰岛素,以防出现高血糖。4.尿毒症性心包炎、尿毒症脑病、无尿、高钾血症等应首先采用透析治疗。

小儿复方氨基酸(19AA-I)(注射剂[乙])

【其他名称】小儿复方氨基酸注射液(19AA-I)

【主要作用】含有较高浓度的小儿必需氨基酸,此外,甲硫氨酸、半胱氨酸、牛磺酸具有保护细胞膜,促进脑发育、维持视网膜正常功能和防止胆汁淤积及增强心肌细胞功能等作用。

【适应证】1.早产儿、低体重儿及各种病因所致不能经口摄入蛋白质或摄入量不足的新生儿。2.各种创伤。3.各种不能经口摄食或摄食不足的急、慢性营养不良的小儿。

【用法用量】静脉滴注　一日20~35ml/kg。

【特别提醒】1.采用中心静脉插管或周围静脉给药但均需缓慢滴注,体重20kg儿童一般不宜超过每分钟20滴。2.输注时每克氮应同时供给150~200千卡非蛋白质热量(葡萄糖、脂肪乳),另加维生素、微量元素等。3.需监测代谢、电解质及酸碱平衡等,防止并发症。

脂肪乳($C_{14~24}$)(注射剂[乙])

【其他名称】英脱利匹特,脂肪乳注射液($C_{14~24}$)

【主要作用】含有注射用大豆油和注射用卵磷脂,其中约60%的脂肪酸是必需脂肪酸。脂肪酸是人体的主要能源物质,脂肪酸氧化是体内能量的重要来源。

【适应证】胃肠外营养补充能量及必需脂肪酸,预防和治疗人体必需脂肪酸缺乏症,也为经口服途径不能维持和恢复正常必需脂肪酸水平的病人提供必需脂肪酸。

【用法用量】静脉滴注　成人,一日最大推荐剂量3g/kg(甘油三酯);新生儿和婴儿,一日0.5~4g/kg,输注速度不超过0.17g/(kg·h);早产儿及低体重新生儿,最好24小时连续输注,开始时一日0.5~1g/kg,以后逐渐增加到一日2g/kg。

【特别提醒】1.本品可单独输注或用于配制含葡萄糖、脂肪、氨基酸、电解质、维生素和微量元素等的"全合一"营养混合液。2.只有在可配伍性得到保证的前提下,才能将其他药品加入本品内。3.本品也可与葡萄糖注射液或氨基酸注射液通过Y型管道混合后输入体内,该法既用于中心静脉也用于外周静脉。4.10%、20%脂肪乳注射液($C_{14~24}$)500ml的滴注时间不少于5小时;30%脂肪乳注射液($C_{14~24}$)250ml的输注时间不少于4小时。5.本品贮存应避免冻结,冻结则丢弃不用。

ω-3鱼油脂肪乳(注射剂[乙])

【其他名称】尤文,ω-3鱼油脂肪乳注射液

【主要作用】本品所含长链ω-3脂肪酸可作为血浆与组织脂质的组成部分,其中二十二

碳六烯酸是膜磷脂结构中重要的组成成分，二十碳五烯酸则是二十烷类合成的前体物质，能够促进抗凝和抗炎作用、调节免疫系统。甘油在体内或代谢后产生能量，或主要在肝脏生成甘油三酯。

【适应证】当口服或肠内营养不可能、功能不全或有禁忌时，为患者补充长链 ω-3 脂肪酸，特别是二十碳五烯酸与二十二碳六烯酸。

【用法用量】静脉滴注 一日 1~2ml/kg，相当于鱼油 0.1~0.2g。最大滴速 1 小时不超过 0.5ml/kg，相当于不超过鱼油 0.05g/kg。

【特别提醒】1.本品应与其他脂肪乳同时使用，脂肪输注总量为一日 1~2g/kg，本品所提供的鱼油应占每日脂肪输入量 10%～20%。2.通过中心静脉或外周静脉滴注，使用前应摇匀。3.在相容性得到保证的前提下，本品混合其他脂肪乳剂后，可与其他输液（如氨基酸溶液、碳水化合物溶液）同时输注。4.本品连续使用时间不应超过 4 周。5.本品贮存应避免冻结，冻结则丢弃不用。

中／长链脂肪乳（C$_{6~24}$）（注射剂[乙]）

【其他名称】力能，中／长链脂肪乳注射液（C$_{6~24}$）

【主要作用】通过胃肠外营养，长链甘油三酸酯和可快速转换的中链甘油三酸酯满足机体能量的需要，其中长链甘油三酸酯还可保证必需脂肪酸的需要。脂肪酸是人体的主要能源物质，脂肪酸氧化是人体内能量的重要来源。

【适应证】需要接受胃肠外营养和（或）必需脂肪酸缺乏的患者。

【用法用量】静脉滴注 一日 10% 本品 10~20ml/kg，或 20% 本品 5~10ml/kg，相当于 1~2g 脂肪/kg。最大速度为 1 小时滴注 10% 本品 1.25ml/kg 或 20% 本品 0.625ml/kg。

【特别提醒】1.在开始使用本品进行肠外营养治疗时，建议用较慢的速度。2.本品可单独输注或配制成"全合一"营养混合液进行输注。本品与氨基酸、糖溶液一起输注时应使用单独的输注系统和静脉，如果通过一个共同的最后输注通道（旁路，Y 形管）必须保证所有溶液具有可配伍性。3.不能使用孔径为 0.2μm 的滤过器，因为脂肪乳乳粒不能通过滤过器（图 33）。4.新生儿进行光照疗法期间，输注本品应避光。5.本品贮存应避免冻结，冻结则丢弃不用。

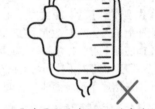

不能使用孔径为 0.2μm 的滤过器
图 33

中／长链脂肪乳（C$_{8~24}$），中／长链脂肪乳（C$_{8~24}$Ve）（注射剂[乙]）

【其他名称】力保肪宁，中／长链脂肪乳注射液（C$_{8~24}$），中／长链脂肪乳注射液（C$_{8~24}$Ve）

【主要作用】中链甘油三酸酯比长链甘油三酸酯更快地从血中消除和更快的氧化供能；多不饱和脂肪酸由长链甘油三酸酯提供，可预防因必需脂肪酸缺乏所致的生化紊乱，纠正必需脂肪酸缺乏出现的问题；卵磷脂可保证膜的流动性和生物学功能；甘油可参与体内能量代谢，可合成糖原和脂肪。

【适应证】用于胃肠外营养，满足能量和必需脂肪酸的要求。

【用法用量】静脉滴注　成人和学龄儿童，一天 1~2g 脂肪 /kg；新生儿，一天 2~3g（最多 4g）脂肪 /kg。最初 15 分钟内，输注速度不超过 0.05~0.1g 脂肪 /（kg·h），最大输注速度 0.15g 脂肪 /（kg·h）。

【特别提醒】1. 可通过外周静脉或中央静脉输入，通过 Y 形接头本品可以与葡萄糖和氨基酸溶液经外周或中央静脉输入，输入前脂肪乳剂的温度应加热至室温。2. 在完全性胃肠外营养范围内，本品的用药期限一般为 1~2 周。3. 定期检查血清甘油三酯，如果成人的血清甘油三酯浓度超过 3mmol/L，儿童超过 1.7mmol/L，必须降低输注速度或中止输注。4. 单纯由脂肪乳剂替代热量会导致代谢性酸中毒，建议除脂肪外应同时输入足够的碳水化合物或含有碳水化合物的氨基酸溶液。5. 本品贮存应避免冻结，冻结则丢弃不用。

结构脂肪乳（$C_{6~24}$）（注射剂[乙]）

【其他名称】力文，结构脂肪乳注射液（$C_{6~24}$）

【主要作用】本品的乳粒粒径及生物学特性类似于人体内源性乳糜微粒，通过长链脂肪酸（LCFA）提供亚油酸和亚麻酸，防止必需脂肪酸缺乏症；通过 LCFA 和中链脂肪酸（MCFA）作为代谢底物，提供能量。

【适应证】作为肠外营养的组成部分，提供能量和必需脂肪酸。

【用法用量】静脉滴注　一日 5~7.5ml/kg，相当于 1~1.5g 甘油三酯 /kg；一般于 10~24 小时内滴注完毕。滴注速度不应超过 0.75ml/（kg·h），相当于 0.15g 甘油三酯 /（kg·h）。

【特别提醒】1. 本品应作为含葡萄糖注射液的肠外营养混合液的组成部分，与其他成分一起通过中心静脉或周围静脉滴注。2. 应监测患者血清甘油三酯浓度，若疑有脂质代谢紊乱，应每日监测。滴注过程中，血清甘油三酯浓度不应超过 3mmol/L。血清甘油三酯浓度回到基础值时，才能进行下次输注。3. 本品贮存应避免冻结，冻结则丢弃不用。

脂肪乳氨基酸葡萄糖（注射剂[乙]）

【其他名称】卡文，卡全，脂肪乳氨基酸（17）葡萄糖（11%）注射液，脂肪乳氨基酸（17）葡萄糖（19%）注射液，脂肪乳（20%）/ 氨基酸（15）/ 葡萄糖（30%）注射液，脂肪乳（10%）/ 氨基酸（15）/ 葡萄糖（20%）注射液

【主要作用】静脉滴注本品，提供葡萄糖、氨基酸及脂肪乳等营养物质。

【适应证】不能或功能不全或被禁忌经口 / 肠道摄取营养的成人患者。

【用法用量】静脉滴注　一般营养状况或轻度应激的患者，氮需要量为一日 0.10~0.15g/kg；有中度或重度代谢应激的患者，氮需要量为一日 0.15~0.30g/kg。葡萄糖与脂肪需要量分别为一日 2.0~6.0g/kg 与 1.0~2.0g/kg。患者总的能量需要为一日 20~30kcal/kg。

【特别提醒】1. 本品可经周围静脉或中心静脉进行输注。2. 使用前开通腔室间的可剥离封条，使三腔内液体混合均匀。3. 输注速率不宜超过 3.7ml/（kg·h），输注时间为 12~24 小时。4. 禁止本品与输血 / 血制品同用一根（套）输液管（器）。

三、影响电解质平衡的溶液

葡萄糖（注射剂[甲]）

【其他名称】5%葡萄糖注射液，10%葡萄糖注射液，50%葡萄糖注射液

【主要作用】葡萄糖是人体主要的热量来源之一，能治疗低糖血症；当葡萄糖和胰岛素一起静脉滴注，被用来治疗高钾血症；高渗葡萄糖注射液快速静脉推注有组织脱水作用，可用作组织脱水剂。

【适应证】1.各种原因引起的进食不足或大量体液丢失，全静脉内营养，饥饿性酮症。2.低糖血症。3.高钾血症。4.高渗溶液用作组织脱水剂。5.配制腹膜透析液。6.药物稀释剂。7.静脉法葡萄糖耐量试验。8.供配制极化液用。

【用法用量】**静脉滴注、静脉注射**　1.补充热能：患者因某些原因进食减少或不能进食时，一般可予25%葡萄糖注射液静脉注射，并同时补充体液。葡萄糖用量根据所需热能计算。2.全静脉营养疗法：葡萄糖与脂肪供给热量之比为2:1，具体用量依据临床热量需要而定。3.低糖血症：重者可先用50%葡萄糖注射液20~40ml静脉注射。4.饥饿性酮症：严重者应用5%~25%葡萄糖注射液静脉滴注，一日100g葡萄糖可基本控制病情。5.失水：等渗性失水给予5%葡萄糖注射液静脉滴注。6.高钾血症：10%~25%葡萄糖注射液，每2~4g葡萄糖加1IU正规胰岛素输注。7.组织脱水：50%葡萄糖注射液20~50ml快速静脉注射。

【特别提醒】1.分娩时注意过多葡萄糖可刺激胎儿胰岛素分泌，发生产后婴儿低血糖。2.水肿及严重心、肾功能不全、肝硬化腹水者易致水潴留，应控制输液量；心功能不全者尤应控制滴速。3.儿童、老年患者补液过快、过多，可致心悸、心律失常甚至急性左心衰竭。

氯化钠（注射剂[甲]）

【其他名称】0.9%氯化钠注射液，10%氯化钠注射液

【主要作用】电解质补充药物，钠和氯是机体重要的电解质，主要存在于细胞外液，对维持正常的血液和细胞外液的容量和渗透压起着非常重要的作用。

【适应证】1.各种原因所致的失水。2.高渗性非酮症糖尿病昏迷。3.低氯性代谢性碱中毒。4.外用生理盐水冲洗眼部、洗涤伤口等。5.产科的水囊引产。

【用法用量】**静脉滴注**　1.高渗性失水：所需补液量（L）=（血Na^+浓度 –142）/血Na^+浓度 ×0.6× 体重（kg）。一般第一日补给半量，余量在以后2~3日内补给。2.等渗性失水：补液量（L）=［体重下降（kg）×142］/154；或，补液量（L）=［实际红细胞压积 – 正常红细胞压积 × 体重（kg）×0.2］/ 正常红细胞压积。3.低渗性失水：补钠量（mmol/L）=［142– 实际血钠浓度（mmol/L）］× 体重（kg）×0.2。4.低氯性碱中毒：500~1000ml。**外用**　洗涤伤口、冲洗眼部。

【特别提醒】1.根据临床需要，检查血清中钠、钾、氯离子浓度，血液中酸碱浓度平衡指标、肾功能及血压和心肺功能。2.儿童、老年患者补液量和速度应严格控制。

葡萄糖氯化钠（注射剂^{［甲］}）

【其他名称】 5%葡萄糖氯化钠注射液

【主要作用】 葡萄糖是人体主要的热量来源之一；钠和氯是机体内重要的电解质，主要存在于细胞外液，对维持人体正常的血液和细胞外液的容量和渗透压起着非常重要的作用。

【适应证】 各种原因引起的进食不足或大量体液丢失。

【用法用量】 应同时考虑葡萄糖和氯化钠的用法用量，参见葡萄糖、氯化钠。

【特别提醒】 1.水肿及严重心、肾功能不全、肝硬化腹水者易致水潴留，应控制输液量；心功能不全者尤应控制滴速。2.儿童、老年患者补液不宜过快、过多。

复方氯化钠（注射剂^{［甲］}）

【其他名称】 林格氏液，复方氯化钠注射液

【主要作用】 含氯化钠、氯化钾、氯化钙，钠离子和氯离子是机体重要的电解质，主要存在于细胞外液，对维持人体正常的血液和细胞外液的容量和渗透压起着重要作用。

【适应证】 1.各种原因所致的失水，包括低渗性、等渗性和高渗性失水。2.高渗性非酮症昏迷，应用等渗或低渗氯化钠可纠正失水和高渗状态。3.低氯性代谢性碱中毒。

【用法用量】 静脉滴注 1.高渗性失水：所需补液量（L）=（血 Na^+ 浓度 –142）/ 血 Na^+ 浓度 ×0.6× 体重（kg）。第一日补给半量，余量在以后 2~3 日内补给。2.等渗性失水：补液量（L）= 体重下降（kg）×142/154；或，补液量（L）=（实际红细胞压积 – 正常红细胞压积）× 体重（kg）×0.2/正常红细胞压积。3.低渗性失水：补钠量（mmol/L）=［142–实际血钠浓度（mmol/L）］× 体重（kg）×0.2。4.低氯性碱中毒：500~1000ml，以后根据碱中毒情况决定用量。

【特别提醒】 1.随访检查血清钠离子、钾离子、氯离子浓度，血液酸碱平衡指标，肾功能，血压和心肺功能。2.儿童、老年患者用药补液量和速度应严格控制。

乳酸钠（注射剂^{［甲］}）

【其他名称】 乳酸钠注射液

【主要作用】 本品的终末代谢产物为碳酸氢钠，高钾血症伴酸中毒时，可纠正酸中毒并使钾离子自血及细胞外液进入细胞内。

【适应证】 纠正代谢性酸中毒，腹膜透析液中缓冲剂、高钾血症伴严重心律失常 QRS 波增宽者。

【用法用量】 静脉滴注 1.代谢性酸中毒：所需乳酸钠（mol/L）的体积（ml）= 碱缺失（mmol/L）×0.3× 体重（kg）。2.高钾血症：首次可予 11.2%注射液 40~60ml，以后酌情给药。

【特别提醒】 1.制剂为 11.2%高渗溶液，临床应用时可根据需要配制成不同渗透压浓度，等渗液浓度为 1.86%。2.给药速度不宜过快，以免发生碱中毒、低钾及低钙血症。3.本品纠正代谢性酸中毒的作用不及碳酸氢钠作用迅速和稳定。4.双胍类药物尤其是苯乙双胍可阻碍肝脏对乳酸的利用，易引起乳酸中毒。5.酗酒、水杨酸中毒、I 型糖原沉积病时有发

生乳酸性酸中毒倾向，不宜再用乳酸钠纠正酸碱平衡。6. 本品与大环内酯类抗生素、生物碱、磺胺类等有配伍禁忌。

乳酸钠林格（注射剂[甲]）

【其他名称】 乳酸钠林格注射液

【主要作用】 本品为复方制剂，组分为乳酸钠、氯化钠、氯化钾、氯化钙。为调节体液、电解质及酸碱平衡药。

【适应证】 代谢性酸中毒或有代谢性酸中毒倾向的脱水患者。

【用法用量】 静脉滴注　成人每次 500~1000ml，给药速度 300~500ml/h。

【特别提醒】 1. 给药速度不宜过快，以免发生碱中毒、低钾及低钙血症。2. 双胍类药物尤其是苯乙双胍可阻碍肝脏对乳酸的利用，易引起乳酸中毒。3. 酗酒、水杨酸中毒、Ⅰ型糖原沉积病时有发生乳酸性酸中毒倾向，不宜再用乳酸钠纠正酸碱平衡。4. 大环内酯类抗生素、生物碱、磺胺类等，因 pH 及离子强度变化而产生配伍禁忌。5. 本品含有钙离子，与含有枸橼酸钠的血液混合时会产生沉淀。

复方乳酸钠葡萄糖（注射剂[乙]）

【其他名称】 复方乳酸钠葡萄糖注射液

【主要作用】 含乳酸钠、氯化钠、氯化钾、氯化钙、葡萄糖，可调节体液容量、渗透压，具有补充钾、钠、钙及氯离子作用，并能供给热量。为调节体液、电解质及酸碱平衡药，体液补充药。

【适应证】 用于调节体液、电解质和酸碱平衡补充体液，代谢性酸中毒或有代谢性酸中毒倾向并需要补充热量的脱水。

【用法用量】 静脉滴注　成人每次 500~1000ml，给药速度 300~500ml/h。

【特别提醒】 1. 与其他药物合用时，如大环内酯类抗生素、生物碱、磺胺类，因 pH 及离子强度变化而产生配伍禁忌。2. 由于本品含有钙离子，与含有枸橼酸钠的血液混合时会产生沉淀。3. 与含磷酸根离子及碳酸根离子的溶液混合时可能产生沉淀。

果糖（注射剂，氯化钠注射液）[乙]

【其他名称】 果糖注射液，注射用果糖，果糖氯化钠注射液

【主要作用】 果糖比葡萄糖更易形成糖原，主要在肝脏通过果糖激酶代谢，易于代谢为乳酸，迅速转化为能量。

【适应证】 1. 注射剂的稀释剂。2. 烧创伤、术后及感染等胰岛素抵抗状态下或不适宜使用葡萄糖时需补充水分、钠盐或能源患者的补液治疗。

【用法用量】 静脉滴注　一般一日 500~1000ml。

【特别提醒】 1. 注射速度宜缓慢，以不超过 0.5g/（kg·h）（以果糖计）为宜。2. 本品过量使用可引起严重的酸中毒，故不推荐肠外营养中替代葡萄糖。3. 过量输注无钾果糖可引起低钾血症，但本品不用于纠正高钾血症。4. 本品能加剧甲醇氧化成甲醛，故本品不得用于甲醇中毒治疗。

灭菌注射用水（注射剂[乙]）

【主要作用】本品可作为注射用灭菌粉末的溶剂或注射液的稀释剂。

【适应证】注射用灭菌粉末的溶剂或注射液的稀释剂或各科内腔镜冲洗剂。

【用法用量】临用前在避菌操作条件下，按需要量用无菌注射器吸取加入。

【特别提醒】1.本品为非等渗液，应避免直接注射。2.不能作为脂溶性药物的溶剂。

甘露醇（注射剂[甲]，冲洗剂[乙]）

【其他名称】20%甘露醇注射液，甘露醇冲洗液

【主要作用】单糖，在体内不被代谢，经肾小球滤过后在肾小管内甚少被重吸收，起到渗透利尿作用；提高血浆渗透压，导致组织内水分进入血管内，降低眼内压，颅内压和脑脊液容量及其压力，起组织脱水作用。

【适应证】1.各种原因引起的脑水肿，降低颅内压，防止脑疝。2.其他降眼内压药无效时或眼内手术前准备。3.鉴别肾前性因素或急性肾功能衰竭引起的少尿。亦可应用于预防各种原因引起的急性肾小管坏死。4.作为辅助性利尿措施治疗肾病综合征、肝硬化腹水，尤其是当伴有低蛋白血症时。5.某些药物逾量或毒物中毒。6.作为冲洗剂，应用于经尿道内作前列腺切除术。7.术前肠道准备。

【用法用量】静脉滴注　1.利尿：成人 1~2g/kg，一般用 20% 溶液 250ml；儿童 0.25~2g/kg 或 60g/m²，以 15% ~20% 溶液在 2~6 小时内静脉滴注。2.脑水肿、颅内高压和青光眼：成人 0.25~2g/kg，配制为 15% ~25% 浓度于 30~60 分钟内静脉滴注；儿童 1~2g/kg 或 30~60g/m²，以 15% ~20% 溶液于 30~60 分钟内静脉滴注。3.鉴别肾前性少尿和肾性少尿：成人及儿童 0.2g/kg，以 20% 浓度于 3~5 分钟内静脉滴注，如用药后 2~3 小时以后每小时尿量仍低于 30~50ml，最多再试用 1 次，如仍无反应则应停药。4.预防急性肾小管坏死：成人先给予 12.5~25g，10 分钟内静脉滴注，若无特殊情况再给 50g，1 小时内静脉滴注，若尿量能维持在 50ml/h 以上，则可继续应用 5%溶液静脉滴注；若无效则立即停药。5.治疗药物、毒物中毒：成人 50g 以 20%溶液静脉滴注，调整剂量使尿量维持在 100~500ml/h；儿童 2g/kg 或 60g/m²，以 5% ~10%溶液静脉滴注。口服　肠道准备：成人术前 4~8 小时，10%溶液 1000ml 于 30 分钟内口服完毕。冲洗　用量可视手术需要而定。

【特别提醒】1.遇冷易结晶，故应用前应仔细检查，如有结晶，可置热水中或用力振荡待结晶完全溶解后再使用。2.当浓度高于 15%时，应使用有过滤器的输液器。3.用于治疗水杨酸盐或巴比妥类药物中毒时，应合用碳酸氢钠以碱化尿液。

甘油果糖（注射剂，氯化钠注射液）[甲]

【其他名称】固利压，甘油果糖注射液，甘油果糖氯化钠注射液

【主要作用】含甘油、果糖、氯化钠。为高渗制剂，通过高渗透性脱水，能使脑水分含量减少，降低颅内压，作用起效缓慢，持续时间较长。

【适应证】脑血管病、脑外伤、脑肿瘤、颅内炎症及其他原因引起的急慢性颅内压增高，脑水肿等症。

【用法用量】静脉滴注　成人每次 250~500ml，一日 1~2 次。滴速，250ml 滴注 1~1.5 小时，500ml 滴注 2~3 小时。

【特别提醒】1. 滴注过快可发生溶血、血红蛋白尿。2. 怀疑有急性硬膜下、硬膜外血肿时，应先处理出血源并确认不再有出血后方可应用本品。

四、其他

精氨酸（注射剂^[甲]）

【其他名称】盐酸精氨酸注射液，注射用盐酸精氨酸

【主要作用】氨基酸类药，在人体内参与鸟氨酸循环，促进尿素的形成，使人体内产生的氨，经鸟氨酸循环转变成无毒的尿素，由尿中排出，从而降低血氨浓度。

【适应证】肝性脑病，用于忌钠的患者，也用于其他原因引起血氨增高所致的精神症状治疗。

【用法用量】静脉滴注　每次 15~20g，于 4 小时内滴完。临用前用 5% 葡萄糖注射液 1000ml 溶解稀释后应用。

【特别提醒】1. 本品不含钠离子，用于不宜用谷氨酸钠的患者。2. 用药期间宜监测血气分析、酸碱平衡和电解质，注意患者的酸碱平衡。

丙氨酰谷氨酰胺（注射剂^[乙]）

【其他名称】力太，丙氨酰谷氨酰胺注射液，注射用丙氨酰谷氨酰胺

【主要作用】肠道外营养的一个组成部分，可在体内分解为谷氨酰胺和丙氨酸，可经由肠外营养输液补充谷氨酰胺。

【适应证】需要补充谷氨酰胺患者的肠外营养，包括处于分解代谢和高代谢状况的患者。

【用法用量】静脉滴注　一日 0.3~0.4g，最大剂量 0.4g/kg。连续使用时间不应超过 3 周。

【特别提醒】1. 本品是一种高浓度溶液，不可直接输注。在输注前，必须与可配伍的氨基酸溶液或含有氨基酸的输液相混合，1 体积的本品应与至少 5 体积的载体溶液混合，混合液体中本品的最大浓度不应超过 3.5%。2. 不要将其他药物加入混匀后的溶液中。3. 输入速度过快将出现寒战、恶心、呕吐，应立即停药。

甘油磷酸钠（注射剂^[乙]）

【其他名称】格利福斯，甘油磷酸钠注射液

【主要作用】作为肠外营养的磷补充剂，用以满足人体每日对磷的需要。

【适应证】成人肠外营养的磷补充剂；磷缺乏病人。

【用法用量】静脉滴注　一日 2.16g，加入复方氨基酸注射液或 5%、10% 葡萄糖注射液 500ml 中，4~6 小时内缓慢滴注。

【特别提醒】1. 本品系高渗溶液，未经稀释不能输注（图 34）。2. 注意控制给药速度（图 35）。3. 长期用药时应注意血磷、血钙浓度的变化。

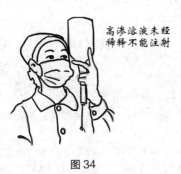

高渗溶液未经稀释不能注射

图 34

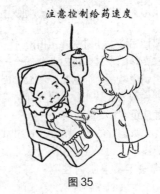

注意控制给药速度

图 35

糜蛋白酶（注射剂[乙]）

【其他名称】注射用糜蛋白酶

【主要作用】具有肽链内切酶作用，使蛋白质大分子的肽链切断，成为分子量较小的肽，或在蛋白分子肽链端上作用，使分出氨基酸。本品尚有脂酶作用，可溶化脓液、积血、坏死组织，起创面净化、消炎、消肿作用，能松弛睫状韧带及溶解眼内某些组织的蛋白结构。

【适应证】1. 眼科手术以松弛睫状韧带，减轻创伤性虹膜睫状体炎。2. 创口或局部炎症。3. 慢性支气管炎、支气管扩张或肺脓肿的治疗。4. 毒蛇咬伤的处理。

【用法用量】肌内注射　每次 4000 IU。眼科注入后房　每次 800 IU，3 分钟后用氯化钠注射液冲洗后房中遗留的药物。喷雾吸入　液化痰液，可制成 0.05％溶液雾化吸入。局部注射　软组织炎症或创伤，可用 800 IU 溶于 1ml 生理氯化钠溶液的药液局部注入创面；毒蛇咬伤，800~1600 IU，用注射用水 4ml 稀释后，以蛇牙痕为中心向周围作浸润注射，并在伤口中心区域注射 2 针，再在肿胀上方 3cm 处作环状封闭 1~2 层，每针 0.3~0.7ml。外用　寻常痤疮，局部涂搽，一日 2 次；慢性皮肤溃疡，400μg/ml 水溶液湿敷创面，每次 1~2 小时。

【特别提醒】1. 本品不可静脉注射。2. 肌内注射偶可致过敏性休克，用前应先做皮肤过敏试验（图 36）。3. 本品遇血液迅速失活，因此在用药部位不得有未凝固的血液。4. 本品对视网膜有较强的毒性，由于可造成晶体损坏，应用时勿使药液透入玻璃体。5. 超声雾化后效价下降明显，因此超声雾化吸入时间宜控制在 5 分钟内。6. 本品溶解后不稳定，宜用时新鲜配制（图 37）。

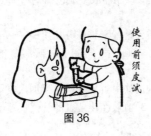

使用前须皮试

图 36

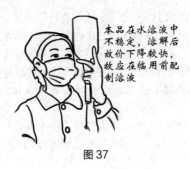

本品在水溶液中不稳定，溶解后效价下降较快，故应在临用前配制溶液

图 37

胰蛋白酶（注射剂[乙]）

【其他名称】注射用胰蛋白酶

【主要作用】具肽链内切酶的作用，选择性作用于变性蛋白使之水解成多肽或氨基酸，提高组织通透性、抑制水肿和血栓周围的炎症反应；溶解血凝块、渗出液、坏死组织；分解痰液、脓液等黏性分泌物；促使局部药液迅速扩散吸收。

【适应证】1. 清除血凝块、脓液、坏死组织及炎性渗出物，用于坏死性创伤、溃疡、血肿、脓肿及炎症等的辅助治疗。2. 眼科用本品治疗各种眼部炎症、出血性眼病以及眼外伤、视网膜震荡等。3. 毒蛇咬伤，使毒素分解破坏。

【用法用量】肌内注射　每次 1.25 万~5 万 IU，一日 1 次。结膜下注射　每次 1250~5000 IU，一日或隔日 1 次。滴眼　浓度 250 IU/ml，一日 4~6 次。泪道冲洗　浓度 250 IU/ml。毒蛇咬伤：以 0.25% ~0.5% 盐酸普鲁卡因注射液溶解成 5000 IU/ml 浓度的溶液以牙痕为中心，在伤口周围作浸润注射或在肿胀部位上方作环状封闭，每次用量 5 万 ~10 万 IU。

【特别提醒】1. 用药前先用针头蘸本品溶液作皮肤划痕试验，显示阴性反应方可注射。2. 本品在水溶液中不稳定，溶解后效价下降较快，故应在临用前配制溶液。

腹膜透析液（注射剂[甲]）

【其他名称】腹膜透析液（乳酸盐），低钙腹膜透析液（乳酸盐）

【主要作用】用以清除正常情况下由肾脏排泄的有毒物质及代谢废物的一种治疗方法，并可以帮助调节体液和电解质的平衡。

【适应证】因非透析治疗无效而需要连续不卧床性腹膜透析与连续周期性治疗的急性和慢性肾功能衰竭患者。

【用法用量】腹腔内给药　成人，每次 1.5~3.0L；儿童，30~50ml/kg，最大用量为 2L。

【特别提醒】1. 只用于腹腔内给药，严禁静脉内注射。2. 将透析液加热到 37℃有助于减少不适感觉。3. 在腹膜透析期间可能会发现蛋白质、氨基酸及水溶性维生素丢失的现象，必要时应予补充。4. 应定期监测患者血清电解质、血清镁、重碳酸盐水平、体液平衡情况以及血生化、凝血因子。5. 必须保存病人准确的体液平衡记录，仔细监测病人体重以避免病人体液过量或不足。

血液滤过置换基础液（注射剂[乙]）

【主要作用】本品加入氯化钾后与碳酸盐合用于连续性血液净化。在连续性血液净化中，置换液提供与患者血浆几乎相同的基础晶体液体环境，该晶体液中应包括钠离子、氯离子、钙离子、镁离子、钾离子、葡萄糖及碳酸盐等。

【适应证】血液滤过治疗时置换体内的水分和电解质，替代肾脏部分功能。

【用法用量】通过血液净化装置输入体内　本品 4000ml 配合 50% 的碳酸氢钠注射液 250ml，一般 3~4L/h。

【特别提醒】1. 本品不含钾盐，临用时应根据患者的血液电解质分析结果加入氯化钾注射液。2. 药液应一次用完，开启后切勿贮藏再次使用。3. 血液净化装置的管道仪器不洁、破损或重复使用及温度过低易引起使用本品后发冷、发热等输液反应表现。

血液滤过置换液（注射剂[乙]）

【主要作用】血液滤过系采用具有高效低阻力滤过膜的滤器，尿毒症患者血液通过滤器时在跨膜压作用下水分被清除到体外。随着水分清除，尿毒症患者体液中毒性溶质也随之被清除；由于每次清除出体外超滤量常达 10L 以上，故需同时补充平衡液（本品），以达到体内体液平衡。

【适应证】血液滤过疗法时置换体内的水分和电解质，替代肾脏的部分功能。

【用法用量】血液滤过治疗时静脉补液用　慢性肾功能衰竭，一周 1~3 次，每次 4~5 小时，每次超滤量为 18~25L，每次补充置换液量 18~25L；急性肾功能衰竭，根据一日超滤量决定一日输入置换液量。

【特别提醒】1. 仅作为血液滤过治疗时静脉补液用，使用前加热至 37℃左右。2. 注意保持出入液平衡。3. 随访检查：尿量，血压，电解质 K^+、Na^+、Cl^-、Ca^{2+}、Mg^{2+}，血氧分析，血清肌酐、尿素氮、尿酸，血清蛋白，血糖。

第五章　心血管系统药物

第一节　心脏疾病治疗药

一、强心苷

地高辛（片剂[甲]，口服溶液[乙]，注射剂[甲]）

【其他名称】地高辛片，地高辛口服溶液，地高辛注射液

【主要作用】选择性与心肌细胞膜 Na^+，K^+-ATP 酶结合而抑制该酶活性，使细胞质内 Ca^{2+} 增多，激动心肌收缩蛋白从而增加心肌收缩力，减慢心率。

【适应证】1.高血压、瓣膜性心脏病、先天性心脏病等急性和慢性心功能不全。尤其用于伴有快速心室率的心房颤动的心功能不全。2.控制伴有快速心室率的心房颤动、心房扑动患者的心室率及室上性心动过速。

【用法用量】口服　1.成人：0.125~0.5mg，一日 1 次。2.小儿：早产儿 0.02~0.03mg/kg；1 月以下新生儿 0.03~0.04mg/kg；1 月~2 岁，0.05~0.06mg/kg；2~5 岁，0.03~0.04mg/kg；5~10 岁，0.02~0.035mg/kg；10 岁或 10 岁以上，按成人常用量；本品总量分 3 次或每 6~8 小时给予。维持量为总量的 1/5~1/3。**静脉注射**　1.成人：0.25~0.5mg，用 5% 葡萄糖注射液稀释后缓慢注射，以后可用 0.25mg，每隔 4~6 小时按需注射，但一日总量不超过 1mg；维持量 0.125~0.5mg，一日 1 次。2.小儿：按下列剂量分 3 次或每 6~8 小时给予：早产新生儿 0.015~0.025mg/kg；足月新生儿 0.02~0.03mg/kg；1 月~2 岁 0.04~0.05mg/kg；2~5 岁 0.025~0.035mg/kg；5~10 岁 0.015~0.03mg/kg；10 岁及以上按成人常用量。

【特别提醒】1.成人一日总剂量不超过 1mg。2.本品注射剂不宜与酸、碱类配伍。3.注意剂量个体化，应用时注意监测地高辛血药浓度，若血药浓度 > 2.0~2.5ng/ml，应警惕地高辛药物过量或毒性反应。4.剂量计算应按标准体重，因脂肪组织不摄取强心苷。

毒毛花苷 K（注射剂[甲]）

【其他名称】毒毛花苷 K 注射液

【主要作用】选择性与心肌细胞膜 Na^+，K^+-ATP 酶结合而抑制该酶活性，激动心肌收缩蛋白增加心肌收缩力；增强迷走神经张力，因而减慢心率、延缓房室传导，延长其有效不应期。

【**适应证**】急性充血性心力衰竭。

【**用法用量**】**静脉注射**　1. 成人：首剂 0.125~0.25mg，加入等渗葡萄糖注射液 20~40ml 内缓慢注入（时间不少于 5 分钟），2 小时后按需要重复再给 1 次，总量一日 0.25~0.5mg。极量，每次 0.5mg，一日 1mg。致死量 10mg。2. 小儿：0.007~0.01mg/kg 或 0.3mg/m²，首剂给予一半剂量，其余分成几个相等部分，间隔 0.5~2 小时给予。

【**特别提醒**】1. 本品毒性剧烈，过量时可引起严重心律失常，成人致死量为 10mg。2. 皮下注射或肌内注射可引起局部炎症反应，一般仅用于静脉注射。3. 不宜与碱性溶液配伍，用药期间忌用钙剂。4. 剂量个体化，有条件时应进行血药浓度测定。5. 剂量计算应按标准体重，因脂肪组织不摄取强心苷。

去乙酰毛花苷（注射剂[甲]）

【**其他名称**】西地兰，去乙酰毛花苷注射液

【**主要作用**】选择性与心肌细胞膜 Na^+、K^+-ATP 酶结合而抑制该酶活性，激动心肌收缩蛋白从而增加心肌收缩力，减慢心率、延缓房室传导，减慢心房纤颤或心房扑动的心室率。

【**适应证**】心力衰竭，亦可用于控制伴快速心室率的心房颤动、心房扑动患者的心室率。

【**用法用量**】**静脉注射、肌内注射**　1. 成人：首剂 0.4~0.6mg，以后每 2~4 小时可再给 0.2~0.4mg，总量 1~1.6mg。用 5% 葡萄糖注射液稀释后缓慢注射。2. 小儿：早产儿和足月新生儿或肾功能减退、心肌炎患儿，0.022mg/kg；2~3 岁，0.025mg/kg，分 2~3 次间隔 3~4 小时给予。

【**特别提醒**】1. 剂量个体化，有条件时应测定血药浓度。本品通过体内释放地高辛起作用，地高辛中毒浓度为 >2.0ng/ml。2. 禁忌与含钙注射剂合用，不宜与酸、碱类配伍。3. 强心苷剂量计算应按标准体重，因脂肪组织不摄取强心苷。

二、其他心脏兴奋药

多巴胺（注射剂[甲]）

【**其他名称**】盐酸多巴胺注射液，注射用盐酸多巴胺

【**主要作用**】激动交感神经系统肾上腺素受体和位于肾、肠系膜、冠状动脉、脑动脉的多巴胺受体，用于伴有心肌收缩力减弱、尿量减少而血容量已补足的休克患者。

【**适应证**】1. 心肌梗死、创伤、内毒素败血症、心脏手术、肾功能衰竭、充血性心力衰竭等引起的休克综合征。2. 补充血容量后休克仍不能纠正者，尤其有少尿及周围血管阻力正常或较低的休克。3. 洋地黄和利尿剂无效的心功能不全。

【**用法用量**】**静脉注射**　1. 开始时 1~5μg/（kg·min），10 分钟内以 1~4μg/（kg·min）速度递增，以达到最大疗效。慢性顽固性心力衰竭，开始 0.5~2μg/（kg·min）逐渐递增。多数病人按 1~3μg/（kg·min）给予即可生效。闭塞性血管病变患者，开始 1μg/（kg·min），逐渐增至 5~10μg/（kg·min），直到 20μg/（kg·min），以达到最满意效应。2. 危重病例：先按 5μg/（kg·min）静脉滴注，然后以 5~10μg/（kg·min）递增至 20~50μg/（kg·min），以达到满意效应。或本品 20mg 加入 5% 葡萄糖注射液 200~300ml 中静脉滴注，开始时按

75~100μg/min 滴注，以后根据血压情况增加速度和浓度，但最大剂量不超过 500μg/min。

【特别提醒】1. 在滴注前必须稀释，稀释液的浓度取决于剂量及个体需要的液量，若不需要扩容，可用 0.8mg/ml 溶液，如有液体潴留，可用 1.6~3.2mg/ml 溶液。2. 选用粗大的静脉作静脉注射或静脉滴注，以防药液外溢；如确已发生液体外溢，可用 5~10mg 酚妥拉明稀释溶液在注射部位浸润。3. 静脉滴注时应控制滴速。4. 交叉过敏反应：对其他拟交感胺类药高度敏感的病人，可能对本品也异常敏感。5. 突然停药可产生严重低血压，故停用时应逐渐递减。

多巴酚丁胺（注射剂[甲]）

【其他名称】盐酸多巴酚丁胺注射液，注射用盐酸多巴酚丁胺，盐酸多巴酚丁胺葡萄糖注射液

【主要作用】β_1 受体激动剂，能激动心脏 β_1 受体以增强心肌收缩和增加搏出量，使心排血量增加。

【适应证】1. 心脏血液输出量不能满足体循环要求而出现低灌注状态，需要采用强心剂治疗的患者。2. 由于心室充盈压异常升高，导致出现肺充血和肺水肿的危险，需要进行强心治疗的患者。

【用法用量】静脉滴注　本品加于 5% 葡萄糖注射液或 0.9% 氯化钠注射液中稀释后，使心输出量增加，以 2.5~10μg/(kg·min) 给予；使血液动力学得到适当的改善，剂量常常需要高达 20μg/(kg·min)。

【特别提醒】1. 可以用灭菌注射用水或 5% 葡萄糖注射液进行重溶，不得使用生理盐水，因为氯离子可能会影响本品最初溶解。2. 给药以前应使用 5% 葡萄糖注射液、0.9% 氯化钠注射液或乳酸钠注射液进一步稀释至 5mg/ml 或更低。3. 不得加至 5% 碳酸氢钠注射液或其他任何强碱性溶液中。4. 建议不要将其他药物与本品混合在同一种溶液中，不得将本品与其他药物或含有亚硫酸氢钠及乙醇的稀释液共同注射。5. 用药期间应定时或连续监测心电图、血压、心排血量，必要或可能时监测肺楔嵌压。

间羟胺（注射剂[甲]）

【其他名称】阿拉明，重酒石酸间羟胺注射液

【主要作用】主要作用于 α 受体，直接兴奋 α 受体，较去甲肾上腺素作用弱但较持久，对心血管的作用与去甲肾上腺素相似。

【适应证】1. 防治椎管内阻滞麻醉时发生的急性低血压。2. 由于出血、药物过敏、手术并发症及脑外伤或脑肿瘤合并休克而发生的低血压。3. 心源性休克或败血症所致的低血压。

【用法用量】成人　1. 肌内注射或皮下注射：每次 2~10mg；2. 静脉注射：初始剂量 0.5~5mg，继而静脉滴注，用于重症休克；3. 静脉滴注：15~100mg 加入 5% 葡萄糖注射液或氯化钠注射液 500ml 中滴注，调节滴速以维持合适的血压。极量每次 100mg（0.3~0.4mg/min）。
小儿　1. 肌内注射或皮下注射：0.1mg/kg，用于严重休克；2. 静脉滴注：0.4mg/kg 或 12mg/m²，用氯化钠注射液稀释至每 25ml 中含间羟胺 1mg 的溶液，滴速以维持合适的血压

水平为度。

【特别提醒】1.给药时应选用较粗大静脉注射，并避免药液外溢。2.不宜与碱性药物共同滴注，因可引起本品分解。3.本品有蓄积作用，用药后须观察 10 分钟以上再决定是否增加剂量，以免使血压上升过高。

麻黄碱（注射剂[甲]）

【其他名称】盐酸麻黄碱片，盐酸麻黄碱糖浆，盐酸麻黄碱注射液

【主要作用】可直接激动肾上腺素受体，也可通过促使肾上腺素能神经末梢释放去甲肾上腺素而间接激动肾上腺素受体，对 α 和 β 受体均有激动作用。

【适应证】1.慢性低血压症。2.蛛网膜下隙麻醉或硬膜外麻醉引起的低血压症及慢性低血压症。3.缓解荨麻疹和血管神经性水肿等过敏反应。

【用法用量】**口服** 慢性低血压，每次 25~50mg，一日 2~3 次；支气管哮喘，成人每次 15~30mg，一日 3 次。极量：成人每次 60mg，一日 150mg。**皮下或肌内注射** 常用量每次 15~30mg，一日 3 次；极量每次 60mg，一日 150mg。

【特别提醒】1.每日用药不超过 3 次，否则反复用药会产生耐受现象。2.交叉过敏反应：对其他拟交感胺类药，如肾上腺素、异丙肾上腺素等过敏者对本品也过敏。3.尿碱化剂影响本品在尿中的排泄，增加本品的半衰期，应调整本品用量。

去甲肾上腺素（注射剂[甲]）

【其他名称】正肾，正肾上腺素，重酒石酸去甲肾上腺素注射液

【主要作用】α 受体激动药，同时也激动 β 受体。通过激动 α 受体，可引起血管极度收缩，使血压升高，冠状动脉血流增加；通过 β 受体的激动，使心肌收缩加强，心排出量增加。

【适应证】1.急性心肌梗死、体外循环等引起的低血压。2.血容量不足所致的休克、低血压或嗜铬细胞瘤切除术后的低血压。3.椎管内阻滞时的低血压及心搏骤停复苏后血压维持。

【用法用量】**静脉滴注** 成人开始 8~12μg/min，调整滴速以使血压升到理想水平；维持量为 2~4μg/min；小儿开始 0.02~0.1μg/（kg·min），按需要调节滴速。用 5% 葡萄糖注射液或葡萄糖氯化钠注射液稀释。

【特别提醒】1.皮下注射后吸收差，且易发生局部组织坏死，一般采用静脉滴注（图 38）。2.小儿应选粗大静脉注射并需更换注射部位。3.药液外漏可引起局部组织坏死。4.本品强烈的血管收缩可以使重要脏器官血流减少，肾血流锐减后尿量减少，组织供血不足导致缺氧和酸中毒；持久或大量使用时，可使回心血流量减少，外周血管阻力升高，心排血量减少，后果严重，应停药，适当补充液体及电解质，血压过高给予 α 受体拮抗剂酚妥拉明 5~10mg 静脉注射。

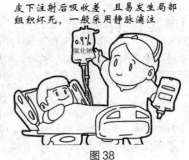

皮下注射后吸收差，且易发生局部组织坏死，一般采用静脉滴注

图 38

肾上腺素（注射剂^[甲]）

【其他名称】付肾，肾上腺素注射液，盐酸肾上腺素注射液

【主要作用】兼有 α 受体和 β 受体激动作用。对血压的影响与剂量有关，常用剂量使收缩压上升而舒张压不升或略降，大剂量使收缩压、舒张压均升高。

【适应证】1.因支气管痉挛所致严重呼吸困难。2.可迅速缓解药物等引起的过敏性休克。3.用于延长浸润麻醉用药的作用时间。4.各种原因引起的心脏骤停进行心肺复苏的主要抢救用药。

【用法用量】常用量：皮下注射，1 次 0.25~1mg；极量：皮下注射，1 次 1mg。1.过敏性休克：皮下注射或肌内注射 0.5~1mg，也可用 0.1~0.5mg 缓慢静脉注射，如疗效不好，可改用 4~8mg 静脉滴注。2.心脏骤停：0.25~0.5mg 以 10ml 生理盐水稀释后静脉或心内注射。3.支气管哮喘：皮下注射 0.25~0.5mg，必要时每 4 小时可重复 1 次。4.与局麻药合用：加少量（约 1：200000~1：500000）于局麻药中，在混合药液中，本品浓度为 2~5μg/ml，总量不超过 0.3mg。5.鼻黏膜和齿龈出血：将浸有 1：20000~1：1000 溶液的纱布填塞出血处。6.荨麻疹、花粉症、血清反应等：皮下注射 1：1000 溶液 0.2~0.5ml，必要时再以上述剂量注射 1 次。

【特别提醒】1.用量过大或皮下注射时误入血管后，可引起血压突然上升而导致脑溢血。2.用于指、趾部局麻时，药液中不宜加用本品，以免肢端供血不足而坏死。3.每次局麻使用剂量不可超过 300μg，否则可引起心悸、头痛、血压升高。

异丙肾上腺素（注射剂^[甲]）

【其他名称】喘息定，盐酸异丙肾上腺素片，盐酸异丙肾上腺素气雾剂，盐酸异丙肾上腺素注射液

【主要作用】β 受体激动剂，对 β₁ 和 β₂ 受体均有强激动作用，对 α 受体几乎无作用。

【适应证】1.心源性或感染性休克。2.完全性房室传导阻滞、心搏骤停。3.治疗支气管哮喘。

【用法用量】舌下含化 每次 10~15mg，一日 3 次。气雾吸入 成人每次吸入 1~2 揿，一日 2~4 次。静脉注射 救治心脏骤停，心腔内注射 0.5~1mg；三度房室传导阻滞，心率不及 40 次 / 分钟，可以本品 0.5~1mg 加在 5% 葡萄糖注射液 200~300ml 内缓慢静脉滴注。

【特别提醒】1.本品片剂需要舌下含化，不可吞服（图 39）。2.本品气雾剂的喷吸间隔时间不得少于 2 小时，喷吸时应深吸气，喷毕闭口 8 秒钟，然后徐缓呼气。

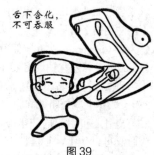

舌下含化，不可吞服

图 39

去氧肾上腺素（注射剂^[乙]）

【其他名称】苯肾上腺素，新福林，盐酸去氧肾上腺素注射液

【主要作用】α 受体激动药，直接作用于受体的拟交感胺类药，但有时也间接通过促进

去甲肾上腺素自贮存部位释放而生效。

【适应证】休克及麻醉时维持血压。也用于控制阵发性室上性心动过速。

【用法用量】1. 血管收缩：局麻药液每 20ml 中可加本品 1mg，达到 1：20 000 浓度；蛛网膜下隙阻滞时，每 2~3ml 达到 1：1000 浓度。2. 轻或中度低血压：肌内注射 2~5mg，再次给药间隔不短于 10~15 分钟，静脉注射每次 0.2mg，按需每隔 10~15 分钟给药 1 次。3. 阵发性室上性心动过速：初始剂量静脉注射 0.5mg，20~30 秒内注入，以后用量递增，每次加药量不超过 0.1~0.2mg，一次量以 1mg 为限。4. 严重低血压和休克：静脉滴注，5% 葡萄糖注射液或 0.9% 氯化钠注射液每 500ml 中加本品 10mg，开始滴速 100~180 滴 / 分钟，血压稳定后递减至 40~60 滴 / 分钟。5. 预防蛛网膜下隙阻滞期间出现低血压：可在阻滞前 3~4 分钟肌内注射本品 2~3mg。

【特别提醒】1. 防止药液漏出血管，出现缺血性坏死。2. 治疗期间除应经常测量血压外，须根据不同情况进行其他必要的检查和监测。3. 交叉过敏反应：对其他拟交感胺过敏者可能对本品也异常敏感。4. 药物过量出现血压过度上升，反射性心动过缓可用阿托品纠正，其他表现可用 α 受体拮抗剂如酚妥拉明治疗。

米多君（片剂[乙]）

【其他名称】米维，管通，盐酸米多君片

【主要作用】本品在体内形成活性代谢物——脱甘氨酸米多君，后者为 α_1 受体激动剂，可通过兴奋动脉和静脉 α 受体而使血管收缩，进而升高血压。

【适应证】1. 体位性低血压，仅用于临床护理后其生活仍受到严重干扰者，包括非药物治疗、扩容和改变生活方式等。2. 女性压力性尿失禁。

【用法用量】口服 1. 低血压：成人和 12 岁以上青少年，开始 2.5mg，一日 2~3 次，可间隔 3~4 天增加每次剂量，达到每次 10mg，一日 3 次。2. 尿失禁：成人每次 2.5~5mg，一日 2~3 次，通常一日剂量不超过 10mg。

【特别提醒】1. 为防止卧位高血压，不应在晚餐后或就寝前 4 小时内服用。2. 应当在白天、病人需要起立进行日常活动时服用，下午服用应不晚于睡前 3~4 小时，以减少夜间卧位高血压的出现。3. 由于有引起卧位高血压的危险，本品仅在初次治疗后症状明显改善的患者中使用，并应经常监测卧位和立位血压变化，如卧位血压过升高应停用。4. 在治疗出现症状的体位性低血压时，使用本品的指征为立位 1 分钟血压，如收缩压升高则说明患者从治疗中获益。

米力农（注射剂，氯化钠注射液，葡萄糖注射液）[乙]

【其他名称】鲁南力康，米力农注射液，注射用米力农，米力农氯化钠注射液，米力农葡萄糖注射液，乳酸米力农葡萄糖注射液

【主要作用】磷酸二酯酶抑制剂，兼有正性肌力作用和血管扩张作用。

【适应证】对洋地黄、利尿剂、血管扩张剂治疗无效或效果欠佳的各种原因引起的急、慢性顽固性充血性心力衰竭。

【用法用量】静脉注射　负荷量 25~75μg/kg，5~10 分钟缓慢静脉注射，以后 0.25~1.0μg/（kg·min）维持。一日最大剂量不超过 1.13mg/kg。

【特别提醒】与呋塞米混合立即产生沉淀。

左西孟旦（注射剂^[乙]）

【其他名称】悦文，海合天欣，左西孟旦注射液

【主要作用】钙增敏剂，以钙离子浓度依赖的方式与心肌肌钙蛋白 C 结合而产生正性肌力作用，增强心肌收缩力。

【适应证】传统治疗疗效不佳，并且需要增加心肌收缩力的急性失代偿心力衰竭的短期治疗。

【用法用量】静脉滴注　初始负荷剂量 6~12μg/kg，时间应大于 10 分钟，之后持续输注 0.1μg/（kg·min）。

【特别提醒】1. 仅用于静脉滴注，可通过外周或中央静脉滴注给药。2. 在给药前需稀释，稀释后单独输注，输液配制后应在 24 小时内使用。3. 仅用于住院病人，使用时应有适当的医疗监测设备且具有使用正性肌力药物的经验。4.2~8℃保存，不可冷冻结冰。

三、血管扩张药

硝酸甘油（片剂^[甲]，注射剂^[甲]，舌下片^[乙]）

【其他名称】硝酸甘油片，硝酸甘油舌下片，硝酸甘油注射液，硝酸甘油贴片，硝酸甘油喷雾剂，硝酸甘油气雾剂，硝酸甘油软膏

【主要作用】具有松弛血管平滑肌的作用，对毛细血管后容量血管和主要动脉，特别是仍有反应的冠状动脉的松弛作用要强于对阻力血管的作用。

【适应证】1. 冠心病的长期治疗，预防心绞痛发作，与洋地黄和（或）利尿剂合用治疗慢性心衰。2. 降低血压或治疗充血性心力衰竭，特别适合于心绞痛发作时的急救。

【用法用量】1. 片剂：成人每次 0.25~0.5mg，舌下含服。每 5 分钟可重复 1 次，直至疼痛缓解。2. 注射液：用 5% 葡萄糖注射液或氯化钠注射液稀释后静脉滴注，开始 5μg/min，用于降低血压或治疗心力衰竭，可每 3~5 分钟增加 5μg/min，如在 20μg/min 时无效可以 10μg/min 递增，以后可 20μg/min。3. 贴剂：开始时一日 25mg，贴于胸前皮肤。4. 气雾剂：心绞痛发作或有心绞痛发作预兆时，向口腔舌下黏膜喷射 1~2 揿，相当于硝酸甘油 0.5~1mg。5. 喷雾剂：发作时 1~2 喷，效果不佳可在 10 分钟内重复同样剂量。6. 软膏剂：一日 3 次，每次 1~1.5cm 膏体，涂于肛管内。

【特别提醒】1. 片剂用于舌下含服，不可吞服；如果 15 分钟内总量达 1.5mg 后疼痛持续存在，应立即就医。2. 在活动或大便之前 5~10 分钟预防性使用，可避免诱发心绞痛。3. 小剂量可能发生严重低血压，尤其在直立位时，舌下含服时应尽可能取坐位以免因头晕而摔倒。4. 用药期间禁止饮酒，中度或过量饮酒可致低血压（图 40）。5. 本品气雾剂为受压容器，严禁受热、撞击或在瓶上戳刺，即使将药用完也应避免上述情况发生。

用药期间
禁止饮酒

图 40

硝酸异山梨酯（片剂[甲]，缓释片[乙]，缓释胶囊[乙]，注射剂[甲]）

【其他名称】异舒吉，硝酸异山梨酯片，硝酸异山梨酯缓释片，硝酸异山梨酯缓释胶囊，硝酸异山梨酯注射液，硝酸异山梨酯葡萄糖注射液，硝酸异山梨酯氯化钠注射液，硝酸异山梨酯气雾剂

【主要作用】松弛血管平滑肌，继而引起外周动脉和静脉扩张，特别对后者有效。

【适应证】急性心梗后继发左心室衰竭，各种不同病因所致左心室衰竭及严重或不稳定型心绞痛。

【用法用量】口服 1.普通片剂，每次 5~10mg，一日 2~3 次，一日总量 10~30mg。2.缓释片，每次 20mg，每 8~12 小时给予 1 次。舌下给药 每次 5mg。静脉滴注 开始剂量为 30μg/min，观察 0.5~1 小时，如无不良反应可将剂量加倍。一日 1 次，10 天为一疗程。气雾吸入 每次 2.5mg。

【特别提醒】1.用药期间宜保持卧位，站起时应缓慢，以防突发体位性低血压。2.气雾剂使用时取下罩帽，瓶身倒置，摇匀；张口，舌尖顶住上颌，暴露舌下黏膜，将药瓶垂直对准舌下，揿压药品使药物喷至舌下黏膜；10 秒内不得吞咽以维持药物在舌下黏膜的作用。3.气雾剂首次使用或用后放置一周以上再使用时，应先向空气中试喷，如遇喷不出情况，请确认使用是否正确或检查喷孔是否堵塞。4.本品系受压容器，严禁受热、撞击或在瓶上戳刺，即使将药用完也应避免上述情况发生。

单硝酸异山梨酯（片剂，胶囊，缓释片，缓释胶囊，注射剂[乙]）

【其他名称】欣康，消心痛，单硝酸异山梨酯片，单硝酸异山梨酯胶囊，单硝酸异山梨酯缓释片，单硝酸异山梨酯缓释胶囊，单硝酸异山梨酯注射液，注射用单硝酸异山梨酯，单硝酸异山梨酯氯化钠注射液，单硝酸异山梨酯葡萄糖注射液，单硝酸异山梨酯喷雾剂

【主要作用】为二硝酸异山梨酯的主要生物活性代谢物，与其他有机硝酸酯一样，主要药理作用是松弛血管平滑肌。

【适应证】1.冠心病的长期治疗。2.心绞痛的预防。3.心肌梗死后持续心绞痛的治疗。4.与洋地黄或利尿剂联合应用，治疗慢性充血性心力衰竭。

【用法用量】口服 1.普通口服剂型，每次 10~20mg，一日 2~3 次，严重病例可用 40mg，

一日 2~3 次。2. 缓释剂型，每日 50mg，一日 1 次，必要时可增加至 120mg，一日 1 次。**静脉滴注** 从 1~2mg/h 开始，最大剂量 8~10mg。**舌下喷雾** 心绞痛发作的治疗，每次 2 喷；预防心绞痛发作，每次 2 喷，一日 3 次。

【特别提醒】1. 本品缓释剂型应整粒吞服，不可嚼碎，不适用于急性心绞痛发作。2. 长期用单硝酸异山梨酯片可出现耐受性，尤其血药浓度高且稳定时。3. 服用当日最后一剂时，其时间不应迟于晚饭时间。4. 治疗期间应避免饮酒，否则会使本品扩血管作用增强。

尼可地尔（注射剂，片剂）[乙]

【其他名称】喜格迈，尼可地尔片，注射用尼可地尔
【主要作用】通过使冠状血管平滑肌的鸟苷酸环化酶活化导致环鸟苷酸的产生量增加，从而引起冠状血管扩张，与其他亚硝酸盐作用结果相似。
【适应证】冠心病，心绞痛的治疗。
【用法用量】口服 成人每次 5mg，一日 3 次。**静脉滴注** 成人 2mg/h 为起始剂量，可根据症状适当增减剂量，最大剂量不超过 6mg/h。将本品溶于 0.9% 氯化钠或 5% 葡萄糖注射液中制成 0.01% ~0.03% 的溶液。
【特别提醒】1. 在服用本制剂初期可能会由于血管扩张作用而引起搏动性头痛，可减量或中止给药。2. 与磷酸二酯酶 5 抑制剂西地那非、伐地那非、他达拉非并用，能使降压作用增强而导致血压过度下降，在服用本制剂期间及服用本制剂后不要服用该类药物。

四、其他心脏疾病用药

丹参酮 II A（注射剂[乙]）

【其他名称】丹参酮 II A 磺酸钠注射液
【主要作用】能增加冠脉血流量，改善缺血区心肌的侧支循环及局部供血，改善缺氧心肌的代谢紊乱，提高心肌耐缺氧能力，抑制血小板聚集及抗血栓形成。
【适应证】冠心病、心绞痛、心肌梗死的辅助治疗。
【用法用量】肌内注射 每次 40~80mg，一日 1 次。**静脉注射** 每次 40~80mg，以 25% 葡萄糖注射液 20ml 稀释。**静脉滴注** 每次 40~80mg，以 5% 葡萄糖注射液或 0.9% 氯化钠注射液 250~500ml 稀释，一日 1 次。
【特别提醒】1. 本品为红色溶液，不宜与其他药物混合，应单独使用。2. 本品不可与氨溴索、西咪替丁、法莫替丁、甲氯芬酯、硫酸镁、克林霉素、喹诺酮类抗生素、氨基糖苷类抗生素配伍使用，否则会使溶液产生浑浊或沉淀。3. 本品为钙离子拮抗剂，其溶液与重金属离子接触会发生类似蛋白质样变性反应，使溶液变黏稠，禁止与含镁、铁、钙、铜、锌等重金属的药物配伍使用。4. 本品具有较强的还原性，不宜与具有强氧化性的药物配伍使用。

葛根素（注射剂[乙]）

【其他名称】葛根素注射液，注射用葛根素，葛根素葡萄糖注射液，葛根素氯化钠注射液，

葛根素滴眼液

【主要作用】血管扩张药，有扩张冠状动脉和脑血管、降低心肌耗氧量，改善微循环和抗血小板聚集的作用。

【适应证】1. 辅助治疗冠心病，心绞痛，心肌梗死，视网膜动、静脉阻塞，突发性耳聋。2. 原发性开角型青光眼、高眼压症、原发性闭角型青光眼、继发性青光眼。

【用法用量】静脉滴注 1. 每次 200~400mg，加入 5% 葡萄糖注射液 500ml 中静脉滴注，一日 1 次，10~20 天为一疗程，可连续使用 2~3 个疗程。2. 超过 65 岁的老年人连续使用总剂量不超过 5g。滴眼 每次 1~2 滴，首日 3 次，以后一日 2 次，早晚各一次。

【特别提醒】1. 本品含有酚羟基，遇碱溶液变黄，与金属离子可形成络合物，因此不宜在碱液中长时间放置，应避免与金属离子接触。2. 本品注射剂长期低温存放可能析出结晶，可将安瓿置温水中，待结晶溶解后仍可使用。

果糖二磷酸钠（注射剂[乙]）

【其他名称】果糖二磷酸钠注射液，注射用果糖二磷酸钠，果糖二磷酸钠片，果糖二磷酸钠胶囊，果糖二磷酸钠口服溶液

【主要作用】可通过激活细胞膜上磷酸果糖激酶和丙酮酸激酶的活性，使细胞内三磷酸腺苷和磷酸肌酸的浓度增加，促进钾离子内流，有益于缺血、缺氧状态下细胞的能量代谢和葡萄糖利用，从而减少缺血心肌损伤。

【适应证】心肌缺血、心绞痛、脑梗死的辅助治疗。

【用法用量】口服 每次 1~2g，一日 2~4 次；静脉注射 一日 5~10g，滴注速度 1g/min，较大剂量分 2 次给药；儿童 70~160mg/kg。

【特别提醒】1. 注射过程中药液外渗到皮下时会造成疼痛和局部刺激。2. 注射剂宜单独使用勿溶入其他药物，尤其忌溶于碱性溶液和钙盐中。3. 严重溃疡病患者宜于饭后服用。

前列地尔（注射剂[乙]）

【其他名称】凯时，前列地尔注射液，注射用前列地尔，注射用前列地尔干乳剂，前列地尔尿道栓

【主要作用】扩张血管、抑制血小板聚集，稳定肝细胞膜，改善肝功能。

【适应证】1. 治疗慢性动脉闭塞症引起的四肢溃疡及微小血管循环障碍引起的四肢静息疼痛，限有四肢溃疡体征或静息性疼痛症状的慢性动脉闭塞症。2. 脏器移植术后抗栓治疗。3. 动脉导管依赖性先天性心脏病。4. 慢性肝炎的辅助治疗。5. 尿道给药治疗勃起功能障碍。

【用法用量】静脉滴注 成人一日 1 次，一次 5~10μg，加入 10ml 生理盐水（或 5% 葡萄糖注射液）缓慢静脉注射，或直接入小壶缓慢静脉滴注。尿道给药：栓剂，一日 1 次，每次 0.5~1mg。

【特别提醒】1. 小儿先天性心脏病患者用药，推荐输注速度为 5ng/（kg·min）。2. 避光、冷藏保存，避免冻结；本制剂与输液混合后在 2 小时内使用。3. 避免与血浆增溶剂（右旋糖苷、明胶制剂等）混合。4. 本品栓剂每天不宜多于 1 次。

曲美他嗪（片剂，胶囊，缓释片）[乙]

【其他名称】万爽力，盐酸曲美他嗪片，盐酸曲美他嗪胶囊，盐酸曲美他嗪缓释片

【主要作用】通过保护细胞在缺氧或缺血情况下的能量代谢，阻止细胞内 ATP 水平的下降，从而保证离子泵的正常功能和透膜钠 – 钾流的正常运转，维持细胞内环境的稳定。

【适应证】成年人中作为附加疗法，对一线抗心绞痛疗法控制不佳或无法耐受的稳定型心绞痛患者的对症治疗。

【用法用量】口服　1. 普通剂型：每次 20mg，一日 3 次，三餐时服用。中度肾功能损害者，每次 20mg，一日 2 次。2. 缓释剂型：每次 35mg，一日 2 次，早晚餐时服用。

【特别提醒】1. 缓释剂型整粒吞服，不得嚼碎。2. 帕金森病，帕金森综合征，震颤，不宁腿综合征以及其他相关的运动障碍禁用。3. 避免在妊娠、哺乳期间服用。

腺苷（注射剂[乙]）

【其他名称】艾吉伴，腺苷注射液，腺苷注射液（供诊断用）

【主要作用】嘌呤核苷，存在于机体的所有细胞中。可减慢房室结传导，阻断包括房室结在内的折返环，使阵发性室上性心动过速恢复为正常的窦性心律。还可通过激活嘌呤受体松弛血管平滑肌，导致血管扩张。

【适应证】1. 治疗阵发性室上性心动过速。2. 超声心动图药物负荷试验，辅助诊断冠心病。

【用法用量】静脉注射　1. 治疗：成人初始剂量 3mg，快速注射，1~2 秒内完成，第二次给药剂量 6mg，第三次给药剂量 12mg，每次间隔 1~2 分钟。2. 诊断：当发生 QRS 波增宽的心动过速时，如果是室上速则腺苷有效，如果是室速则腺苷无效。成人 $140\mu g/(kg\cdot min)$，输注时间 6 分钟，总剂量 0.8mg/kg。

【特别提醒】1. 由于在室上性心动过速转复为窦性心律时可出现暂时的电生理现象，故必须在医院心电监护下给药。2. 药品避免冷冻，若因冷冻产生结晶，加温至室温即可溶解。3. 其他作用于心脏的药物（如 β 受体拮抗剂、强心苷、钙离子拮抗剂），腺苷受体拮抗剂（如咖啡因、茶碱），一般不宜在至少 5 个半衰期内使用。

伊伐布雷定（片剂[乙]）

【其他名称】可兰特，盐酸伊伐布雷定片

【主要作用】单纯降低心率的药物，通过选择性和特异性抑制心脏起搏 If 电流而降低心率。

【适应证】1. 慢性心力衰竭。2. 超声心动图药物负荷试验，辅助诊断冠心病。

【用法用量】口服　初始剂量 5mg，一日 2 次，根据患者静息心率，剂量调整为 2.5~7.5mg，一日 2 次。

【特别提醒】1. 本品应在早、晚进餐时服用。2. 与西柚汁同服会导致本品暴露量增加，应该避免摄入西柚汁（图 41）。3. 本品会导致暂时的闪光现象，驾驶员或机器操作人员有可能产生光幻视，应予以重视。

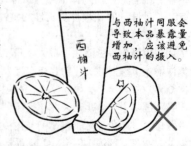

图 41

第二节 抗心律失常药

胺碘酮（片剂，胶囊，注射剂）[甲]

【其他名称】可达龙，盐酸胺碘酮片，盐酸胺碘酮分散片，盐酸胺碘酮胶囊，盐酸胺碘酮注射液，注射用盐酸胺碘酮

【主要作用】抗心律失常药，可降低窦房结自律性；非竞争性的 α 和 β 受体抑制作用；减慢窦房、心房及结区传导性；延长不应期，降低心房、结区和心室的心肌兴奋性；减慢房室旁路的传导并延长其不应期。

【适应证】1. 危及生命的阵发室性心动过速及室颤的预防，也可用于其他药物无效的阵发性室上性心动过速、阵发心房扑动、心房颤动，包括合并预激综合征者及持续心房颤动、心房扑动电转复后的维持治疗。2. 可用于持续房颤、房扑时室率的控制。

【用法用量】口服　负荷量一日 600mg，可以连续应用 8~10 日。维持量一日 100~400mg。

静脉滴注　负荷量 3mg/kg，然后以 1~1.5mg/min 维持，6 小时后减至 0.5~1mg/min，一日总量 1200mg。

【特别提醒】1. 由于存在重度低血压、循环衰竭风险，通常不推荐静脉注射。2. 尽量通过中心静脉途径给药，或使用最大的外周静脉并以最高的流速给药。3. 本品注射剂仅用等渗葡萄糖注射液配制，不要向输液中加入任何其他制剂。4. 如静脉滴注超过 1 小时，浓度不应超过 2mg/ml，除非使用中央静脉导管。5. 建议应用不含 DEHP 的 PVC 或玻璃器具，于应用前临时配制和稀释本品。6. 不建议与下列药物合用：β 受体拮抗剂，减缓心率的钙离子拮抗剂（维拉帕米，地尔硫䓬），可能导致低钾血症的刺激性通便剂。

奎尼丁（片剂[甲]）

【其他名称】硫酸奎尼丁片

【主要作用】Ⅰa 类抗心律失常药，主要抑制钠离子的跨膜运动，影响动作电位 0 相；抑制心肌的自律性；抑制钙离子内流，降低心肌收缩力。通过抗胆碱能作用间接对心脏产生影响。大剂量可阻断 α 受体，产生扩血管作用及低血压。

【适应证】心房颤动或心房扑动经电转复后的维持治疗。

【用法用量】口服　成人：常用量一次 0.2~0.3g，每日 3~4 次。转复心房颤动或心房扑动：第一日 0.2g，每 2 小时 1 次，连续 5 次；如无不良反应，第二日增至每次 0.3g，第三日每次 0.4g，每 2 小时 1 次，连续 5 次。每日总量不宜超过 2.4g。恢复窦性心律后改为维持量：一次 0.2~0.3g，每日 3~4 次。成人极量：每日 3g（一般每日不宜超过 2.4g），应分次给予。小儿：每次 6mg/kg，或 180mg/m²，一日 3~5 次。

【特别提醒】1. 饭后 2 小时或饭前 1 小时服药并多次饮水可加快吸收；与食物或者牛奶同服可减少对胃肠道的刺激，不影响生物利用度。2. 一日口服量超过 1.5g 时，或给有不良

反应的高危病人用药，应住院，监测心电图及血药浓度；一日超过 2g 时应特别注意心脏毒性。3. 大量柠檬汁、抗酸药或碳酸氢盐等，可增加肾小管对本品的重吸收，以至常用量就出现毒性反应。

利多卡因（注射剂^[甲]）

【其他名称】 盐酸利多卡因注射液

【主要作用】 酰胺类局麻药和抗心律失常药。低剂量降低心肌的自律性，而具有抗室性心律失常作用；治疗剂量可引起心脏传导速度减慢，房室传导阻滞，抑制心肌收缩力和使心排血量下降。

【适应证】 1. 浸润麻醉、硬膜外麻醉、表面麻醉及神经传导阻滞。2. 急性心肌梗死后室性期前收缩和室性心动过速。3. 洋地黄类中毒、心脏外科手术及心导管引起的室性心律失常。

【用法用量】 1. 麻醉用 （1）成人：0.25%~4% 溶液，每次限量，不加肾上腺素为 200mg（4mg/kg），加肾上腺素为 300~350mg（6mg/kg）；（2）小儿：每次不得超过 4.0~4.5mg/kg，常用 0.25%~0.5% 溶液，特殊情况才用 1.0% 溶液。2. 抗心律失常 （1）静脉注射：1~1.5mg/kg 作首次负荷量，静脉注射 2~3 分钟，必要时每 5 分钟后重复静脉注射 1~2 次，但 1 小时内的总量不得超过 300mg。极量：1 小时内最大负荷量 4.5mg/kg（或 300mg），最大维持量为 4mg/min。（2）静脉滴注：一般以 5% 葡萄糖注射液配成 1~4mg/ml 药液滴注或输液泵给药。在用负荷量后以 1~4mg/min 或 0.015~0.03mg/（kg·min）速度维持。

【特别提醒】 1. 防止误入血管，注意局麻药中毒症状的诊治。2. 用药期间应注意检查血压、监测心电图，并备有抢救设备：心电图 P-R 间期延长或 QRS 波增宽，出现其他心律失常或原心律失常加重者应立即停药。3. 与下列药品有配伍禁忌：苯巴比妥，硫喷妥钠，硝普钠，甘露醇，两性霉素 B，氨苄西林，磺胺嘧啶钠。

美西律（片剂，胶囊）^[甲]

【其他名称】 盐酸美西律片，盐酸美西律胶囊，盐酸美西律注射液

【主要作用】 Ｉb 类抗心律失常药，可以抑制心肌细胞钠内流，降低动作电位 0 相除极速度，缩短浦肯野纤维的有效不应期。

【适应证】 慢性室性心律失常，如室性期前收缩、室性心动过速。

【用法用量】 口服 首次 200~300mg，必要时 2 小时后再服 100~200mg。一般维持量一日 400~800mg，分 2~3 次给药。**静脉注射** 开始量 100mg，加入 5% 葡萄糖注射液 20ml 中，缓慢静脉注射 3~5 分钟。如无效，可在 5~10 分钟后再给 50~100mg。然后以 1.5~2mg/min 的速度静脉滴注，3~4 小时后滴速减至 0.75~1mg/min，并维持 24~48 小时。

【特别提醒】 1. 口服制剂的成人极量为一日 1200mg，分次口服。2. 用药期间注意随时检查血压、心电图、血药浓度。

普鲁卡因胺（注射剂^[甲]）

【其他名称】 盐酸普鲁卡因胺注射液，盐酸普鲁卡因胺片

【主要作用】Ⅰa 类抗心律失常药。可增加心房的有效不应期，降低心房、浦肯野纤维和心室肌的传导速度，通过升高阈值而降低心房、浦肯野纤维、乳头肌和心室的兴奋性，延长不应期及抑制舒张期除极，降低自律性。

【适应证】危及生命的室性心律失常。

【用法用量】口服　成人每次 0.25~0.5g，每 4 小时给药 1 次。**静脉注射**　成人每次 0.1g，注射 5 分钟，必要时每隔 5~10 分钟重复 1 次，总量不得超过 10~15mg/kg；或者 10~15mg/kg 静脉滴注 1 小时，然后以 1.5~2mg/（kg·h）维持。

【特别提醒】1. 静脉应用易出现低血压，故静脉用药速度要慢。2. 服用该药应避免饮酒，乙醇可以增加本品的清除率。

普罗帕酮（片剂，胶囊，注射剂）[甲]

【其他名称】悦复隆，盐酸普罗帕酮片，盐酸普罗帕酮胶囊，盐酸普罗帕酮注射液

【主要作用】Ⅰc 类抗心律失常药。

【适应证】阵发性室性心动过速、阵发性室上性心动过速及预激综合征伴室上性心动过速、心房扑动或心房颤动的预防。也可用于各种期前收缩的治疗。

【用法用量】口服　治疗量，一日 300~900mg，分 4~6 次；维持量，一日 300~600mg，分 2~4 次服用。静脉注射：成人 1~1.5mg/kg 加 5% 葡萄糖注射液稀释，于 10 分钟内缓慢注射，必要时 10~20 分钟重复 1 次，总量不超过 210mg。静脉注射起效后改为静脉滴注，滴速 0.5~1.0mg/min 或口服维持。

【特别提醒】1. 由于本品的局部麻醉作用，宜在饭后或与食物同服，不得嚼碎。2. 与局麻药合用可增加中枢神经系统副作用的发生。

丙吡胺（片剂[乙]）

【其他名称】磷酸丙吡胺片

【主要作用】Ⅰa 类抗心律失常药，具有抑制快钠离子内流作用，延长动作电位及有效不应期，降低心肌传导纤维的自律性，抑制心房及心室肌的兴奋性，降低心肌收缩力。此外有较明显的抗胆碱作用。

【适应证】其他药物无效的危及生命的室性心律失常。

【用法用量】口服　1. 成人：首次 0.2g，以后 0.1~0.15g，每 6 小时给药 1 次。2. 儿童：1 岁以下一日 10~30mg/kg；1~4 岁一日 10~20mg/kg；4~12 岁一日 10~15mg/kg；12~18 岁一日 6~15mg/kg。分 3~4 次口服。

【特别提醒】1. 用药期间应注意随访检查血压、心电图、心功能、肝及肾功能、眼压、血清钾。2. 中至大量乙醇与本品合用有协同作用，使低血糖及低血压发生机会增多。

莫雷西嗪（片剂[乙]）

【其他名称】盐酸莫雷西嗪片

【主要作用】Ⅰ 类抗心律失常药，抑制快 Na^+ 内流，具有膜稳定作用，缩短 2 相和 3 相复

极及动作电位时间，缩短有效不应期。

【适应证】室性心律失常，包括室性期前收缩及室性心动过速。

【用法用量】口服　成人 150~300mg，每 8 小时给药 1 次，极量为一日 900mg。

【特别提醒】用药期间应注意随访检查血压、心电图、肝功能。

伊布利特（注射剂[乙]）

【其他名称】富马酸伊布利特注射液

【主要作用】能延长离体或在体心肌细胞的动作电位，延长心房和心室的不应期，即发挥Ⅲ类抗心律失常药物的作用。

【适应证】近期发作的房颤或房扑逆转成窦性心律。

【用法用量】静脉滴注　体重 >60kg，1mg 在 10 分钟内滴注完，如无效则相隔 10 分钟后再以相同剂量静脉滴注；体重 <60kg，二次剂量均应为 0.01mg/kg。

【特别提醒】1. 可以未经稀释直接给药，也可以在 50ml 稀释液中稀释后给药。可在给药前加到 0.9% 的氯化钠注射液或 5% 葡萄糖注射液中。2. 不能和Ⅰa 类抗心律失常药同时使用或注射后 4 小时内使用。3. 本品限新发房颤转复。4. 下列情况应该立即停止使用本品：原心律失常消失；出现连续性或间歇性室性心动过速；Q-T 或 Q-Tc 明显延长。

第三节　抗高血压药

一、中枢作用的抗肾上腺素能药

利血平（片剂[乙]，注射剂[甲]）

【其他名称】血安平，利血平片，利血平注射液

【主要作用】抗去甲肾上腺素能神经抗高血压药，通过耗竭周围交感神经末梢的去甲肾上腺素，心、脑及其他组织中的儿茶酚胺和 5-HT 贮存耗竭达到抗高血压、减慢心率和抑制中枢神经系统的作用。

【适应证】高血压。

【用法用量】口服　初始剂量每次 0.1~0.25mg，一日 1 次，以最小有效剂量确定维持量；极量不超过每次 0.5mg。儿童一日 0.005~0.02mg/kg 或 0.15~0.6mg/m²，分 1~2 次口服。肌内注射　初始剂量 0.5~1mg，以后按需要每 4~6 小时肌内注射 0.4~0.6mg。

【特别提醒】1. 对萝芙木制剂过敏者对本品也过敏。2. 可能导致低血压，包括体位性低血压。3. 与乙醇或中枢神经抑制剂合用可加重中枢抑制作用。

地巴唑（片剂[乙]）

【其他名称】地巴唑片，地巴唑滴眼液

【主要作用】对血管平滑肌有直接松弛作用，使外周阻力降低而使血压下降。对胃肠平滑肌有解痉作用；可扩张睫状前动、静脉血管，有利于向睫状肌供血，使睫状肌营养状况改善，故可立即恢复睫状肌正常调节功能。

【适应证】1.轻度高血压、脑血管痉挛、胃肠平滑肌痉挛，脊髓灰质炎后遗症，外周颜面神经麻痹。2.妊娠后高血压综合征。3.青少年假性近视。

【用法用量】口服　高血压、胃肠痉挛，每次 10~20mg，一日 3 次；神经疾病，每次5~10mg，一日 3 次。滴眼　首次每隔 15 分钟点 1 次，各眼 1 滴，以后一日 4~6 次，每次各眼 1 滴。坚持用药 7~14 天，以巩固提高疗效。

【特别提醒】1.大剂量口服可引起多汗、面部潮红、轻度头痛、头晕，恶心，血压下降。2.本品滴眼液与其他滴眼液联合使用时，间隔应在 10 分钟以上。

甲基多巴（片剂[乙]）

【其他名称】甲基多巴片

【主要作用】芳香氨酸脱羧酶抑制剂，抗高血压作用可能是通过其活性代谢产物甲基去甲肾上腺素刺激中枢的抑制性 α 受体和作为伪神经递质，减少血浆肾素活性，从而降低动脉血压。

【适应证】高血压。

【用法用量】口服　成人每次 250mg，一日 2~3 次，最大日剂量不超过 3g；儿童一日10mg/kg 或 300mg/m^2，分 2~4 次服，最大日剂量不超过 65mg/kg 或 3g。

【特别提醒】1.须定期检查肝功能，尤其在用药的前 2~3 个月内。2.用药 2~3 个月后可产生耐药性，给利尿剂可恢复疗效。

可乐定（片剂，贴剂，透皮贴剂）[乙]

【其他名称】盐酸可乐定片，可乐定贴片，可乐定控释贴，盐酸可乐定注射液，盐酸可乐定滴眼液

【主要作用】直接激动下丘脑及延脑的中枢突触后膜 α$_2$ 受体，使抑制性神经元激动，减少中枢交感神经冲动传出，从而抑制外周交感神经活动。直接激动外周交感神经 α$_2$ 受体，负反馈抑制其活性，减少房水生成，降低眼压。

【适应证】1.高血压。2.高血压急症。3.偏头痛、绝经期潮热、痛经以及戒断阿片瘾毒。4.用于各种青光眼。

【用法用量】口服　1.降低血压：起始剂量 0.1mg，一日 2 次；维持剂量为一日 0.3~0.9mg，分 2~4 次服。2.绝经期潮热：每次 0.025~0.075mg，一日 2 次。3.严重痛经：每次 0.025mg，一日 2 次，在月经前及月经时，共服 14 日。4.偏头痛：每次 0.025mg，一日 2~4 次，最多为 0.05mg，一日 3 次。5.极量：每次 0.6mg，一日 2.4mg。**静脉注射**　常用剂量 0.15mg，加入葡萄糖注射液缓慢注射。24 小时内总量不宜超过 0.75mg。**外用**　贴剂贴于耳后无发

干燥皮肤，成人首次 2.5mg，根据血压可增至 7.5mg。**滴眼** 每次 1 滴，一日 2~3 次。
【特别提醒】1. 全身用药治疗时不能突然停药，否则可发生血压反跳性增高。2. 为减少局部的皮肤刺激，每次更换贴片时应更换贴用部位。3. 滴眼后应压迫泪囊部，以减少药物的全身吸收。

二、外周作用的抗肾上腺素能药

哌唑嗪（片剂[甲]）

【其他名称】盐酸哌唑嗪片
【主要作用】选择性突触后 α_1 受体拮抗剂，是喹唑啉衍生物，可松弛血管平滑肌，扩张周围血管，降低周围血管阻力，降低血压。
【适应证】轻、中度高血压。
【用法用量】口服 1. 成人：每次 0.5~1mg，一日 2~3 次。逐渐调整为一日 6~15mg，分 2~3 次服。2. 儿童：7 岁以下每次 0.25mg，一日 2~3 次；7~12 岁每次 0.5mg，一日 2~3 次。
【特别提醒】1. 本品可引起晕厥，大多数由体位性低血压引起，偶发生在心室率为 100~160 次 / 分的情况下，通常在首次给药后 30~90 分钟或与其他降压药合用时出现。2. 首次给药及以后加大剂量时，均建议在卧床时给药，不做快速起立动作，以免发生体位性低血压反应。3. 剂量必须按个体化原则，服药期间应观察血压变化，以降低血压反应为准。

川芎嗪（注射剂[乙]）

【其他名称】磷酸川芎嗪片，磷酸川芎嗪胶囊，磷酸川芎嗪滴丸，盐酸川芎嗪注射液，磷酸川芎嗪注射液，盐酸川芎嗪氯化钠注射液，盐酸川芎嗪葡萄糖注射液
【主要作用】抗血小板聚集，扩张小动脉，改善微循环，活血化瘀，并对已聚集的血小板有解聚作用。
【适应证】闭塞性脑血管疾病。
【用法用量】口服 每次 50~100mg，一日 3 次。**静脉滴注** 缺血性脑血管病急性期及其他缺血性血管病，40~80mg 稀释于 5% 葡萄糖注射液或氯化钠注射液 250~500ml 中，滴注速度不宜过快，一日 1 次，10 日为 1 个疗程。**穴位注射** 缺血性脑血管疾病恢复期及后遗症，每次选 3~4 个穴位，每穴位 10~20mg，隔日 1 次，15 次为 1 个疗程。
【特别提醒】1. 不适于肌内大量注射。2. 静脉滴注速度不宜过快，一般不超过 30~40 滴 / 分钟为宜。3. 本品酸性较强，穴位注射刺激性较强。4. 不宜与碱性注射剂配伍。

多沙唑嗪（片剂，胶囊，缓释片）[乙]

【其他名称】可多华，甲磺酸多沙唑嗪片，甲磺酸多沙唑嗪胶囊，甲磺酸多沙唑嗪缓释片
【主要作用】选择性 α 受体拮抗剂。通过选择性、竞争性阻断神经节后 α_1 受体，达到扩张血管，减少血管阻力，降低血压的作用。
【适应证】1. 原发性轻、中度高血压。2. 良性前列腺增生的对症治疗。

【用法用量】口服　初始剂量 1mg，一日 1 次，用药剂量可增加至 2mg，一日 1 次，以后可根据需要增至 4mg，一日 1 次，然后 6mg，一日 1 次。

【特别提醒】1. 有昏厥与"首过效应"，治疗开始时患者应避免站立，建议睡前服用。2. 本品缓释片应完整吞服，不应咀嚼、掰开或碾碎，不受进食与否的影响。3. 缓释外壳不能被吸收，空壳被排出并可能随大便排出。4. 用药剂量调整应谨慎，以防出现昏厥。

乌拉地尔（缓释片，缓释胶囊，注射剂）[乙]

【其他名称】亚宁定，乌拉地尔缓释片，乌拉地尔缓释胶囊，盐酸乌拉地尔注射液，注射用盐酸乌拉地尔，乌拉地尔氯化钠注射液，乌拉地尔葡萄糖注射液

【主要作用】具有中枢和外周双重作用机制。在外周阻断突触后 α_1 受体，降低外周血管阻力和心脏负荷；中枢兴奋 5-HT$_{1A}$ 受体，防止因交感反射引起的血压升高及心率加快。

【适应证】1. 高血压危象，重度和极重度高血压以及难治性高血压。2. 控制围手术期高血压。

【用法用量】口服　成人开始一天 30mg，可在 1~2 周的时间内逐渐增加剂量至一日 60mg或 120mg，分 2 次口服。**静脉注射**　10~50mg，缓慢静脉注射。效果不够满意，可重复用药。**静脉滴注**：初始 2mg/min，维持速度 9mg/h。

【特别提醒】1. 使用本品疗程一般不超过 7 天。2. 静脉输液的最大药物浓度为 4mg/ml。3. 本品不能与碱性液体混合，因其酸性性质可能引起溶液混浊或絮状物形成。

三、作用于小动脉平滑肌的药物

硝普钠（注射剂[甲]）

【其他名称】注射用硝普钠

【主要作用】速效和短时作用的血管扩张药。通过血管内皮细胞产生 NO，对动脉和静脉平滑肌均有直接扩张作用，但不影响子宫、十二指肠或心肌收缩。

【适应证】1. 高血压急症，也可用于外科麻醉期间进行控制性降压。2. 急性心力衰竭，亦用于急性心肌梗死或瓣膜关闭不全时的急性心力衰竭。

【用法用量】**静脉滴注**　用前将本品 50mg 溶解于 5% 葡萄糖注射液 5ml 中，再稀释于 5% 葡萄糖注射液 250~1000ml 中。1. 成人：开始 0.5μg/（kg·min），根据治疗反应以 0.5μg/（kg·min）递增，常用剂量 3μg/（kg·min），极量 10μg/（kg·min）。总量为 3.5mg/kg。2. 小儿：1.4μg/（kg·min），按效应逐渐调整用量。

【特别提醒】1. 配制溶液只可静脉慢速滴注，切不可直接推注。最好使用微量输液泵（图 42）。2. 药液有局部刺激性，谨防外渗，推荐自中心静脉给药。3. 本品对光敏感，溶液稳定性较差，滴注溶液应新鲜配制并迅速将输液瓶用黑纸或铝箔包裹避光。4. 新配溶液应为淡棕色，溶液的保存与应用不应超过 24 小时。

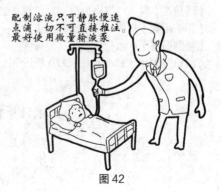

配制溶液只可静脉慢速点滴，切不可直接推注。最好使用微量输液泵

图 42

肼屈嗪（片剂[乙]）

【其他名称】 盐酸肼屈嗪片

【主要作用】 烟酸类衍生物。主要扩张小动脉，对静脉作用小，使周围血管阻力降低，心率增快，心每搏量和心排血量增加。本品增加心排出量，降低血管阻力与后负荷。

【适应证】 高血压；心力衰竭。

【用法用量】 口服　1. 成人：每次10mg，一日4次，饭后服用。2~4天后，加至每次25mg，一日4次，共1周；第二周后增至每次50mg，一日4次。最大剂量不超过一日300mg。2. 儿童：750μg/kg或25mg/m²，一日2~4次；1~4周内渐增至最大量，7.5mg/kg或一日300mg。

【特别提醒】 1. 停用本品须缓慢减量，以免血压突然升高。2. 食物可增加本品生物利用度，故宜在餐后服用。

四、复方制剂

复方利血平（片剂[甲]）

【其他名称】 复方利血平片

【主要作用】 含利血平，氢氯噻嗪，维生素 B_6，泛酸钙，三硅酸镁，氯化钾，维生素 B_1，双肼屈嗪，异丙嗪。有显著的协同作用，促进血压下降，提高疗效，从而降低各药的不良反应。

【适应证】 早期和中期高血压病。

【用法用量】 口服　每次1~2片，一日3次。

【特别提醒】 1. 用药期间出现明显抑郁症状，即应减量或停药。2. 胃及十二指肠溃疡患者禁用。

复方利血平氨苯蝶啶（片剂[甲]）

【其他名称】 0号，复方利血平氨苯蝶啶片

【主要作用】 含氢氯噻嗪、氨苯蝶啶、双肼屈嗪与利血平，能相互拮抗每种药物副作用，其降压效果有协同作用。

【适应证】 轻、中度高血压，对重度高血压需与其他降压药合用。

【用法用量】 口服　常用量每次1片，一日1次；维持量每次1片，2~3日1次。

【特别提醒】 1. 活动性溃疡、溃疡性结肠炎、抑郁症、严重肾功能障碍者禁用。2. 老年患者减量应用，孕妇及哺乳期妇女禁用。

第四节　利尿剂

氢氯噻嗪（片剂[甲]）

【其他名称】 双氢克尿噻片，氢氯噻嗪片

【主要作用】 利尿排钠，主要抑制远端小管前段和近端小管（作用较轻）对氯化钠的重吸收，从而增加远端小管和集合管的 Na^+–K^+ 交换，K^+ 分泌增多。

【适应证】 1. 水肿性疾病。2. 高血压。3. 中枢性或肾性尿崩症。4. 肾石症。

【用法用量】 口服　1. 成人：治疗水肿性疾病，每次 25~50mg，一日 1~2 次，或隔日治疗，或每周连服 3~5 日；治疗高血压，一日 25~100mg，分 1~2 次服用。2. 儿童：一日 1~2mg/kg 或 30~60mg/m^2，分 1~2 次服用，小于 6 个月婴儿，剂量可达一日 3mg/kg。

【特别提醒】 1. 应从最小有效剂量开始用药，以减少副作用的发生，减少反射性肾素和醛固酮分泌。2. 存在低钾血症或低钾血症倾向时应注意补充钾盐，适量食用含钾食品（如香蕉）补充钾离子的丢失。

吲达帕胺（片剂，胶囊，缓释片，缓释胶囊）[甲]

【其他名称】 纳催离，吲达帕胺片，吲哒帕胺胶囊，吲达帕胺缓释片，吲达帕胺缓释胶囊，吲达帕胺滴丸

【主要作用】 磺胺类利尿剂，通过抑制远端肾小管皮质稀释段的再吸收水与电解质而发挥作用。

【适应证】 高血压。

【用法用量】 口服　成人每次 2.5mg，一日 1 次，早晨服用。

【特别提醒】 1. 缓释制剂应用水整粒吞服，不要嚼碎。2. 最好每晨给药 1 次，以免夜间起床排尿。

呋塞米（片剂，注射剂）[甲]

【其他名称】 速尿，呋塞米片，呋塞米注射液，注射用呋塞米

【主要作用】 主要通过抑制肾小管髓袢厚壁段对 NaCl 的主动重吸收，产生利尿作用；抑制前列腺素分解酶的活性，使前列腺素 E_2 含量升高，从而具有扩张血管作用。

【适应证】 1. 水肿性疾病。2. 高血压。3. 预防急性肾功能衰竭。4. 高钾血症及高钙血症。5. 稀释性低钠血症。6. 抗利尿激素分泌过多症。7. 急性药物毒物中毒。

【用法用量】 口服　1. 成人：水肿性疾病，起始剂量 20~40mg，一日 1 次，必要时 6~8 小时后追加 20~40mg。最大剂量 100mg，分 2~3 次服用；高血压，起始一日 40~80mg，分 2 次服用；高钙血症，一日 80~120mg，分 1~3 次服。2. 儿童：治疗水肿性疾病，起始 2mg/kg，必要时每 4~6 小时追加 1~2mg/kg。新生儿应延长用药间隔。**静脉注射**　1. 成人：水肿性疾病，开始 20~40mg，必要时每 2 小时追加剂量；急性左心衰竭，起始 40mg，必要时追加 80mg/h；慢性肾功能不全，一日 40~120mg；高血压危象，起始 40~80mg；高钙血症，每次 20~80mg。2. 小儿：水肿性疾病，起始 1mg/kg，必要时每隔 2 小时追加 1mg/kg。最大剂量一日 6mg/kg。新生儿应延长用药间隔。**静脉滴注**　急性肾功能衰竭，200~400mg 加于氯化钠注射液 100ml 内，滴注速度不超过 4mg/min，一日总剂量不超过 1g。

【特别提醒】1. 药物剂量应从最小有效剂量开始，然后根据利尿反应调整剂量。2. 静脉注射时宜用氯化钠注射稀释，而不宜用葡萄糖注射液稀释。3. 存在低钾血症或低钾血症倾向时，应注意补充钾盐。

布美他尼（片剂，注射剂）[乙]

【其他名称】布美他尼片，布美他尼注射液，注射用布美他尼

【主要作用】主要抑制肾小管髓袢升支厚壁段对 NaCl 的主动重吸收，对近端小管重吸收 Na^+ 也有抑制作用，但对远端肾小管无作用。能抑制前列腺素分解酶的活性，使前列腺素 E_2 含量升高，从而具有扩张血管作用。

【适应证】1. 水肿性疾病。2. 高血压。3. 预防急性肾功能衰竭。4. 高钾血症及高钙血症。5. 稀释性低钠血症。6. 抗利尿激素分泌过多症。7. 急性药物毒物中毒。

【用法用量】**口服** 1. 成人：水肿性疾病或高血压，起始一日 0.5~2mg，必要时每隔 4~5 小时重复，最大剂量一日 10~20mg。2. 小儿：每次 0.01~0.02mg/kg，必要时 4~6 小时给药 1 次。**静脉注射、肌内注射** 1. 成人：水肿性疾病或高血压，起始 0.5~1mg，必要时每隔 2~3 小时重复，最大剂量为一日 10mg；急性肺水肿，起始 1~2mg，必要时隔 20 分钟重复，也可 2~5mg 稀释后缓慢滴注（不短于 30~60 分钟）。2. 小儿：每次 0.01~0.02mg/kg，必要时 4~6 小时给药 1 次。

【特别提醒】1. 药物剂量应从最小有效剂量开始，然后根据利尿反应调整剂量。2. 成人静脉注射或肌内注射一日最大剂量为 10mg，需要缓慢静脉滴注。

托拉塞米（片剂，胶囊，注射剂）[乙]

【其他名称】特苏尼，托拉塞米片，托拉塞米分散片，托拉塞米胶囊，托拉塞米注射液，注射用托拉塞米

【主要作用】作用于髓袢升支粗段，抑制 $Na^+-K^+-2Cl^-$ 转运体系，进而发挥利尿作用。

【适应证】1. 充血性心力衰竭、肝硬化腹水、肾脏疾病所致的水肿。2. 原发性高血压。

【用法用量】**口服** 1. 充血性心衰：起始剂量每次 10mg，一日 1 次，根据病情需要可将剂量增至每次 20mg，每日早晨 1 次口服。2. 肝硬化腹水：一般初始剂量 10mg，每日早晨 1 次口服，与醛固酮拮抗剂或保钾利尿剂同时服用。3. 原发性高血压：起始剂量每次 5mg，一日 1 次。若在服药 4~6 周内降压作用不理想，剂量可增至每次 10mg，一日 1 次。**静脉注射** 1. 充血性心力衰竭所致的水肿、肝硬化腹水：初始剂量 5mg 或 10mg，一日 1 次，缓慢静脉注射，也可用 5% 葡萄糖注射液或生理盐水稀释后进行静脉滴注；如疗效不满意可增加剂量至 20mg，一日 1 次，一日最大剂量为 40mg，疗程不超过 1 周。2. 肾脏疾病所致的水肿：初始剂量 20mg，一日 1 次，以后根据需要可逐渐增加剂量至最大剂量一日 100mg，疗程不超过 1 周。

【特别提醒】1. 口服剂型应每日早晨服用一次。2. 分散片可以整片吞服，也可以用水完全冲泡开再服用。3. 必须缓慢静脉注射，本品不应与其他药物混合后静脉注射，但可用 5% 葡萄糖注射液或生理盐水稀释后进行静脉滴注。4. 如需长期用药，建议尽早从静脉给药转换为口服给药，静脉给药疗程仅限于一周。

氨苯蝶啶（片剂^[甲]）

【其他名称】氨苯蝶啶片

【主要作用】直接抑制肾脏远端小管和集合管的 Na^+-K^+ 交换，从而使 Na^+、Cl^-、水排泄增多，而 K^+ 排泄减少。

【适应证】水肿性疾病。

【用法用量】口服 1.成人：开始一日 25~100mg，分 2 次服用，与其他利尿药合用时，剂量可减少。维持阶段可改为隔日疗法，最大剂量不超过一日 300mg。2.小儿：开始一日 2~4mg/kg 或 120mg/m²，分 2 次服，最大剂量不超过一日 6mg/kg 或 300mg/m²。

【特别提醒】1.应于进食时或餐后服药，以减少胃肠道反应，并可能提高本品的生物利用度。2.如一日给药 1 次，应于早晨给药，以免夜间排尿次数增多。3.给药应个体化，从最小有效剂量开始使用，以减少电解质紊乱等副作用。

螺内酯（片剂，胶囊）^[甲]

【其他名称】罗瑞酮，螺内酯片，螺内酯胶囊

【主要作用】醛固酮的竞争性抑制剂。作用于远曲小管和集合管，对肾小管其他各段无作用，故利尿作用较弱。

【适应证】1.水肿性疾病。2.高血压。3.原发性醛固酮增多症。4.低钾血症的预防。

【用法用量】口服 1.成人：（1）水肿性疾病，一日 40~120mg，分 2~4 次服用，至少连服 5 日；（2）高血压，开始一日 40~80mg，分次服用；（3）原发性醛固酮增多症，手术前患者一日 100~400mg，分 2~4 次服用，不宜手术的患者选用较小剂量维持；（4）诊断原发性醛固酮增多症，长期试验，一日 400mg，分 2~4 次，连续 3~4 周；短期试验，一日 400mg，分 2~4 次服用，连续 4 日。2.小儿：水肿性疾病，开始一日 1~3mg/kg 或 30~90mg/m²，单次或分 2~4 次服用，连服 5 日后酌情调整剂量。最大剂量为一日 3~9mg/kg 或 90~270mg/m²。

【特别提醒】1.应于进食时或餐后服药，以减少胃肠道反应，并可能提高本品的生物利用度。2.与氯化铵合用易发生代谢性酸中毒。3.与肾毒性药物合用，肾毒性增加。

阿米洛利（片剂^[乙]）

【其他名称】氨氯吡咪，必达疏，盐酸阿米洛利片

【主要作用】保钾利尿药，作用于肾脏远端小管，阻断 Na^+-K^+ 交换，使 Na^+、Cl^- 排泄，减少 K^+ 和 H^+ 分泌，作用不依赖于醛固酮。

【适应证】水肿性疾病，亦可用于难治性低钾血症的辅助治疗。

【用法用量】口服 每次 2.5mg，一日 1 次，必要时一日 2 次，早、晚各 2.5mg。

【特别提醒】1.应于早晨给药，以免夜间排尿次数增多。2.应于进食时或餐后服药，以减少胃肠道反应，并可能提高本品的生物利用度。

第五节　周围血管扩张药

酚妥拉明（注射剂[甲]）

【其他名称】瑞支亭，甲磺酸酚妥拉明注射液，注射用甲磺酸酚妥拉明，甲磺酸酚妥拉明片，甲磺酸酚妥拉明胶囊，甲磺酸酚妥拉明分散片，甲磺酸酚妥拉明颗粒

【主要作用】短效的非选择性 α 受体拮抗剂，降低外周血管阻力，使心脏后负荷降低，左心室舒张末压和肺动脉压下降，心搏出量增加，可用于治疗心力衰竭；可使阴茎海绵体平滑肌放松，让血液更多的流入海绵体组织中，同时阻抑海绵体中血液流出，导致勃起。

【适应证】1.诊断嗜铬细胞瘤及治疗其所致的高血压发作。2.治疗左心室衰竭。3.治疗去甲肾上腺素静脉给药外溢，用于防止皮肤坏死。4.勃起功能障碍的治疗。

【用法用量】静脉给药　1.成人常用剂量：（1）酚妥拉明试验，5mg 静脉注射，也可先注入 1mg，若反应阴性再给 5mg。（2）防止皮肤坏死，每 1000ml 含去甲肾上腺素溶液中加入本品 10mg 静脉滴注，作为预防之用；若已经发生去甲肾上腺素外溢，5~10mg 加 10ml 氯化钠注射液局部浸润。（3）嗜铬细胞瘤手术，术时如血压升高，静脉注射 2~5mg 或滴注 0.5~1mg/min；（4）用于心力衰竭时减轻心脏负荷，静脉滴注 0.17~0.4mg/min。2.小儿常用剂量：（1）酚妥拉明试验，静脉注射，每次 1mg，也可 0.15mg/kg 或 3mg/m^2。（2）嗜铬细胞瘤手术，静脉注射 1mg，也可 0.1mg/kg 或 3mg/m^2，必要时可重复或持续静脉滴注。

【特别提醒】1.做酚妥拉明试验时，在给药前、静脉给药后至 3 分钟内每 30 秒、以后 7 分钟内每 1 分钟测一次血压或在肌内注射后 30~45 分钟内每 5 分钟测一次血压。2.降压药、巴比妥类、阿片类镇痛药、镇静药都可以造成酚妥拉明试验假阳性，故试验前 24 小时应停用。3.用降压药必须待血压回升至治疗前水平方可给药。

阿魏酸钠（片剂[乙]）

【其他名称】阿魏酸钠片，阿魏酸钠注射液，注射用阿魏酸钠，阿魏酸钠氯化钠注射液，阿魏酸钠葡萄糖注射液

【主要作用】非肽类内皮素受体拮抗剂，能抑制丙二醛及血栓素 B$_2$ 的产生，减轻心肌水肿及乳酸脱氢酶的释放，并具有抗血小板聚集、舒张血管及心肌保护作用。

【适应证】动脉粥样硬化、冠心病、脑血管病、肾小球疾病、肺动脉高压、糖尿病性血管病变、脉管炎等血管性病症的辅助治疗以及白细胞和血小板减少，亦可用于偏头痛、血管性头痛的治疗。

【用法用量】口服　每次 50~100mg，一日 3 次。**静脉滴注**　每次 0.1~0.3g，一日 1 次，加入葡萄糖注射液、生理盐水或葡萄糖氯化钠注射液 100~500ml 静脉滴注。**肌内注射**　每次 0.1g，一日 1~2 次。建议一个疗程为 10 天。

【特别提醒】偶有过敏性皮疹反应，停药后即消失。

二氢麦角碱（片剂，缓释片）[乙]

【其他名称】依舒佳林，甲磺酸二氢麦角碱片，甲磺酸二氢麦角碱分散片，甲磺酸二氢麦角碱缓释片，甲磺酸二氢麦角碱注射液，注射用甲磺酸二氢麦角碱

【主要作用】可作用于脑部神经传递过程，刺激多巴胺和 5-HT 受体，阻断 α 受体。它能够改善受损害的脑代谢功能，并缩短脑循环时间。

【适应证】1.改善与老年化有关的精神退化的症状和体征。2.急慢性脑血管病后遗的功能、智力减退的症状。3.轻中度血管性痴呆。4.血管性头痛。

【用法用量】口服 普通片，每次 1~2mg，一日 3 次；缓释片，每次 2.5mg，一日 2 次（早晚）。静脉注射 每次 0.3mg，用 5%葡萄糖注射液或生理盐水 20ml 溶解后缓慢静脉注射，或溶于 5%葡萄糖或生理盐水 250ml 中静脉滴注，一日 1~2 次。肌内注射或皮下注射 每次 0.3mg，用生理盐水溶解注射，一日 2 次。

【特别提醒】1.普通片剂应于餐前服用。2.缓释片剂应餐后整片服用，不能掰开或嚼碎。

尼麦角林（片剂、胶囊）[乙]

【其他名称】思尔明，尼麦角林片，尼麦角林胶囊，尼麦角林注射液，注射用尼麦角林

【主要作用】半合成的麦角碱衍生物，有 α 受体拮抗作用和血管扩张作用。

【适应证】1.急、慢性血管性或代谢性脑功能不全。2.急性、慢性周围血管性功能不全，头痛。3.动脉高血压、中风后偏瘫患者的辅助治疗，改善脑梗死后遗症引起的意欲低下和情感障碍。

【用法用量】口服 一日 20~60mg，分 2~3 次服用。连续给药足够的时间，至少 6 个月由医师决定是否继续给药；动脉疾病，智力衰退和有头晕感的老年人：一日 30mg，晨服。肌内注射 每次 2~4mg，一日 2 次。静脉滴注 每次 4~8mg，溶于 0.9%氯化钠或葡萄糖注射液 100ml 中缓慢滴注。动脉注射 每次 4mg，溶于 0.9%氯化钠注射液 10ml 中，2 分钟缓慢注射。

【特别提醒】1.静脉注射本品后发生低血压现象，故建议注射后应休息几分钟，尤其是开始治疗的病人。2.本品能增强 α 受体或 β 受体拮抗药对心脏的抑制作用，二者应禁止合用。3.服药期间禁止饮酒。

法舒地尔（注射剂[乙]）

【其他名称】川威，盐酸法舒地尔注射液，注射用甲磺酸法舒地尔

【主要作用】抑制平滑肌收缩最终阶段的肌球蛋白轻链磷酸化，使血管扩张。

【适应证】改善和预防蛛网膜下隙出血术后的脑血管痉挛及引起的脑缺血症状。

【用法用量】静脉滴注 成人每次 30mg，一日 2~3 次，以生理盐水或葡萄糖注射液 50~100ml 稀释后，每次滴注时间 30 分钟。

【特别提醒】1.只可静脉滴注，不可采用其他途径给药。2.本品的用药时间为 2 周，不可

长期使用。3. 可引起低血压，因此在用药过程中应注意血压变化及给药速度。

酚苄明（片剂，注射剂）[乙]

【其他名称】盐酸酚苄明片，盐酸酚苄明注射液

【主要作用】作用时间长的 α 受体拮抗剂。作用于节后 α 受体，防止或逆转内源性或外源性儿茶酚胺作用，使周围血管扩张，血流量增加。卧位时血压稍下降，直立时可显著下降。血压下降可反射性引起心率增快。

【适应证】1. 嗜铬细胞瘤的治疗和术前准备。2. 周围血管痉挛性疾病。3. 前列腺增生引起的尿潴留。

【用法用量】口服　1. 成人，一次 10mg，一日 2 次，隔日增加 10mg，20~40mg，一日 2 次维持。2. 儿童，开始 0.2mg/kg，一日 2 次；或 6~10mg/m^2，一日 1 次，维持量一日 0.4~1.4mg/kg 或 12~36mg/m^2，分 3~4 次口服。静脉注射　一日 0.5~1mg/kg。静脉滴注　0.5~1mg/kg，加入 5% 葡萄糖注射液 200~500ml 中静脉滴注（2 小时滴完），一日总量不宜超过 2mg/kg。

【特别提醒】1. 本品口服剂型应与食物或牛奶同服，以减少胃肠道刺激。2. 给药须按个体化原则，根据临床反应和尿中儿茶酚胺及其代谢物含量调整剂量。3. 用药期间需定时测血压，用药过量可导致低血压，需静脉输注去甲肾上腺素，不能使用肾上腺素，否则会进一步加剧低血压。

桂哌齐特（注射剂）[乙]

【其他名称】马来酸桂哌齐特注射液

【主要作用】钙离子通道阻滞剂，通过阻止 Ca^{2+} 跨膜进入血管平滑肌细胞内，使血管平滑肌松弛，脑血管、冠状血管和外周血管扩张，从而缓解血管痉挛、降低血管阻力、增加血流量，改善脑代谢。

【适应证】1. 脑血管疾病：脑动脉硬化，一过性脑缺血发作，脑血栓形成，脑栓塞、脑出血后遗症和脑外伤后遗症。2. 心血管疾病：冠心病、心绞痛。3. 外周血管疾病：下肢动脉粥样硬化病，血栓闭塞性脉管炎，动脉炎、雷诺病等。

【用法用量】静脉滴注　一次 320mg，一日 1 次，稀释于 10% 葡萄糖注射液或生理盐水 500ml 中，速度为 100ml/h。

【特别提醒】本品存在引发粒细胞缺乏症的可能，服药过程中要定期进行血液学检查。

己酮可可碱（片剂，缓释片，注射剂）[乙]

【其他名称】己酮可可碱肠溶片，己酮可可碱缓释片，己酮可可碱注射液，注射用己酮可可碱，己酮可可碱氯化钠注射液，己酮可可碱葡萄糖注射液

【主要作用】剂量依赖性降低血液黏度、提高红细胞变形性、改善白细胞的血液流变特性，并能抑制嗜中性粒细胞的黏附和激活。

【适应证】1. 脑部血循环障碍如暂时性脑缺血发作、中风后遗症、脑缺血引起的脑功能障碍。2. 外周血循环障碍性疾病如慢性栓塞性脉管炎等。

【用法用量】口服　每次 0.2~0.4g，一日 2~3 次。**静脉滴注**　初次 0.1g，于 2~3 小时内输入，最大滴速不可超过 0.1g/h。根据患者耐受性可每次增加 0.05g，但每次用药量不可超过 0.2g，一日 1~2 次。

【特别提醒】1. 肠溶片需要整片吞服，肠溶片和缓释片不能咀嚼。2. 静脉滴注时，一日最大剂量不应超过 0.4g。3. 严重肾功能不全患者需降低本品剂量至正常用量的 50%~70%，并进行严密的用药后监测。

烟酸（片剂，缓释片，注射剂）[乙]

【其他名称】烟酸片，烟酸缓释片，烟酸注射液，注射用烟酸

【主要作用】维生素类药。在组织呼吸过程中，作为催化重要的氧化还原反应的多种酶中的辅酶发挥作用。

【适应证】1. 预防和治疗烟酸缺乏症，如糙皮病等。2. 缺血性心脏病。3. 高胆固醇血症。

【用法用量】口服　1. 普通片：成人一次 0.05~0.1g，一日 5 次，一日用量不超过 0.5g；儿童一次 0.05g，一日 2~3 次。2. 缓释片：每次 0.5g，一日 1 次，维持量，一日 1~2g，睡前服用。**肌内注射**　成人每次 50~100mg，一日 5 次。**静脉注射**　成人每次 25~100mg，一日 2 次或多次；小儿每次 25~100mg，一日 2 次。

【特别提醒】1. 本品缓释片不能用同等剂量的速效制剂替代，已有发生严重肝脏毒性包括爆发性肝坏死者。2. 本品缓释片应整片吞服，不能压碎或掰开，应在低脂餐后于睡前服用，一般不在空腹状态下服用（图 43）。3. 乙醇或热饮料可能增加潮红和瘙痒等的发生，因而在服本品时应避免饮酒和热饮。4. 不推荐每日剂量超过 2g，女性患者的剂量低于男性患者。

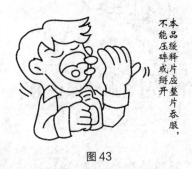

图 43

肌醇烟酸酯（片剂[乙]）

【其他名称】肌醇烟酸酯片，肌醇烟酸酯软膏

【主要作用】周围血管扩张剂，在体内逐渐水解为烟酸和肌醇，故具有烟酸和肌醇二者的药理作用，有降脂作用。外用能选择性使病变部位和受寒冷刺激部位的血管扩张，解除血管痉挛，改善末梢血液循环。

【适应证】1. 高脂血症、动脉粥样硬化、各种末梢血管障碍性疾病的辅助治疗。2. 预防和治疗冻疮。

【用法用量】口服　每次 0.2~0.6g，一日 3 次，连用 1~3 个月。**外用**　局部涂擦，一日 1~2 次；包敷患处，每 1~2 日换药 1 次。

【特别提醒】1.胃酸缺乏者应同时服用稀盐酸或柠檬汁以减少不良反应。2.活动性溃疡病、有出血倾向者禁止口服。3.涂敷药物前应将患处皮肤清洗干净，避免接触眼睛和其他黏膜。

胰激肽原酶（肠溶片，注射剂）[乙]

【其他名称】怡开，胰激肽原酶肠溶片，注射用胰激肽原酶

【主要作用】有扩张血管改善微循环作用；激活纤溶酶，降低血黏度；激活磷脂酶 A_2，防止血小板聚集，防止血栓形成等。

【适应证】微循环障碍性疾病，如糖尿病引起的肾病，周围神经病，视网膜病，眼底病及缺血性脑血管病，也可用于高血压病的辅助治疗。

【用法用量】口服　每次 120~240 IU，一日 360~720 IU；空腹服用。**肌内注射**　一日 10~40 IU，一日 1 次或隔日 1 次。临用前加灭菌注射用水或注射用灭菌生理盐水 1.5ml 溶解。

【特别提醒】1.肠溶衣片应空腹整片吞服以防药物在胃中被破坏（图 44）。2.本品注射剂含苯甲醇，禁止用于儿童肌内注射。

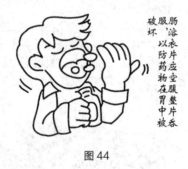

肠溶片应空腹整片吞服以防药物在胃中被破坏

图 44

第六节　血管保护剂

草木犀流浸液（片剂[乙]）

【其他名称】消脱止 –M，草木犀流浸液片

【主要作用】含有的香豆素不同于具有强力抗凝血作用的羟基香豆素，其主要成分是香豆素酸，不至于造成血液凝血因子以及凝血过程的异常变化。

【适应证】1.因创伤、外科手术等引起的软组织损伤肿胀。2.各期内痔、混合痔、炎性外痔、血栓性外痔等各种类型痔引起的出血、脱出、疼痛、肿胀、瘙痒等。3.痔手术后肿胀、疼痛的治疗。

【用法用量】口服　1.创伤、骨折、慢性劳损、烧烫伤、静脉曲张、静脉炎及淋巴回流障

碍等疾病：每次 50~100mg，一日 3 次。2. 手术：术前 1~3 天开始服用，每次 100mg，一日 3 次，术后连服 7 天。3. 用于痔疮急性发作：每次 100mg，一日 3 次；病情稳定后，每次 50mg，一日 3 次。

【特别提醒】一般应饭前服用，平素有胃肠疾病者改为饭后服用。

地奥司明（片剂）^[乙]

【其他名称】爱脉朗，地奥司明片

【主要作用】血管保护和毛细血管稳定剂。在静脉系统，降低静脉扩张性和静脉血淤滞；在微循环系统，使毛细血管壁渗透能力正常化并增强其抵抗性。

【适应证】1. 治疗静脉淋巴功能不全相关的各种症状。2. 治疗急性痔发作有关的各种症状。

【用法用量】口服 一日 0.9g；当用于急性痔发作时，前四天一日 2.7g，以后三天，一日 1.8g。将一日剂量平均分为 2 次于午餐和晚餐时服用。

【特别提醒】本品治疗急性痔发作不能替代其他肛门疾病治疗。如果症状不能迅速消除，应进行直肠检查并对本治疗方案进行重新审查。

复方角菜酸酯（乳膏剂，栓剂）^[乙]

【其他名称】复方角菜酸酯乳膏，复方角菜酸酯栓

【主要作用】海藻提取物，可以在肛门直肠黏膜表面形成一层膜状结构，并长时间覆盖于黏膜表面，对有炎症或受损的黏膜起保护作用。

【适应证】1. 痔疮及其他肛门疾病引起的疼痛、瘙痒、肿胀和出血进行对症治疗。2. 缓解肛门局部手术后的不适。

【用法用量】外用 乳膏剂：直肠给药，一日 1 次或数次。栓剂：塞入肛门内，每次 1 枚，一日 1~2 次。

【特别提醒】1. 直肠内给药时，将套管与乳膏的铝管拧紧，将套管的顶端放入直肠，慢慢挤压铝管。2. 本品栓剂高温环境可能出现轻微熔化现象，只需放入阴凉环境或冰箱冷藏室中，恢复原状即可使用，对产品疗效无影响。

七叶皂苷（片剂，注射剂）^[乙]

【其他名称】七叶皂苷钠片，注射用七叶皂苷钠，七叶皂苷钠搽剂

【主要作用】能促使机体提高 ACTH 和可的松血浆浓度，能促进血管壁增加 PGF2α 的分泌，能清除机体内自由基，从而起到抗炎、抗渗出，提高静脉张力，加快静脉血流，促进淋巴回流，改善血液循环和微循环，并有保护血管壁的作用。

【适应证】1. 脑水肿、创伤或手术所致肿胀，也用于静脉回流障碍性疾病。2. 外用治疗急性闭合性的软组织损伤如肌腱、韧带、肌肉和关节部位的扭伤、压伤和瘀斑等。

【用法用量】口服 成人每次 30~60mg，早、晚各 1 次，20 天为 1 疗程。**静脉注射或静脉滴注** 成人一日 0.1~0.4mg/kg 或 5~10mg，溶于 10% 葡萄糖注射液或 0.9% 氯化钠注射液

250ml 中供静脉滴注；也可取本品 5~10mg 溶于 10% 葡萄糖注射液或 0.9% 氯化钠注射液 10~20ml 中供静脉注射。重症病人可多次给药，但一日总量不得超过 20mg。疗程 7~10 天。

外用 取搽剂适量涂于患处，每次搽 2 遍，一日 2~4 次，疗程为 1 周。

【特别提醒】 1.本品片剂必须完整服下，饭后服用。2.本品注射剂只能用于静脉注射和静脉滴注，禁用于动脉、肌内注射或皮下注射（图 45）。3.注射时宜选用较粗静脉，切勿漏出血管外，如出现红肿，用 0.25% 普鲁卡因封闭或热敷（图 46）。4.静脉给药最大日剂量应为 20mg，如使用更大剂量则可能出现急性肾功能衰竭。5.本品注射剂与含碱性基团的药物配伍时可能发生沉淀。

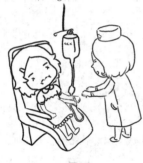

本品注射剂只能用于静脉注射和滴注，禁用于动脉、肌内或皮下注射。静脉给药最大日剂量应为 20mg

图 45

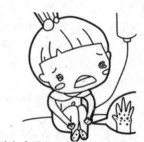

注射时宜选用较粗静脉，切勿露出血管外，如出现红肿，用 0.25% 普鲁卡因封闭或热敷

图 46

曲克芦丁（片剂，胶囊剂，口服溶液剂，注射剂）[乙]

【其他名称】 曲克芦丁片，曲克芦丁胶囊，曲克芦丁颗粒，曲克芦丁口服溶液，曲克芦丁注射液，注射用曲克芦丁，曲克芦丁氯化钠注射液

【主要作用】 能抑制血小板的聚集，有防止血栓形成的作用。

【适应证】 闭塞综合征、血栓性静脉炎、毛细血管出血等。

【用法用量】口服 每次 120~180mg，一日 3 次。**肌内注射** 每次 60~150mg，一日 2 次，20 日为 1 疗程，可用 1~3 个疗程，每疗程间隔 3~7 天。**静脉滴注** 每次 240~480mg，一日 1 次。用 5%~10% 葡萄糖注射液或低分子右旋糖酐注射液稀释后滴注。

【特别提醒】 用药期间避免阳光直射、高温及过久站立。

第七节　β 受体拮抗剂

一、非选择性 β 受体拮抗剂

普萘洛尔（片剂[甲]，缓释片[乙]，缓释胶囊[乙]，注射剂[乙]）

【其他名称】萘心安，盐酸普萘洛尔片，盐酸普萘洛尔缓释片，盐酸普萘洛尔缓释胶囊，盐酸普萘洛尔注射液

【主要作用】非选择性竞争抑制肾上腺素 β 受体拮抗剂，可阻断心脏上的 $β_1$、$β_2$ 受体，抑制心脏起搏点电位的肾上腺素能兴奋，竞争性拮抗异丙肾上腺素和去甲肾上腺素，具有膜稳定作用及抑制血小板膜 Ca^{2+} 转运的作用。

【适应证】1.作为二级预防，降低心肌梗死死亡率。2.高血压。3.劳力型心绞痛。4.控制室上性快速心律失常、室性心律失常，特别是与儿茶酚胺有关或洋地黄引起的心律失常。5.减低肥厚性心肌病流出道压差，减轻心绞痛、心悸与昏厥等症状。6.配合 α 受体拮抗剂用于嗜铬细胞瘤病人控制心动过速。7.控制甲状腺功能亢进症的心率过快，也可用于治疗甲状腺危象。

【用法用量】1.抗心律失常：（1）成人，口服，每次 10~30mg，一日 3~4 次；静脉注射，1~3mg，缓慢注射，必要时 5 分钟后可重复，总量 5mg。（2）儿童，口服：一日 0.5~1mg/kg，一日 3~4 次；静脉注射，0.01~0.1mg/kg，缓慢注入（>10 分钟），不宜超过 1mg。2.心绞痛：口服，开始 5~10mg，一日 3~4 次，每 3 日增加 10~20mg，可增至一日 200mg。3.高血压：口服，5~10mg，一日 3~4 次。4.肥厚性心肌病：口服，每次 10~20mg，一日 3~4 次。5.嗜铬细胞瘤：口服，10~20mg，一日 3~4 次，术前用 3 日。

【特别提醒】1.本品口服可空腹或与食物共进，后者可延缓肝内代谢，提高生物利用度。2.长期用本品者撤药须逐渐递减剂量，至少经过 3 天，一般为 2 周。

索他洛尔（片剂，注射剂）[乙]

【其他名称】施太可，盐酸索他洛尔片，盐酸索他洛尔注射液，注射用盐酸索他洛尔

【主要作用】兼有第 II 类和第 III 类抗心律失常药物特性，是非心脏选择性、无内在拟交感活性类 β 受体拮抗剂，有 $β_1$、$β_2$ 受体拮抗作用。

【适应证】1.转复，预防室上性心动过速，特别是房室结折返性心动过速，也可用于预激综合征伴室上性心动过速。2.心房扑动，心房颤动。3.各种室性心律失常，包括室性期前收缩，持续性及非持续性室性心动过速。4.急性心肌梗死并发严重心律失常。

【用法用量】口服　首剂每天 160 mg，分 2 次服。常规剂量为每日 160~320 mg。静脉注射　0.5~1.5mg/kg，稀释于 5% 葡萄糖注射液 20ml，10 分钟内缓慢注射，如有必要可在 6 小时后重复使用。

【特别提醒】1.饭前 1~2 小时服用，两次口服间隔时间约 12 小时。2.可引起尖端扭转型室速，一种与 Q-T 间期延长有关的，在心电图上表现为多种形态的室性心动过速。用药过程需注意心率及血压变化，监测心电图 Q-Tc 变化。3.突然停药偶尔会加剧心绞痛和心律失常，在某些情况下甚至会发生心肌梗死，因此长期治疗后停药应慎重，剂量应在 1~2 周内逐渐减少。

二、选择性 β 受体拮抗剂

阿替洛尔（片剂[甲]）

【其他名称】氨酰心安，阿替洛尔片，阿替洛尔注射液

【主要作用】选择性 β_1 肾上腺素受体拮抗剂，不具有膜稳定作用和内源性拟交感活性。但不抑制异丙肾上腺素的支气管扩张作用。

【适应证】高血压、心绞痛、心肌梗死，也可用于心律失常、甲状腺功能亢进、嗜铬细胞瘤。

【用法用量】口服　成人开始每次 6.25~12.5mg，一日 2 次，按需要及耐受量渐增至 50~200mg；儿童应从小剂量开始，0.25~0.5mg/kg，一日 2 次。静脉注射　开始 5 分钟内，先缓慢静脉注射 5mg，10 分钟后再重复给予 5mg，可用葡萄糖注射液或生理盐水稀释。

【特别提醒】1. 与食物共进不影响其生物利用度。2. 对 β 受体有较强的竞争性抑制作用，多巴酚丁胺或异丙肾上腺素可逆转其心脏作用。3. 冠状动脉疾病患者应避免突然停药，以免引发严重恶化的心绞痛以及心肌梗死和心律失常。

比索洛尔（片剂，胶囊）[甲]

【其他名称】博苏，富马酸比索洛尔片，富马酸比索洛尔胶囊

【主要作用】高选择性 β_1 肾上腺素受体拮抗剂，无内在拟交感活性和膜稳定活性。对支气管和血管平滑肌的 β_1 受体有高亲和力，对支气管、血管平滑肌和调节代谢的 β_2 受体仅有很低亲和力。

【适应证】1. 高血压、冠心病（心绞痛）。2. 伴有心室收缩功能减退的中度至重度慢性稳定性心力衰竭。

【用法用量】口服　1. 高血压和心绞痛：一日 1 次，每次 5mg；轻度高血压患者可从 2.5mg 开始，如果效果不明显可增至每日一次，每次 10mg。2. 慢性稳定性心力衰竭：每次 1.25mg，一日 1 次，逐渐增加至 10mg，一日 1 次维持治疗，最大推荐剂量为 10mg，一日 1 次。3. 晚期肾功能衰竭和严重肝功能异常，一日剂量不得超过 10mg。

【特别提醒】1. 用水送服，不应咀嚼。2. 应在早晨服用，可以在进餐时服用。3. 用于慢性稳定性心力衰竭的治疗，不宜与钙离子拮抗剂、可乐定合用。

美托洛尔（片剂[甲]，胶囊[甲]，缓释片[乙]，注射剂[甲]）

【其他名称】倍他乐克，酒石酸美托洛尔片，酒石酸美托洛尔缓释片，酒石酸美托洛尔胶囊，琥珀酸美托洛尔缓释片，酒石酸美托洛尔注射液，注射用酒石酸美托洛尔

【主要作用】选择性 β_1 受体拮抗剂，其对心脏 β_1 受体产生作用所需剂量低于其对外周血管和支气管上的 β_2 受体产生作用所需剂量。随剂量增加，β_1 受体选择性可能降低。

【适应证】高血压、心绞痛、心肌梗死、肥厚型心肌病、主动脉夹层、心律失常、甲状腺功能亢进、心脏神经官能症等，也用于心力衰竭的治疗。

【用法用量】1. 不稳定型心绞痛、急性心肌梗死：早期可先静脉注射，每次 2.5~5mg，每 5 分钟给药 1 次，共 3 次总剂量为 10~15mg。之后 15 分钟开始口服 25~50mg，每 6~12 小

时给药 1 次，共 24~48 小时，然后每次 50~100mg，一日 2 次。2. 高血压、心绞痛、心律失常、肥厚型心肌病、甲状腺功能亢进等：口服，普通剂型，每次 25~50mg，一日 2~3 次，或每次 100mg，一日 2 次；缓释剂型，每次 100mg，一日 1 次，早晨顿服。3. 心力衰竭：口服，起初每次 6.25mg，一日 2~3 次，以后视临床情况增加，最大剂量每次 50~100mg，一日 2 次。4. 室上性快速型心律失常：静脉注射，开始 1~2mg/min，用量可达 5mg；可间隔 5 分钟重复注射，总剂量 10~15mg。静脉注射后 4~6 小时，心律失常已经控制，用口服制剂维持，一日 2~3 次，每次剂量不超过 50mg。5. 预防和治疗确诊或可疑急性心肌梗死患者的心肌缺血、快速性心律失常和胸痛：立即静脉给药 5mg，可在 2 分钟后重复给予，直到最大剂量 15mg。

【特别提醒】1. 酒石酸美托洛尔控释片需要整片吞服，不能掰开或咀嚼。2. 琥珀酸美托洛尔缓释片可掰开服用，但不能咀嚼或压碎，最好在早晨服用。3. 本品注射液最大剂量可用至 40mg，可加入 1000ml 下列静脉注射剂中滴注：0.9%氯化钠，10%葡萄糖，5%葡萄糖，林格注射液，林格 – 葡萄糖液和乙酸化林格液。4. 本品不应加入右旋糖酐 70 血浆代用品中滴注。5. 应避免与下列药物合并使用：巴比妥类药物，普罗帕酮，维拉帕米。

艾司洛尔（注射剂[乙]）

【其他名称】爱络，盐酸艾司洛尔注射液，注射用盐酸艾司洛尔
【主要作用】快速起效、作用时间短的选择性 β_1 受体拮抗剂。主要作用于心肌的 β_1 受体，大剂量时对气管和血管平滑肌的 β_2 受体也有阻滞作用。
【适应证】1. 用于心房颤动、心房扑动时控制心室率。2. 围手术期高血压。3. 窦性心动过速。
【用法用量】1. 控制心房颤动、心房扑动时心室率：成人先静脉推注负荷量 0.5mg/（kg·min），约 1 分钟，随后静脉滴注维持量：自 0.05mg/（kg·min）开始，最大维持量 0.3mg/（kg·min）。2. 围手术期高血压或心动过速：即刻控制剂量 1mg/kg，30 秒内静脉注射，继续予 0.15mg/（kg·min）静脉滴注，最大维持量 0.3mg/（kg·min）。
【特别提醒】1. 治疗高血压的用量通常较治疗心律失常用量大。2. 高浓度给药（>10mg/ml）会造成严重的静脉反应，包括血栓性静脉炎，20mg/ml 的浓度在血管外可造成严重的局部反应，甚至坏死，故应尽量经大静脉给药。

三、α 和 β 受体拮抗剂

阿罗洛尔（片剂[乙]）

【其他名称】阿尔马尔，盐酸阿罗洛尔片
【主要作用】具有 α,β 受体阻断作用、降压作用、抗心绞痛作用、抗心律失常作用、抗震颤作用。
【适应证】1. 原发性高血压（轻度～中度）。2. 心绞痛。3. 心动过速性心律失常。4. 原发性震颤。
【用法用量】口服 1. 原发性高血压、心绞痛、心动过速性心律失常：成人每次 10mg，一日 2 次，疗效不充分时可增至一日 30mg。2. 原发性震颤：成人一日 10mg，疗效不充分时可每次 10mg，一日 2 次。一天不超过 30mg。

【特别提醒】1. 手术前 48 小时内不宜给药。2. 长期给药时，须定期进行心功能检查（心率、血压、心电图、X 射线检查等）。3. 对嗜铬细胞瘤病人，须在应用 α 受体拮抗剂进行初期治疗后，应用本品，并始终联合应用 α 受体拮抗剂。

卡维地洛（片剂，胶囊）[乙]

【其他名称】络德，卡维地洛片，卡维地洛分散片，卡维地洛胶囊

【主要作用】兼有 α_1 和非选择性 β 受体拮抗作用，无内在拟交感活性。降压迅速，可长时间维持降压作用。

【适应证】原发性高血压，心功能不全。

【用法用量】口服　1. 高血压：成人开始 2 天每次 12.5mg，一日 1 次；以后每次 25mg，一日 1 次。最大推荐日剂量 50mg，一日 1 次或分 2 次服用。2. 心功能不全：起始剂量每次 3.125mg，一日 2 次，2 周后可增至 6.25mg，一日 2 次。推荐最大剂量：<85kg 者，25mg，一日 2 次；≥ 85kg 者，50mg，一日 2 次。

【特别提醒】1. 本品须和食物一起服用以减慢吸收，降低体位性低血压的发生。2. 剂量应个体化，每次增加剂量前须评估心功能不全情况。3. 戴隐形眼镜者应注意该药可能会引起眼睛干燥。4. 不能突然停药，伴有缺血性心脏病者尤其应注意，此类病人应逐渐减少用量然后停药。

拉贝洛尔（片剂[乙]）

【其他名称】盐酸拉贝洛尔片，盐酸拉贝洛尔注射液，注射用盐酸拉贝洛尔

【主要作用】具有选择性 α_1 和非选择性 β 受体拮抗作用，两种作用均有降压效应，降压强度与剂量有关。

【适应证】1. 各种类型高血压，尤其是高血压危象。也用于伴有冠心病的高血压及伴有心绞痛或心衰史的高血压。2. 外科手术前控制血压。3. 嗜铬细胞瘤的降压治疗。4. 妊娠高血压。

【用法用量】口服　每次 100mg，一日 2~3 次，2~3 日后根据需要加量。维持量 200~400mg，一日 2 次。极量一日 2400mg。静脉注射　每次 25~50mg，加 10% 葡萄糖注射液 20ml，于 5~10 分钟内缓慢注射，如降压效果不理想可于 15 分钟后重复 1 次，直至产生理想的降压效果。总剂量不应超过 200mg。静脉滴注　100mg 加 5% 葡萄糖注射液或 0.9% 氯化钠注射液 250ml，滴速 1~4mg/min，有效剂量为 50~200mg，但对嗜铬细胞瘤患者可能需 300mg 以上。

【特别提醒】1. 静脉用药应于卧位，滴注时切勿过速以防降压过快（图 47）；注射结束应静卧 10~30 分钟。2. 少数病人可在服药后 2~4 小时出现体位性低血压，因此应该逐渐增加用药剂量。

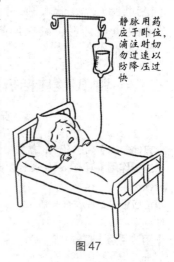

静脉用药应于卧位，滴注时切勿过速以防降压过快

图 47

第八节 钙拮抗剂

一、主要作用于血管的选择性钙拮抗剂

氨氯地平（片剂，胶囊）[甲]

【其他名称】络活喜，苯磺酸氨氯地平片，马来酸氨氯地平片，甲磺酸氨氯地平片，门冬氨酸氨氯地平片，苯磺酸氨氯地平胶囊

【主要作用】二氢吡啶钙拮抗剂，能够抑制钙离子跨膜进入血管平滑肌和心肌。同时也是一种外周动脉血管扩张剂，它直接作用于血管平滑肌，从而降低外周血管阻力和血压。

【适应证】1.高血压，可单独应用或与其他抗高血压药物联合应用。2.冠心病：慢性稳定性心绞痛，血管痉挛性心绞痛（变异型心绞痛），经血管造影证实的冠心病。

【用法用量】口服　1.高血压：成人起始剂量5mg，一日1次，最大剂量为10mg，一日1次。身材小、虚弱、老年或伴肝功能不全患者，起始剂量为2.5mg，一日1次。6~17岁儿童，2.5~5mg，一日1次。2.慢性稳定性或血管痉挛性心绞痛：5~10mg，一日1次。3.冠心病：5~10mg，一日1次。

【特别提醒】1.用于高血压的剂量调整应根据患者个体反应进行，一般的剂量调整应在7~14天后开始。2.极少数患者，特别是伴有严重冠状动脉阻塞性疾病的患者，在开始治疗或增加剂量时，可出现心绞痛恶化或发生急性心肌梗死。

左旋氨氯地平（片剂[乙]）

【其他名称】施慧达，玄宁，苯磺酸左旋氨氯地平片，马来酸左旋氨氯地平片，马来酸左旋氨氯地平分散片

【主要作用】氨氯地平的左旋体，其抗高血压作用机制是直接松弛血管平滑肌。

【适应证】1.高血压病。2.慢性稳定性心绞痛及变异型心绞痛。

【用法用量】口服　1.高血压：初始剂量2.5mg，一日1次；最大剂量为5mg，一日1次。虚弱或老年患者、伴有肝功能不全患者初始剂量为1.25mg，一日1次。2.心绞痛：初始剂量2.5~5mg，一日1次，老年及肝功能不全患者建议使用较低剂量治疗，大多数人的有效剂量为一日5mg。

【特别提醒】参见氨氯地平。

L-门冬氨酸氨氯地平（片剂[乙]）

【其他名称】力斯得

【主要作用】钙拮抗剂，通过直接舒张血管平滑肌，扩张外周小动脉，从而降低外周阻力（后负荷），且能明显扩张冠状动脉。

【适应证】高血压。

【用法用量】口服　初始剂量5mg，一日1次，但老年、体弱、肝功能损害患者及联用其他抗高血压药物的患者，初始剂量2.5mg，一日1次。剂量调整应根据患者个体的临床反应，最大剂量可增至10mg，一日1次。

【特别提醒】1.严重低血压、主动脉瓣狭窄者禁用。2.吸入烃类药物与本品同用可引起低血压。

氨氯地平阿托伐他汀钙（片剂[乙]）

【其他名称】多达一，氨氯地平阿托伐他汀钙片

【主要作用】含钙拮抗剂氨氯地平和调血脂药阿托伐他汀。

【适应证】需氨氯地平和阿托伐他汀联合治疗的患者。

【用法用量】口服　一般每次1粒，每日1次。

【特别提醒】1.本品使用与它的两种组成成分的单独使用作用相当，可以相互替换。2.本品有不同配比，5mg/10 mg，5mg/20 mg和5mg/40 mg（以氨氯地平/阿托伐他汀计），应注意选择。3.偶可引起肌病，高剂量阿托伐他汀与某些特定药物如环孢素或CYP3A4强抑制剂（如克拉霉素、伊曲康唑和HIV蛋白酶抑制剂）联合用药可增加肌病或横纹肌溶解症的风险。

尼莫地平（片剂[甲]，胶囊[甲]，注射剂[乙]）

【其他名称】尼膜同，尼莫地平片，尼莫地平分散片，尼莫地平胶囊，尼莫地平缓释片，尼莫地平注射液，注射用尼莫地平

【主要作用】钙拮抗剂，通过抑制钙离子进入细胞而抑制血管平滑肌细胞的收缩。因具有较高的亲脂性而易透过血脑屏障，从而对脑动脉有较强的作用。

【适应证】1.预防和治疗动脉瘤性蛛网膜下隙出血后脑血管痉挛引起的缺血性神经损伤。2.治疗老年性脑功能障碍。3.缺血性脑血管病、偏头痛、轻度蛛网膜下隙出血所致脑血管痉挛，突发性耳聋。4.血管性、紧张性和丛集性以及混合型头痛疼痛。

【用法用量】口服　1.普通口服剂型　（1）缺血性脑血管病：一日30~120mg，分3次服用。（2）偏头痛：每次40mg，一日3次。（3）蛛网膜下隙出血所引起的脑血管痉挛：每次40~60mg，一日3~4次。（4）突发性耳聋：一日40~60mg，分3次服用。（5）轻、中度高血压病：每次40mg，一日3次，一日最大剂量为240mg。（6）急性脑血管病恢复期：每次30~40mg，一日4次，或每4小时给药1次。2.缓释剂型：每次60~120mg，一日2次。

静脉滴注　体重<70kg或血压不稳的患者，治疗开始的2小时0.5mg/h，如果耐受性良好尤其血压无明显下降时，2小时后，剂量可增至1mg/h；体重>70kg患者，从1mg/h开始，

2 小时后如无不适可增至 2mg/h。**脑池滴注** 本品 1ml（0.2mg）加林格液 19ml 稀释，将新配置的稀释液加温至与血液温度相同后于术中脑池滴注，尼莫地平稀释液配置后必须立即使用。

【特别提醒】1. 本品可被 PVC 吸附，输注时仅允许使用 PE 输液管。2. 本品注射液含有乙醇，与乙醇有配伍禁忌的药物亦同本品发生相互作用。3. 严禁将本品注射液加入其他输液瓶或输液袋中，严禁与其他药物混合。4. 经中心静脉插管用输液泵连续静脉输注，并经过三通阀可与下列液体同时输注：5% 葡萄糖、0.9% 氯化钠、乳酸钠林格液、含镁乳酸钠林格液、右旋糖酐 40 溶液或 6% 的 HAES 聚氧 –2– 羟乙基淀粉，也可与甘露醇、人血白蛋白、血液同时输注。5. 本品有轻微的光敏感性，应避免在太阳光直射下使用；在散射性日光或人工光源下，10 小时内不必采用特殊保护措施。

尼群地平（片剂，软胶囊）[甲]

【其他名称】硝苯甲乙吡啶，尼群地平片，尼群地平分散片，尼群地平软胶囊

【主要作用】二氢吡啶类钙拮抗剂，抑制血管平滑肌和心肌的跨膜钙离子内流，但以血管作用为主，血管选择性较强。本品引起冠状动脉、肾小动脉等全身血管的扩张，产生降压作用。

【适应证】高血压。

【用法用量】口服 成人开始每次 10mg，一日 1 次，以后可根据情况调整为 20mg，一日 2 次。

【特别提醒】1. 服用本品期间须定期测量血压、作心电图。2. 严重主动脉瓣狭窄的患者禁用。3. 与 β 受体拮抗剂合用可加强降压作用，并可减轻本品降压后发生的心动过速。

尼群洛尔（片剂[乙]）

【其他名称】尼群洛尔片

【主要作用】含尼群地平 5mg，阿替洛尔 10mg，尼群地平为二氢吡啶类钙拮抗剂，阿替洛尔为选择性 β₁ 受体拮抗剂。

【适应证】轻中度原发性高血压。

【用法用量】口服 空腹服，一日 1~2 次，每次 2 片。

【特别提醒】1. 病窦综合征、房室传导阻滞、心功能不全和哮喘患者禁用。2. 个别患者可出现严重的体循环低血压症状，常发生在初期调整药量期间或者增加药物用量时，故服用本品期间须定期测量血压。

硝苯地平（胶囊[甲]，缓释片[乙]，控释片[乙]，缓释胶囊[乙]）

【其他名称】拜新同，硝苯地平片，硝苯地平胶囊，硝苯地平控释片，硝苯地平缓释片，硝苯地平缓释胶囊，硝苯地平注射液

【主要作用】二氢吡啶类钙拮抗剂，特异性作用于心肌细胞、冠状动脉以及外周阻力血管的平滑肌细胞。

【适应证】高血压，冠心病，慢性稳定型心绞痛。

【用法用量】口服　1. 普通剂型：从小剂量开始服用，起始剂量 10mg，一日 3 次；维持量 10~20mg，一日 3 次。部分有明显冠脉痉挛的患者可用至 20~30mg，一日 3~4 次。最大剂量不宜超过一日 120mg。如果病情紧急，可嚼碎服或舌下含服 10mg。2. 缓释剂型：每次 30~60mg，一日 1 次。极量，每次 40mg，一日 120mg。**静脉滴注**　每次 2.5~5mg，加 5% 葡萄糖注射液 250ml 稀释后在 4~8 小时内缓慢滴入，根据病情调整滴速及用量，最大剂量 15~30mg/24h，可重复使用 3 天，以后治疗建议使用口服制剂。

【特别提醒】1. 应用注射液时，静脉穿刺部位可能疼痛，减慢输注速度有时可避免穿刺部位的烧灼感。2. 本品缓释制剂不可咬、嚼、掰断、掰开，缓释片中活性成分被吸收后，空药片可能完整地经肠道排出。3. 本品有光敏性，应避光保存。4. 禁用于心源性休克患者，不得与利福平合用。

贝尼地平（片剂[乙]）

【其他名称】可力洛，盐酸贝尼地平片

【主要作用】与细胞膜膜电位依赖性钙通道的 DHP 结合部位相结合，抑制钙离子内流，从而扩张冠状动脉和外周血管。

【适应证】原发性高血压，心绞痛。

【用法用量】口服　1. 原发性高血压：成人一日 1 次，一次 2~4mg，早饭后口服，效果不佳时可增至一日 1 次，一次 8mg。重症高血压患者，一日 1 次，一次 4~8mg，早饭后口服。2. 心绞痛：成人一日 2 次，一次 4mg，早晚各 1 次，饭后口服。

【特别提醒】1. 心源性休克患者禁用。2. 停用本品时应逐渐减量并注意观察。3. 葡萄柚汁可能使血压过度降低，应避免服药时服用。

非洛地平（片剂，缓释片，缓释胶囊)[乙]

【其他名称】波依定，非洛地平片，非洛地平缓释片，非洛地平缓释片（Ⅱ），非洛地平缓释胶囊

【主要作用】选择性钙拮抗剂，主要抑制小动脉平滑肌细胞外钙的内流，选择性扩张小动脉，降低肾血管阻力，增加输出量和心脏指数，显著降低后负荷。

【适应证】轻、中度原发性高血压。

【用法用量】口服　1. 普通片剂：2.5mg，一日 2 次。2. 缓释剂型：初始剂量每次 5mg，一日 1 次，可根据患者反应调整至一日 2.5~10mg。

【特别提醒】1. 缓释制剂服药应在早晨空腹或者食用少量清淡食物后服用，整粒吞服，勿咀嚼或咬碎。2. 本品是 CYP 3A4 的底物，CYP 3A4 抑制剂或诱导剂会对本品血药浓度产生明显影响，应避免合用。3. 葡萄柚汁可致本品血药水平明显升高，应避免合用。

拉西地平（片剂[乙]）

【其他名称】乐息平，司乐平，拉西地平片，拉西地平分散片

【主要作用】特异性高效钙拮抗剂，对于血管平滑肌的钙通道具有高度选择性。主要作用

为扩张外周小动脉，减少外周血管阻力和降低血压。

【适应证】高血压。

【用法用量】口服　初始剂量一日 1 次，每次 2mg。剂量可增至一日 1 次，每次 4~6mg。

【特别提醒】1. 本品应在同一时间服用，最好是在早晨。2. 禁用于严重动脉瓣狭窄的病人。3. 不能与葡萄柚汁同服。4. 应避光保存，在服用前不要除去铝塑包装。

乐卡地平（片剂^[乙]）

【其他名称】再宁平，盐酸乐卡地平片

【主要作用】二氢吡啶类钙拮抗剂，具有较强的血管选择性，起效平缓，降压作用强，作用时间长，负性肌力作用少。

【适应证】轻、中度原发性高血压。

【用法用量】口服　每次 10mg，一日 1 次，餐前 15 分钟口服。根据病人的个体反应可增至每次 20mg。

【特别提醒】1. 左室流出道梗阻、未治疗的充血性心衰、不稳定型心绞痛、重度肝肾功能损害、心肌梗死一个月内禁用。2. 本品经 CYP3A4 酶代谢，应避免和 CYP3A4 酶抑制剂（如伊曲康唑、红霉素等）合用。3. 本品不能与环孢素一起应用。4. 服药期间应避免饮酒或含乙醇的饮料，可能会增加抗高血压药的血管扩张作用。

尼卡地平（片剂，缓释片，缓释胶囊，注射剂）^[乙]

【其他名称】佩尔，盐酸尼卡地平片，盐酸尼卡地平缓释片，盐酸尼卡地平缓释胶囊，盐酸尼卡地平注射液，注射用盐酸尼卡地平

【主要作用】钙拮抗剂，可抑制心肌与血管平滑肌的跨膜钙离子内流而不改变血钙浓度。

【适应证】高血压、劳力型心绞痛。

【用法用量】口服　1. 普通片剂：起始剂量 20mg，一日 3 次，可随反应调整剂量至 40mg，一日 3 次。2. 缓释剂型：一日 2 次，每次 40mg。**静脉滴注**　用生理盐水或 5% 葡萄糖注射液稀释成 1ml 含量 0.1~0.2mg 溶液，以 2~10μg/（kg·min）的滴注速度开始给予，如有必要迅速降低血压，以 10~30μg/kg 静脉给予。

【特别提醒】1. 重度主动脉狭窄、颅内出血尚未完全止血、脑中风急性期颅内压增高的患者禁用。2. 在治疗早期应仔细监测血压，注意避免发生低血压。3. 停用本品时应逐渐减少剂量，并密切观察病情。

西尼地平（片剂，胶囊）^[乙]

【其他名称】致欣，西尼地平片，西尼地平胶囊，西尼地平软胶囊

【主要作用】亲脂性二氢吡啶类钙拮抗剂，能与血管平滑肌细胞膜上 L 型钙通道的二氢吡啶位点结合，抑制 Ca^{2+} 通过 L 型钙通道的跨膜内流，从而松弛、扩张血管平滑肌，起到降压作用。

【适应证】高血压。

【用法用量】口服：成人初始剂量每次 5mg，一日 1 次，早饭后服用，最大可增至每次 10mg，一日 1 次。

【特别提醒】1. 葡萄汁可增加本品的血药浓度，故两者不能合用。2. 突然停药可能引起病情恶化，故需要停药时应逐渐减量并充分观察症状后停药。

二、直接作用于心脏的选择性钙拮抗剂

地尔硫䓬（片剂[甲]，缓释胶囊[乙]，缓释片[乙]，注射剂[乙]）

【其他名称】合心爽，盐酸地尔硫䓬片，盐酸地尔硫䓬缓释片，盐酸地尔硫䓬缓释胶囊，盐酸地尔硫䓬注射液，注射用盐酸地尔硫䓬

【主要作用】通过抑制钙离子向末梢血管、冠状血管平滑肌细胞及房室结细胞内流，而达到扩张血管及延长房室结传导的作用，从而对高血压、心律失常和心绞痛产生疗效。

【适应证】1. 室上性心动过速。2. 手术时异常高血压的急救处置。3. 高血压急症。4. 不稳定性心绞痛。

【用法用量】口服　1. 普通剂型：每次 30~60mg，一日 3~4 次，餐前或睡前服药，每 1~2 天增加每次剂量，平均剂量范围 90~360mg。2. 缓释制剂：每次 90~180mg，一日 1 次。静脉给药　1. 室上性心动过速：单次静脉注射 10mg，3 分钟缓慢静脉注射。2. 手术时异常高血压的急救处置：单次静脉注射，10mg 于 1 分钟内缓慢静脉注射；或以 5~15μg/（kg·min）速度静脉滴注。3. 高血压急症：以 5~15μg/kg/min 速度静脉滴注。4. 不稳定性心绞痛：以 1~5μg/（kg·min）速度静脉滴注，应先从小剂量开始，最大用量为 5μg/（kg·min）。

【特别提醒】1. 缓释制剂应整粒吞服，餐前或睡前服用。2. 避免本品和 β 受体拮抗剂同时静脉给予，应间隔几小时。3. 与其他药物混合时，若 pH 超过 8，本品可能析出。4. 病态窦房结综合征未安装起搏器、Ⅰ 或 Ⅲ度房室传导阻滞未安装起搏器、充血性心力衰竭患者禁用。5. 停药时应逐渐减量，不能突然停药，以免出现高血压反跳或心绞痛。

维拉帕米（片剂[甲]，缓释片[乙]，缓释胶囊[乙]，注射剂[甲]）

【其他名称】异搏定，盐酸维拉帕米片，盐酸维拉帕米缓释片，盐酸维拉帕米缓释胶囊，盐酸维拉帕米注射液，注射用盐酸维拉帕米

【主要作用】钙拮抗剂，通过调节心肌传导细胞、心肌收缩细胞以及动脉血管平滑肌细胞膜上的钙离子内流，发挥药理作用。

【适应证】1. 心绞痛。2. 心律失常。3. 原发性高血压。

【用法用量】口服　普通片剂，每次 80~120mg，一日 3 次；缓释制剂，一日 1 次，每次 180mg。静脉注射　起始剂量为 5~10mg 或 0.075~0.15mg/kg，稀释后缓慢静脉注射至少 2 分钟。如果初反应不令人满意，首剂 15~30 分钟后再给每次 5~10mg 或 0.15mg/kg。静脉滴注　加入氯化钠注射液或 5% 葡萄糖注射液中静脉滴注，滴速 5~10mg/h，一日总量不超过 50~100mg。

【特别提醒】1. 静脉注射可能发生眩晕，之前静脉给予钙剂可预防血流动力学反应。2. 缓释片和缓释胶囊不能嚼碎，应用足量水送服，最好在餐中或餐后尽快服用。

第九节　血管紧张素转换酶抑制剂

卡托普利（片剂，胶囊）[甲]

【其他名称】开博通，卡托普利片，卡托普利胶囊，卡托普利滴丸，注射用卡托普利，卡托普利注射液

【主要作用】竞争性 ACEI，使血管紧张素 Ⅰ 不能转化为血管紧张素 Ⅱ，从而降低外周血管阻力，并通过抑制醛固酮分泌，减少水钠潴留。

【适应证】高血压症，心力衰竭。

【用法用量】口服　成人每次 12.5mg，一日 2~3 次，按需要 1~2 周内增至 50mg，一日 2~3 次；小儿 0.3mg/kg，一日 3 次，必要时每隔 8~24 小时增加 0.3mg/kg。静脉给药　成人每次 25mg，用注射用水溶解后溶于 10% 葡萄糖注射液 20ml，缓慢静脉注射 10 分钟，随后将 50mg 溶解后，溶于 10% 葡萄糖注射液 500ml，静脉滴注。

【特别提醒】1. 胃中食物可使本品吸收减少 30% ~40%，故宜在餐前 1 小时服药。2. 用本品期间随访检查白细胞计数及分类计数，尿蛋白检查。3. 遗传性或自发性血管神经性水肿及使用 ACEI 发生血管神经性水肿病史者禁用。4. 用本品时出现血管神经水肿，应停用本品，迅速皮下注射 1：1000 肾上腺素 0.3~0.5ml。

依那普利（片剂，胶囊）[甲]

【其他名称】悦宁定，马来酸依那普利片，马来酸依那普利胶囊，马来酸依那普利分散片，马来酸依那普利口腔崩解片

【主要作用】前体药，在肝脏被激活成为有活性的依那普利拉，可抑制血管紧张素转换酶，能够降低高血压病人的血压，且能改善慢性心力衰竭的症状和体征。

【适应证】1. 各期原发性高血压。2. 肾血管性高血压。3. 各级心力衰竭。4. 预防症状性心衰。5. 预防左心室功能不全病人冠状动脉缺血事件。

【用法用量】口服　起始剂量为 10~20mg，一日 1 次。常用维持剂量为一日 20mg，最大剂量一日 40mg。

【特别提醒】1. 餐前、餐中或餐后服用均可。2. 服用本品后会引起咳嗽症状，停药后咳嗽会好转。3. 遗传性或自发性血管神经性水肿及使用 ACEI 发生血管神经性水肿病史者禁用。4. 本品可引起血管神经性水肿，血管神经性水肿伴有喉部水肿可能导致死亡，当水肿发生在舌、声门或喉部时，应立即皮下注射 1：1000 肾上腺素溶液 0.3~0.5ml。

贝那普利（片剂，胶囊）^[乙]

【其他名称】洛汀新，盐酸贝那普利片，盐酸贝那普利胶囊

【主要作用】前体药，水解后成活性物质贝那普利拉，可抑制血管紧张素转换酶，阻止血管紧张素 I 转化成血管紧张素 II。

【适应证】1.各期高血压。2.充血性心力衰竭。

【用法用量】口服　1.高血压：一日 10mg，一日 1 次，若疗效不佳，可加至一日 20mg。2.充血性心力衰竭：初始剂量为 5mg，一天 1 次，根据临床反应可调整为 10mg，一天 1 次，甚至 20mg，一天 1 次。3.进行性慢性肾功能不全：一日 1 次 10mg。

【特别提醒】1.有血管神经性水肿史，孤立肾、移植肾、双侧肾动脉狭窄而肾功能减退者禁用。2.严重缺钠的血容量不足者服用本品时可能发生低血压，开始服用本品前应停用利尿药或采取其他措施补充体液。3.本品可引起血管神经性水肿，血管神经性水肿伴有喉部水肿可能导致死亡，当水肿发生在舌、声门或喉部时，应立即皮下注射 1：1000 肾上腺素溶液 0.3~0.5 ml。

福辛普利（片剂，胶囊）^[乙]

【其他名称】蒙诺，福辛普利钠片，福辛普利钠胶囊

【主要作用】前药，在体内转变成具有药理活性的福辛普利拉后抑制血管紧张素转换酶，降低血管紧张素 II 和醛固酮的浓度，使外周血管扩张，血管阻力降低，产生降压效应。

【适应证】高血压和心力衰竭。

【用法用量】口服　1.高血压：一日 10~40mg，单次服药。2.心力衰竭：初始剂量为 10mg，一日 1 次，逐渐增量至 40mg，一日 1 次。

【特别提醒】1.抗酸药可能影响本品的吸收，本品和抗酸药必须分开服用，至少相隔 2 小时。2.遗传性或自发性血管神经性水肿及使用 ACEI 发生血管神经性水肿病史者禁用。3.有血压过分下降危险的病人，在给予本品治疗前必须停止或减少利尿药的剂量，或者采取其他措施以保证有充足的体液。

赖诺普利（片剂，胶囊）^[乙]

【其他名称】捷赐瑞，赖诺普利片，赖诺普利胶囊

【主要作用】长效 ACEI，使血管紧张素 II 和醛固酮的浓度降低，导致外周血管扩张、血管阻力降低，从而降低血压。

【适应证】1.原发性高血压及肾血管性高血压。2.充血性心力衰竭。

【用法用量】口服　初始剂量 2.5~5mg，有效维持剂量一日 10~20mg，一日 1 次。

【特别提醒】1.本品吸收不受食物影响，可在饭前、饭中或饭后服用。2.遗传性或自发性血管神经性水肿及使用 ACEI 发生血管神经性水肿病史者禁用。3.本品可引起血管神经性水肿，血管神经性水肿伴有喉部水肿可能导致死亡，当水肿发生在舌、声门或喉部时，应立即皮下注射 1：1000 肾上腺素溶液 0.3~0.5 ml。

雷米普利（片剂^[乙]）

【其他名称】瑞泰，雷米普利片

【主要作用】前药，经胃肠道吸收后在肝脏水解生成雷米普利拉，为强效和长效 ACEI。

【适应证】1. 原发性高血压。2. 充血性心力衰竭。3. 急性心肌梗死后出现的轻到中度心力衰竭。

【用法用量】口服　1. 原发性高血压：起始剂量 2.5mg，可增加至一日 5mg。维持剂量一日 2.5~5mg，最大剂量一日 10mg。2. 充血性心力衰竭：起始剂量 1.25mg，一日 1 次。维持剂量一日 5mg。3. 急性心肌梗死后轻到中度心衰：起始剂量 1.25~2.5mg，早晚各 1 次。最大日剂量 5mg，早晚各 1 次。

【特别提醒】1. 本品的吸收不受食物影响，可在饭前、饭中或饭后用足量液体送服。2. 乙醇能增强本品血压下降作用，因此服用本品时禁止饮酒或其他含乙醇的药物。3. 在服用本品前必须检查肾功能，尤其在开始治疗的前几周。4. 遗传性或自发性血管神经性水肿及使用 ACEI 发生血管神经性水肿病史者禁用。5. 如果治疗期间发生血管神经性水肿，必须立即停药。

咪达普利（片剂^[乙]）

【其他名称】达爽，盐酸咪达普利片

【主要作用】口服后在体内转换成活性代谢物咪达普利拉，抑制 ACE 的活性，阻止血管紧张素 I 转换成血管紧张素 II，使外周血管舒张，降低血管阻力，产生降压作用。

【适应证】1. 原发性高血压。2. 肾实质性病变所致继发性高血压。

【用法用量】口服　成人一日 1 次，每次 5~10mg。

【特别提醒】1. 手术前 24 小时内最好不用本品。2. 遗传性或自发性血管神经性水肿及使用 ACEI 发生血管神经性水肿病史者禁用。3. 重症高血压患者、进行血液透析的患者、服用利尿药的患者（尤其是服药初期）、进行低盐疗法的较严重患者须从小剂量开始用药。4. 用葡萄糖硫酸纤维素吸附器进行治疗的患者、用丙烯腈甲烯丙基磺酸钠膜进行血液透析的患者禁用。

培哚普利（片剂^[乙]）

【其他名称】雅施达，培哚普利叔丁胺片

【主要作用】ACEI，通过其活性代谢物培哚普利拉起作用，可引起血浆中的血管紧张素 II 减少，血浆肾素活性增加并减少醛固酮的分泌，从而使血管舒张、血管阻力降低而产生降压作用。

【适应证】高血压、充血性心力衰竭。

【用法用量】口服　1. 原发性高血压：一天 4mg，早晨餐前服用，最大剂量一日 8mg。2. 肾血管性高血压：起始剂量一日 2mg，此后按照患者血压反应调整剂量。

【特别提醒】1. 遗传性或自发性血管神经性水肿及使用 ACEI 发生血管神经性水肿病史者禁用。2. 可引起持续性干咳，停止治疗后可缓解。3. 开始治疗时可能会出现血压过度下降，

应从小剂量开始逐渐增加剂量，开始治疗前应停用利尿剂、补充血容量及盐量以降低低血压发生的可能性，治疗过程中应监测肾功能。4. 保钾利尿剂、补钾制剂或含钾盐替代品可以导致血钾的明显升高，因此不推荐本品与上述药物联用。

氨氯地平贝那普利Ⅰ（Ⅱ）（片剂^[乙]）

【其他名称】氨氯地平贝那普利片（Ⅰ），氨氯地平贝那普利片（Ⅱ）

【主要作用】含盐酸贝那普利 10mg，氨氯地平 2.5mg，联合治疗的降压效果比单一成分的降压效果强，有协同作用。

【适应证】高血压，适用于单独服用氨氯地平或者贝那普利不能满意控制血压的患者。

【用法用量】口服　一日 1 次，每次 1 片。

【特别提醒】1. 复方制剂不适用于高血压的初始治疗。2. 遗传性或自发性血管神经性水肿及使用 ACEI 发生血管神经性水肿病史者禁用。3. 偶尔会出现过度降低血压，可以通过在用药前停用利尿剂或增加食盐摄入量来减轻可能引起的低血压。

贝那普利氢氯噻嗪（片剂^[乙]）

【其他名称】依思汀，贝那普利氢氯噻嗪片

【主要作用】本品含盐酸贝那普利 10mg，氢氯噻嗪 12.5mg，降血压作用具有协同性。

【适应证】高血压，适用于单一治疗不能达到满意疗效的病人，也可用于 2 个单药相应剂量联合使用的替代治疗。

【用法用量】口服　每次 1 片，一日 1 次。

【特别提醒】1. 复方制剂不适用于高血压的初始治疗。2. 遗传性或自发性血管神经性水肿及使用 ACEI 发生血管神经性水肿病史者禁用。3. 如果发生血管性水肿必须立刻停用，当累及舌头、声门或喉头时，需要立刻皮下注射 1：1000（0.3~0.5 ml）肾上腺素并保证气道通畅。

复方卡托普利（片剂^[乙]）

【其他名称】开富特，复方卡托普利片

【主要作用】含卡托普利 10mg，氢氯噻嗪 6mg。卡托普利为竞争性 ACEI，氢氯噻嗪为利尿剂，两种药物合用能明显增强降压作用。

【适应证】1. 高血压，可单独应用或与其他降压药合用。2. 心力衰竭，可单独应用或与强心利尿药合用。

【用法用量】口服　成人，每次 1~2 片，一日 2~3 次；小儿，开始 0.3mg/kg（以卡托普利计算），一日 3 次，必要时每隔 8~24 小时增加 0.3mg/kg 达最低有效剂量。

【特别提醒】1. 胃中食物可使本品吸收减少，故宜在餐前 1 小时服药。2. 复方制剂不适用于高血压的初始治疗。3. 遗传性或自发性血管神经性水肿及使用 ACEI 发生血管神经性水肿病史者禁用。4. 用本品期间随访检查白细胞计数及分类计数，检查尿蛋白。

赖诺普利氢氯噻嗪（片剂[乙]）

【其他名称】赖诺普利氢氯噻嗪片。

【主要作用】含赖诺普利 10mg，氢氯噻嗪 12.5mg。合并使用可有效降低血压，并抵消利尿剂的降低血钾作用。

【适应证】高血压，适用于赖诺普利或氢氯噻嗪单独治疗不能满意控制血压的患者，也适用于两单药联合治疗获得满意疗效后的替代治疗。

【用法用量】口服 每次 1 片，一日 1 次。

【特别提醒】1. 遗传性或自发性血管神经性水肿及使用 ACEI 发生血管神经性水肿病史者禁用。2. 复方制剂不适用于高血压的初始治疗。3. 乙醇与噻嗪类药物合用有可能产生体位性低血压，服用本品时禁止饮酒。

依那普利氢氯噻嗪（片剂[乙]）

【其他名称】依那普利氢氯噻嗪片，依那普利氢氯噻嗪片（Ⅱ），依那普利氢氯噻嗪分散片，依那普利氢氯噻嗪咀嚼片

【主要作用】含马来酸依那普利 10mg，氢氯噻嗪 25mg。ACEI 和利尿剂合并应用有协同作用。

【适应证】用于单一药物治疗不能有效控制血压，需要联合用药治疗的患者。

【用法用量】口服 每次 1~2 片，一日 1 次；最大剂量不超过 2 片。

【特别提醒】1. 遗传性或自发性血管神经性水肿及使用 ACEI 发生血管神经性水肿病史者禁用。2. 复方制剂不适用于高血压的初始治疗。3. 乙醇与噻嗪类药物合用有可能产生体位性低血压，服用本品时禁止饮酒。

依那普利叶酸（片剂[乙]）

【其他名称】马来酸依那普利叶酸片

【主要作用】马来酸依那普利和叶酸的不同剂量组合，依那普利降低高血压病人的血压，叶酸可以降低血浆同型半胱氨酸水平。

【适应证】伴有血浆同型半胱氨酸水平升高的原发性高血压。

【用法用量】口服 起始剂量一日 5mg/0.4mg，根据患者的反应调整给药剂量。

【特别提醒】1. 遗传性或自发性血管神经性水肿及使用 ACEI 发生血管神经性水肿病史者禁用。2. 定期做白细胞计数和肾功能检测。3. 个别患者尤其是在应用利尿剂或血容量减少者，可能会引起血压过度下降，故首次剂量应从低剂量开始。

第十节 血管紧张素Ⅱ受体拮抗剂

氯沙坦（片剂，胶囊）[乙]

【其他名称】科素亚，氯沙坦钾片，氯沙坦钾胶囊

【主要作用】血管紧张素Ⅱ受体拮抗剂，可选择性作用于AT1受体，不影响其他激素受体或心血管中重要的离子通道的功能，也不抑制降解缓激肽的血管紧张素转化酶，不影响血管紧张素Ⅱ及缓激肽的代谢过程。

【适应证】原发性高血压。

【用法用量】口服　一日1次50mg，部分病人剂量可增加至一日1次100mg。

【特别提醒】1.可与或不与食物同时服用，应在每天同一时间用药。2.严重缺钠和（或）血容量不足患者，治疗开始时可能出现症状性低血压，应该在用药之前纠正低钠和（或）血容量不足。

氯沙坦氢氯噻嗪（片剂[乙]）

【其他名称】海捷亚，氯沙坦钾氢氯噻嗪片

【主要作用】本品为血管紧张素Ⅱ受体拮抗剂和利尿剂的复方制剂，本品的成分对降低血压有相加作用，与单独使用其中任一成分相比，本品降低血压的幅度更大。

【适应证】高血压。

【用法用量】口服　一日1次，每次50mg（按氯沙坦钾计），反应不足者，剂量可增加至一日1次，每次100mg。

【特别提醒】1.可与或不与食物同时服用，应在每天同一时间用药。2.严重缺钠和（或）血容量不足患者，治疗开始时可能出现症状性低血压，应该在用药之前纠正低钠和（或）血容量不足。

缬沙坦（片剂，胶囊）[乙]

【其他名称】代文，缬沙坦胶囊，缬沙坦片，缬沙坦分散片

【主要作用】强力特异性血管紧张素Ⅱ受体拮抗剂，选择性作用于AT1受体亚型，降压，同时不影响心率。

【适应证】轻、中度原发性高血压。

【用法用量】口服　80mg，一日1次。降压效果不满意时，一日剂量可增加至160mg或加用利尿剂。

【特别提醒】1.可与或不与食物同时服用，应在每天同一时间用药。2.严重缺钠和（或）血容量不足患者，治疗开始时可能出现症状性低血压，应该在用药之前纠正低钠和（或）血容量不足。

缬沙坦氨氯地平Ⅰ（Ⅱ）（片剂[乙]）

【其他名称】倍博特，缬沙坦氨氯地平片（Ⅰ），缬沙坦氨氯地平片（Ⅱ）

【主要作用】包括缬沙坦和氨氯地平两种降压活性成分，这两种成分在控制血压方面作用

机制互补：氨氯地平属于钙离子拮抗剂，缬沙坦属于血管紧张素Ⅱ拮抗剂，两种成分合用的降压效果优于其中任一成分单药治疗。

【适应证】 原发性高血压，用于单药治疗不能充分控制血压的患者。

【用法用量】 口服　每次80~320mg（按缬沙坦计）。

【特别提醒】 1.可与或不与食物同时服用，应在每天同一时间用药。2.严重缺钠和（或）血容量不足患者，治疗开始时可能出现症状性低血压，应在用药之前纠正低钠和（或）血容量不足。

缬沙坦氢氯噻嗪（片剂，胶囊）^[乙]

【其他名称】 复代文，缬沙坦氢氯噻嗪片，缬沙坦氢氯噻嗪分散片，缬沙坦氢氯噻嗪胶囊

【主要作用】 缬沙坦是一种口服有效的特异性血管紧张素Ⅱ受体拮抗剂，联合使用血管紧张素Ⅱ受体拮抗剂可减少与噻嗪类利尿剂相关的钾丢失。

【适应证】 用于治疗单一药物不能充分控制血压的轻中度原发性高血压。

【用法用量】 口服　每次1片，一日1次。

【特别提醒】 1.本品的服用与进餐无关。2.本品不适用高血压的初始治疗。3.严重缺钠和（或）血容量不足患者，治疗开始时可能出现症状性低血压，应在用药之前纠正低钠和（或）血容量不足。

厄贝沙坦（片剂，胶囊）^[乙]

【其他名称】 安博维，厄贝沙坦片，厄贝沙坦分散片，厄贝沙坦胶囊

【主要作用】 血管紧张素Ⅱ受体抑制剂，能选择性阻断血管紧张素Ⅱ与AT1受体的结合，抑制血管收缩和醛固酮的释放，产生降压作用。

【适应证】 高血压。

【用法用量】 口服　推荐起始剂量0.15g，一日1次。根据病情可增至0.3g，一日1次。

【特别提醒】 1.饮食对服药无影响。2.分散片可用水送服，也可放入水中分散成均匀的混悬液后服用。3.严重缺钠和（或）血容量不足患者，治疗开始时可能出现症状性低血压，应在用药之前纠正低钠和（或）血容量不足。

厄贝沙坦氢氯噻嗪（片剂，胶囊）^[乙]

【其他名称】 安博诺，厄贝沙坦氢氯噻嗪片，厄贝沙坦氢氯噻嗪分散片，厄贝沙坦氢氯噻嗪胶囊

【主要作用】 血管紧张素Ⅱ受体拮抗剂厄贝沙坦和噻嗪类利尿剂氢氯噻嗪组成的复方药，具有降血压协同作用。

【适应证】 原发性高血压，用于治疗单用厄贝沙坦或氢氯噻嗪不能有效控制血压的患者。

【用法用量】 口服　一日1次，每次150~300mg（按厄贝沙坦计）。

【特别提醒】 1.可空腹或进餐时服用。2.严重缺钠和（或）血容量不足患者，治疗开始时可能出现症状性低血压，应在用药之前纠正低钠和（或）血容量不足。

坎地沙坦酯（片剂，胶囊）[乙]

【其他名称】必洛斯，坎地沙坦酯片，坎地沙坦酯分散片，坎地沙坦酯胶囊

【主要作用】在体内迅速被水解成活性代谢物坎地沙坦，通过与血管平滑肌 AT1 受体结合而拮抗血管紧张素Ⅱ的血管收缩作用，从而降低末梢血管阻力。

【适应证】原发性高血压。

【用法用量】口服　成人一日 1 次，每次 4~8mg，必要时可增加剂量至 12mg。

【特别提醒】1. 服用本制剂有时会引起血压急剧下降，应从小剂量开始，增加剂量时应仔细观察患者的状况。2. 手术前 24 小时最好停止服用。

替米沙坦（片剂，胶囊）[乙]

【其他名称】美卡素，替米沙坦片，替米沙坦分散片，替米沙坦胶囊

【主要作用】特异性血管紧张素Ⅱ受体拮抗剂，与血管紧张素Ⅱ受体 AT1 亚型呈高亲和性结合，该结合作用持久，但无任何部分激动效应。

【适应证】成年人原发性高血压。

【用法用量】口服　初始剂量每次 40mg，一日 1 次；最大剂量为每次 80mg，一日 1 次。

【特别提醒】1. 本品可在餐时或餐后服用。2. 本品易吸潮，应在干燥条件下密封保存。3. 应用本品期间需严密监测血清电解质水平，以及时发现可能存在的电解质紊乱。

替米沙坦氢氯噻嗪（片剂，胶囊）[乙]

【其他名称】替米沙坦氢氯噻嗪片，替米沙坦氢氯噻嗪胶囊

【主要作用】血管紧张素Ⅱ受体拮抗剂（替米沙坦）与一种噻嗪类利尿剂（氢氯噻嗪）的复方制剂，具有累加的抗高血压效应，降压作用更强。

【适应证】原发性高血压。

【用法用量】口服　一日 1 次，每次 80mg（按替米沙坦计）。

【特别提醒】1. 本品可在餐食或餐后服用。2. 本品易吸潮，应在干燥条件下密封保存。3. 应用本品期间需严密监测血清电解质水平，以及时发现可能存在的电解质紊乱。

奥美沙坦酯（片剂，胶囊）[乙]

【其他名称】傲坦，奥美沙坦酯片，奥美沙坦酯胶囊

【主要作用】前体药物，经胃肠道吸收水解为奥美沙坦，为选择性血管紧张素Ⅱ受体拮抗剂，通过选择性阻断血管紧张素Ⅱ与血管平滑肌 AT1 受体的结合而阻断血管紧张素Ⅱ的收缩血管作用。

【适应证】高血压。

【用法用量】口服　推荐起始剂量 20mg，一日 1 次，剂量可增至 40mg。

【特别提醒】1. 当日剂量相同时，一日 2 次给药与一日 1 次给药相比没有显示出优越性。2. 无论进食与否都可以服用。3. 血容量不足或低钠患者首次服用可能会发生症状性低血压，必须在周密的医疗监护下用药。

奥美沙坦酯氢氯噻嗪（片剂[乙]）

【其他名称】复傲坦，奥美沙坦氢氯噻嗪片

【主要作用】复方制剂，奥美沙坦酯是一种前体药物，经胃肠道吸收水解为奥美沙坦，为选择性血管紧张素Ⅱ受体拮抗剂；氢氯噻嗪为利尿药。

【适应证】高血压。

【用法用量】口服　一日1次，每次1片。

【特别提醒】1.本品为固定剂量复方制剂，不用于高血压的初始治疗。2.血容量不足或低钠患者首次服用可能发生症状性低血压，必须在周密的医疗监护下用药。

第十一节　调节血脂药

一、羟甲戊二酰辅酶A还原酶抑制剂

辛伐他汀（片剂，胶囊）[甲]

【其他名称】舒降之，辛伐他汀片，辛伐他汀分散片，辛伐他汀胶囊，辛伐他汀滴丸，辛伐他汀咀嚼片，辛伐他汀干混悬剂

【主要作用】HMG-CoA还原酶抑制剂，抑制内源性胆固醇的合成，降低正常及升高的LDL-C浓度。

【适应证】高血脂、冠心病。

【用法用量】口服　起始剂量为一日20mg，晚间1次服用。推荐剂量范围为每天5~80mg，晚间一次服用。

【特别提醒】1.偶尔能引起肌病，表现为肌肉痛、触痛或乏力，并伴随CK升高，超过正常上限的10倍。2.与环孢素、伊曲康唑、红霉素、克拉霉素、泰利霉素、地尔硫䓬、夫西地酸、胺碘酮或维拉帕米合用时，肌病发生危险性增加。3.大量饮用葡萄柚汁（每天超过1L）可显著增加本品活性，应加以避免。

阿托伐他汀（片剂，胶囊）[乙]

【其他名称】立普妥，阿托伐他汀钙片，阿托伐他汀钙分散片，阿托伐他汀钙胶囊

【主要作用】HMG-CoA还原酶的选择性、竞争性抑制剂。

【适应证】高胆固醇血症、冠心病。

【用法用量】口服　10~20mg，一日1次，晚餐时服用（可在一天内的任何时间服用，且不受进餐影响）。剂量可按需要调整，但最大剂量不超过一日80mg。

【特别提醒】1.偶尔能引起肌病，表现为肌肉痛、触痛或乏力，并伴随 CK 超过正常上限的 10 倍。2. 与环孢素、伊曲康唑、红霉素、克拉霉素、泰利霉素、地尔硫䓬、夫西地酸、胺碘酮或维拉帕米合用时，肌病发生危险性增加。3. 大量饮用葡萄柚汁（每天超过 1L）可显著增加本品活性，应加以避免。

氟伐他汀（胶囊，缓释片）[乙]

【其他名称】来适可，氟伐他汀钠胶囊，氟伐他汀钠缓释片

【主要作用】HMG-CoA 还原酶抑制剂，具有抑制内源性胆固醇的合成，降低肝细胞内胆固醇的含量，刺激 LDL 受体的合成，提高 LDL 微粒的摄取，降低血浆总胆固醇浓度的作用。

【适应证】饮食未能完全控制的原发性高胆固醇血症和混合型血脂异常的患者。

【用法用量】口服　起始剂量 20mg 或 40mg 常释剂型，一日 1 次；严重的高胆固醇血症或者 40mg 常释制剂治疗效果不满意的患者，可以使用缓释制剂 80mg，一日 1 次。一日最大剂量 80mg。

【特别提醒】1. 本品应晚餐时或睡前吞服。2. 用药前及治疗期间定期监测肝功能，如果 ALT 或 AST 升高超过正常上限的 3 倍应该停药。3. 在服用树脂（如考来烯胺）后至少 4 小时才能服用本品，以减少本品和树脂结合。4. 很少有肌病的报道，CK 水平显著升高（超过正常上限 5 倍）应停止治疗。

洛伐他汀（片剂，胶囊）[乙]

【其他名称】洛伐他汀片，洛伐他汀分散片，洛伐他汀胶囊，洛伐他汀颗粒

【主要作用】在体内竞争性地抑制胆固醇合成过程中的限速酶 HMG-CoA 还原酶，使胆固醇的合成减少，也使低密度脂蛋白受体合成增加。

【适应证】高胆固醇血症和混合型高脂血症。

【用法用量】口服　10~20mg，一日 1 次，晚餐时服用。最大剂量不超过一日 80mg。

【特别提醒】1. 本品宜与饮食共进，以利吸收。2. 用药期间应定期检查血胆固醇和血肌酸磷酸激酶。3. 应用本品时血氨基转移酶可能增高，应定期监测肝功能。4. 考来替泊、考来烯胺可使本品的生物利用度降低，故应在服用前者 4 小时后服用本品。

匹伐他汀（片剂）[乙]

【其他名称】力清之，匹伐他汀钙片，匹伐他汀钙分散片

【主要作用】通过拮抗胆固醇生合成途径中的限速酶 HMG-CoA 还原酶，从而阻碍肝脏的胆固醇生合成。

【适应证】高胆固醇症、家族性高胆固醇症。

【用法用量】口服　成人每次 1~2mg，一日 1 次，饭后口服。一日最大用药量 4mg。

【特别提醒】1. 增大给药量时，要注意观察 CK 值是否上升，尿中是否出现肌球素，肌肉痛或乏力感等横纹肌溶解的前期症状。2. 易引起肌肉痛、乏力、CK 上升，血和尿中的肌红蛋白上升等为特征的横纹肌溶解症，并伴随有急性肾功能损害，出现上述症状时应立即

停止给药。3. 出现全身的肌肉痛、肌肉压痛以及显著的 CK 上升时，应停止给药。

普伐他汀（片剂，胶囊）[乙]

【其他名称】普拉固，普伐他汀钠片，普伐他汀钠胶囊

【主要作用】HMG–CoA 还原酶抑制剂，选择性作用于合成胆固醇的主要脏器肝脏和小肠，迅速且强力降低血清胆固醇，改善血清脂质。

【适应证】饮食限制仍不能控制的原发性高胆固醇血症或合并有高甘油三酯血症患者。

【用法用量】口服 成人开始剂量 10~20mg，一日 1 次，临睡前服用，一日最高剂量 40mg。

【特别提醒】1. 治疗前及调整剂量前应测定肝功能，伴有活动性肝脏疾病或不明原因的持续性转氨酶升高的患者禁用。2. 可引起无并发症的肌痛，表现为肌肉压痛或者关节附近肌无力，CPK 升高达正常上限的 10 倍以上，应停药。3. 同时使用红霉素、环孢素、烟酸、贝特类药物，可增加其他 HMG–CoA 还原酶抑制剂引起肌病的可能性，本品不应与贝特类药物合用。

瑞舒伐他汀（片剂，胶囊）[乙]

【其他名称】可定，瑞舒伐他汀钙片，瑞舒伐他汀钙分散片，瑞舒伐他汀钙胶囊

【主要作用】选择性、竞争性 HMG–CoA 还原酶抑制剂，可增加肝细胞表面的 LDL 受体数量，由此增强对 LDL 的摄取和分解代谢，并抑制肝脏 VLDL 合成，从而减少 VLDL 和 LDL 颗粒的总数量。

【适应证】1. 原发性高胆固醇血症或混合型血脂异常症。2. 纯合子家族性高胆固醇血症。

【用法用量】口服 起始剂量 5mg，一日 1 次。一日最大剂量 20mg。

【特别提醒】1. 本品可在一天中任何时候给药，可在进食或空腹时服用。2. 本品与贝特类、烟酸合用，肌病发生的危险增加。3. 与环孢素合用时，本品 AUC 明显升高，不良反应增加。

二、贝特类

苯扎贝特（片剂，胶囊）[乙]

【其他名称】苯扎贝特片，苯扎贝特分散片，苯扎贝特胶囊

【主要作用】能降低血清甘油三酯，总胆固醇和 LDL 及脂蛋白 a，升高高密度脂蛋白；尚能轻度降低血糖，对糖尿病伴高脂血症患者更适合。

【适应证】原发性高脂血症；主要疾病（如糖尿病等）治疗后仍不能改善的继发性高脂血症。

【用法用量】口服 成人每次 0.2g，一日 3 次，饭后服用。

【特别提醒】1. 偶有磷酸肌酸激酶升高，出现肌炎、肌病的报道，应密切观察，如疑有肌病或磷酸肌酸激酶增加到正常人上限值的 10 倍或以上，则应停止用药。2. 考来烯胺影响本品吸收，两药服用时间应间隔 2 小时。3. 与他汀类降脂药同用时，因有发生横纹肌细胞分解的危险，故应慎用。

非诺贝特（Ⅱ、Ⅲ）（片剂，胶囊）[乙]

【其他名称】力平之，非诺贝特片，非诺贝特分散片，非诺贝特胶囊，非诺贝特颗粒，非诺贝特咀嚼片，非诺贝特缓释片，非诺贝特缓释胶囊

【主要作用】血脂调节剂，能抑制胆固醇和甘油三酯的合成，增加固醇类的排泄。此外，尚能降低血浆纤维蛋白原含量和血小板的黏性，减少血栓的形成。

【适应证】高胆固醇血症，内源性高甘油三酯血症，单纯型和混合型，特别是用于以高密度脂蛋白降低和低密度脂蛋白中度升高为特征的血脂异常患者，2型糖尿病合并高脂血症患者。

【用法用量】口服　一次160~200mg，一日1次，与餐同服。

【特别提醒】1.可引起与肌肉有关的不良反应，包括横纹肌溶解，出现弥散性肌肉痛、肌肉触痛、CPK超过正常浓度5倍以上应立即停药。2.与HMG-CoA还原酶抑制剂或其他贝特类联用，严重的肌肉毒性的风险将增加，不建议合用。

吉非罗齐（片剂，胶囊）[乙]

【其他名称】吉非罗齐片，吉非罗齐胶囊

【主要作用】氯贝丁酸衍生物类调节血脂药，降血脂作用机制尚未完全明了，可能涉及周围脂肪分解，减少肝脏摄取游离脂肪酸而减少肝内甘油三酯形成，抑制极低密度脂蛋白载脂蛋白的合成而减少极低密度脂蛋白的生成。

【适应证】高脂血症，用于严重冠心病危险性大而饮食控制、冠心病危险性大而饮食控制、减轻体重等无效的Ⅳ或Ⅴ型高脂蛋白血症，也用于冠心病危险性大而饮食控制、减轻体重、其他调节血脂药治疗无效的Ⅱb型高脂血症。

【用法用量】口服　每次0.3~0.6g，一日2次，早餐及晚餐前30分钟服用。

【特别提醒】1.可引起肌炎、肌病和横纹肌溶解综合征，导致CPK升高，发生横纹肌溶解。2.出现胆石症、肝功能显著异常、可疑肌病症状（如肌痛、触痛、乏力等）或CPK显著升高应停药。3.有潜在致癌危险性，使用时应严格限制在指定的适应证范围内，且疗效不明显时应及时停药。

三、其他调节血脂药

阿昔莫司（分散片，胶囊）[乙]

【其他名称】益平，阿昔莫司分散片，阿昔莫司胶囊

【主要作用】抑制游离脂肪酸自脂肪组织释放，降低血中VLDL和LDL浓度，降低甘油三酯和总胆固醇水平。

【适应证】高甘油三酯血症，高胆固醇血症，高甘油三酯和高胆固醇血症。

【用法用量】口服　一日2~3次，每次0.25g，饭后服用。

【特别提醒】1.在使用本品治疗之前，应先采取低胆固醇饮食、低脂肪饮食和停止酗酒的治疗措施。2.消化道溃疡患者禁用。3.对于长期接受治疗的患者，应定期进行脂质、脂蛋白、肝功能及肾功能检查。

普罗布考（片剂[乙]）

【其他名称】之乐，畅泰，普罗布考片

【主要作用】具有调血脂和抗脂质过氧化作用。本品通过降低胆固醇合成、促进胆固醇分解使血胆固醇和低密度脂蛋白降低；通过改变高密度脂蛋白亚型的性质和功能、影响卵磷脂胆固醇酰基转移酶和胆固醇脂转移蛋白和载脂蛋白 E 的功能、使脂质化的胆固醇 / 总胆固醇比率恢复正常等作用加强血高密度脂蛋白胆固醇的逆转运。

【适应证】高胆固醇血症。

【用法用量】口服　成人每次 0.5g，一日 2 次，早、晚餐时服用。

【特别提醒】1. 本品应早晚餐时服用，服用期间应定期检查心电图 Q–T 间期。2. 不推荐用于孕妇及哺乳期妇女。

依折麦布（片剂[乙]）

【其他名称】益适纯，依折麦布片

【主要作用】强效降脂药物，附着于小肠绒毛刷状缘，抑制胆固醇的吸收，从而降低小肠中的胆固醇向肝脏中的转运，使得肝脏胆固醇贮量降低从而增加血液中胆固醇的清除。

【适应证】原发性高胆固醇血症、纯合子家族性高胆固醇血症、纯合子谷甾醇血症，限用于他汀类药物治疗效果不佳或作为不耐受患者的二线用药。

【用法用量】口服　一日 1 次，每次 10mg。

【特别提醒】1. 患者在接受本品治疗的过程中，应坚持适当的低脂饮食。2. 本品可在一天之内任何时间服用，可空腹或与食物同时服用。3. 当本品与他汀类联合应用时，治疗前应进行肝功能测定。4. 应在服用胆酸螯合剂之前 2 小时以上或在服用 4 小时之后服用本品。

第六章　皮肤科用药

第一节　皮肤用抗真菌药

克霉唑（乳膏[甲]）

【其他名称】凯妮汀，克霉唑乳膏

【主要作用】广谱抗真菌药。对浅部、深部多种真菌有抗菌作用。

【适应证】体癣、股癣、手癣、足癣、花斑癣、头癣以及念珠菌性甲沟炎和念珠菌性外阴阴道炎。

【用法用量】外用　1.皮肤感染：乳膏，涂于患处，一日2~3次。2.外阴阴道炎：涂于患处，每晚1次，连续7日。

【特别提醒】1.避免接触眼睛和其他黏膜（如口、鼻等）。2.用药部位如有烧灼感、红肿等情况应停药并将局部药物洗净。

咪康唑（乳膏[甲]）

【其他名称】达克宁，999选平，硝酸咪康唑乳膏

【主要作用】广谱抗真菌药。对皮肤癣菌、念珠菌等有抗菌作用，对某些革兰阳性球菌也有一定疗效。

【适应证】1.由皮真菌、酵母菌及其他真菌引起的皮肤、指（趾）甲感染。2.由酵母菌和革兰阳性细菌引起的阴道感染和继发感染。

【用法用量】外用　1.皮肤感染：涂于患处，早晚各1次，症状消失后应继续用药10天，以防复发。2.指（趾）甲感染：尽量剪尽患甲，将本品涂于患处，一日1次，患甲松动后应继续用药至新甲开始生长。确见疗效一般需7个月左右。3.念珠菌阴道炎：每日就寝前用涂药器将药膏约5g挤入阴道深处，连续用2周。

【特别提醒】1.避免接触眼睛和其他黏膜（如口、鼻等）。2.治疗念珠菌病，需避免密封包扎，否则可促使致病菌生长。3.用药部位如有烧灼感、红肿等情况应停药，并将局部药物洗净。

酮康唑（乳膏[乙]）

【其他名称】金达克宁，999选灵，酮康唑乳膏

【主要作用】抗真菌药，对皮肤癣菌如毛发癣菌属、表皮癣菌属、小孢子菌属及酵母菌如

念珠菌等具有抑制作用。局部外用几乎不经皮肤吸收。

【适应证】手癣、足癣、体癣、股癣及花斑癣及皮肤念珠菌病。

【用法用量】局部外用　取适量涂于患处，一日 2~3 次。

【特别提醒】1. 为减少复发，体癣、股癣、花斑癣及皮肤念珠菌病，应连续使用 2~4 周，手足癣应连续使用 4~6 周。2. 避免接触眼睛和其他黏膜（如口腔内、鼻等）。3. 用药部位如有烧灼感、红肿等情况应停药，并将局部药物洗净。4. 不得用于皮肤破溃处。5. 不宜大面积使用。

益康唑（乳膏^[乙]）

【其他名称】唯达宁，硝酸益康唑乳膏

【主要作用】抗真菌药，对皮肤癣菌、霉菌及酵母菌属如白色念珠菌具有抑制作用。

【适应证】手癣、足癣、股癣、体癣、花斑癣及皮肤念珠菌病。

【用法用量】局部外用　取适量涂于患处。皮肤念珠菌病及癣，一日早晚各 1 次；花斑癣，一日 1 次。

【特别提醒】1. 为避免复发，皮肤念珠菌病及各种癣病的疗程至少 2 周，足癣至少 4 周。2. 避免接触眼睛和其他黏膜（如口、鼻等）。3. 用药部位如有烧灼感、红肿等情况应停药，并将局部药物洗净。

曲安奈德益康唑（乳膏^[乙]）

【其他名称】派瑞松，益富清，扶严宁，曲安奈德益康唑乳膏，醋酸曲安奈德益康唑乳膏

【主要作用】益康唑为抗真菌药，对皮肤癣菌、霉菌和酵母菌等有抗菌活性，对某些革兰阳性菌也有效。曲安奈德为糖皮质激素，具有抗炎、止痒及抗过敏作用。

【适应证】1. 伴有真菌感染或有真菌感染倾向的皮炎、湿疹。2. 由皮肤癣菌、酵母菌和霉菌所致的炎症性皮肤真菌病。3. 尿布性皮炎。4. 念珠菌性口角炎。5. 甲沟炎。6. 由真菌、细菌所致的皮肤混合感染。

【用法用量】局部外用　取适量本品涂于患处，早晚各 1 次。

【特别提醒】1. 避免接触眼睛和其他黏膜（如口腔内、鼻等）。2. 用药部位如有烧灼感、红肿等情况应停药，并将局部药物洗净。3. 不得长期大面积使用。4. 连续使用不能超过 4 周，面部、腋下、腹股沟及外阴等皮肤细薄处连续使用不能超过 2 周。

水杨酸（乳膏^[甲]）

【其他名称】信龙，水杨酸乳膏

【主要作用】具有角质溶解作用，是一种角质软化剂，浓度 1% ~3% 有角化促成和止痒作用；浓度 5% ~10% 有角质溶解作用，能将角质层中连接鳞屑的细胞间黏合质溶解，亦可产生抗真菌作用。

【适应证】头癣、足癣及局部角质增生。

【用法用量】局部外用　取适量本品涂于患处，一日 2 次。

【特别提醒】1.避免接触眼睛和其他黏膜（如口、鼻等）。2.用药部位如有烧灼感、红肿等情况应停药，并将局部药物洗净。3.本品可经皮肤吸收，不宜长期使用，特别是年轻患者。4.本品不宜大面积使用，以免吸收中毒。5.不宜用于破溃的皮肤及有炎症或感染的皮肤。

阿莫罗芬（乳膏[乙]）

【其他名称】罗每乐，盐酸阿莫罗芬乳膏，盐酸阿莫罗芬搽剂

【主要作用】广谱高效抗真菌药物，通过干扰真菌细胞膜中麦角甾醇的生物合成达到抑菌及杀菌作用。

【适应证】1.由皮肤真菌引起的皮肤真菌病。2.皮肤念珠菌病。3.治疗敏感真菌引起的指（趾）甲感染。

【用法用量】局部外用 1.乳膏：在受感染皮肤区域处涂抹本品，一日1次（晚间），通常治疗2~6周。2.搽剂：锉光病甲后均匀涂抹于患处，每周1~2次，指甲感染一般连续用药6个月，趾甲感染需持续9~12个月。

【特别提醒】1.本品仅供外用，切忌入口，不得吸入。2.本品不能与眼睛、耳朵或黏膜接触。3.用药部位如有烧灼感、红肿等情况应停药，并将局部药物洗净。

布替萘芬（乳膏[乙]）

【其他名称】迈可抒，嘉瑞，盐酸布替萘芬乳膏，盐酸布替萘芬搽剂，盐酸布替萘芬喷雾剂

【主要作用】苯甲胺衍生物，其作用机制可能是通过抑制角鲨烯的环氧化而阻断真菌细胞膜的必需成分麦角甾醇的生物合成。

【适应证】由絮状癣菌、红色癣菌、须发癣菌及斑秃癣菌等引起的足趾癣、体癣、股癣的局部治疗。

【用法用量】外用 1.乳膏剂：每次取适量涂抹于患处，覆盖感染部位及其周围皮肤。用于足趾癣时，一天2次，连用7天，或一天1次，连用4周；用于体癣、股癣时，一天1次，连用2周。2.搽剂：取适量搽于患处。用于足趾癣时，一天2次，连用7天，或一天1次，连用4周；用于体癣、股癣时，一天1次，连用2周。3.喷雾剂：均匀喷涂于患处。治疗趾间足癣时，一天1次，连续4周；治疗体癣或股癣时，一天1次，连续2周。

【特别提醒】1.本品仅供外用，勿口服。2.用手涂抹本品于患处后须洗干净，避免本品接触眼、鼻、口和其他黏膜。3.如果在沐浴后使用，应彻底擦干患处后再使用本品。4.应避免使用胶布等将患处密闭。

特比萘芬（片剂，乳膏）[乙]

【其他名称】兰美抒，盐酸特比萘芬片，盐酸特比萘芬乳膏剂，盐酸特比萘芬涂膜剂，盐酸特比萘芬喷雾剂，盐酸特比萘芬搽剂，盐酸特比萘芬凝胶

【主要作用】丙烯胺类抗真菌药，对于皮肤、毛发和甲的致病性真菌包括皮肤癣菌，如毛癣菌、小孢子菌、絮状表皮癣菌以及念珠菌属和糠秕癣菌属的酵母菌均有广泛的抗真菌活

性。

【适应证】1. 由皮肤癣菌引起的皮肤酵母菌感染。2. 皮肤癣菌感染引起的甲癣。3. 外用治疗手癣、足癣、体癣、股癣及花斑癣等。

【用法用量】口服 1. 成人：每次 0.25g，一日 1 次；青少年体重 >40kg，每次 0.25g，一日 1 次。2. 儿童：体重 20~40kg，每次 0.125g，一日 1 次。外用 1. 乳膏、凝胶、搽剂：涂于患处，一日 2 次，并轻揉片刻。疗程 1~2 周。2. 喷雾剂：喷于患处，一日 2~3 次，疗程 1~2 周。

【特别提醒】1. 仅在无法局部治疗的情况下才可口服本品治疗。2. 口服本品对花斑癣无效。3. 口服期间如果出现嗅觉障碍、味觉障碍，应停用本品。4. 口服剂有可能产生肝毒性，建议定期（4~6 周）监测肝功能。5. 外用避免接触眼睛和其他黏膜（如口、鼻等）。6. 用药部位如有烧灼感、红肿等情况应停药，并将局部药物洗净。7. 本品涂敷后不必包扎，不得用于皮肤破溃处。

环吡酮胺 （乳膏[乙]）

【其他名称】赛洁，环利，环吡酮胺乳膏，环吡酮胺阴道栓

【主要作用】广谱抗真菌药。对各种放线菌、革兰阳性和革兰阴性菌及支原体、衣原体、毛滴虫等也有一定抑制作用。

【适应证】1. 手癣、足癣、体癣、股癣、甲癣及花斑癣。2. 皮肤和外阴阴道念珠菌感染及甲真菌病。

【用法用量】外用 1. 乳膏：均匀涂于患处，一日 2 次，2 周为一疗程。2. 阴道栓：每晚 1 枚，一般 3~6 天为一疗程。

【特别提醒】1. 外用避免接触眼睛。2. 涂药部位如有灼烧感、瘙痒、红肿等，应停止用药并洗净。3. 治疗甲癣，应先用温水泡软并削薄病甲后涂药包扎。4. 用于阴道念珠菌和霉菌感染时，为预防重复感染，建议性伴侣也应进行临床检查并同时用药。5. 阴道栓最佳给药姿势可采用仰卧位，两腿微屈，用手指将阴道栓尽量送入阴道深处；为避免重复感染，阴部和肛门周围应涂抹本品软膏。

二硫化硒 （洗剂[乙]）

【其他名称】希尔生，二硫化硒洗剂

【主要作用】具有抗皮脂溢出作用，还具有一定的抗真菌作用。

【适应证】去头屑、头皮脂溢性皮炎、花斑癣（汗斑）。

【用法用量】外用 1. 头皮屑和头皮脂溢性皮炎：先用肥皂清洗头发和头皮，取 5~10g 药液于湿发及头皮上，轻揉至出泡沫，待 3~5 分钟后用温水洗净，必要时可重复 1 次。每周 2 次，一个疗程 2~4 周，必要时可重复 1 个或 2 个疗程。2. 花斑癣：洗净患处，取适量药液涂抹，一般 10~30g，保留 10~30 分钟后用温水洗净。每周 2 次，一个疗程 2~4 周，必要时可重复 1 个或 2 个疗程。

【特别提醒】1. 本品仅供外用，不可内服。2. 在染发、烫发后两天内不得使用本品。3. 头皮用药后应完全冲洗干净，以免头发脱色。4. 避免接触眼睛和其他黏膜（如口、鼻等）。

5. 不要用金属器件接触药液，以免影响药效。6. 用药部位如有烧灼感、红肿等情况应停药，并将局部药物洗净。

复方土槿皮（酊剂[乙]）

【其他名称】复方土槿皮酊

【主要作用】主要成分为土槿皮、苯甲酸、水杨酸，具有抗皮脂溢出作用，还具有一定的抗真菌作用。

【适应证】趾痒、皮肤滋痒、一般癣疾。

【用法用量】外用　涂患处，一日 1~2 次。

【特别提醒】1. 忌烟酒、辛辣、油腻及腥发食物。2. 切勿接触眼睛、口腔等黏膜处，不宜使药液接触到阴囊、外阴等皮肤细薄处，较长时间使用可使皮肤剥脱。3. 皮肤破溃处禁用，水疱型、糜烂型手足癣禁用。4. 避免与铁器接触。5. 涂药部位如有烧灼感、瘙痒加重或红肿，应停止使用并洗净。6. 因糖尿病、肾病、肝病、肿瘤等疾病引起的皮肤瘙痒，不属于本品适用范围。

甲紫（外用溶液剂[乙]）

【其他名称】甲紫溶液

【主要作用】三苯甲烷类染料消毒剂，毒性小，对组织无刺激，且能与坏死组织凝结成保护膜，起收敛作用。

【适应证】皮肤和黏膜的化脓性感染、白念珠菌引起的口腔炎，也用于烫伤、烧伤等。

【用法用量】外用　治疗黏膜感染，用 1% 水溶液外涂，一日 2~3 次；用于烧伤、烫伤，用 0.1%~1% 水溶液外涂。

【特别提醒】1. 面部有溃疡性损害时应慎用，以免造成皮肤着色。2. 治疗鹅口疮时，只在患处涂药，如将溶液咽下可造成食管炎、喉头炎。3. 涂药后不宜加封包。4. 大面积破损皮肤不宜使用，不宜长期使用。5. 甲紫溶液遇酸呈绿黄色，遇碱游离出甲紫盐基的褐紫色沉淀。

联苯苄唑（乳膏，外用溶液剂）[乙]

【其他名称】美克，联苯苄唑乳膏，联苯苄唑溶液，联苯苄唑凝胶，联苯苄唑栓，联苯苄唑阴道片

【主要作用】广谱抗真菌药，作用机制是抑制细胞膜的合成，对皮肤癣菌及念珠菌等有抗菌作用。

【适应证】1. 手皮肤真菌、酵母菌、霉菌和其他皮肤菌和糠秕孢子菌引起的皮肤真菌病，以及微小棒状杆菌引起的感染。2. 念珠菌性外阴阴道病。

【用法用量】外用　1. 乳膏、凝胶：涂布患处，一日 1 次，2~4 周为一疗程。2. 溶液剂：用脱脂棉蘸取少量涂搽局部，一日 1 次，2~4 周为一疗程。**阴道给药**　1. 阴道片：于睡前将本品放入阴道深处，一日 1 次，一次 1 粒。2. 栓剂：阴道局部用药，每晚 1 枚，10 日

为一疗程。

【特别提醒】1.外用药，避免口服。2.避免接触眼睛和其他黏膜（如口、鼻等）。3.用药部位如有烧灼感、红肿等情况应停药，并将局部药物洗净。4.本品栓剂、阴道片使用时应避开月经期，给药时应洗净双手或戴指套，用药期间注意个人卫生，防止重复感染，使用避孕套或避免房事。

十一烯酸（酊剂^[乙]）

【其他名称】十一烯酸酊

【主要作用】抗真菌药，可抑制真菌的生长繁殖。

【适应证】手癣、足癣、体癣、股癣、花斑癣、指间癣、趾间癣、霉菌性阴道炎。

【用法用量】局部外用　每次取少许涂于患处，一日2~3次。

【特别提醒】1.避免接触眼睛和其他黏膜（如口腔内、鼻等）。2.用药部位如有烧灼感、红肿等情况应停药，并将局部药物洗净。

第二节　润肤剂和保护剂类

尿素（159）　　　　　　　氧化锌（160）
复方水杨酸（159）　　　　肝素钠（160）

尿素（软膏，乳膏）^[甲]

【其他名称】尿素乳膏，尿素软膏

【主要作用】可溶解角蛋白，增加蛋白质的水合作用，从而使角质软化和溶解。

【适应证】皮肤角化症，手足皲裂，干皮症、鱼鳞病等。

【用法用量】外用　涂于患处并轻轻揉搓，一日1~3次。

【特别提醒】1.避免接触眼睛和其他黏膜（如口、鼻等）。2.用药部位如有烧灼感、瘙痒、红肿等情况，应停药并将局部药物洗净。

复方水杨酸（外用溶液剂，搽剂）^[乙]

【其他名称】复方水杨酸溶液，复方水杨酸酊，复方水杨酸搽剂

【主要作用】复方制剂，其中所含水杨酸具有止痛、溶解角质及抗真菌作用；苯酚与间苯二酚具有抗菌作用；水杨酸甲酯具有消炎、止痒、消肿及止痛作用。

【适应证】手癣、足癣、体癣、股癣。

【用法用量】外用　一日1~2次，用药棉蘸取少量涂于患处。

【特别提醒】1.避免接触眼睛和其他黏膜（如口、鼻等）。2.本品不宜长期、大面积使用。3.不得用于皮肤破溃处。4.用药部位如有烧灼感、红肿等情况应停药，并将局部药物洗净。5.涂药后立即洗手。

氧化锌（软膏[乙]）

【其他名称】氧化锌软膏
【主要作用】对皮肤有弱收敛、滋润和保护作用，尚有吸着及干燥功能。
【适应证】急性或亚急性皮炎、湿疹、痱子及轻度、小面积的皮肤溃疡。
【用法用量】外用　一日2次，涂搽患处。
【特别提醒】1.避免接触眼睛和其他黏膜（如口、鼻等）。2.用药部位如有烧灼感、红肿等情况应停药，并将局部药物洗净。

肝素钠（乳膏[乙]）

【其他名称】海普林，肝素钠乳膏
【主要作用】肝素钠具有抗凝与抗血小板聚集作用，能改善皮肤血液循环，促进其新陈代谢。
【适应证】用于早期冻疮、皲裂、溃疡、湿疹及浅表性静脉炎和软组织损伤。
【用法用量】外用　一日2~3次，涂于患处。
【特别提醒】1.不可长期、大面积使用。2.避免接触眼睛和其他黏膜（如口、鼻等）。3.用药部位如有灼烧感、红肿等情况，应停止用药，并将局部药物洗净。

第三节　治疗伤口和溃疡药

重组牛碱性成纤维细胞生长因子（160）　重组人碱性成纤维细胞生长因子（161）　重组人酸性成纤维细胞生长因子（161）
重组人表皮生长因子（160）

重组牛碱性成纤维细胞生长因子（外用冻干制剂[乙]）

【其他名称】贝复济，外用重组牛碱性成纤维细胞生长因子
【主要作用】对来源于中胚层和外胚层的细胞具有促进修复和再生作用，能促进毛细血管再生，改善局部血液循环，加速创面的愈合。
【适应证】烧伤创面、慢性创面和新鲜创面。
【用法用量】外用　每次150AU/cm²，一日1次。用溶剂将冻干粉充分溶解后，直接用于伤患处或在伤患处覆以适当大小的消毒纱布，充分均匀喷湿纱布，适当包扎。
【特别提醒】1.本品为无菌包装，用后请立即盖上喷盖，操作过程中尽量保持无污染。2.高浓度碘酒、乙醇、双氧水、重金属等蛋白变性剂可能会影响本品活性，因此，常规清创后，建议用生理盐水冲洗后再使用本品。3.本品需2~8℃避光保存运输，勿将本品置于高温或冰冻环境中。

重组人表皮生长因子（外用冻干制剂，凝胶剂，外用溶液）[乙]

【其他名称】康合素，易孚，外用重组人表皮生长因子，重组人表皮生长因子外用溶

液（Ⅰ），重组人表皮生长因子凝胶（酵母）

【主要作用】能促进皮肤创面组织修复过程中的 DNA、RNA 和羟脯氨酸的合成，诱导分化成熟的表皮细胞逆转化为表皮干细胞，加速创面肉芽组织的生成和上皮细胞的增殖，从而缩短创面的愈合时间，提高创面修复质量。

【适应证】1. 烧烫灼伤创面，残余小创面，供皮区创面等的治疗。2. 各类慢性溃疡创面等。3. 各类新鲜及难愈性皮肤创面的治疗。

【用法用量】外用　1. 外用冻干制剂：将溶剂倒入相应冻干粉瓶中，再将无菌喷嘴扣至冻干粉瓶上，摇匀溶解后喷至患处。2. 凝胶剂：适量均匀涂于患处，一日 1 次。3. 外用溶液：常规清创后，用本品局部均匀喷湿创面，一日 1 次，约 4000 IU/（10cm×10cm）（每喷次约 200 IU）。

【特别提醒】1. 对于各种慢性创面，如溃疡、褥疮等，在应用本品前应先行彻底清创去除坏死组织，有利于本品与创面肉芽组织的充分接触，提高疗效。2. 对感染性创面，可局部或全身联合使用抗生素，也可联合使用磺胺嘧啶银。3. 皮区创面用药同时，可外敷凡士林油纱。4. 本品应避免在高温环境中长期存放。在 2~8℃冷藏保存。

重组人碱性成纤维细胞生长因子（外用冻干制剂[乙]）

【其他名称】扶济复，盖扶，外用重组人碱性成纤维细胞生长因子，重组人碱性成纤维细胞生长因子凝胶

【主要作用】促进创面愈合，对于中胚层和外胚层的细胞具有促进修复和再生的作用。

【适应证】用于烧伤创面（包括浅Ⅱ度、深Ⅱ度、肉芽创面）、慢性创面（包括慢性肉芽创面、溃疡和褥疮等）和新鲜创面（包括外伤、手术伤等）。

【用法用量】外用　1. 外用冻干制剂：用注射用水或生理盐水溶解后直接涂抹于（或用喷雾器喷于）清创后的伤患处，或在伤患处覆以适当大小的消毒纱布，将药液均匀滴加于纱布上，适当包扎即可，用量约为 150 IU/cm² 创面面积，每天 1 次。2. 凝胶：适量涂于患处，每日 1 次。

【特别提醒】1. 高浓度碘酒、乙醇、双氧水、重金属等蛋白变性剂可能会影响本品活性，建议常规清创后用生理盐水冲洗后再使用本品。2. 密闭，2~8℃冷藏保存，勿将本品置于高温或冰冻环境中。

重组人酸性成纤维细胞生长因子（外用冻干制剂[乙]）

【其他名称】艾夫吉夫，外用重组人酸性成纤维细胞生长因子

【主要作用】成纤维细胞生长因子家族成员之一，是一种多功能细胞生长因子，对中胚层和外胚层来源的多种细胞具有促增殖和促分化作用。

【适应证】深Ⅱ度烧伤创面；慢性溃疡创面。

【用法用量】外用　用所附溶剂溶解，将药液直接喷于清创后的伤患处，或在伤患处覆以适当大小的消毒纱布，将药液均匀滴加于纱布上适当包扎即可。一日换药 1 次，用量约为 100 IU/cm² 创面面积。烧伤创面用药时间最长不宜超过 3 周，慢性溃疡创面不宜超过 6 周。

【特别提醒】1. 溶解过程中应避免污染。2. 碘酒、乙醇、双氧水、重金属等蛋白变性剂可

能会影响本品活性，常规清创后建议以生理盐水冲洗后再使用本品。3. 密闭，2~8℃冷藏保存，勿高温或冰冻。

第四节　治疗银屑病药

阿维A（胶囊[乙]）

【其他名称】新体卡松，方希，阿维A胶囊

【主要作用】具有调节表皮细胞分化和增殖等作用，但本品对银屑病及其他角化性皮肤病的作用机制尚不清楚。

【适应证】1. 严重的银屑病，包括红皮病型银屑病、脓疱型银屑病等。2. 其他角化性皮肤病。

【用法用量】口服　开始一日25mg或30mg，每次服用，可以逐渐增加至一日75mg，维持剂量，一日25~50mg。

【特别提醒】1. 本品与食物同服吸收最佳。2. 本品个体差异较大，剂量应个体化。3. 用药期间及停药后2年内不得献血。4. 用药期间避免在阳光下过多暴露。5. 治疗期间或治疗后2个月内，应忌酒，避免饮用含乙醇的饮料。6. 不能与四环素、甲氨蝶呤、维生素A及其他维A酸类药物并用。

地蒽酚（软膏[乙]）

【其他名称】舒宝仙，地蒽酚软膏

【主要作用】具有抗上皮细胞增殖、诱导上皮细胞分化及抗炎症作用。

【适应证】寻常型斑块状银屑病。

【用法用量】外用　取适量涂患处，一日1~2次，每次治疗前进行焦油浴可增加疗效。

【特别提醒】1. 对于较厚的皮损，可先用角质溶解剂处理后再应用。2. 由于个体差异，必须密切监测刺激性并小心治疗进程，宜从小面积开始应用。3. 避免与眼睛接触，接触眼睛后会发生严重结膜炎、角膜炎或角膜浑浊。4. 治疗结束后造成的皮肤染色可外用水杨酸软膏，在2~3周内即可去除。5. 本品极易氧化变色，应避光密闭置于阴凉处保存。

甲氧沙林（片剂，外用溶液剂）[乙]

【其他名称】敏柏宁，甲氧沙林片，甲氧沙林溶液，甲氧沙林搽剂

【主要作用】补骨脂素衍生物，是一种强光敏性药物，能被长波紫外线激活，在黑色细胞中浓集，增加皮肤黑色素合成；选择性抑制表皮细胞DNA合成，使增殖过旺的表皮细胞受到抑制，促使皮肤恢复正常。

【适应证】白癜风、银屑病的治疗。

【用法用量】口服　1. 白癜风：一次0.5mg/kg，成人一次25~30mg，每周2~3次；2. 银屑

病，按 0.6mg/kg 体重计算，每周 2~3 次。口服 2 小时后配合日晒或黑光照射。

外用 1%溶液用于治疗牛皮癣，0.1%溶液用于治疗白癜风，患处涂擦 1~2 小时后，用长波紫外线照射患处，一日 1 次。

【特别提醒】 1. 本品片剂与食物或牛奶同服可减轻胃肠道不适反应。2. 配合光照治疗要调整好照射时间和照射强度，光照治疗前后要注意对皮肤的保护，避免暴晒，照射紫外线时应戴墨镜，并用黑布覆盖正常皮肤。3. 局限性白癜风或初起的白癜风患者患处涂擦药液后，应照射紫外线。4. 治疗期间应戒酒，不宜吃含呋喃香豆素的食物（如酸橙、无花果、香菜、芥菜、胡萝卜或芹菜）；不宜吃过于辛辣的食物。

卡泊三醇（软膏，搽剂）[乙]

【其他名称】 达力士，卡泊三醇软膏，卡泊三醇搽剂

【主要作用】 维生素 D 衍生物，能抑制皮肤角朊细胞增生和诱导其分化，从而使银屑病皮损增生和分化异常得以纠正。

【适应证】 寻常性银屑病（牛皮癣）。

【用法用量】 外用 1. 软膏：0.005%软膏少量，涂于患处皮肤，一日 2 次，每周用量不超过 100g。2. 搽剂：0.005%搽剂少量涂于患处，早晚各一次，每周用量不可超过 60ml。

【特别提醒】 1. 可能对面部皮肤有刺激作用，避免用于面部。2. 治疗期间，建议患者限制或避免过度暴露在自然光或人工光下。3. 搽剂因含有丙二醇，可能会引起皮肤刺激；具可燃性，应远离火源。

第五节 皮肤病用抗菌药和化疗药物

阿昔洛韦（乳膏[甲]，凝胶[乙]）

【其他名称】 苏维乐，阿昔洛韦乳膏，阿昔洛韦凝胶

【主要作用】 嘌呤核苷类抗病毒药，干扰病毒 DNA 多聚酶而抑制病毒的复制，对单纯疱疹病毒、水痘带状疱疹病毒、巨细胞病毒等有抑制作用。

【适应证】 单纯疱疹或带状疱疹感染。

【用法用量】 外用 1. 乳膏：3%乳膏涂患处，每 2~3 小时涂抹 1 次，一日 6 次，共 7 日。2. 凝胶：1%凝胶涂擦患处并覆盖，每 3 小时 1 次，每日 6 次，连用 7 天。

【特别提醒】 1. 本品仅用于皮肤黏膜，不能用于眼部。2. 涂布部位如有灼烧感、瘙痒、红肿等，应停止用药并洗净。3. 涂擦本品时应注意防护，用指套或橡皮手套涂擦，以免感染身体其他部位或感染他人。

喷昔洛韦（乳膏，凝胶）^[乙]

【其他名称】可由，喷昔洛韦乳膏，喷昔洛韦凝胶

【主要作用】核苷类抗病毒药，体外对Ⅰ型和Ⅱ型单纯疱疹病毒有抑制作用。

【适应证】口唇或面部单纯疱疹、生殖器疱疹。

【用法用量】外用　涂于患处，一日 4~5 次，应尽早开始治疗。

【特别提醒】1. 不推荐用于黏膜。2. 因刺激作用，勿用于眼内及眼周。

夫西地酸（乳膏，软膏）^[甲]

【其他名称】立思丁，夫西地酸乳膏，夫西地酸钠软膏

【主要作用】从梭链状真菌中提取的抗生素，对多种革兰阳性菌有强大的抗菌作用，对导致皮肤感染的各种致病菌高度敏感，同时还有渗透进完整皮肤的特性。

【适应证】由葡萄球菌、链球菌、痤疮丙酸杆菌、极小棒状杆菌及其他敏感菌引起的皮肤感染，包括：脓疱疮、疖、痈、甲沟炎、创伤感染、须疮、汗腺炎、红癣、毛囊炎、寻常性痤疮，本品适用于面部和头部等感染而无碍外观。

【用法用量】外用　2%乳膏或软膏适量涂于患处，一日 2~3 次，疗程 7 天，患处可使用或不用纱布。

【特别提醒】1. 本品有刺激性，不应在眼部及其附近使用。2. 本品可经皮肤吸收，长期应用细菌会产生耐药性，故应避免长期、大面积使用。3. 当治疗严重皮肤感染或顽固性皮肤疾病时，应辅助抗生素的全身用药。

复方多粘菌素 B（软膏^[乙]）

【其他名称】孚诺，复方多粘菌素 B 软膏

【主要作用】为多粘菌素 B、新霉素、杆菌肽和利多卡因组成的复方制剂。多粘菌素 B 为多肽类抗生素，新霉素为氨基糖苷类抗生素，杆菌肽为多肽类抗生素，利多卡因为酰胺类局部麻醉药。

【适应证】预防皮肤割伤、擦伤、烧烫伤、手术伤口等皮肤创面的细菌感染，临时解除疼痛和不适。

【用法用量】外用　局部涂于患处，一日 2~4 次，5 天为一疗程。

【特别提醒】1. 应避免在大面积烧伤面、肉芽组织或表皮脱落的巨大创面使用。2. 本品不适于眼内使用。

磺胺嘧啶锌（软膏^[乙]）

【其他名称】磺胺嘧啶锌软膏

【主要作用】局部应用磺胺药，具有磺胺嘧啶和锌两者的作用，对多数革兰阳性菌、革兰阴性菌、酵母菌和其他真菌均有良好抗菌作用。烧伤患者体内锌大量丧失，使用本品可补偿损失，并增强机体抵抗感染和创面愈合能力。

【适应证】预防及治疗Ⅱ、Ⅲ度烧伤继发创面感染。

【用法用量】外用 5%软膏适量，涂于创面后用无菌纱布覆盖包扎，或将软膏涂于无菌纱布上贴于创面，再覆盖无菌纱布包扎，或将涂有软膏的无菌纱布直接放入脓腔引流脓液，一日用量不超过500g。

【特别提醒】1.交叉过敏反应，对一种磺胺药呈现过敏的患者对其他磺胺药亦可能过敏。2.对呋塞米、砜类、噻嗪类利尿药、磺脲类、碳酸酐抑制药呈现过敏的患者，对磺胺药亦可过敏。3.可经局部吸收，用药期间多饮水，保持高尿流量以防结晶尿的发生，必要时亦可服药碱化尿液。

复方磺胺嘧啶锌（凝胶[乙]）

【其他名称】复方磺胺嘧啶锌凝胶

【主要作用】磺胺嘧啶银和磺胺嘧啶锌的复方制剂，有显著的抗菌增强作用。抑制烧、烫伤创面及痂下感染细菌的生长；降低局部毛细血管的通透性，减轻烧、烫伤创面的早期局部水肿，从而促进烧、烫伤面的愈合。

【适应证】局部用于烧、烫伤所致的Ⅰ、Ⅱ度、深Ⅱ度清洁创面及外伤性创面。

【用法用量】外用 1.涂布于清洁皮肤创面：一日1次，厚度约0.15~0.35mm，表皮完整的区域约10分钟后成膜，无表皮创面约30~120分钟后成膜。2.包扎疗法：将药物均匀涂布于纱布敷料上再敷于创面，每1~2天换药1次。

【特别提醒】1.换药时，可用蒸馏水或无菌生理盐水冲洗创面涂膜层。2.每支打开后应及时使用。

金霉素（软膏[乙]）

【其他名称】盐酸金霉素软膏

【主要作用】四环素类广谱抗生素，对金黄色葡萄球菌、化脓性链球菌、肺炎球菌及淋球菌以及沙眼衣原体等有较好抑制作用。

【适应证】脓疱疮等化脓性皮肤病，轻度小面积烧伤及溃疡面的感染。

【用法用量】局部外用 取本品适量，涂于患处，一日2~3次。

【特别提醒】1.避免接触眼睛和其他黏膜（如口、鼻等）。2.用药部位如有烧灼感、瘙痒、红肿等情况应停药，并将局部药物洗净。3.久用易产生耐药性，使用不宜超过7日。

克林霉素（外用溶液剂[乙]）

【其他名称】特丽仙，克林霉素磷酸酯外用溶液，盐酸克林霉素乳膏，克林霉素磷酸酯凝胶，盐酸克林霉素凝胶

【主要作用】对痤疮丙酸杆菌具有较好的抗菌活性，局部使用可使表皮脂肪酸减少，利于痤疮的治疗。

【适应证】寻常痤疮。

【用法用量】局部外用　先用温水洗净患处并揩干，取适量 1% 药液或凝胶涂于患处，一日早晚各 1 次。

【特别提醒】1. 本品局部吸收后可能引起腹泻，此时应立即停药。2. 请勿将本品用于其他细菌引起的皮肤感染。3. 避免接触眼睛和其他黏膜（如口、鼻等），若误入眼睛应以清水彻底冲洗。4. 用药部位如有烧灼感、瘙痒、红肿等情况应停药，并将局部药物洗净。

环丙沙星（乳膏[甲]，凝胶[乙]）

【其他名称】瑞康，盐酸环丙沙星乳膏，盐酸环丙沙星凝胶

【主要作用】喹诺酮类广谱抗菌药，可抑制细菌 DNA 螺旋酶，为杀菌型。

【适应证】脓疱疮、疖肿、毛囊炎、湿疹合并感染、外伤感染、癣病合并感染及其他化脓性皮肤感染等。

【用法用量】外用　2% 乳膏或 3% 凝胶适量，涂患处，一日 2~3 次。

【特别提醒】1. 使用过程中若出现皮疹等过敏症状或严重其他不良反应，应立即停药。2. 偶有轻微刺痛感，但不影响继续治疗和疗效。

莫匹罗星（软膏[乙]）

【其他名称】百多邦，莫匹罗星软膏

【主要作用】局部外用抗菌药。对与皮肤感染有关的各种革兰阳性球菌有很强的抗菌活性，对耐药金黄色葡萄球菌也有效，对某些革兰阴性菌有一定的抗菌作用，与其他抗菌药无交叉耐药性。

【适应证】革兰阳性球菌引起的皮肤感染。

【用法用量】外用　2% 软膏适量，涂于患处，必要时患处可用辅料包扎或敷盖，一日 3 次，5 天一疗程，必要时可重复一疗程。

【特别提醒】1. 本品仅供皮肤给药，请勿用于眼、鼻、口等黏膜部位。2. 误入眼内时用水冲洗即可。3. 勿用于身体插管处附近的皮肤。4. 本品应按用法用量足疗程使用，不要在症状消失时过早停止治疗。

四环素（软膏[乙]）

【其他名称】四环素软膏

【主要作用】广谱抑菌剂，高浓度时具杀菌作用。许多立克次体属、支原体属、衣原体属、螺旋体对本品敏感，肠球菌属对其耐药。

【适应证】敏感革兰阳性菌、革兰阴性菌所致的皮肤表面感染。

【用法用量】外用　3% 软膏适量涂于患处，一日 1~3 次。

【特别提醒】1. 本品仅供皮肤给药，请勿用于眼、鼻、口等黏膜部位。2. 先将患处用温开水洗净后，再将软膏涂于患处。3. 误入眼内时用水冲洗即可。

新霉素（软膏[乙]）

【其他名称】硫酸新霉素软膏

【主要作用】氨基糖苷类抗生素，对葡萄球菌属（甲氧西林敏感株）、棒状杆菌属、大肠埃希菌、克雷伯菌属、变形杆菌属等肠杆菌科细菌有良好抗菌作用。

【适应证】敏感细菌所致脓疱疮等化脓性皮肤病及烧伤、溃疡面的细菌性感染。

【用法用量】外用：涂于患处，一日 2~3 次。

【特别提醒】1.烧伤面、肉芽组织或表皮剥脱的巨大创面应用本品时很容易吸收，尤其当患者有肾功能减退或全身应用其他肾毒性或耳毒性药物时，应注意有产生毒性的可能。2.不宜用于全身性感染的治疗。3.本品对铜绿假单胞菌无效。

氟尿嘧啶（乳膏[乙]）

【其他名称】氟尿嘧啶乳膏

【主要作用】细胞周期特异性药，可抑制胸腺嘧啶核苷酸合成酶，阻断脱氧尿嘧啶核苷酸转变为脱氧胸腺嘧啶核苷酸，从而抑制 DNA 的生物合成。

【适应证】皮肤癌，外阴白斑，乳腺癌的胸壁转移等。

【用法用量】外用　5% ~10%软膏，局部涂抹。

【特别提醒】1.除单用本品较小剂量作放射增敏剂外，一般不宜和放射治疗同用。2.开始治疗前及疗程中应定期检查周围血象。3.当伴发水痘或带状疱疹时禁用本品。

鬼臼毒素（软膏，外用溶液剂）[乙]

【其他名称】慷定来，尤脱欣，鬼臼毒素酊，鬼臼毒素软膏，鬼臼毒素溶液

【主要作用】植物鬼臼树脂中的有效成分，能抑制细胞分裂并具有抗肿瘤和抗炎的作用。

【适应证】男、女外生殖器及肛门周围部位的尖锐湿疣。

【用法用量】外用　涂抹疣体，一日 2 次，连续 3 天，停药观察 4 天为一疗程。

【特别提醒】1.涂药前先用消毒、收敛溶液清洗患处、擦干，并尽量避免接触正常皮肤和黏膜。2.不得与眼睛接触，若不慎进入眼内应立即用水冲洗。3.治疗期间应避免过量饮酒。4.男性患者在尖锐湿疣完全治愈前应使用避孕套，建议患者的性伴侣作有关检查。5.多数患者用药后涂药部位可出现不同程度烧灼感或刺痛感以及红斑、水肿等刺激，疣体脱落后局部可出现红斑或浅表糜烂，为常见的局部反应，不必停药。6.个别患者局部反应严重，可用消炎、收敛药液冷湿敷或护肤霜、乳剂、糊剂处理。

第六节　皮科用皮质激素

氟轻松（软膏，乳膏）[甲]

【其他名称】 醋酸氟轻松软膏，醋酸氟轻松乳膏，醋酸氟轻松搽剂

【主要作用】 肾上腺皮质激素类药。外用可使真皮毛细血管收缩，抑制表皮细胞增殖或再生，抑制结缔组织内纤维细胞的新生，稳定细胞内溶酶体膜，防止溶酶体酶释放所引起的组织损伤。具有较强的抗炎及抗过敏作用。

【适应证】 过敏性皮炎、异位性皮炎、接触性皮炎、脂溢性皮炎、湿疹、皮肤瘙痒症、银屑病、神经性皮炎等。

【用法用量】 外用　涂于患处，一日2~3次。封包治疗仅适用于慢性肥厚或掌跖部位的皮损。

【特别提醒】 1.本品不可用于眼部，不能长期大面积应用。2.用于破损皮肤，长期应用可吸收引起全身性作用。3.对并发细菌感染的皮肤病，应与相应的抗生素配用。4.由于婴儿、儿童体表面积相对较大，应尽可能减少药物用量，用药时间不宜过长且不能采用封包治疗。

氢化可的松（乳膏[甲]）

【其他名称】 醋酸氢化可的松乳膏

【主要作用】 糖皮质激素类药物，外用具有抗炎、抗过敏、止痒及减少渗出作用。

【适应证】 过敏性、非感染性皮肤病和一些增生性皮肤疾病。

【用法用量】 局部外用　取适量本品涂于患处，并轻揉片刻，一日2~4次。

【特别提醒】 1.不得用于皮肤破溃处。2.避免接触眼睛和其他黏膜（如口、鼻等）。3.用药部位如有烧灼感、红肿等情况应停药，并将局部药物洗净。4.不宜大面积、长期使用。

丁酸氢化可的松（乳膏[乙]）

【其他名称】 尤卓尔，丁酸氢化可的松乳膏

【主要作用】 糖皮质激素类药物，外用具有抗炎、抗过敏、止痒及减少渗出作用。

【适应证】 过敏性皮炎、脂溢性皮炎、过敏性湿疹及苔藓样瘙痒症等。

【用法用量】 局部外用　取适量本品涂于患处，一日2次。

【特别提醒】 1.不得用于皮肤破溃处。2.避免接触眼睛和其他黏膜（如口、鼻等）。3.用药部位如有烧灼感、红肿等情况应停药，并将局部药物洗净。4.不宜大面积、长期使用。

倍氯米松（乳膏[乙]）

【其他名称】 丙酸倍氯米松乳膏

【主要作用】 强效外用肾上腺皮质激素类药，外用具有抗炎、抗过敏、止痒和减少渗出作用。

【适应证】 过敏性与炎症性皮肤病和相关疾病。

【用法用量】 外用　涂患处，一日2~3次，必要时予以封包。

【特别提醒】 1.对细菌、真菌、病毒感染症，可使感染恶化。2.伴有皮肤感染，必须同时使用抗感染药物。3.不可用于眼部。4.本品不宜长期大面积应用，亦不宜采用封包治疗，大面积使用不能超过2周。

地奈德（乳膏^[乙]）

【其他名称】 力言卓，地奈德乳膏

【主要作用】 糖皮质激素类药，具有抗炎、抗过敏、止痒及减少渗出作用；可以减轻和防止组织对炎症的反应，能消除局部非感染性炎症引起的发热、发红及肿胀，从而减轻炎症的表现；具有防止或抑制细胞免疫反应、抑制初次免疫应答的免疫抑制作用。

【适应证】 各种皮肤病，如接触性皮炎、神经性皮炎、脂溢性皮炎、湿疹、银屑病、扁平苔藓、单纯性苔藓、汗疱症等引起的皮肤炎症和皮肤瘙痒的治疗。

【用法用量】外用 均匀涂搽于患处，一日 2~4 次。银屑病及其他顽固性皮肤病可采用本品封包治疗，若发生感染则应结束封包，并使用适当抗菌药物治疗。

【特别提醒】 1. 本品仅供外用，避免接触眼睛。2. 不宜长期大面积应用。3. 在尿布覆盖区域使用皮质激素治疗的儿童，不宜使用紧束的尿布和塑料裤。

地塞米松（乳膏^[乙]）

【其他名称】 醋酸地塞米松乳膏

【主要作用】 肾上腺皮质激素类药，具有抗炎、抗过敏作用，能抑制结缔组织的增生，降低毛细血管壁和细胞膜的通透性，减少炎性渗出量，抑制组胺及其他毒性物质的形成和释放。

【适应证】 过敏性和自身免疫性炎症性疾病。

【用法用量】局部外用 涂患处，一日 2~3 次。

【特别提醒】 1. 并发细菌及病毒感染时，应与抗菌药物合用。2. 不能长期大面积应用。3. 儿童应减少药物用量，不能采用封包治疗，用药时间不宜过长。

丙酸氯倍他索（乳膏^[乙]）

【其他名称】 恩肤霜，丙酸氯倍他索乳膏，丙酸氯倍他索搽剂

【主要作用】 强效肾上腺皮质激素类药，具有抗炎、抗过敏、止痒及抗渗出作用。本品作用迅速，具有较强的毛细血管收缩作用，抗炎作用为氢化可的松的 112.5 倍。

【适应证】 慢性湿疹、银屑病、扁平苔藓、盘状红斑狼疮、神经性皮炎、掌跖脓疱病等皮质类固醇外用治疗有效的皮肤病的短期治疗。

【用法用量】外用 1. 乳膏：薄薄一层均匀涂于患处，一日 2 次。疗程不得超过 2 周，每周总剂量不超过 50g。2. 搽剂：涂于患处，一日 2~3 次，待病情控制后，改为一日 1 次。

【特别提醒】 1. 应用强效皮质类固醇、大面积用药、较长时间用药并采用封包方法均可增加系统吸收。2. 如伴有皮肤感染，必须同时使用抗感染药物。3. 不能应用于面部、腋部及腹股沟等皮肤折皱部位。4. 本品不能用于玫瑰痤疮和口周皮炎的治疗。5. 一般不能用于治疗痤疮或单药治疗广泛的斑块型牛皮癣。6. 本品不可接触眼部，不能包扎、覆盖。

复方曲安缩松（乳膏[乙]）

【其他名称】曲安缩松－尿素乳膏，曲安缩松－尿素软膏

【主要作用】糖皮质激素，具有抗炎、止痒及抗过敏作用；尿素具有使角质蛋白溶解变性、增进角质层水合的作用，从而使皮肤柔软，防止干裂。

【适应证】神经性皮炎、慢性湿疹、皲裂性湿疹、脂溢性皮炎瘙痒及牛皮癣和扁平苔藓。

【用法用量】外用　涂患处，一日 2 次。对患有顽固性皮肤病史患者，需较长时间治疗时可连续使用 5 日，停 2 日，反复使用。

【特别提醒】1.避免接触眼睛和其他黏膜（如口、鼻等）。2.用药部位如有烧灼感、红肿等情况应停药，并将局部药物洗净。3.不宜大面积、长期使用。

哈西奈德（软膏，乳膏，外用溶液剂）[乙]

【其他名称】乐肤液，哈西奈德软膏，哈西奈德乳膏，哈西奈德溶液

【主要作用】含氟和氯的高效皮质类激素，具有抗炎、抗瘙痒和血管收缩作用，抗增生作用，免疫抑制作用。

【适应证】接触性湿疹、异位性皮炎、神经性皮炎、面积不大的银屑病、硬化性萎缩性苔藓、扁平苔藓、盘状红斑性狼疮、脂溢性皮炎（非面部）、肥厚性瘢痕。

【用法用量】外用　涂患处，一日早晚各 1 次。

【特别提醒】1.禁止眼睑部用药，有引起青光眼的危险。2.警惕留在皮肤皱褶部位和尿布中的药物可吸收入体内。3.儿童用药应小面积短期应用，一旦症状消退应迅速停药，一岁以内儿童尽量不用。

糠酸莫米松（乳膏[乙]）

【其他名称】艾洛松，糠酸莫米松乳膏，糠酸莫米松凝胶，糠酸莫米松洗剂

【主要作用】局部外用糖皮质激素，具有抗炎、抗过敏、止痒及减少渗出作用。

【适应证】湿疹、神经性皮炎、异位性皮炎及皮肤瘙痒症。

【用法用量】局部外用　取本品适量涂于患处，一日 1 次。

【特别提醒】1.不得用于皮肤破溃处。2.避免接触眼睛和其他黏膜（如口、鼻等）。3.用药部位如有烧灼感、红肿等情况应停药并将局部药物洗净。

卤米松（乳膏[乙]）

【其他名称】澳能，卤米松乳膏

【主要作用】强效含卤基的外用糖皮质激素药物，具有良好的抗炎、抗表皮增生、抗过敏、收缩血管及止痒等作用。

【适应证】非感染性炎症性皮肤病，如脂溢性皮炎、接触性皮炎、异位性皮炎、局限性神经性皮炎、钱币状皮炎和寻常型银屑病。

【用法用量】外用　涂于患处，依症状一日 1~2 次，如有需要，可用多孔绷带包扎患处。

【特别提醒】1.应避免长期连续使用，密封性包扎应限于短期和小面积皮肤。2.本品不能与眼结膜或黏膜接触。3.慎用于面部或擦烂的部位，且只能短期使用。4.于幼儿及儿童避免长期连续治疗，连续性治疗不应超过2星期；2岁以下的儿童，治疗不应超过7天。敷药的皮肤面积不应超过体表面积的10%，不应使用密封包扎。

卤米松／三氯生（乳膏[乙]）

【其他名称】新适确得，卤米松／三氯生乳膏
【主要作用】卤米松为含卤基的强效外用糖皮质激素类药物，具有抗炎、抗过敏、缩血管和抗增生作用；三氯生作为抗菌成分，是一种含多个氯的苯氧基酚，其抗菌谱广。
【适应证】并发有三氯生敏感细菌继发感染，而皮质类固醇又有疗效的各种类型和各个部位的炎性皮肤病。
【用法用量】外用 涂敷于患处，一日1~2次，轻轻揉擦。
【特别提醒】1.因为已存在皮肤感染，不应施加封闭性包扎。2.应避免本品的长时期连续性治疗，连续性治疗不应超过2~3周。3.用于面部或者擦烂的部位，应该小心，只限短期使用。4.不能用于没有急性炎症的细菌性或真菌性皮肤病。5.不能和眼结膜或黏膜组织相接触。6.2岁以下的儿童，本品的治疗不应超过7天，敷药治疗的皮肤面积不应超过体表面积的10%，应避免使用封闭性包扎治疗。

曲安奈德（乳膏[乙]）

【其他名称】曲安奈德乳膏
【主要作用】肾上腺皮质激素类药。外用具有抗炎、抗过敏及止痒作用，能消除局部非感染性炎症引起的发热、发红及肿胀。
【适应证】过敏性皮炎、湿疹、神经性皮炎、脂溢性皮炎及瘙痒症。
【用法用量】外用 一日2~3次，涂患处，并轻揉片刻。
【特别提醒】1.不宜长期使用，并避免全身大面积使用。2.涂布部位如有灼烧感、瘙痒、红肿等，应停止用药并洗净。3.禁用于感染性皮肤病如脓疱病、体癣、股癣等。4.不得用于皮肤破溃处。

第七节 抗菌剂和消毒剂

高锰酸钾（片剂[乙]）

【其他名称】高锰酸钾外用片
【主要作用】强氧化剂，对各种细菌、真菌等致病微生物有杀灭作用。
【适应证】急性皮炎或急性湿疹，特别是伴继发感染的湿敷，清洗小面积溃疡。

【用法用量】外用 1. 急性皮炎和急性湿疹：临用前配制成 1∶4000 溶液，用消毒药棉或纱布润湿后敷于患处，渗出液多时，可直接将患处浸入溶液中药浴。2. 清洗小面积溃疡：临用前配制成 1∶1000 溶液，用消毒药棉或棉签蘸取后清洗。

【特别提醒】1. 本品仅供外用，切忌口服。2. 本品水溶液易变质，故应临用前用温水配制并立即使用。3. 配制时不可用手直接接触本品，以免被腐蚀或染色，切勿将本品误入眼中。4. 应严格按用法与用量使用，如浓度过高可损伤皮肤和黏膜。5. 长期使用，易使皮肤着色，停用后可逐渐消失。6. 不可与碘化物、有机物接触或并用，尤其是晶体，否则易发生爆炸。

过氧化氢（溶液剂[乙]）

【其他名称】过氧化氢溶液

【主要作用】氧化性消毒剂，在过氧化氢酶的作用下迅速分解，释出新生氧，对细菌组分发生氧化作用，干扰其酶系统而发挥抗菌作用，作用时间短暂。

【适应证】化脓性外耳道炎和中耳炎、口腔炎、齿龈脓漏、扁桃体炎及清洁伤口。

【用法用量】外用 清洁伤口，用 3% 溶液。

【特别提醒】1. 有机物质存在时杀菌作用降低。2. 局部涂抹冲洗后能产生气泡，有利于清除脓块、血块及坏死组织。3. 不可与还原剂、强氧化剂、碱、碘化物混合使用。4. 本品遇光、热易分解变质，应遮光、密封在阴凉处（不超过 20℃）保存。

诺氟沙星（乳膏，软膏）[乙]

【其他名称】诺氟沙星乳膏，诺氟沙星软膏

【主要作用】氟喹诺酮类抗菌药，具广谱抗菌作用，尤其对需氧革兰阴性杆菌抗菌活性高。

【适应证】1. 敏感菌所致的皮肤软组织感染，如脓疱疮、湿疹感染、足癣感染、毛囊炎、疖肿等。2. 可控制烧伤肉芽创面感染，为植皮创造条件。

【用法用量】外用 患处涂药，一日 2 次。1. 皮肤软组织细菌感染，1% 乳膏或软膏，每日患处涂药 2 次。2. 清创后，小面积烧伤可将本品直接涂在创面上，或将本品均匀地擦在无菌纱布上，将带药的纱布贴敷在创面上，创面可半暴露或包扎。

【特别提醒】1. 偶可发生渗出性多形性红斑及血管神经性水肿。2. 哺乳期妇女应用时停止哺乳。3. 一般不用于婴幼儿及 18 岁以下的青少年。

硼酸（软膏，外用溶液剂）[乙]

【其他名称】殷泰，硼酸软膏，硼酸洗液

【主要作用】对细菌和真菌有较弱的抑制作用。虽不易穿透完整皮肤，但可从损伤皮肤、伤口和黏膜等处吸收。

【适应证】轻度、小面积急性湿疹、急性皮炎、脓疱疮、褥疮。

【用法用量】外用 1. 软膏剂：取适量涂于患处，一日 1~2 次。2. 洗液：外用冲洗或湿敷。湿敷时，用 6~8 层纱布浸于本品冷溶液中，轻挤压后，敷于患处，5~10 分钟后更换，连续使用 1 小时，一日 4 次。

【特别提醒】1.本品不宜大面积使用。2.用药部位如有烧灼感、红肿等情况应停药，并将局部药物洗净。3.避免接触眼睛和其他黏膜（如口、鼻等）。4.不宜用于婴儿。

依沙吖啶（软膏，外用溶液剂）[乙]

【其他名称】乳酸依沙吖啶软膏，乳酸依沙吖啶溶液
【主要作用】消毒防腐剂，能抑制革兰阳性细菌，主要是球菌。
【适应证】各种小面积创伤、溃烂及感染性皮肤病。
【用法用量】外用　1.软膏：清洗创面后涂抹患处，一日2~3次。2.溶液：洗涤或涂抹患处。
【特别提醒】1.本品仅供外用，切忌口服。2.用药部位如有烧灼感、瘙痒、红肿等情况应停药，并将局部药物洗净。3.见光容易分解变色，应避光保存。4.不应与含氯溶液、氯化物、碘化物、苯酚、碘制剂以及碱性药物等配伍应用。

第八节　抗痤疮制剂

红霉素（软膏[甲]）

【其他名称】红霉素软膏
【主要作用】大环内酯类抗生素，对大多数革兰阳性菌、部分革兰阴性菌及一些非典型致病菌如衣原体、支原体均有抗菌活性。
【适应证】脓疱疮等化脓性皮肤病、小面积烧伤、溃疡面的感染和寻常痤疮。
【用法用量】局部外用：取1%乳膏适量涂于患处，一日2次。
【特别提醒】1.避免接触眼睛和其他黏膜（如口、鼻等）。2.用药部位如有烧灼感、瘙痒、红肿等情况应停药，并将局部药物洗净。3.与氯霉素及林可霉素有拮抗作用，因此应避免合用。

维A酸（乳膏[甲]）

【其他名称】丽英，维A酸乳膏
【主要作用】抗皮肤角质化异常药、细胞诱导分化药。
【适应证】寻常痤疮、特别是黑头粉刺皮损，老年性、日光性或药物性皮肤萎缩，鱼鳞病及各种角化异常及色素过度沉着性皮肤病、银屑病。
【用法用量】外用　1.寻常痤疮：0.05%或0.1%乳膏局部涂抹，每晚1次，于睡前将药轻轻涂于患处。2.银屑病、鱼鳞病等皮疹位于遮盖部位：0.05%或0.1%乳膏局部涂抹，一日1~3次。
【特别提醒】1.本品应远离眼部，不宜使用于皮肤皱折部位。2.日光可导致本品分解，宜在晚间及睡前应用，治疗过程应避免日晒或采用遮光措施。3.因本品有引起严重刺激和脱

屑的可能，开始可采取隔天用药或每 3 天用药 1 次的治疗方案；最好先采用浓度低的制剂，待耐受后再改用较高浓度的制剂。4. 本品不宜大面积应用，日用量不应超过 20g。5. 用药期间勿用其他可导致皮肤刺激及破损的药物、化妆品或清洁剂，以免加重皮肤反应，导致药物吸收增加及引起系统不良反应。6. 与肥皂、含脱屑药制剂、含乙醇制剂、异维 A 酸等共用，可加剧皮肤刺激或干燥作用。

异维 A 酸（胶丸，凝胶）[乙]

【其他名称】泰尔丝，异维 A 酸胶丸，异维 A 酸凝胶

【主要作用】可缩小皮脂腺组织，抑制皮脂腺活性，减少皮脂分泌，减轻上皮细胞角化及毛囊皮脂腺口的角质栓塞，抑制痤疮丙酸杆菌的生长繁殖。

【适应证】痤疮、粉刺。

【用法用量】口服　一日 0.1~1mg/kg，开始剂量一日 0.5mg/kg，分 2 次服用。**外用**　取少量 0.05% 凝胶涂于患处，一日 1~2 次，6~8 周为一个疗程。

【特别提醒】1. 口服用药期间及停药后 3 月内不得献血。2. 口服本品时不宜同时服用其他角质分离剂或表皮剥脱性抗痤疮药。3. 本品凝胶应避免接触口、眼、黏膜、擦伤或湿疹的皮肤，避免让药物在皮肤褶皱区和鼻唇沟处积聚。4. 用药期间不应使用紫外线照射治疗，并避免长时间暴露在阳光下，当无法避免暴露在强烈的阳光下时，应使用防晒产品并穿遮盖皮肤的衣物。5. 本品凝胶剂具有可燃性，应避免在使用时以及使用后立即吸烟或靠近明火。

阿达帕林（凝胶[乙]）

【其他名称】达芙文，阿达帕林凝胶

【主要作用】维甲酸类化合物，在体内与体外炎症模型中被证明具有抗炎特性。本品与特异的维甲酸核受体结合，不与和蛋白结合的细胞质受体相结合。

【适应证】治疗以粉刺、丘疹和脓疱为主要表现的寻常型痤疮，亦可用于治疗面部、胸和背部的痤疮。

【用法用量】外用　睡前清洗患处，待干燥后以 0.1% 凝胶在患处涂一薄层。

【特别提醒】1. 严禁涂抹于眼、口腔、鼻黏膜及其他黏膜组织，若不慎将本品涂于眼部，应立即用温水洗净。2. 不得用于皮肤破损处，亦不得用于十分严重的痤疮患者，或患有湿疹样的皮肤创面。3. 如果产生过敏或严重的刺激反应，应停止用药。4. 请勿使用可导致粉刺产生和有收缩性的化妆品。5. 使用本品时应避免过量日晒和紫外线照射。

过氧苯甲酰（凝胶，乳膏）[乙]

【其他名称】过氧苯甲酰凝胶，过氧苯甲酰乳膏

【主要作用】氧化剂，外用于皮肤后，能缓慢释放出新生态氧，可杀灭痤疮丙酸杆菌，并有使皮肤干燥和脱屑作用。

【适应证】寻常痤疮。

【用法用量】外用 洗净患处，轻轻揸干，取5%凝胶或乳膏适量涂于患处，一日1~2次。

【特别提醒】1.避免接触眼睛和其他黏膜（如口、鼻等）。2.用药部位如有烧灼感、红肿等情况应停药，并将局部药物洗净。3.避免接触毛发和织物，以免脱色。4.与肥皂、清洁剂、痤疮制剂（如含有过氧苯甲酰、间苯二酚、硫黄、维A酸等）或含有酒精的制剂药用化妆品等同用，会增加刺激或干燥作用。

林可霉素（软膏[乙]）

【其他名称】盐酸林可霉素软膏

【主要作用】抑菌剂，对需氧革兰阳性菌、革兰阴性厌氧菌有良好抗菌活性，拟杆菌属包括脆弱拟杆菌、梭杆菌等高度敏感。

【适应证】外科烧伤及敏感菌所引起的各种皮肤感染。

【用法用量】外用 0.5%软膏涂于患处，一日2~3次，涂于患处。

【特别提醒】1.长期使用可能诱导细菌耐药，故不宜长期使用。2.1个月以内婴儿不宜应用。3.不宜与氯霉素或红霉素合用。

硫黄（软膏[乙]）

【其他名称】硫黄软膏

【主要作用】对疥虫、细菌、真菌有杀灭作用，并能除去油脂及软化表皮、溶解角质，其作用机制是硫黄与皮肤及组织分泌物接触后，生成硫化氢和连五硫酸等的结果。

【适应证】疥疮、头癣、痤疮、脂溢性皮炎、单纯糠疹、慢性湿疹。

【用法用量】外用 10%软膏适量涂于患处，一日1~2次。用于疥疮，将药膏涂于颈部以下的全身皮肤，尤其是皮肤褶皱处，每晚1次，3天为一疗程，换洗衣服、洗澡。需要时停用3天，再重复第二个疗程。

【特别提醒】1.避免接触眼睛和其他黏膜（如口、鼻等）。2.用药部位如有烧灼感、红肿等情况应停药，并将局部药物洗净。3.本品不可与铜制品接触，防止变质。4.与其他治疗痤疮药、脱屑药、清洁剂、维A酸以及其他含乙醇（酒精）的制剂并用，可增加对皮肤的刺激，使皮肤干燥。5.不得与含汞制剂共用，否则易变质且增加刺激性。

第九节 其他皮科制剂

炉甘石（外用溶液剂[甲]）

【其他名称】炉甘石洗剂

【主要作用】本品所含炉甘石和氧化锌具有收敛、保护作用，也有较弱的防腐作用。

【适应证】急性瘙痒性皮肤病，如湿疹和痱子。

【用法用量】局部外用　用时摇匀，取适量涂于患处，一日 2~3 次。

【特别提醒】1. 避免接触眼睛和其他黏膜（如口、鼻等）。2. 用药部位如有烧灼感、红肿等情况应停药，并将局部药物洗净。3. 不宜用于有渗出液的皮肤。

鱼石脂（软膏^[甲]）

【其他名称】鱼石脂软膏

【主要作用】消毒防腐药，具有温和刺激性和消炎、防腐及消肿作用。

【适应证】疖肿。

【用法用量】外用　1% 软膏适量，涂患处，一日 2 次。

【特别提醒】1. 不得用于皮肤破溃处。2. 避免接触眼睛和其他黏膜（如口、鼻等）。3. 用药部位如有烧灼感、红肿等情况应停药，并将局部药物洗净。4. 连续使用一般不超过 7 日。

吡美莫司（乳膏^[乙]）

【其他名称】爱宁达，吡美莫司乳膏

【主要作用】亲脂性抗炎性的子囊霉素巨内酰胺的衍生物，有强抗炎活性。

【适应证】无免疫受损的 2 岁及 2 岁以上轻度至中度异位性皮炎（湿疹）。

【用法用量】外用　1% 乳膏适量局部涂抹，一日 2 次，轻柔充分涂擦患处。

【特别提醒】1. 不能用于急性皮肤病毒感染部位（单纯疱疹、水痘）。2. 应避免药物接触眼睛和黏膜，如果不慎用于这些部位，应彻底擦去乳膏并用水冲洗。3. 本品不宜用于封包疗法。4. 由于吸收量很少，对每日用药量、用药面积或治疗持续时间没有限制。5. 当出现皮肤单纯疱疹病毒感染时，应暂时中止在感染部位使用本品，待病毒感染清除后方可重新使用。6. 用药期间建议患者采取适当的防晒措施，如尽可能减少日晒时间、涂抹防晒霜和穿合适的衣服遮盖皮肤等。

多塞平（乳膏^[乙]）

【其他名称】丽科宁，普爱宁，盐酸多塞平乳膏

【主要作用】具有阻断 H_1 和 H_2 受体的作用，同时也是胆碱能受体和肾上腺素受体拮抗剂。

【适应证】慢性单纯性苔藓，局限性瘙痒症，恶急性、慢性湿疹及异位性皮炎引起的瘙痒。

【用法用量】外用　5% 乳膏适量涂于患处，一日 2~3 次。每次涂布一薄层，且每次涂布面积不超过总体表面积的 5%，两次使用需间隔 4 小时，总疗程为 7 天。

【特别提醒】1. 本品不得涂于眼部、口腔黏膜或阴道。2. 用药部位不可使用密闭辅料。3. 局部皮肤不可有破损，否则会加速经皮吸收，且局部刺激明显。4. 为防止药物的蓄积，本品连续使用不得超过 1 周。

氢醌（乳膏[乙]）

【其他名称】千白，氢醌乳膏

【主要作用】皮肤褪色剂，通过抑制酪氨酸转化为 3,4- 二羟苯丙氨酸（多巴）的酶氧化作用和抑制其他的黑色素细胞代谢过程而产生可逆性的皮肤褪色。

【适应证】黄褐斑、雀斑及炎症后色素沉着斑的治疗。

【用法用量】外用　适量外搽斑处，一日早晚各 1 次。

【特别提醒】1. 不可用于眼部和伤口周围的斑变。2. 一般要搽数周色斑才会减轻，当色斑恢复至正常肤色时应渐渐减少用药。3. 每次使用面积不宜过大。4. 避免阳光照射，阳光照射过多会产生雀斑。

他克莫司（软膏[乙]）

【其他名称】普特彼，他克莫司软膏

【主要作用】外用免疫抑制剂，治疗特应性皮炎的机制尚不明确。

【适应证】中到重度特应性皮炎。

【用法用量】外用　成人用 0.03％和 0.1％软膏，儿童用 0.03％软膏，在患处皮肤涂上一薄层，轻轻擦匀，一日 2 次。

【特别提醒】1. 本品应采用能控制特应性皮炎症状和体征的最小量，当症状和体征消失时应停止使用。2. 只在湿疹受累的皮肤区域短期应用，避免长期连续用药，必要时可间断性重复使用。3. 避免用于眼睛或嘴巴。4. 不要用绷带、衣服或缚裹包住治疗区的皮肤。5. 在治疗过程中，应最低限度减少或避免自然或人工日光暴露。

第七章 泌尿生殖系统药和性激素

第一节 妇科抗感染药和抗菌剂

甲硝唑（阴道泡腾片[甲]，栓剂[甲]，凝胶[乙]）

【其他名称】甲硝唑阴道泡腾片，甲硝唑栓，甲硝唑凝胶

【主要作用】硝基咪唑类衍生物，具有抗厌氧菌和抗滴虫作用。本品作用机制是阻碍细菌或滴虫代谢，促进其死亡。

【适应证】厌氧菌性阴道病、滴虫性阴道炎及混合感染。

【用法用量】外用 1.阴道泡腾片：塞入阴道深处，每次1~2片，每晚1次，7天为一个疗程。2.栓剂：阴道给药，每次0.5~1.0g，每晚1次，连用7~10天，应同时服用甲硝唑片剂。3.凝胶剂：阴道内使用，一日早、晚各1次，每次5g，5~7日为一疗程。

【特别提醒】1.使用本品时应避开月经期。2.用药期间注意个人卫生，防止重复感染，房事时使用避孕套或避免房事。3.用药部位如有烧灼感、红肿等情况应停药，并将局部药物洗净。

复方甲硝唑，甲硝维参（阴道栓，阴道泡腾片）[乙]

【其他名称】甲硝维参阴道栓，甲硝维参阴道泡腾片

【主要作用】本品所含甲硝唑为抗厌氧菌与抗滴虫药，人参茎叶皂苷和维生素E具有促进黏膜皮肤创伤愈合的作用。

【适应证】滴虫性阴道炎及细菌性阴道病。

【用法用量】外用 阴道给药，每晚1次，每次1粒。7日为一疗程。

【特别提醒】1.使用本品时应避开月经期。2.用药期间注意个人卫生，防止重复感染，房事时使用避孕套或避免房事。3.用药部位如有烧灼感、红肿等情况应停药，并将局部药物洗净。

替硝唑（阴道泡腾片，栓剂）[乙]

【其他名称】替硝唑阴道泡腾片，替硝唑栓

【主要作用】抗滴虫和抗厌氧菌药，对滴虫和大多数厌氧菌有抑制或杀灭作用。

【适应证】滴虫性阴道炎及细菌性阴道病。

【用法用量】阴道给药 1.泡腾片：塞入阴道深处，每次0.2g，每晚1次，7天为一个疗程。2.栓剂：一次1g，隔日1次，连用2次为一疗程；或一次0.2g，一日2次。

【特别提醒】1.应于入睡前给药,以便药物充分吸收并可防止药栓遇热溶解后外流。2.用药时,患者仰卧床上双膝屈起并分开,可利用置入器或戴手套,将泡腾片或栓剂从阴道口塞入,轻轻推入阴道深处;保持仰卧姿势约20分钟。3.给药后1~2小时内尽量不要排尿,以免影响药效。4.使用本品时应避开月经期。5.用药期间注意个人卫生,防止重复感染,房事时使用避孕套或避免房事。

克霉唑（阴道片，栓剂）^[甲]

【其他名称】克霉唑阴道片,克霉唑栓

【主要作用】广谱抗真菌药,对多种真菌尤其是白色念珠菌具有较好抗菌作用。本品作用机制是抑制真菌细胞膜的合成,以及影响其代谢过程。

【适应证】念珠菌性外阴阴道病。

【用法用量】外用 阴道给药,每次1粒,每晚1次。

【特别提醒】1.使用本品时应避开月经期。2.用药部位如有烧灼感、红肿等情况应停药,并将局部药物洗净。3.用药期间注意个人卫生,防止重复感染,房事时使用避孕套或避免房事。

咪康唑（栓剂，阴道片，阴道泡腾片，阴道软胶囊）^[甲]

【其他名称】达克宁,硝酸咪康唑栓,硝酸咪康唑阴道片,硝酸咪康唑阴道软胶囊,硝酸咪康唑阴道泡腾片

【主要作用】广谱抗真菌药。对皮肤癣菌、念珠菌等有抗菌作用,对某些革兰阳性球菌也有一定疗效。

【适应证】念珠菌性外阴阴道病和革兰阳性细菌引起的双重感染。

【用法用量】外用 阴道给药,每晚1次,每次1粒。

【特别提醒】1.用药期间注意个人卫生,防止重复感染,避免房事。2.用药部位如有烧灼感、瘙痒、红肿等情况应停药,并将局部药物洗净。3.应避免与某些乳胶产品接触,如阴道避孕隔膜或避孕套。

益康唑（栓剂^[乙]）

【其他名称】硝酸益康唑栓

【主要作用】抗真菌药。对白色念珠菌、球孢子菌、新生隐球菌、荚膜组织胞浆菌、皮炎芽生菌以及癣菌等有效。

【适应证】念珠菌性外阴阴道病。

【用法用量】外用 阴道给药,睡前使用1枚,置阴道深处,3日为一疗程。

【特别提醒】1.本品仅供阴道给药,切忌口服。2.用药部位如有烧灼感、红肿等情况应停药,并将局部药物洗净。3.使用本品时应避开月经期。4.用药期间注意个人卫生,防止重复感染,房事时使用避孕套或避免房事。

制霉素（阴道泡腾片，栓剂）[甲]

【其他名称】制霉素阴道泡腾片，制霉素阴道栓

【主要作用】广谱抗真菌作用，对念珠菌最敏感，对隐球菌、曲菌、毛霉菌、小孢子菌和滴虫也有抑制作用。

【适应证】念珠菌性外阴阴道病。

【用法用量】外用　阴道给药，每次 1 粒，一日 1~2 次。

【特别提醒】1.用药部位如有烧灼感、红肿等情况应停药，并将局部药物洗净。2.用药期间注意个人卫生，防止重复感染，房事时使用避孕套或避免房事。

复方莪术油（栓剂[乙]）

【其他名称】康妇特，复方莪术油栓

【主要作用】含莪术油、硝酸益康唑。益康唑为广谱抗真菌药，莪术油具有行气活血、消积止痛、活血化瘀、去腐生肌、增强机体免疫能力功效。两者联合对细菌、霉菌、滴虫、病毒等病原微生物具有协同杀灭作用，利于修复病变组织，促进创面愈合。

【适应证】白色念珠菌阴道感染，霉菌性阴道炎、滴虫性阴道炎、宫颈糜烂。

【用法用量】外用　阴道给药，每次 1 粒，一日 1 次；重症一日 2 次。

【特别提醒】遇夏日高温，药栓若有变软现象，在低温条件下放置一会儿仍可使用。

聚甲酚磺醛（外用溶液剂，阴道栓）[乙]

【其他名称】爱宝疗，聚甲酚磺醛溶液，聚甲酚磺醛阴道栓

【主要作用】广谱抗菌作用，包括革兰阳性菌、革兰阴性菌和某些真菌，选择性作用于坏死组织和柱状上皮并使之变性，但对正常鳞状上皮无作用。

【适应证】1.宫颈糜烂、宫颈炎、各类阴道感染、外阴瘙痒、使用子宫托造成的压迫性溃疡、宫颈息肉切除或切片检查后的止血，尖锐湿疣及加速电凝治疗后的伤口愈合。2.乳腺炎的预防。3.皮肤伤口与病变的局部治疗。4.口腔黏膜和齿龈的炎症，口腔溃疡及扁桃体切除后的止血。

【用法用量】外用　1.溶液剂（妇科）按 1:5 的比例以水稀释，阴道冲洗；局部涂抹时无需稀释，每周进行 1~2 次。溶液剂（外科、皮肤科与口腔科）：将浸有聚甲酚磺醛溶液的纱布块压在出血部位 1~2 分钟，止血后最好擦干残留药液。2.栓剂：阴道给药，每次 1 粒，一日 2 次。

【特别提醒】1.本品为外用药，切忌内服。2.口腔黏膜与牙龈的病变，使用聚甲酚磺醛溶液治疗后必须彻底漱口。3.本品应避免与眼睛接触。4.本品会加速和增强修复过程，如果用药后出现坏死组织从病灶处脱落，有时甚至是大片脱落，无需惊恐。5.经期停止治疗；治疗期间避免性生活。不要使用刺激性肥皂清洗患处。

硝呋太尔（片剂，胶囊，阴道片）[乙]

【其他名称】麦咪诺，硝呋太尔片，硝呋太尔胶囊，硝呋太尔阴道片

【主要作用】对导致妇女生殖系统感染的细菌、滴虫和念珠菌有效。本品主要通过干扰其酶系统抑制细菌的生长。

【适应证】由细菌、滴虫、霉菌和念珠菌引起的外阴、阴道感染和白带增多及泌尿系统感染，消化道阿米巴病及贾第虫病。

【用法用量】口服 1.阴道感染：每次200mg，一日3次，连续口服7天，饭后服用。建议夫妻同时服用。2.泌尿道感染：成人，一日600~1200mg，分2~3次服用，连用1~2周；儿童一天10~20mg/kg，分2次口服，连续使用1~2周。3.消化道阿米巴病：成人，每次400mg，一日3次，连用10天；儿童，每次10mg/kg，一日2次，连用10天。4.消化道贾第虫病：成人，每次400mg，一日2~3次，连用7天。儿童，每次15mg/kg，一日2次，连用10天。外用 将阴道片放于阴道深部，连续使用10天。如外阴同时有感染，可用2~3g油膏涂于外阴和肛门周围。

【特别提醒】1.使用本品治疗期间请勿饮用含乙醇饮料，乙醇会引起不适或恶心，但这种反应会自行消失。2.外用本品治疗期间应避免性生活或在性生活前使用。3.孕妇可以使用。

硝呋太尔制霉素（阴道软胶囊[乙]）

【其他名称】朗依，硝呋太尔制霉素阴道软胶囊

【主要作用】硝呋太尔具有抗原虫、抗菌和抑制真菌生长繁殖的作用；制霉素具有杀灭霉菌的活性，尤其对念珠菌属真菌的作用更为显著。

【适应证】由细菌、滴虫、念珠菌引起的外阴、阴道感染和阴道混合性细菌感染。

【用法用量】外用 阴道给药，每次1粒，一日1次。

【特别提醒】1.本品仅供阴道给药，切忌口服。2.为获得良好疗效，请尽量将阴道栓置入阴道深部，第二天清晨应进行阴道冲洗。3.乙醇会引起不适或恶心，使用本品期间勿饮用含乙醇饮料。4.用药期间注意个人卫生，防止重复感染，避免房事。5.用药部位如有烧灼感，红肿等情况应停药，并将局部药物洗净。6.使用本品时应避开月经期。

第二节 其他妇科用药

麦角新碱（注射剂[甲]）

【其他名称】马来酸麦角新碱注射液

【主要作用】子宫收缩药。可直接作用于子宫平滑肌，作用强而持久。大剂量可使子宫肌强直收缩，能使胎盘种植处子宫肌内血管受到压迫而止血，在妊娠后期子宫对缩宫药的敏感性增加。

【适应证】1.产后或流产后预防和治疗由于子宫收缩无力或缩复不良所致子宫出血。2.产后子宫复原不全，加速复原。

【用法用量】**肌内注射或静脉注射**　每次 0.2mg，必要时可 2~4 小时重复注射 1 次，最多 5 次。静脉注射时需稀释后缓慢注入，至少 1 分钟。

【特别提醒】1. 交叉过敏反应，患者不能耐受其他麦角制剂，同样不能耐受本品。2. 禁止患者吸烟过多，可致血管收缩或挛缩。

米索前列醇（片剂[甲]）

【其他名称】喜克馈，米索前列醇片

【主要作用】终止早孕药，具有宫颈软化、增强了宫张力及宫内压作用。与米非司酮序贯合用可显著增高或诱发早孕子宫自发收缩的频率和幅度。

【适应证】与米非司酮序贯合并使用，可用于终止停经 49 天内的早期妊娠。

【用法用量】**口服**　在服用米非司酮 36~48 小时后，单次空腹口服本品 0.6mg。

【特别提醒】1. 本品用于终止早孕时，必须与米非司酮配伍，严禁单独使用。2. 服药后，一般会较早出现少量阴道出血，部分妇女流产后出血时间较长。3. 使用本品终止早孕失败者，必须进行人工流产终止妊娠。

依沙吖啶（注射剂[甲]）

【其他名称】乳酸依沙吖啶注射液

【主要作用】中期妊娠引产药，可引起子宫内蜕膜组织坏死而产生内源性前列腺素，引起子宫收缩。对子宫肌也有直接兴奋作用。

【适应证】终止 12~26 周妊娠。

【用法用量】**羊膜腔内给药**　100mg，经穿刺针缓缓注入。**宫腔内羊膜腔外注药**　100mg，用注射用水 100ml 稀释后注入。

【特别提醒】1. 本品的安全剂量为 50~100mg，极量 120mg，中毒剂量 500mg，一般用量为 100mg 以内。2. 妊娠 16 周以上患者可羊膜腔内注药，不良反应轻。3. 妊娠小于 16 周患者用宫腔内给药，将导管经阴道放入宫腔内羊膜腔外，经导管将药物注入，这种途径不良反应较大，感染发生率也较高，现已少用。

地诺前列酮（栓剂[乙]）

【其他名称】欣普贝生，地诺前列酮栓

【主要作用】在宫颈成熟的系列复杂生化和结构转变过程中起重要作用，促使宫颈成熟，诱发后续反应完成分娩。

【适应证】妊娠足月时促宫颈成熟。

【用法用量】**阴道给药**　一次 1 枚。

【特别提醒】1. 在使用本品之前应对宫颈的条件仔细加以评估；置入栓剂后须定时监测子宫收缩和胎儿情况。2. 肺、肝脏或肾脏疾病患者不推荐使用。3. 破膜的患者，既往有子宫张力过高、青光眼、哮喘病史的患者，多胎妊娠慎用。4. 本品应贮藏在原铝箔包装中，放置在温度 −20~−10℃的冷冻室中保存。

卡前列甲酯（栓剂^[乙]）

【其他名称】卡孕，卡前列甲酯栓

【主要作用】有对子宫平滑肌的作用及抗早孕作用。

【适应证】1.与米非司酮等序贯使用，用于终止早期妊娠。2.预防和治疗宫缩弛缓所引起的产后出血。

【用法用量】外用　1.终止妊娠：停经≤49天，空腹或进食2小时后口服米非司酮片200mg，第三天晨于阴道后穹窿放置本品2枚（1mg）；或首剂口服米非司酮片50mg，以后每隔12小时服25mg，第3天晨服米非司酮片25mg，1小时后于阴道后穹窿放置本品2枚（1mg）。2.预防和治疗宫缩弛缓引起的产后出血：于胎儿娩出后立即将本品2枚（1mg）放入阴道，贴附于阴道前壁下1/3处。

【特别提醒】1.仅用于终止早期妊娠，不能用作足月妊娠引产。2.本品不宜单独使用，须与米非司酮等序贯使用，应用于终止早期妊娠。3.遮光密闭，冷冻（低于–5℃）保存。

卡前列素氨丁三醇（注射剂^[乙]）

【其他名称】欣母沛，卡前列素氨丁三醇注射液

【主要作用】可刺激妊娠子宫肌层收缩，类似足月妊娠末的分娩收缩。产后妇女使用后，子宫肌收缩可在胎盘部位发挥止血作用。

【适应证】1.用于中期妊娠流产。2.用于常规处理方法无效的子宫收缩弛缓引起的产后出血。

【用法用量】肌内注射　1.流产：起始剂量250μg，间隔1.5~3.5小时再次注射250μg。子宫收缩力仍不足时，剂量可增至500μg，总剂量不得超过12mg，且不建议连续使用超过两天。2.产后子宫出血：起始剂量250μg，个别患者间隔15~90分钟多次注射，总剂量不得超过2mg。

【特别提醒】1.绒毛膜羊膜炎可能抑制子宫对本品的反应。2.本品不会直接影响胎儿胎盘，故使用本品分娩的胎儿可能仍有暂时的生命迹象。3.慎用于瘢痕子宫。

利托君（片剂，注射剂）^[乙]

【其他名称】安宝，盐酸利托君片，盐酸利托君注射液，注射用盐酸利托君

【主要作用】作用于子宫平滑肌的β₂受体，抑制子宫平滑肌的收缩频率和强度，是一种口服、肌内和静脉注射均有效延长妊娠、阻止早产的药物。

【适应证】预防妊娠20周以后的早产。

【用法用量】口服　静脉滴注结束前30分钟开始口服治疗，最初24小时，每2小时给予10mg，此后每4~6小时给予10~20mg，一日总量不超过120mg。一日维持剂量80~120mg。**静脉滴注**　100mg，用静脉滴注溶液500ml稀释为0.2mg/ml溶液，开始滴速0.05mg/min，每10分钟增加0.05mg/min，通常保持在0.15~0.35mg/min。

【特别提醒】孕妇情况稳定后，每1~6小时仍需检查血压、脉搏和胎儿心跳速率，有酸中毒情况下更应连续观察。

乳酸菌（乳杆菌活菌）（阴道胶囊[乙]）

【其他名称】延华，定君生，乳酸菌阴道胶囊，阴道用乳杆菌活菌胶囊

【主要作用】由活肠链球菌或乳杆菌活菌制成的微生态制剂。可分解糖类产生乳酸，提高阴道酸度，肠链球菌一般情况下不致病。

【适应证】由菌群紊乱引起的阴道病。

【用法用量】外用　清洗外阴后，将本品放入阴道深部，每晚 1 次，每次 2 粒，连用 7 天为一疗程。

【特别提醒】1. 治疗期间应避免性生活。2. 治疗期间不可冲洗阴道及使用其他阴道用药。

溴隐亭（片剂[乙]）

【其他名称】佰莫亭，甲磺酸溴隐亭片

【主要作用】下丘脑和垂体中多巴胺受体的激动剂。可以降低泌乳激素的分泌，恢复正常的月经周期，并且能够治疗与高泌乳素症有关的生育功能障碍。还可以阻止和减少乳汁的分泌。对于肢端肥大症患者，可以降低其生长激素水平。

【适应证】1. 内分泌系统疾病：泌乳素依赖性月经周期紊乱和不育症、闭经、月经过少、黄体功能不足和药物诱导的高泌乳素症。2. 非催乳素依赖性不育症：多囊性卵巢综合征、与抗雌激素联合运用治疗无排卵症。3. 高泌乳素瘤。4. 肢端肥大症。5. 预防产后乳腺炎。6. 良性乳腺疾病：缓和或减轻经前综合征及乳腺结节、乳腺疾病相关性乳腺疼痛。7. 自发性和脑炎后所致帕金森病。

【用法用量】口服　1. 月经周期不正常及不孕症：每次 1.25mg，一日 2~3 次，必要时剂量可增至每次 2.5mg，一日 2~3 次。2. 高泌乳激素症：每次 1.25mg，一日 2~3 次，逐渐增至一日 10~20mg。3. 肢端肥大症：起始剂量一日 2.5~3.75mg，可逐步增至一日 10~20mg。4. 抑制泌乳，产后初期乳腺炎：一日 5mg，早晚各 1 次，连服 14 天。5. 产褥期乳房肿胀：单次服用 2.5mg，如果需要，6~12 小时后可以重复服用。6. 良性乳腺疾病：一日 1.25mg，一日 2~3 次，逐渐增至一日 5~7.5mg。7. 帕金森病：一日临睡前 1.25mg，从最低有效剂量开始调整剂量，常规剂量 10~40mg。

【特别提醒】1. 应用本品抑制产褥期泌乳时，特别在治疗第一周，建议不定期检查血压。2. 有精神病史或严重心血管病史的患者服用大剂量时，需要小心谨慎。3. 治疗与高泌乳素血症无关的女性患者时，应给予最低有效剂量，以避免发生血浆泌乳素水平低于正常水平。

第三节　性激素

一、雄激素

甲睾酮（片剂[甲]）

【其他名称】甲睾酮片

【主要作用】人工合成的雄激素。能促进男性器官及副性征的发育、成熟；对抗雌激素，抑制子宫内膜生长及垂体 – 性腺功能；促进蛋白质合成及骨质形成；刺激骨髓造血功能，使红细胞和血红蛋白增加。

【适应证】原发性或继发性男性性功能低减及绝经期后女性晚期乳腺癌的姑息性治疗。

【用法用量】口服或舌下含服　1. 男性性腺功能低下者激素替代治疗：每次 5mg，一日 2 次。2. 绝经妇女晚期乳腺癌姑息性治疗：每次 25mg，一日 1~4 次。

【特别提醒】1. 儿童长期应用，可严重影响生长发育。2. 舌下给药可致口腔炎，表现为疼痛、流涎等症状。3. 与巴比妥类药合用可增加本品肝内代谢，使作用减弱。

丙酸睾酮（注射剂[甲]）

【其他名称】丙酸睾酮注射液

【主要作用】雄激素类药，为睾酮的丙酸酯，能促进男性器官及副性征的发育、成熟，大剂量时有对抗雌激素作用，抑制子宫内膜生长及卵巢、垂体功能，还有促进蛋白质合成及骨质形成等作用。

【适应证】1. 原发性或继发性男性性功能减低（低下）。2. 男性青春期发育迟缓。3. 绝经期后女性晚期乳腺癌的姑息性治疗。

【用法用量】肌内注射　1. 男性性腺功能低下激素替代治疗：每次 25~50mg，每周 2~3 次。2. 绝经后女性晚期乳腺癌：每次 50~100mg，每周 3 次。3. 功能性子宫出血：配合黄体酮使用，每次 25~50mg，一日 1 次，共 3~4 次。4. 男性青春发育延缓：儿童每次 12.5~25mg，每周 2~3 次，疗程不超过 4~6 个月。

【特别提醒】1. 应作深部肌内注射，不能静脉注射。2. 男性应定期检查前列腺。3. 儿童长期应用可严重影响生长发育。

普拉睾酮（注射剂[乙]）

【其他名称】蒂洛安，注射用硫酸普拉睾酮钠

【主要作用】雄激素类药，为脱氢表雄酮，可促进宫颈组织型纤维芽细胞增生和平滑肌细胞增大，使颈管组织血管通透性增加，水分增多，同时细胞基质酸性黏多糖增加。

【适应证】妊娠足月引产前使宫颈成熟。

【用法用量】静脉注射　每次 100~200mg，用 5% 注射用葡萄糖注射液 10ml 溶解，缓慢注射，注射时间不少于 1 分钟，连续用药 3 天。

【特别提醒】1. 本品系硫酸盐，不可用生理盐水溶解，应采用注射用水或 5% 葡萄糖注射液溶解，须充分震荡使其完全溶解后方可使用，且须立即使用。2. 本品常温下较难溶解，

可置于 30~40℃温水中不断振摇，充分溶解后方可注射。

十一酸睾酮（注射剂，软胶囊）[乙]

【其他名称】安特尔，思特珑，十一酸睾酮注射液，十一酸睾酮软胶囊

【主要作用】雄激素类药，为睾酮衍生物，可促进男性生长和副性征的发育，对睾丸和副性腺结构有促进发育作用，促进蛋白质合成，减少分解代谢；增强免疫功能，促进骨骼生长；促进红细胞生成，反馈性抑制促性腺激素分泌，抑制雌激素分泌。

【适应证】1.原发性或继发性男性性功能减退。2.男孩体质性青春期延迟。3.乳腺癌转移女性患者的姑息性治疗。4.再生障碍性贫血的辅助治疗。5.中老年部分雄性激素缺乏症、骨质疏松症。6.类风湿性关节炎。

【用法用量】肌内注射　每次 250mg，每月 1 次。口服　开始一日 120~160mg，用药 2 周后，维持剂量每日 40~120mg，早晚各 1 次，饭后口服。

【特别提醒】1.为提高疗效，可同时服用适量蛋白质、糖和维生素等。2.定期进行前列腺检查。3.可能引起水钠潴留，心力衰竭、肾功能衰竭、前列腺肥大、高血压、癫痫或三叉神经痛患者慎用，应严密观察。4.青春期前男童应慎用，以免骨骺早闭或性早熟；儿童长期应用，早熟、骨骼早闭，可影响生长发育，应慎用。

二、雌激素

己烯雌酚（片剂，注射剂）[甲]

【其他名称】己烯雌酚片，己烯雌酚注射液

【主要作用】人工合成的雌激素。可促使女性器官及副性征正常发育；促使子宫内膜增生和阴道上皮角化；增强子宫收缩，提高子宫对催产素的敏感性；小剂量刺激而大剂量抑制垂体前叶促性腺激素及催乳激素的分泌；有抗雄激素作用。

【适应证】1.补充体内雌激素不足。2.乳腺癌、绝经后及晚期乳腺癌、不能进行手术治疗者。3.前列腺癌，不能手术治疗的晚期患者。4.预防产后泌乳、退乳。

【用法用量】口服　1.补充体内不足：一日 0.25~0.5mg，21 天后停药一周，周期性服用，一般可用 3 个周期。2.乳腺癌：一日 15mg。3.前列腺癌：开始一日 1~3mg，维持量一日 1mg，连用 2~3 个月。4.预防产后泌乳、退乳：每次 5mg，一日 3 次，连服 3 天。肌内注射　每次 0.5~1mg，一日 0.5~6mg。

【特别提醒】1.长期使用应定期检查血压、肝功能、阴道脱落细胞，每年一次宫颈癌刮片检查。2.有血栓性静脉炎和肺栓塞性病史，与雌激素有关的肿瘤患者及未确证的阴道不规则流血患者禁用。3.与卡马西平、苯巴比妥、苯妥英钠、扑米酮、利福平等同时使用，可减低本品的效应。

炔雌醇（片剂[甲]）

【其他名称】炔雌醇片

【主要作用】雌激素类药，对下丘脑和垂体有正、负反馈作用。小剂量可刺激促性腺素分

泌；大剂量则抑制促性腺素分泌，从而抑制卵巢的排卵，达到抗生育作用。

【适应证】1. 补充雌激素不足，治疗女性性腺功能不良、闭经、更年期综合征等。2. 晚期乳腺癌（绝经期后妇女）、晚期前列腺癌的治疗。3. 与孕激素类药合用，能抑制排卵，用于避孕。

【用法用量】口服　1. 性腺发育不全：每次 0.02~0.05mg，每晚 1 次，连服 3 周。2. 更年期综合征：一日 0.02~0.05mg，连服 21 日，间隔 7 日再用。3. 乳腺癌：每次 1mg，一日 3 次。4. 前列腺癌：每次 0.05~0.5mg，一日 3~6 次。

【特别提醒】1. 不明原因的阴道出血者不宜使用。2. 青春期前儿童慎用，以免早熟及骨骼早期闭合。

雌二醇（凝胶[乙]）

【其他名称】爱斯妥，雌二醇凝胶

【主要作用】雌激素类药。天然雌激素经皮给药，避免了肝脏首过效应，避免产生血栓栓塞以及代谢性不良反应。

【适应证】雌激素缺乏引起的各种症状，尤其是用于与绝经有关的症状。

【用法用量】外用　一日 2.5g，每个月使用 24~28 天。

【特别提醒】1. 本品可以在任何时间使用。2. 应将药物涂抹于较大面积的皮肤上（胳膊，臀部的上部，腹部下部，腰部，大腿上部等），不应涂抹在乳房和黏膜区域。

苯甲酸雌二醇（注射剂[乙]）

【其他名称】苯甲酸雌二醇注射液

【主要作用】雌激素类药。可使子宫内膜增生，增强子宫平滑肌收缩，促使乳腺发育增生；大剂量抑制催乳素释放，对抗雄激素作用，并能增加钙在骨中沉着。

【适应证】1. 补充雌激素不足。2. 晚期前列腺癌。3. 与孕激素类药合用，能抑制排卵。4. 闭经、月经异常、功能性子宫出血、子宫发育不良。

【用法用量】肌内注射　1. 用于绝经期综合征：每次 1~2mg，一周 2~3 次。2. 子宫发育不良：每次 1~2mg，每 2~3 日 1 次。3. 功能性子宫出血：一日 1~2mg，至血净后酌情减量，后期择日用黄体酮撤退。4. 退奶：一日 2mg，不超过 3 日后减量或改小量口服药至生效。

【特别提醒】1. 注射前充分摇匀或加热摇匀。2. 用药期间定期进行妇科检查。3. 用于回奶时需停止哺乳。

戊酸雌二醇（片剂[乙]）

【其他名称】补佳乐，戊酸雌二醇片

【主要作用】天然雌二醇的戊酸盐，具有雌激素的作用，能促进和调节女性生殖器官和副性征的正常发育。

【适应证】绝经后的更年期症状，卵巢切除后、非癌性疾病放射性去势后的雌激素不足。

【用法用量】口服　一日 1mg，用水吞服，按周期序贯疗法，每经过 21 日的治疗后须停药至少 1 周。

【特别提醒】 1. 开始治疗前应进行全面彻底的内科及妇科检查。2. 手术前（提前 6 周）及肢体固定术时应停用本品。

结合雌激素（片剂[乙]）

【其他名称】 倍美力，结合雌激素片

【主要作用】 雌激素类药。通过直接作用使子宫、输卵管和阴道生长发育。通过促进乳腺管生长、基质发育和脂肪合成使乳房增大。

【适应证】 1. 中 – 重度与绝经相关的血管舒缩症状。2. 外阴和阴道萎缩。3. 因性腺功能减退、去势或原发性卵巢功能衰退所致的雌激素低下症。4. 某些女性和男性的转移性乳房癌。5. 晚期雄激素依赖性前列腺癌。6. 预防骨质疏松。

【用法用量】口服　1. 血管舒缩症：一日 0.625mg。2. 外阴和阴道萎缩：一日 0.3~1.25mg。3. 女性雌激素过少、女性性腺功能减退：一日 0.3~0.625mg，周期性服用。4. 女性去势或原发性卵巢功能衰竭：一日 1.25mg，周期性服用。5. 乳腺癌：10mg，一日 3 次，至少 3 个月为一疗程。6. 雄激素依赖的前列腺癌：每次 1.25~2.5mg，一日 3 次。7. 预防骨质疏松：一日 0.3mg 开始，随后根据情况调整。

【特别提醒】 1. 诊断不明的生殖器官异常出血、乳腺癌、雌激素依赖的新生物、活动性深静脉血栓、肺栓塞、动脉血栓栓塞性疾病、肝功能不全或肝脏疾病患者禁用。2. 雌激素替代治疗和激素替代治疗与某些癌症和心血管疾病风险增加相关。3.CYP3A4 诱导剂可以降低本品血浆浓度，导致治疗效果降低和（或）子宫出血的情况。4.CYP3A4 的抑制剂和葡萄柚汁可以升高本品血浆浓度，从而引起不良反应。

尼尔雌醇（片剂[乙]）

【其他名称】 尼尔雌醇片

【主要作用】 雌激素类药，为雌三醇的衍生物。药理作用与雌二醇相似，对子宫内膜的增生作用较弱，适用于围绝经期妇女的雌激素替代疗法。

【适应证】 雌激素缺乏引起的绝经期或更年期综合征。

【用法用量】口服　一次 5mg，每月 1 次；或每次 2mg，每 2 周 1 次。症状改善后维持量，每次 1~2mg，每月 2 次，3 个月为一个疗程。

【特别提醒】 1. 本品的雌激素活性虽较低，但仍有使子宫内膜增生的危险，故应每两个月给予孕激素 10 日以抑制雌激素的内膜增生作用，一般孕激素停用后可产生撤药性子宫出血。2. 雌激素依赖性疾病病史者、血栓病、高血压病患者禁用。

普罗雌烯（阴道胶囊，阴道软胶囊，乳膏）[乙]

【其他名称】 更宝芬，普罗雌烯阴道胶丸，普罗雌烯阴道用胶囊，普罗雌烯乳膏

【主要作用】 化学合成的甾体类药。在生殖道底部黏膜处产生局部的雌激素作用，从而恢

复营养功能，在阴道内使用后，不会对远离阴道的部位产生全身性的雌激素作用。

【适应证】1.因雌激素不足引起的阴道萎缩。2.宫颈、阴道和外阴的黏膜部分因分娩、局部手术或物理疗法等引起损伤的迁延不愈，结痂延迟。3.外阴、前庭部及阴道环部的萎缩性病变。

【用法用量】外用 1.阴道软胶囊：阴道内用药，一日1粒，一个疗程20天。2.乳膏：将足量的乳膏涂布患处，一日1~2次。

【特别提醒】1.用药期间一般不需要每天进行阴道冲洗。2.特殊情况下，如在治疗前就有较多分泌物时，可用月经纸。3.不建议用于有雌激素依赖性癌病史的患者。

替勃龙（片剂[乙]）

【其他名称】利维爱，替勃龙片

【主要作用】能稳定妇女在更年期卵巢功能衰退后的下丘脑－垂体系统，兼有雌激素活性，孕激素活性和弱雄激素的活性。

【适应证】更年期综合征。

【用法用量】口服 一日2.5mg，一般在几周内症状即可改善。

【特别提醒】1.本品应整片吞服，不可咬嚼，最好能固定每日在同一时间服用。2.本品不可作为避孕药使用。3.如已用其他激素替代疗法而要改服本品时，宜先用孕激素撤退出血后再开始服用，以免因子宫内膜已增厚而引起出血。4.应定期进行体检，定期检查乳房、子宫内膜增生情况和可能出现的男性化体征。

三、孕激素

黄体酮（注射剂[甲]，胶囊[乙]，栓剂[乙]）

【其他名称】黄体酮注射液，黄体酮胶囊，黄体酮软胶囊，黄体酮栓

【主要作用】孕激素类药，具有孕激素的一般作用。在月经周期后期能使子宫内膜分泌期改变，为孕卵着床提供有利条件；受精卵植入后可减少妊娠子宫的兴奋性，使胎儿能安全生长；与雌激素共同作用可促使乳房发育；可通过对下丘脑的负反馈抑制垂体前叶促黄体生成激素的释放。

【适应证】月经失调，如闭经和功能性子宫出血、黄体功能不足、先兆流产和习惯性流产、经前期紧张综合征的治疗。

【用法用量】肌内注射 1.先兆流产：一般10~20mg，用至疼痛及出血停止。2.习惯性流产：自妊娠开始，每次10~20mg，每周2~3次。3.功能性子宫出血：一日10mg，连用5天，或一日20mg，连续3~4天。4.闭经：预计月经前8~10天，一日10mg，共5天；或一日20mg，共3~4天。5.经前期紧张综合征：在预计月经前12天注射10~20mg，连续10天。口服 与雌激素联合应用：先用结合雌激素片1.25mg，一日1次，共22天；第13天起服用本品，200mg，一日2次，共10天。外用 阴道给药，栓剂每次1粒，一日1~2次。

【特别提醒】1.阴道不明原因出血，血栓性静脉炎、血管栓塞、脑中风或有既往病史者，乳腺肿瘤或生殖器肿瘤患者禁用。2.对早期流产以外的患者投药前应进行全面检查，确定

属于黄体功能不全再使用。3. 长期用药需注意检查肝功能，注意乳房检查。

甲地孕酮（片剂，胶囊）[甲]

【其他名称】梅格施，醋酸甲地孕酮分散片，醋酸甲地孕酮片，醋酸甲地孕酮胶囊，醋酸甲地孕酮软胶囊

【主要作用】孕激素类药，对垂体促性腺激素的释放有一定的抑制作用，有明显抗雌激素作用。与雌激素合用，抑制排卵。

【适应证】月经不调、功能性子宫出血、子宫内膜异位症；晚期乳腺癌和子宫内膜腺癌；亦可用于短效复方口服避孕片的孕激素成分。

【用法用量】口服 1. 闭经：每次 4mg，一日 2~3 次，连服 2~3 日，停药 2 周内即有撤退性出血。2. 功能性子宫出血：一日 4~8mg，共 20 天，开始自月经第 5 天服。3. 子宫内膜异位症：每次 4~8mg，一日 1~2 次，自月经第 5 天服，连服 3~6 个月。4. 乳腺癌：每次 40mg，一日 4 次，连续 2 个月。5. 子宫内膜癌：每次 10~80mg，一日 4 次，或每次 160mg，一日 1 次。

【特别提醒】1. 长期用药注意检查肝功能、乳房检查。2. 本品不可替代通常的手术、放疗和化疗治疗。

甲羟孕酮（片剂[甲]，胶囊[甲]，注射剂[乙]）

【其他名称】普维拉，狄波 – 普维拉，醋酸甲羟孕酮片，醋酸甲羟孕酮分散片，醋酸甲羟孕酮胶囊，醋酸甲羟孕酮注射液

【主要作用】孕激素类药，作用于子宫内膜，能促进子宫内膜的增殖分泌，通过对下丘脑的负反馈，抑制垂体前叶促黄体生成激素的释放，抑制卵巢的排卵过程。

【适应证】避孕、子宫内膜异位症、绝经期血管舒缩症状、复发和（或）转移性子宫内膜癌或肾癌的姑息治疗及绝经后激素依赖性和（或）复发乳腺癌的治疗。

【用法用量】口服 1. 功能性闭经：一日 4~8mg，连服 5~10 天。2. 子宫内膜癌：每次 100mg，一日 3 次；或 500mg，一日 1~2 次，作为肌内注射后的维持量。**肌内注射** 1. 避孕：150mg，每 3 个月 1 次。2. 子宫内膜异位症：每周 50mg 或每 2 周 100mg，至少 6 个月。3. 绝经期血管舒缩症状：150mg，每 3 个月 1 次。4. 子宫内膜癌和肾癌：每周 400~1000mg。5. 乳腺癌：一日 500~1000mg，持续 28 天；然后采用维持剂量，每次 500mg，每周 2 次，直至缓解。

【特别提醒】1. 孕激素依赖性肿瘤、不明原因阴道出血、严重功能障碍患者禁用。2. 有临床抑郁治疗史的患者治疗时应密切监测。3. 可能出现糖耐量下降，糖尿病患者在使用本品治疗时应接受密切观察。

地屈孕酮（片剂[乙]）

【其他名称】达芙通，地屈孕酮片

【主要作用】口服孕激素，可使子宫内膜进入完全的分泌相，从而可防止由雌激素引起的子宫内膜增生和癌变风险。无雌激素、雄激素及肾上腺皮质激素作用，对脂代谢无影响。

【适应证】内源性孕酮不足引起的疾病，如痛经，子宫内膜异位症，继发性闭经，月经周期不规则，功能失调性子宫出血，经前期综合征，孕激素缺乏所致先兆性流产或习惯性流产，黄体不足所致不孕症。

【用法用量】口服 1.痛经、子宫内膜异位症：月经周期的第5~25天，一日2~3次，每次10mg。2.功能性出血：止血，每次10mg，一日2次，连续5~7天；预防出血，月经周期的第11~25天，每次10mg，一日2次。3.闭经：月经周期的第1~25天，服用雌二醇，一日1次；月经周期的第11~25天，联合用地屈孕酮，一日2次，每次10mg。4.经前期综合征，月经不规则：月经周期的第11~25天，一日2次，每次10mg。5.先兆流产：起始剂量为1次口服40mg，随后每8小时10mg，至症状消失。6.习惯性流产：一日2次，每次10mg，至怀孕20周。7.内源性孕酮不足导致的不孕症：月经周期的第14~25天，一日10mg。

【特别提醒】1.孕激素依赖性肿瘤，不明原因阴道出血，严重功能障碍禁用。2.在治疗异常出血之前应确定出血的病因。3.定期乳房检查，包括乳房X线片。

炔诺酮（片剂，滴丸）[乙]

【其他名称】炔诺酮片，炔诺酮滴丸

【主要作用】孕激素类药，有较强的孕激素样作用，能使子宫内膜转化为脱膜样变，抑制垂体分泌促性腺激素作用呈明显剂量关系，并有一定的抗雌激素作用，具有较弱的雄激素活性和蛋白同化作用。

【适应证】月经不调、子宫功能出血、子宫内膜异位症等；单方或与雌激素合用能抑制排卵，作避孕药。

【用法用量】口服 1.子宫功能性出血：每次5mg，每8小时给药1次，连用3日，血止后改为每12小时给药1次，7日后每次2.5~3.75mg维持，连续用2周左右。2.痛经或子宫内膜增长过速：一日2.5mg，连续20天，下次月经周期第5日开始用药，3~6个周期为一疗程。3.子宫内膜异位症：一日10~30mg，开始时一日10mg，每二周后增加5mg，最高为一日30mg，分次服用，连用6~9个月。4.探亲避孕药：于探亲前一天或者当日中午起服用0.625mg，此后每晚服0.625mg，至少连服10~14天。

【特别提醒】1.重症肝肾病患者、乳房肿块者和孕妇禁用。2.长期用药需注意检查肝功能，特别注意乳房检查。3.利福平、氨苄西林、苯巴比妥、苯妥英钠等，可加速本品代谢，导致避孕失败、突破性出血发生率增高。

烯丙雌醇（片剂[乙]）

【其他名称】多力玛，烯丙雌醇片

【主要作用】增强绒毛膜活性，低促进内源性孕酮及HCG的分泌，促使胎盘功能正常化；升高催产素酶的浓度及活性，降催产素水平；提高子宫的兴奋阈值，拮抗前列腺素对子宫的刺激作用。本品无雌激素、雄激素活性。

【适应证】先兆流产，习惯性流产，先兆早产。

【用法用量】口服 1.先兆流产：一日5~15mg，持续用药5~7天或至症状消失。2.习惯性流产：应在明确怀孕后立即用药，一日 5~10mg。3. 先兆早产：通常一日 10~20mg。

【特别提醒】 1. 本品可降低糖耐量，故糖尿病孕妇应定期测定血糖水平。2. 严重肝功能障碍、妊高征或既往期孕期感染疱疹病毒者禁用。3. 肝药酶诱导剂可加速本品代谢，导致避孕失败、突破性出血发生率增高。

炔雌醇环丙孕酮（片剂[乙]）

【其他名称】 达英 –35，炔雌醇环丙孕酮片

【主要作用】 本品所含醋酸环丙孕酮能抑制促性腺激素分泌，从而抑制卵巢排卵，并能阻止孕卵着床和增加宫颈黏液稠度，阻止精子的穿透；炔雌醇能抑制促性腺激素分泌，从而抑制排卵。两种成分配伍，可增强避孕效果，减少不良反应。

【适应证】 女性口服避孕。

【用法用量】 口服 于每次月经出血的第 1 天开始服药，每次 1 片，共 21 天，随后 7 天不服药。

【特别提醒】 1. 若漏服药不仅可发生突破性出血，还可导致避孕失败。一旦发生漏服，除按规定服药外，应在 24 小时内加服 1 片。2. 吸烟可使服用本品的妇女发生心脏病和中风的危险性增加，服药期间应戒烟。3. 如欲怀孕，应停药并采取其他避孕措施，直到出现第一个月经周期后再怀孕。

四、其他

苯丙酸诺龙（注射剂[甲]）

【其他名称】 苯丙酸诺龙注射液

【主要作用】 蛋白同化激素，既能增加由氨基酸合成蛋白质，又能抑制氨基酸分解生成尿素，纠正负氮平衡。可使钙、磷、钾、硫和肌酸蓄积，促进骨骼肌发育，躯体骨骼生长，体重增加。

【适应证】 1. 女性晚期乳腺癌姑息性治疗。2. 伴有蛋白分解的消耗性疾病的治疗。

【用法用量】 肌内注射 1. 女性转移性乳腺癌姑息性治疗：每周 25~100mg，一般须持续至 12 周，如有必要，治疗结束 4 周后，可进行第二个疗程。2. 蛋白大量分解的严重消耗性疾病：每周 25~50mg，同时须摄入充足的热量和蛋白质。

【特别提醒】 1. 本品为油状液体，不易吸收，应深部肌内注射。2. 儿童长期应用可严重影响生长、可致早熟，应慎用。3. 高血压、孕妇及前列腺癌患者禁用。

司坦唑醇（片剂[乙]）

【其他名称】 司坦唑醇片

【主要作用】 蛋白同化类固醇类药，具有促进蛋白质合成、抑制蛋白质异生、降低血胆固醇和三酰甘油、促使钙磷沉积和减轻骨髓抑制等作用，能使体力增强、食欲增进、体重增加。

【适应证】 1. 遗传性血管神经性水肿的预防和治疗。2. 严重创伤、慢性感染、营养不良等

消耗性疾病。

【用法用量】口服 1.遗传性血管神经性水肿：成人和青少年，开始每次2mg，一日3次，女性可每次2mg。维持量一日2mg。6岁以下，一日1mg；6~12岁，一日2mg，仅在发作时应用。2.慢性消耗性疾病、手术后体弱、创伤经久不愈等治疗：每次2~4mg，一日3次。

【特别提醒】1.严重肝病、肾病、心脏病、高血压患者、孕妇及前列腺癌患者禁用。2.儿童慎用，易致早熟、影响生长。

绒促性素（注射剂^[甲]）

【其他名称】波热尼乐，注射用绒促性素

【主要作用】对女性能促进和维持黄体功能，使黄体合成孕激素；与具有卵泡成熟激素成分的尿促性素合用，可促进卵泡生成和成熟，并可模拟生理性的促黄体素的高峰而触发排卵。对男性能使垂体促性腺激素功能不足者的睾丸产生雄激素，促使隐睾症儿童的睾丸下降和男性第二性征的发育。

【适应证】1.青春期前隐睾症的诊断和治疗。2.垂体功能低下所致的男性不育。3.垂体促性腺激素不足所致的女性无排卵性不孕症。4.用于体外受精以获取多个卵母细胞。5.女性黄体功能不全的治疗。6.功能性子宫出血、妊娠早期先兆流产、习惯性流产。

【用法用量】肌内注射或皮下注射 1.男性促性腺激素功能不足所致性腺功能低下：1000~4000IU，每周2~3次。2.促排卵：每次5000~10 000IU，连续治疗3~6周期。3.黄体功能不全：于经期15~17天排卵之日起隔日每次1500IU，连用5次。4.功能性子宫出血：1000~3000IU。5.习惯性流产、妊娠先兆流产：1000~5000IU。6.小儿发育性迟缓者睾丸功能测定：2000IU，一日1次，连续3日。7.青春期前隐睾症：1000~5000IU，每周2~3次，总注射次数不多于10次。

【特别提醒】1.将溶剂加入冻干物质后，配制后的溶液应缓慢肌内注射或皮下注射。2.除男性促性腺激素功能不足、为促发精子生成以外，其他情况本品不宜长期连续使用。3.垂体增生或肿瘤，前列腺癌或其他与雄激素有关的肿瘤患者，性早熟者、诊断未明的阴道流血、子宫肌瘤、卵巢囊肿或卵巢肿大、血栓性静脉炎者禁用。

尿促性素（注射剂^[乙]）

【其他名称】注射用尿促性素

【主要作用】促性腺激素类药，具有FSH的作用，促进卵巢中卵泡发育成熟和睾丸生成并分泌甾体性激素，使女性子宫内膜增生，男性促进曲细精管发育、造精细胞分裂和精子成熟。

【适应证】促性腺激素分泌不足所致的原发性或继发性闭经、无排卵所致的不孕症等。

【用法用量】肌内注射 起始每次75~150IU，一日1次。7日后增加至一日150~225IU。卵泡成熟后肌内注射绒促性素10000IU，诱导排卵。

【特别提醒】应在有经验的妇科内分泌医师指导下用药。用药期间应定期进行全面检查：B型超声波（监测卵泡发育）、宫颈黏液检查、雌激素水平测定和一日基础体温测量。

氯米芬（片剂，胶囊）^[乙]

【其他名称】法地兰，枸橼酸氯米芬片，枸橼酸氯米芬胶囊

【主要作用】抗性激素药。对雌激素有弱的激动与强的拮抗双重作用。

【适应证】1. 治疗无排卵的女性不育症。2. 治疗黄体功能不足。3. 测试卵巢功能。4. 探测男性下丘脑 – 垂体 – 性腺轴的功能异常。5. 治疗因精子过少的男性不育。

【用法用量】口服　第一个疗程，一日 50mg，共 5 日。如果第一个疗程治疗后未出现排卵，应进行第二疗程，剂量为每日 100mg，服用 5 日。第二疗程应在第一疗程结束 30 日后尽早开始。

【特别提醒】1. 用药期间定期检测 FSH、LH；长期用药者测定血浆 24–去氢胆固醇、皮质激素传递蛋白、甲状腺素、性激素结合球蛋白、甲状腺素结合球蛋白等含量。2. 肝病和肝功能障碍、遗传性胆红素代谢缺陷、子宫出血异常、卵巢囊肿、卵巢子宫内膜异位、子宫内膜癌、器质性颅内肿瘤、不能控制的甲状腺或肾上腺功能障碍者禁用。

达那唑（胶囊^[乙]）

【其他名称】宫福伊康，达那唑胶囊，达那唑软胶囊

【主要作用】促性腺激素抑制药，可以抑制垂体 – 卵巢轴。由于抑制了垂体促性腺激素，故 FSH 和 LH 的释放均减少。

【适应证】子宫内膜异位症的治疗，也可用于治疗纤维囊性乳腺病、自发性血小板减少性紫癜、遗传性血管性水肿、系统性红斑狼疮、男子女性化乳房、青春期性早熟。

【用法用量】口服　1. 子宫内膜异位症：一日 400~800mg，分次服用，连服 3~6 个月。2. 纤维囊性乳腺病：月经开始后第一天服药，每次 50~200mg，一日 2 次。3. 遗传性血管性水肿：开始每次 200mg，一日 2~3 次。

【特别提醒】1. 治疗期间注意肝功能检查。2. 男性用药时，需检查精液量、黏度、精子数和活动力，每 3~4 月检查 1 次，特别是青年患者。3. 使用本品时应注意有无心脏功能损害、肾脏功能损害、生殖器官出血及肝脏功能损害，对男性应注意睾丸大小。

雷洛昔芬（片剂^[乙]）

【其他名称】易维特，盐酸雷洛昔芬片

【主要作用】选择性雌激素受体调节剂，对雌激素作用的组织有选择性的激动或拮抗活性。

【适应证】预防和治疗绝经后妇女的骨质疏松症。

【用法用量】口服　一日 60mg，可以在一天中的任何时候服用且不受进餐的限制。

【特别提醒】1. 由于疾病的自然过程，本品需要长期使用。2. 建议饮食钙摄入量不足的妇女服用钙剂和维生素 D。3. 静脉血栓栓塞性疾病、肝功能减退、严重肾功能减退、难以解释的子宫出血者禁用。

米非司酮（片剂，胶囊）^[乙]

【其他名称】米非司酮片，米非司酮胶囊，米非司酮软胶囊，米非司酮胶囊（Ⅱ）

【主要作用】受体水平抗孕激素药，具有终止早孕、抗着床、诱导月经及促进宫颈成熟等作用，与孕酮竞争受体而达到拮抗孕酮的作用，与糖皮质激素受体亦有一定结合力。

【适应证】无保护性生活后或避孕措施失败后72小时以内预防妊娠的临床补救措施。

【用法用量】口服 停经≤49天的早孕妇女，每次25~50mg，一日2次，连服2~3天，总量150mg，第3~4天清晨口服米索前列醇600μg，或于阴道后穹窿放置卡前列甲酯栓1mg。

【特别提醒】1. 确认为早孕者，停经天数不应超过49天。2. 使用本品终止早孕失败者，必须进行人工流产终止妊娠。

孕三烯酮（胶囊[乙]）

【其他名称】内美通，孕三烯酮胶囊

【主要作用】人工合成的三烯19去甲甾类化合物，具有激素和抗激素的复杂特性，即具有较强的抗孕激素和抗雌激素活性，又有很弱的雌激素和雄激素作用。

【适应证】1. 子宫内膜异位症。2. 用作探亲避孕或事后避孕药。3. 对于早期妊娠，与前列腺素合用可提高引产成功率。

【用法用量】口服 1. 子宫内膜异位症：每次2.5mg，每周2次，第1次于月经第1天服用，3天后服用第2次。2. 探亲避孕：探亲当天服3mg，以后每次房事时服1.5mg。3. 事后避孕：从月经第5~7天开始服药，每周2次，每次2.5mg。4. 抗早孕：一日9mg，分2~3次服，连服4天。

【特别提醒】1. 服药期间要定期检查肝功能，肝肾功能不全者禁用。2. 用于子宫内膜异位症，如果发生一次漏服，应立即补充2.5mg，再继续按时用药；对于多次漏服者，应暂停服药，待下次月经周期第一天重新开始服药。3. 治疗期间须采取严格的避孕措施，一旦发现怀孕应停止治疗。

第四节 泌尿系统用药

黄酮哌酯（195） 左卡尼汀（197） 普适泰（198）
奥昔布宁（196） 特拉唑嗪（197） 赛洛多辛（199）
非那吡啶（196） 阿夫唑嗪（198） 坦洛新（坦索罗辛）（199）
聚苯乙烯磺酸钙（196） 爱普列特（198） 萘哌地尔（199）
托特罗定（197） 非那雄胺（198）

黄酮哌酯（片剂，胶囊）[甲]

【其他名称】盐酸黄酮哌酯片，盐酸黄酮哌酯胶囊

【主要作用】平滑肌松弛药。具有抑制腺苷酸环化酶、磷酸二酯酶的作用以及拮抗钙离子作用，并有弱的抗毒蕈碱作用，能解除泌尿生殖系统的平滑肌痉挛，使肌肉松弛，消除尿频、尿急、尿失禁及尿道膀胱平滑肌痉挛引起的下腹部疼痛。

【适应证】1. 由膀胱炎、膀胱痛、前列腺炎、尿道炎、膀胱尿道炎、尿道膀胱三角炎等膀胱和前列腺疾病所引起的尿急、尿频、夜尿、上耻骨痛及尿失禁。2. 由肾结石、尿道结石、

异管插入、膀胱镜检及下尿道手术所致的痉挛症状。3. 女性生殖道疾病如骨盆痛、痛经、子宫运动障碍及张力过高等所致的痉挛症状。

【用法用量】口服　每次 0.2g，一日 3~4 次。

【特别提醒】1. 泌尿生殖道感染患者，需进行抗感染治疗。2. 慎用于青光眼患者，特别是闭角型青光眼。3. 幽门及十二指肠梗阻，梗阻性小肠损害或绞痛，失弛缓症，胃肠道出血及非代偿性下尿路梗阻患者禁用。

奥昔布宁（片剂，胶囊，缓释片，缓释胶囊）[乙]

【其他名称】盐酸奥昔布宁片，盐酸奥昔布宁胶囊，盐酸奥昔布宁缓释片，盐酸奥昔布宁缓释胶囊

【主要作用】具有较强的平滑肌解痉作用和抗胆碱能作用，也有镇痛作用。可选择性作用于膀胱逼尿肌，降低膀胱内压，减少不自主性的膀胱收缩，缓解尿急、尿频和尿失禁等。

【适应证】无抑制性和反流性神经源性膀胱功能障碍患者与排尿有关的症状缓解。

【用法用量】口服　1. 普通剂型：成人，每次 5mg，一日 2~3 次；最大剂量为每次 5mg，一日 4 次；5 岁以上儿童，每次 5mg，一日 2 次；最大剂量，每次 5mg，一日 3 次。2. 缓释制剂：成人，每次 5~10mg，一日 1 次，最大日剂量 30mg；6 岁以上儿童，每次 5mg，一日 1 次，最大日剂量 20mg。

【特别提醒】1. 本品缓释制剂需整粒吞服，不能嚼碎或压碎；缓释片可沿划痕掰开半片服用。2. 伴有感染的患者，应合并使用相应的抗菌药物。

非那吡啶（片剂，胶囊）[乙]

【其他名称】盐酸非那吡啶片，盐酸非那吡啶胶囊

【主要作用】以原型从尿液排出，尿液中的药物可直接作用于泌尿道黏膜，对尿道黏膜有局麻止痛作用。

【适应证】缓解尿路感染或刺激引起的泌尿道疼痛、尿道口烧灼感、尿急、尿频等不适症状。

【用法用量】口服　成人每次 0.1~0.2g，一日 3 次。

【特别提醒】1. 给药期间本品会使尿液变为橙红色，停药后橙红色即可消失。2. 本品可能会引起胃肠不适，应饭后服用。3. 在治疗尿道感染时，应与抗菌药物联用。

聚苯乙烯磺酸钙（散剂[乙]）

【其他名称】盖利生，聚苯乙烯磺酸钙散

【主要作用】经口或灌肠给药后不被消化和吸收，在肠道内特别是结肠附近，本品的钙离子和肠道内的钾离子交换，其结果使肠道内的钾被清除至体外。

【适应证】预防和治疗急、慢性肾功能不全和肾衰患者的高钾血症。

【用法用量】口服　成人一日 20g，儿童一日 5~10g，分 1~3 次服用。服时可将粉末混悬于 150ml 水中，搅匀后立即服用。

【特别提醒】1.为防止过量给药，应在给药同时监测血清钾和血清钙的浓度。2.钾中毒严重并伴心电图改变时，需应用其他降钾措施。3.服用时应食用低钾高热量饮食及控制酸中毒。

托特罗定（片剂，胶囊，缓释片，缓释胶囊）[乙]

【其他名称】得妥，酒石酸托特罗定片，富马酸托特罗定片，酒石酸托特罗定胶囊，酒石酸托特罗定缓释片，酒石酸托特罗定缓释胶囊

【主要作用】竞争性 M 胆碱受体拮抗剂。可缓解膀胱过度活动所致的尿频、尿急和紧迫性尿失禁症状。

【适应证】因膀胱过度兴奋引起的尿频、尿急或紧迫性尿失禁症状的治疗。

【用法用量】口服 1.常释剂型：每次 1~2mg，一日 2 次。2.口服缓释剂型：每次 4mg，一日 1 次，可以减至一日 2mg。

【特别提醒】1.缓释制剂应整粒吞服，不得嚼碎、掰开。2.如出现呼吸困难、上呼吸道阻塞或血压下降时，应停用本品并立即给予适当治疗。3.本品可能引起视力模糊，用药期间驾驶车辆、开动机器和进行危险作业者应当注意。

左卡尼汀（注射剂[乙]）

【其他名称】可益能，左卡尼汀注射液，注射用左卡尼汀，左卡尼汀口服溶液

【主要作用】哺乳动物能量代谢中需要的体内天然物质，其主要功能是促进脂类代谢。

【适应证】1.慢性肾衰长期血透患者因继发性肉碱缺乏产生的一系列并发症状。2.防治左卡尼汀缺乏，如慢性肾衰患者因血透析所致的左卡尼汀缺乏；改善心肌缺血，抗心绞痛等。

【用法用量】静脉注射 每次 10~20mg/kg，溶于 5~10ml 注射水中，2~3 分钟静脉推注。口服 成人，每日 1~3g，分 1~3 次，用餐时服用。儿童，起始剂量 50mg/kg，根据需要和耐受性缓慢加大剂量，通常 50~100mg/kg，最大剂量一天不超过 3g。

【特别提醒】1.可引起癫痫发作或使癫痫加重。2.在肠胃外治疗前，建议先测定血浆左卡尼汀水平，监测血生化、生命体征和全身状况。

特拉唑嗪（片剂，胶囊）[甲]

【其他名称】高特灵，盐酸特拉唑嗪片，盐酸特拉唑嗪胶囊

【主要作用】选择性 α_1 受体拮抗剂，能降低外周血管阻力，对收缩压和舒张压都有降低作用；具有松弛膀胱和前列腺平滑肌的作用，可缓解良性前列腺肥大而引起的排尿困难症状。

【适应证】1.高血压。2.改善良性前列腺增生症患者的排尿症状。

【用法用量】口服 1.高血压：一日 1 次，首次睡前服用。剂量逐渐增加，直到出现满意疗效，常用剂量一日 1~10mg，最大剂量一日 20mg。2.良性前列腺增生：一日 1 次，每次 2mg，每晚睡前服用。

【特别提醒】1.在开始治疗及增加剂量时应避免可导致头晕或乏力的突然性姿势变化或行

动。2. 良性前列腺增生的患者，应在治疗之前进行检查，以排除前列腺癌存在的可能性。

阿夫唑嗪（片剂，缓释片）[乙]

【其他名称】桑塔，盐酸阿夫唑嗪片，盐酸阿夫唑嗪缓释片

【主要作用】α受体拮抗剂。可选择性阻断分布于膀胱、尿道和前列腺三角区的突触后α受体，拮抗该受体介导的下泌尿道平滑肌收缩，从而改善良性前列腺增生患者排尿困难的相关症状。

【适应证】缓解良性前列腺增生症状。

【用法用量】口服 1. 普通剂型：成人，每次2.5mg，一日3次，老年患者及肾功能减退者，起始剂量一日早晚各2.5mg，最多增至一日10mg。2. 缓释制剂：一日10mg，晚饭后立即服用。

【特别提醒】1. 缓释制剂应整粒吞服，不得嚼碎。2. 服用本品后在站立时可能出现动脉血压降低，常伴有眩晕、疲乏、出汗的症状，此时患者应躺下直至上述过渡性症状完全消失。3. 患者在需要麻醉时，应于麻醉前停用本品以免引起血压不稳定。4. 冠心病患者在心绞痛发作期间和恶化时应停用本品。

爱普列特（片剂[乙]）

【其他名称】爱普列特片

【主要作用】选择性非竞争性类固醇Ⅱ型5α-还原酶抑制剂。通过抑制睾酮转化为双氢睾酮而降低前列腺腺体内双氢睾酮的含量，导致增生的前列腺体萎缩。

【适应证】良性前列腺增生症。

【用法用量】口服 每次5mg，一日早晚各1次，饭前饭后均可，疗程4个月。

【特别提醒】治疗前需明确诊断，注意排除外感染、前列腺癌、低张力膀胱及其他尿道梗阻性疾病等。

非那雄胺（片剂，胶囊，分散片）[乙]

【其他名称】保列治，非那雄胺片，非那雄胺胶囊，非那雄胺分散片

【主要作用】5α-还原酶抑制剂。能有效减少血液和前列腺内二氢睾酮。

【适应证】1. 良性前列腺增生以及预防泌尿系统事件。2. 前列腺肥大。

【用法用量】口服 每次5mg，一日1次。

【特别提醒】1. 妇女怀孕或可能受孕时，不应接触本品的碎片和裂片。2. 在接受本品治疗前及治疗一段时间之后定期做直肠指诊以及其他如前列腺癌检查。3. 对于有大量残留尿和（或）严重尿量减少的患者，应该密切监测堵塞性尿路疾病。

普适泰（片剂[乙]）

【其他名称】舍尼通，普适泰片

【主要作用】每片含花粉提取物P5 70mg，花粉提取物EA10 4mg，作用机制可能与阻碍

体内睾酮转化为二氢睾酮及抑制白三烯、前列腺素合成有关。

【适应证】良性前列腺增生，慢性、非细菌性前列腺炎。

【用法用量】口服 每次1片，一日2次，疗程3~6个月。

【特别提醒】1.本品可在进食时或单独服用。2.不到服用时勿将铝箔撕开，以免药片吸潮变质。

赛洛多辛（胶囊[乙]）

【其他名称】优利福，赛洛多辛胶囊

【主要作用】α_1受体阻断剂。通过阻断前列腺、膀胱、输尿管中的α_1受体起作用，松弛这些组织中的平滑肌，减轻前列腺增生症引起的相关症状。

【适应证】改善良性前列腺增生症引起的症状和体征。

【用法用量】口服 成人，每次4mg，一日2次，早晚餐后口服。

【特别提醒】1.本品可能导致射精障碍，应事先告知患者。2.可引起体位性低血压，请注意变换体位时的血压变化。3.本品是对症治疗药物，当使用本品未取得满意疗效时可以考虑手术等其他治疗措施。

坦洛新（坦索罗辛）（片剂，缓释片，缓释胶囊）[乙]

【其他名称】哈乐，盐酸坦洛新缓释片，盐酸坦洛新缓释胶囊

【主要作用】α_1受体阻断剂，对尿道、膀胱颈及前列腺平滑肌都具有高选择性阻断作用。可改善排尿障碍。

【适应证】前列腺增生所致的异常排尿症状。

【用法用量】口服 成人一日1次，每次0.2mg，饭后服。

【特别提醒】1.缓释胶囊应整粒吞服，不得嚼碎胶囊和嚼碎胶囊内的颗粒。2.合用降压药时应密切注意血压变化。3.长期用药应定期检查肝功能。

萘哌地尔（片剂，胶囊）[乙]

【其他名称】博帝，萘哌地尔片，萘哌地尔胶囊，萘哌地尔分散片

【主要作用】具有α_1受体阻断作用，能够缓解α_1受体兴奋所致的前列腺和尿道的交感神经性紧张，降低尿道内压，改善良性前列腺增生症所致的排尿障碍等症状。

【适应证】良性前列腺增生引起的排尿障碍。

【用法用量】口服 成人初始用量每次25mg，一日1次，于睡前服用，剂量可随临床疗效作适当调整，一日最大剂量不得超过75mg，高龄患者应从低剂量（12.5mg/d）开始用药，同时注意监测。

【特别提醒】服用本品后有发生体位性低血压的可能性，建议在睡前服用。

第八章　除性激素和胰岛素外的全身激素制剂

第一节　促皮质素、垂体和下丘脑激素及类似物

促皮质素（注射剂[甲]）

【其他名称】注射用促皮质激素

【主要作用】能刺激肾上腺皮质，使其增生、重量增加，肾上腺皮质激素（主要为糖皮质激素）合成和分泌增多。盐皮质激素在用药初期有所增加，继续用药不再增加。雄激素的合成与分泌也增多。

【适应证】1.活动性风湿病、类风湿性关节炎、红斑狼疮等胶原性疾病。2.严重的支气管哮喘、严重皮炎等过敏性疾病及急性白血病、霍奇金病等。

【用法用量】**肌内注射**　一次25U，一日2次。**静脉滴注**　一次12.5~25U，一日25~50U，临用前用5%葡萄糖注射液溶解。促皮质素兴奋试验：20~25U用5%葡萄糖注射液500ml溶解，持续静脉滴注8小时，滴注前后采血测血浆皮质醇，观察其变化，或留滴注促皮质素日尿液，测尿中游离皮质醇或17–羟皮质类固醇，与前一日对照值相比较。

【特别提醒】1.不可用氯化钠注射液溶解，也不宜加入氯化钠中静脉滴注（图48）。2.本品与碱性溶液配伍可发生浑浊、失效（图49）。3.突然撤除可引起垂体功能减退，停药时应逐渐减量。

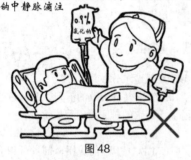
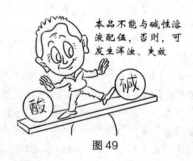

图48　　　　　　　　　　　　图49

重组人生长激素（注射剂[乙]）

【其他名称】思真，重组人生长激素注射液，注射用重组人生长激素

【主要作用】具有与人体内源生长激素同等的作用。刺激骨骺端软骨细胞分化、增殖，刺激软骨基质细胞增长，刺激成骨细胞分化、增殖。促进全身蛋白质合成；刺激免疫球蛋白合成；刺激烧伤创面及手术切口胶原体细胞合成纤维细胞；促进心肌蛋白合成；补充生长

激素不足或缺乏。

【适应证】1.因内源性生长激素缺乏所引起的儿童生长缓慢。2.重度烧伤。3.已明确的下丘脑-垂体疾病所致的生长激素缺乏症和经2周不同的生长激素刺激试验确诊的生长激素显著缺乏。

【用法用量】皮下注射 1.促儿童生长：剂量因人而异，每日0.1~0.15 IU/kg，每日1次。2.重度烧伤治疗：每日0.2~0.4 IU/kg，每日1次。3.成人替代疗法：剂量必须因人调整。通常推荐从低剂量开始，如每日0.5 IU或量大0.02 IU/kg，可逐步调整至0.04 IU/kg。

【特别提醒】1.注射部位应常变动，以防脂肪萎缩。2.冻干粉用所附溶剂溶解，应将1~5ml溶剂沿瓶壁注入药瓶，缓慢旋动药瓶直至内容物完全溶解，不得剧烈振摇。

垂体后叶（注射剂[甲]，吸入剂[乙]）

【其他名称】垂体后叶注射液，垂体后叶粉

【主要作用】对平滑肌有强烈收缩作用，尤其对血管及子宫肌层作用更强，由于剂量不同，可引起子宫节律收缩至强直收缩。对于肠道及膀胱亦能增加张力而使其收缩。

【适应证】1.肺、支气管出血、消化道出血、产科催产及产后收缩子宫、止血等。2.腹腔手术后肠道麻痹。3.尿崩症以及减少排尿量。

【用法用量】肌内注射、皮下注射或静脉滴注 1.引产或催产：一次2.5~5U，用氯化钠注射液稀释至0.01U/ml，开始不超过0.001~0.002U/min，每15~30分钟增加0.001~0.002U，至达到宫缩与正常分娩期相似。最快不超过0.02U/min，通常0.002~0.005U/min。2.控制产后出血：0.02~0.04U/min静脉滴注，胎盘排出后可肌内注射5~10U。3.呼吸道或消化道出血：一次6~12U。4.产后子宫出血：一次3~6U。**吸入给药** 将本品30~40mg倒在纸上，卷成纸卷，以左手压住左鼻孔，用右手将纸卷插入右鼻孔内，抬头轻轻将粉末吸入鼻腔内，或用手指直接涂抹于鼻腔内，15~30分钟即可见效。药效持续时间为6~8小时，作用消失后可再次给药。

【特别提醒】1.用药后如出现面色苍白、出汗、心悸、胸闷、腹痛、过敏性休克等，应立即停药。2.吸入本品能收缩鼻黏膜血管，长期使用会发生鼻黏膜萎缩、萎缩性鼻炎，并影响疗效。3.吸入时应避免喷嚏，否则易将药粉喷出；吸入过猛易引起鼻腔刺激，吸入过深可引起咽喉紧感、气短、气闷胸痛。4.注射剂应密封，遮光，在冷处（2~10℃）保存。

去氨加压素（片剂，注射剂）[甲]

【其他名称】依他停，醋酸去氨加压素片，醋酸去氨加压素注射液，注射用醋酸去氨加压素

【主要作用】具有较强的抗利尿作用及较弱的加压作用，对神经垂体功能不足引起的中枢性尿崩症具有良好的抑制作用，可减少尿量，提高尿渗透压，降低血浆渗透压。

【适应证】1.中枢性尿崩症以及颅外伤或手术所致暂时性尿崩症。2.肾脏浓缩功能试验，尿崩症的诊断和鉴别诊断。3.6岁及以上患者夜间遗尿症。4.血友病A、血管性血友病。5.在介入性治疗或诊断性手术前，使延长的出血时间缩短或恢复正常。

【用法用量】口服 1.中枢性尿崩症：开始一次100μg，一日1~3次，可调整剂量为一

次 100~200μg，一日 3 次；一日总量 200~1200μg。2. 夜间遗尿症：首次睡前 200μg，如疗效不显著可增至 400μg。静脉给药　1. 治疗和预防出血：0.3μg/kg 用生理盐水稀释至 50~100ml，在 15~30 分钟内静脉滴注，可间隔 6~12 小时重复给药 1~2 次。2. 血友病 A：一次 16~32μg，溶于生理盐水 30ml 内快速滴入，每 12 小时 1 次。3. 血管性血友病：0.4μg/kg，溶于生理盐水 30ml 内快速滴入，每 8~12 小时 1 次。4. 中枢性尿崩症：成人每天 1~2 次，每次 1~4μg；1 岁以上儿童每天 1~2 次，每次 0.1~1μg。皮下注射　1. 中枢性尿崩症：一日 2~4μg，通常早晚各 1 次。2. 血友病 A：一次 16~32μg，每 12 小时 1 次。3. 血管性血友病：用于轻度出血者，0.4μg/kg，每 8~12 小时 1 次。4. 肾脏浓缩功能试验：成人 4μg；1 岁以上儿童 1~2μg；1 岁以下小儿 0.4μg。肌内注射　肾脏浓缩功能试验：成人 4μg；1 岁以上儿童 1~2μg；1 岁以下小儿 0.4μg。

【特别提醒】1. 用于治疗夜间遗尿时，在用药前 1 小时至用药后 8 小时饮水量不可超过 0.5L。2. 须特别注意水潴留的危险性，应尽量减少水的摄入量并定期测体重。

鞣酸加压素（注射剂[乙]）

【其他名称】鞣酸加压素注射液

【主要作用】抗利尿激素药。能促进远端肾小管及集合管对水分的重吸收而具有抗利尿作用。

【适应证】中枢性尿崩症。

【用法用量】肌内注射　初次 6U，以后逐渐递增至一次 12~30U。

【特别提醒】1. 必须注射在肌内（图50）。2. 用药期间避免过量饮水（图51）。3. 瓶内含玻璃珠，起充分摇匀药液之作用，注射前需振荡摇匀 5 分钟以上。4. 剂量过大可发生水中毒及突发性严重多尿，少数病例发生严重过敏皮疹，注射部位硬结。5. 高血压、冠状动脉疾病、动脉硬化、心力衰竭患者禁用。

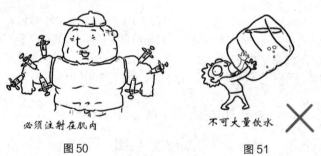

必须注射在肌内　　　　　　不可大量饮水

图 50　　　　　　　　　　　图 51

缩宫素（注射剂[甲]，喷雾剂[乙]）

【其他名称】缩宫素注射液，注射用缩宫素，缩宫素鼻喷雾剂

【主要作用】多肽类激素子宫收缩药。刺激子宫平滑肌收缩，模拟正常分娩的子宫收缩作用，导致子宫颈扩张；刺激乳腺平滑肌收缩，有助于乳汁自乳房排出，但不增加乳腺的乳汁分泌量。

【适应证】1. 引产、催产、产后及流产后因宫缩无力或缩复不良而引起的子宫出血。2. 了解胎盘储备功能（催产素激惹试验）。3. 协助产妇产后乳腺分泌的乳汁排出。

【用法用量】静脉滴注 1. 引产或催产：一次 2.5~5U，用氯化钠注射液稀释至 0.01U/ml。开始不超过 0.001~0.002U/min，每 15~30 分钟增加 0.001~0.002U，直到宫缩与正常分娩期相似，最快不超过 0.02U/min，通常 0.002~0.005U/min。2. 控制产后出血：0.02~0.04U/min，胎盘排出后可肌内注射 5~10U。喷鼻 每喷 0.1ml（相当于 4U），开始哺乳 2~3 分钟前向两侧鼻孔各喷入一次。

【特别提醒】1. 注射剂用于催产时必须明确指征并在密切监测下进行，以免产妇和胎儿发生危险。2. 本品喷雾剂仅用于协助产后一周分泌的初乳排出。3. 喷雾剂初次使用需要预喷，直到形成良好雾团（图52）。4. 喷雾给药应采用坐姿，摘掉卡子，瓶尖伸入鼻腔 1cm 处喷入，两侧鼻腔各喷一次；喷后轻揉鼻腔，帮助吸收，减少刺激感（图53）。

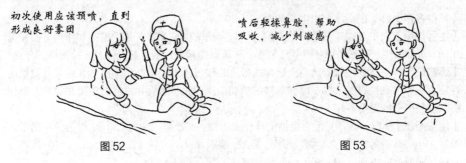

初次使用应该预喷，直到形成良好雾团

喷后轻揉鼻腔，帮助吸收，减少刺激感

图52　　　　　　　　　　　　图53

卡贝缩宫素（注射剂[乙]）

【其他名称】巧特欣，卡贝缩宫素注射液

【主要作用】长效催产素九肽类似物，其临床和药理特性与天然产生的催产素类似，能够与子宫平滑肌的催产素受体结合，引起子宫节律性收缩，在原有的收缩基础上增加其频率和子宫张力。

【适应证】选择性硬膜外或腰麻下剖宫产术后，以预防子宫收缩乏力和产后出血。

【用法用量】静脉注射 在硬膜外或腰麻醉下剖宫产术完成婴儿娩出后，100μg 缓慢注射。

【特别提醒】1. 妊娠期和婴儿娩出前不能使用。2. 单剂量注射后，没有产生足够子宫收缩的患者，不能重复给予，但可用附加剂量的其他子宫收缩药物像催产素或麦角新碱进行进一步的治疗。

奥曲肽（注射剂[乙]）

【其他名称】善宁，醋酸奥曲肽注射液，注射用醋酸奥曲肽，注射用醋酸奥曲肽微球

【主要作用】人工合成天然生长抑素八肽衍生物，保留了与生长抑素相同的药理作用，但作用持久。能抑制生长激素及胃肠胰内分泌系统产生的多肽和血清素病理性分泌增加。

【适应证】1. 肢端肥大症。2. 缓解与功能性胃肠胰内分泌瘤有关的症状和体征。3. 预防胰

腺手术后并发症。4. 与内镜、硬化剂等特殊手段联合用于肝硬化所致的食管－胃静脉曲张出血的紧急治疗。

【用法用量】**皮下注射**　1. 肢端肥大症：开始 8 小时注射 1 次，每次 0.05~0.1mg，多数患者每日最适剂量为 0.2~0.3mg。2. 胃肠胰内分泌肿瘤：最初每次 0.05mg，每日 1~2 次，渐增至每次 0.2mg，每日 3 次。3. 预防胰腺手术后并发症：每日 3 次，每次 0.1mg。**静脉滴注**　食管－胃静脉曲张出血：0.025mg/h，临用前用生理盐水溶解。

【特别提醒】1. 对于长期接受治疗的患者，应注意监测甲状腺功能、胆囊超声检查、糖耐量监测。2. 药液应达到室温再用，以减少局部刺激，避免同一部位多次注射。3. 保存于 2~8℃冰箱中，防冷冻和避光。

生长抑素（注射剂[乙]）

【其他名称】思他宁，注射用生长抑素

【主要作用】人工合成环状十四氨基酸肽，与天然的生长抑素在化学结构和作用方面完全相同，可抑制生长激素、甲状腺刺激激素、胰岛素和胰高血糖素的分泌，并抑制胃酸分泌。

【适应证】严重急性食管静脉曲张出血；严重急性胃或十二指肠溃疡出血，或并发急性糜烂性胃炎或出血性胃炎；胰、胆和肠瘘的辅助治疗；胰腺术后并发症的预防和治疗；糖尿病酮症酸中毒的辅助治疗。

【用法用量】**静脉给药**　1. 严重急性上消化道出血：缓慢静脉注射 250μg 作为负荷剂量，而后 250μg/h 静脉滴注。2. 胰瘘、胆瘘、肠瘘、胰腺外科手术后并发症：250μg/h 静脉滴注。3. 糖尿病酮症酸中毒：100~500μg/h 静脉滴注，配合胰岛素治疗。

【特别提醒】1. 冻干粉须在使用前用生理盐水溶解。2. 应单独使用，不与其他药物混合。3. 当滴注速度高于 50μg/min 时，患者会出现恶心和呕吐现象。4. 治疗初期会引起短暂的血糖水平下降，胰岛素依赖型糖尿病患者使用后，每隔 3~4 小时应测试一次血糖浓度，同时应避免给予胰岛素所需的葡萄糖，如果必须给予，应同时给予胰岛素。

第二节　全身用皮质激素类

地塞米松，地塞米松磷酸钠，地塞米松棕榈酸酯（片剂，注射剂）[甲]

【其他名称】氟美松，地塞米松片，醋酸地塞米松片，醋酸地塞米松注射液，地塞米松磷酸钠注射液，地塞米松棕榈酸酯注射液，注射用地塞米松磷酸钠

【主要作用】肾上腺皮质激素类药，其抗炎、抗过敏、抗休克作用比泼尼松更显著，而对水钠潴留和促进排钾作用很轻，对垂体－肾上腺抑制作用较强。

【适应证】1. 过敏性与自身免疫性炎症性疾病。2. 肾上腺皮质疾病的诊断、地塞米松抑制试验。

【用法用量】口服 成人开始剂量为一次 0.75~3.00mg（1~4 片），一日 2~4 次。维持剂量一日 0.75mg。肌内注射 一次 1~8mg，一日 1 次。静脉注射 一般 2~20mg。皮内注射 每点 0.05~0.25mg，共 2.5mg，一周 1 次。腱鞘内注射或关节腔、软组织的损伤部位内注射 一次 0.8~6mg，间隔 2 周 1 次。鼻腔、喉头、气管、中耳腔、耳管注入 0.1~0.2mg，一日 1~3 次。

【特别提醒】1. 长期服药应模拟自然分泌激素规律给药，应晨起服药。2. 长期服药后，停药前应逐渐减量。3. 药物过量可引起类肾上腺皮质功能亢进综合征。

泼尼松（片剂^[甲]）

【其他名称】醋酸泼尼松片

【主要作用】肾上腺皮质激素类药，可减轻和防止组织对炎症的反应，并具有免疫抑制作用。

【适应证】过敏性与自身免疫性炎症性疾病。

【用法用量】口服 1. 一般情况：一次 5~10mg，一日 10~60mg。2. 系统性红斑狼疮、肾病综合征、溃疡性结肠炎、自身免疫性溶血性贫血等自身免疫性疾病：每日 40~60mg，病情稳定后逐渐减量。3. 药物性皮炎、荨麻疹、支气管哮喘等过敏性疾病：每日 20~40mg，症状减轻后减量，每隔 1~2 日减少 5mg。4. 防止器官移植排异反应：术前 1~2 天开始，每日 100mg，术后一周改为每日 60mg，以后逐渐减量。5. 急性白血病、恶性肿瘤：每日 60~80mg，症状缓解后减量。

【特别提醒】1. 长期服药后，停药前应逐渐减量。2. 一般使用半衰期较短的激素如泼尼松，推荐每天或隔天清晨顿服给药。3. 药物过量可引起类肾上腺皮质功能亢进综合征。

泼尼松龙（片剂，注射剂）^[乙]

【其他名称】泼尼松龙片，醋酸泼尼松龙片，醋酸泼尼松龙注射液

【主要作用】肾上腺皮质激素类药。具有抗炎、抗过敏和免疫抑制等作用。

【适应证】1. 过敏性与自身免疫性炎症疾病。2. 某些感染的综合治疗。

【用法用量】口服 成人开始一日 15~40mg，需要时可用到 60mg 或 0.5~1mg/kg，维持量 5~10mg。小儿开始一日 1mg/kg。肌内注射或关节腔注射 一日 10~40mg，必要时可加量。

【特别提醒】1. 推荐每天或隔天清晨顿服给药。2. 长期服药后，停药时应逐渐减量。3. 药物过量可引起类肾上腺皮质功能亢进综合征。

可的松（片剂^[乙]）

【其他名称】醋酸可的松片

【主要作用】肾上腺皮质激素类药。具有抗炎、抗过敏和免疫抑制作用。

【适应证】原发性或继发性肾上腺皮质功能减退症，以及合成糖皮质激素所需酶系缺陷所致的各型先天性肾上腺增生症等。

【用法用量】口服 治疗肾上腺皮质功能减退，成人一般剂量每日 25~37.5mg，清晨服

2/3，下午服 1/3。当患者有应激状况时（如发热、感染），应适当加量。

【特别提醒】 1. 停药时应逐渐减量或同时使用促皮质激素类药。2. 药物过量可引起类肾上腺皮质功能亢进综合征。

氢化可的松（片剂，注射剂）[甲]

【其他名称】 氢化可的松片，氢化可的松注射液，注射用氢化可的松琥珀酸钠

【主要作用】 肾上腺皮质激素类药。具有抗炎、抗过敏和免疫抑制等作用。

【适应证】 1. 肾上腺皮质功能减退症的替代治疗及先天性肾上腺皮质增生症。2. 抢救危重患者中毒性感染、过敏性休克、严重的肾上腺皮质功能减退症、结缔组织病、严重的支气管哮喘等过敏性疾病。3. 预防和治疗移植物急性排斥反应。4. 过敏性、非感染性皮肤病和一些增生性皮肤疾病。

【用法用量】 口服　一日 20~30mg，清晨服 2/3，午餐后服 1/3，在应激状况时，应适量加量，可增至一日 80mg，分次服用；小儿一日 20~25mg/m²，分 3 次服用。**静脉滴注**　一次 50~100mg，用生理氯化钠注射液或 5% 葡萄糖注射液 500ml 混合均匀后静脉滴注。用于治疗成人肾上腺皮质功能减退及腺垂体功能减退危象，严重过敏反应，哮喘持续状态、休克，每次 100mg，可用至每日 300mg，疗程不超过 3~5 日。

【特别提醒】 1. 药物过量可引起类肾上腺皮质功能亢进综合征。2. 长期服药后，停药时应逐渐减量。

甲泼尼龙（片剂，注射剂）[乙]

【其他名称】 美卓乐，甲强龙，甲泼尼龙片，注射用甲泼尼龙琥珀酸钠

【主要作用】 合成糖皮质激素，不仅对炎症和免疫过程有重要影响，而且影响碳水化合物、蛋白质和脂肪代谢，并且对心血管系统、骨髓和肌肉系统及中枢神经系统也有作用。

【适应证】 风湿性疾病、胶原性疾病、皮肤疾病、过敏性疾病、眼部疾病、呼吸道疾病、血液病、肿瘤、水肿、胃肠道疾病、神经系统疾病、器官移植等非内分泌失调症。

【用法用量】 口服　初始剂量可在每天 4~48mg 之间调整，多发性硬化症每天 200mg，脑水肿每天 200~1000mg，器官移植每天可达 7mg/kg。静脉注射　1. 危及生命的情况：30mg/kg，可在 48 小时内每隔 4~6 小时重复一次。2. 冲击疗法：类风湿性关节炎，每天 1g。3. 预防、治疗肿瘤化疗引起的恶心及呕吐：250mg，化疗前 1 小时、化疗开始时及化疗结束后注射。4. 急性脊髓损伤：初始剂量 30mg/kg，随后以 5.4mg/（kg·h）的速度持续静脉滴注 23 小时。5. 其他适应证：初始剂量从 10~500mg，依临床疾病而变化。6. 婴儿和儿童：24 小时总量不应少于 0.5mg/kg。

【特别提醒】 1. 口服推荐每天或隔天清晨顿服给药。2. 若经过长期治疗后需停药时，建议逐量递减，而不能突然撤药。3. 注意对药物剂量作持续的监测，根据治疗的疾病和患者的反应作个体化调整。

倍他米松（片剂，注射剂）[乙]

【其他名称】 倍他米松片，倍他米松磷酸钠注射液，注射用倍他米松磷酸钠

【**主要作用**】糖皮质激素类药。具有抗炎、抗过敏和免疫抑制等作用。

【**适应证**】过敏性与自身免疫性炎症性疾病。活动性风湿病、类风湿性关节炎、红斑狼疮、严重支气管哮喘、严重皮炎、急性白血病等，也用于某些感染的综合治疗。

【**用法用量**】**口服**　起始剂量每日 1~4mg，分次给予，维持量每日 0.5~1mg。**肌内注射或静脉注射**　一日 2~20mg，分次给药。

【**特别提醒**】1. 药物过量可引起类肾上腺皮质功能亢进综合征。2. 某些感染应用激素须同时用抗生素治疗，短期用药后，即应迅速减量、停药。

复方倍他米松（注射剂[乙]）

【**其他名称**】得宝松，复方倍他米松注射液

【**主要作用**】对糖皮质激素奏效的疾病中发挥强力的抗炎、抗风湿和抗过敏作用。

【**适应证**】1. 类风湿性关节炎、骨关节炎、强直性脊椎炎、关节滑膜囊炎、坐骨神经痛、腰痛、筋膜炎、腱鞘囊肿等。2. 慢性支气管哮喘、花粉症、血管神经性水肿、过敏性气管炎、过敏性鼻炎、药物反应、血清病等。

【**用法用量**】**肌内注射**　开始 1~2ml，必要时可重复给药。**关节内注射**　0.25~2.0ml。

【**特别提醒**】1. 不得静脉注射或皮下注射（图54）。2. 本品含苯甲醇，禁止用于儿童肌内注射（图55）。3. 避免在曾有感染的关节内局部注射药物；不应注入不稳固关节、感染部位或椎间隙。4. 避免在患骨关节炎的关节内反复注射，避免直接注入肌腱内。

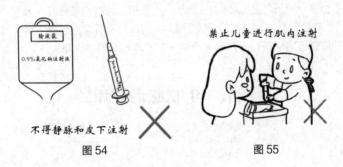

图54　　　　　　　　　　　图55

曲安奈德（注射剂[乙]）

【**其他名称**】曲安奈德注射液，醋酸曲安奈德注射液

【**主要作用**】肾上腺皮质激素类药。具有抗炎、抗过敏作用。

【**适应证**】变态反应性疾病、皮肤病、类风湿性关节炎、其他结缔组织疾病。

【**用法用量**】**肌内注射**　成人和大于 12 岁的儿童，初始剂量 60mg，根据患者的反应程度剂量可在 40~80mg 之间；6~12 岁儿童，初始剂量 40mg。**关节腔、囊内、腱鞘内注射**　成人，小面积 10mg，大面积 40mg。

【**特别提醒**】1. 不得静脉和皮下注射。2. 使用前应振摇瓶子使成为均匀悬浮液（图56）。3. 在抽药液前，必须检查悬浮液有否结块或颗粒存在（聚集现象）；抽吸后必须即时注射以免药物在针管内沉集。4. 应臀部深部肌内注射，每次注射均须更换注射部位。5. 长期治

疗后，建议采取逐渐停药的方式。

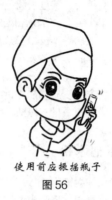

使用前应摇摇瓶子

图56

曲安西龙（片剂[乙]）

【其他名称】阿赛松，曲安西龙片

【主要作用】糖皮质激素类药，对免疫器官、淋巴细胞的分布、细胞免疫、体液免疫、巨噬细胞均可产生影响，并有强大的抗炎作用。

【适应证】系统性红斑狼疮等结缔组织病、肾病综合征等免疫性肾脏疾病、特发性血小板减少性紫癜等免疫性疾病及其他疾病。

【用法用量】口服　初始每天 4~48mg，晨起一次服用，维持剂量每日 4~8mg。

【特别提醒】1.最好晨起将全天剂量一次顿服。2.病情控制后应按医嘱逐渐缓慢减量。3.长期大剂量用药后撤药前应进行下丘脑–垂体–肾上腺轴受抑制检查。

第三节　甲状腺治疗用药

甲状腺片（片剂[甲]）

【主要作用】主要成分包括 T_4 和 T_3，有促进分解代谢和合成代谢的作用，诱导新生蛋白质的合成，调节蛋白质、碳水化合物和脂肪三大物质以及水、盐和维生素的代谢。

【适应证】甲状腺功能减退症。

【用法用量】口服　1.成人：开始每日 10~20mg，逐渐增加，维持量每日 40~120mg，少数患者需每日 160mg。2.婴儿及儿童：1 岁以内，每日 8~15mg；1~2 岁，每日 20~45mg；2~7 岁，每日 45~60mg；7 岁以上，每日 60~120mg。

【特别提醒】1.含铝、含铁的药物和碳酸钙可能降低本品的作用，应在服用这些药物前至少 2 小时服用本品。2.对病程长、病情重的甲状腺功能减退症或黏液性水肿患者使用本品应从小剂量开始，以后缓慢增加，直至生理替代剂量。3.伴有腺垂体功能减退症或肾上腺皮质功能不全患者应先服用糖皮质激素，待肾上腺皮质功能恢复正常后再用本品。4.含大豆物质可能会降低本品在肠道中的吸收量，因此可能需要调整本品剂量，尤其是在开始或停止用大豆产品时。

左甲状腺素（片剂[甲]）

【其他名称】优甲乐，左甲状腺素钠片

【主要作用】合成左甲状腺素与甲状腺自然分泌的甲状腺素相同。与内源性激素一样，在外周器官中被转化为T_3，然后通过与T_3受体结合发挥特定作用。

【适应证】1.甲状腺肿。2.甲状腺肿切除术后，预防甲状腺肿复发。3.甲状腺功能减退的替代治疗。4.抗甲状腺药物治疗甲状腺功能亢进症的辅助治疗。5.甲状腺癌术后的抑制治疗。6.甲状腺抑制试验。

【用法用量】口服　1.甲状腺肿：75~200μg，每日1次。2.预防甲状腺切除术后甲状腺肿复发：75~200μg，每日1次。3.成人甲状腺功能减退：初始剂量25~50μg，每日1次，每2~4周增加25~50μg，直至维持剂量100~200μg，每日1次。4.儿童甲状腺功能减退：初始剂量12.5~50μg，每日1次，维持剂量100~150μg/m²，每日1次。5.抗甲状腺功能亢进的辅助治疗：50~10μg，每日1次。6.甲状腺癌切除术后：150~300μg，每日1次。7.甲状腺抑制试验：200μg，每日1次。

【特别提醒】1.本品应于早餐前0.5小时空腹一次性服用一日剂量。2.婴幼儿可以用适量的水将片剂捣碎制成混悬液（图57）。3.含铝、含铁药物和碳酸钙可能降低本品的作用，应在服用这些药物前至少2小时服用本品。4.含大豆物质可能会降低本品在肠道中的吸收量，因此可能需要调整剂量，尤其是在开始或停止用大豆产品时。

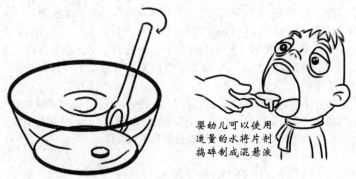

婴幼儿可以使用适量的水将片剂捣碎制成混悬液

图57

甲巯咪唑（片剂[甲]）

【其他名称】赛治，甲巯咪唑片，甲巯咪唑肠溶片

【主要作用】抗甲状腺药物。本品抑制甲状腺内过氧化物酶，从而阻碍吸聚到甲状腺内碘化物的氧化剂酪氨酸偶联，阻碍甲状腺素和三碘甲状腺原氨酸的合成。

【适应证】甲状腺功能亢进症的药物治疗。

【用法用量】口服　1.成人：开始一日 30mg，可按病情轻重调节为 15~40mg，一日最大量 60mg，分次口服；每日维持量 5~15mg。2.小儿：开始每日 0.4mg/kg，分次口服。维持量约减半，按病情决定。

【特别提醒】1.高碘食物或药物的摄入可使甲亢病情加重，使抗甲状腺药需要量增加或用药时间延长，故在服用本品前避免服用碘剂（图 58）。2.通常服用本品可在餐后用适量液体（如半杯水）整片送服（图 59）。

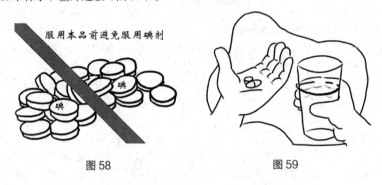

图 58　　　　　　　　　　　　图 59

丙硫氧嘧啶（片剂，肠溶胶囊）[甲]

【其他名称】丙硫氧嘧啶片，丙硫氧嘧啶肠溶片，丙硫氧嘧啶肠溶胶囊

【主要作用】抗甲状腺药物。其作用机制是抑制甲状腺内过氧化物酶，阻止甲状腺内酪氨酸碘化及碘化酪氨酸的缩合，从而抑制甲状腺素的合成。同时，在外周组织中抑制 T_4 转变为 T_3，使血清中活性较强的 T_3 含量较快降低。

【适应证】各种类型甲状腺功能亢进症。

【用法用量】口服　1.成人：治疗阶段，一日 300~400mg，分 3~4 次服用，极量一日 600mg；维持量阶段，一日 50~150mg，需服药 6~12 个月甚至更长。儿童：开始每日 4mg/kg，分次口服，维持量酌减。2.甲状腺功能亢进症的手术前准备：每次 100mg，一日 3~4 次，术前 1~2 日停服。3.作为放射性碘治疗的辅助治疗：每次 100mg，一日 3 次。

【特别提醒】1.肠溶片和肠溶胶囊必须整片服用，不得掰开服用。2.高碘食物或药物的摄入可使甲亢病情加重，使抗甲状腺药需要量增加或用药时间延长，故在服用前避免服用碘剂。3.如发生甲状腺功能减低时，应及时减量或加用甲状腺片。

卡比马唑（片剂[乙]）

【其他名称】卡比马唑片

【主要作用】抗甲状腺药物。其抑制甲状腺内过氧化物酶，从而阻碍吸聚到甲状腺内碘化物的氧化剂酪氨酸偶联，阻碍甲状腺素和三碘甲状腺原氨酸的合成。

【适应证】各种类型的甲状腺功能亢进症。

【用法用量】口服　1.成人：开始一日 30mg，可按病情轻重调节为 15~40mg，一日最大量 60mg，分次口服；病情控制后，逐渐减量，每日维持量按病情需要介于 5~15mg。2.小儿：

开始剂量为每日 0.4mg/kg，分次口服。维持量按病情决定。

【特别提醒】1. 高碘食物或药物的摄入可使甲亢病情加重，使抗甲状腺药需要量增加或用药时间延长，故在服用本品前避免服用碘剂。2. 如发生甲状腺功能减低时，应及时减量或加用甲状腺片。

高血糖素，生物合成高血糖素（注射剂）[乙]

【其他名称】诺和生，注射用盐酸高血糖素，注射用生物合成高血糖素

【主要作用】调控肝糖原的降解和葡萄糖异生作用，具有明显的升血糖作用，还可促进脂肪组织中脂肪的水解作用和生酮作用，遏制氨基酸参与蛋白质合成与增加尿素排泄。

【适应证】1. 治疗接受胰岛素治疗的糖尿病患者发生的严重低血糖反应。2. 进行胃肠道检查时用于暂时抑制肠道蠕动。3. 评估糖尿病患者的胰岛 β 细胞的最大分泌情况。

【用法用量】静脉给药、皮下或肌内注射　1. β 细胞分泌能力的评估：空腹静脉注射 1mg，注射前和注射后 6 分钟测定血浆 c– 肽水平。2. 糖尿病患者的低血糖治疗：皮下、肌内或静脉注射，全量为 1mg（成人或体重大于 25kg 的儿童），半量为 0.5mg（体重小于 25kg 或 6~8 岁的儿童）。3. 胃肠道检查：胃、十二指肠球部、十二指肠和小肠松弛诊断，静脉注射 0.2~0.5mg，1 分钟内起效。肌内注射 1~2mg，5~15 分钟后起效。4.CT 扫描，磁共振检查的数字减影血管造影时：静脉给药的最大剂量为 1mg。

【特别提醒】1. 本品不含防腐剂且为一次性使用，临用前用注射用水溶解，配制好的高血糖素应立即使用。2. 诊断结束后，应给予口服碳水化合物以恢复肝糖原的储备和预防低血糖的发生。3. 保存于 2~8℃避光保存，避免冷冻。

第四节　钙稳态药

鲑降钙素（注射剂，吸入剂）[乙]

【其他名称】密盖息，鲑降钙素注射液，注射用鲑降钙素，鲑鱼降钙素鼻喷剂

【主要作用】可调节钙代谢，是抑制甲状旁腺的激素之一。能显著降低高周转性骨病的骨钙丢失；抑制破骨细胞活性，同时刺激成骨细胞形成和活性；抑制溶骨作用，降低病理性升高的血钙，减少肾小管再吸收而增加尿钙、磷和血钠的排泄。

【适应证】1. 绝经后骨质疏松症以及老年性骨质疏松症。2. 继发于乳腺癌、肺癌或肾癌、骨髓瘤和其他恶性肿瘤骨转移所致的高钙血症。3. 变形性骨炎。4. 甲状旁腺功能亢进症、缺乏活动或维生素 D 中毒。5. 痛性神经营养不良症或 Sudeck 病。

【用法用量】皮下或肌内注射　1. 骨质疏松症：每日 1 次，每次 10~20μg。2. 高钙血症：每日 1~2μg/kg，一次或分 2 次注射。3. 变形性骨炎：每日或隔日 20μg。4. 痛性神经营养

不良症：每日 20μg，持续 2~4 周；然后每周 3 次，每次 20μg，连续 6 周以上。鼻腔喷入 1. 骨质疏松症：每日或隔日 100/200 IU，单次或分次给药。2. 由于骨质溶解或骨质减少引起的骨痛：每日 200~400 IU。单次给药最高剂量为 200 IU，需大剂量用药时，应分次给药。3. 变形性骨炎：每日 200 IU，1 次或分次给药。某些病例在治疗初期可能需要每日 400 IU 且分次给药。4. 慢性高钙血症的长期治疗：每日 200~400 IU，单次给药最高剂量为 200 IU，当需要更大剂量用药时，应分次给药。5. 神经营养不良症：每日 1 次性给药 200 IU。以后可根据治疗情况，隔日给药 200 IU。

【特别提醒】 1. 为了防止骨量进行性丢失，使用鲑降钙素的患者必须根据需要补充适量的钙和维生素 D。2. 注射前须进行皮肤试验。3. 吸取及给药装置使用说明：（1）初次使用手持喷鼻瓶，用力按压瓶帽至出现"咔嗒"声，然后放松，重复操作 3 次，瓶帽缺口显示绿色。（2）将头略向前倾，将鼻喷瓶口插入一侧鼻孔，确保瓶口与鼻腔成直线以便鼻喷剂充分扩散；按压瓶帽 1 次然后松开。（3）喷药 1 个剂量后，用鼻子深吸气几次以免药液流出鼻孔，不要立即用鼻孔呼气。如果 1 次用药 2 喷，可在另一个鼻孔重复操作 1 次。（4）每次用完后盖好瓶盖，以免瓶口阻塞。喷药 16 次后，瓶帽缺口显示红色标记，并且按压瓶帽会感到明显的阻力，不能再用。（5）鼻喷瓶一旦开启须室温放置，最长可使用 4 周。

依降钙素（注射剂^[乙]）

【其他名称】 益盖宁，斯迪诺，依降钙素注射液

【主要作用】 通过抑制破骨细胞活性，减少骨的吸收，从而防止骨钙丢失，同时降低血清钙，改善骨强度、骨皮质厚度、骨钙质含量及骨密度等。

【适应证】 骨质疏松症。

【用法用量】 肌内注射 一次 20U，一周 1 次。

【特别提醒】 1. 本品用药不宜超过 6 个月。2. 肌内注射时为避免损伤组织和神经，应避开神经走行部位。3. 反复注射时，应左右交替调换注射部位。4. 刺入注射针时，若有剧痛或血液逆流，应迅速拔针换位注射。

帕立骨化醇（注射剂^[乙]）

【其他名称】 胜普乐，帕立骨化醇注射液

【主要作用】 骨化三醇类似物，为维生素 D 类抗甲状旁腺药。通过选择性激活维生素 D 的反应途径，抑制甲状旁腺素的合成和释放，降低甲状旁腺素水平。

【适应证】 治疗接受血液透析的慢性肾功能衰竭患者的继发性甲状旁腺功能亢进。

【用法用量】 静脉注射 成人起始剂量 0.04~0.1μg/kg，单次注射，给药频率不超过隔日 1 次，在透析过程中的任何时间给药。

【特别提醒】 1. 给药前应检查注射液是否有可见微粒或颜色变化，应为无色的澄明液体。2. 仅供一次性使用，未使用完的应丢弃。

西那卡塞（片剂[乙]）

【**其他名称**】盖平，西那卡塞片

【**主要作用**】作用于甲状旁腺细胞表面存在的钙受体，进而抑制甲状旁腺激素的分泌，从而降低血清 PTH 浓度。

【**适应证**】治疗慢性肾病维持性透析患者的继发性甲状旁腺功能亢进症。

【**用法用量**】口服　成人初始剂量 25mg，每日 1 次。可逐渐将剂量递增至 75mg，每日 1 次。如甲状旁腺功能亢进仍未得到纠正，可给予最大剂量为每日 100mg。

【**特别提醒**】1. 应随餐服用或餐后立即服用。2. 药品需整片吞服，不建议切分后服用。3. 在给药初期阶段及剂量调整阶段，每 2 周测定 1 次血清钙浓度，血清钙水平基本稳定后，每月测定 1 次。

第九章　抗感染药

第一节　四环素类

多西环素（片剂[甲]，胶囊[甲]，注射剂[乙]）

【其他名称】盐酸多西环素胶囊，盐酸多西环素肠溶胶囊，盐酸多西环素分散片，盐酸多西环素胶丸，盐酸多西环素干混悬剂，注射用盐酸多西环素

【主要作用】四环素类抗生素，本品为广谱抑菌剂，高浓度时具杀菌作用，特异性与细菌核糖体 30S 亚基的 A 位置结合，抑制肽链增长，影响细菌蛋白质合成。

【适应证】用于立克次体病、支原体属感染、衣原体属感染、回归热、布鲁菌病、霍乱、兔热病、鼠疫及软下疳的治疗，也可用于对青霉素类过敏患者的破伤风、气性坏疽、雅司、梅毒、淋病和钩端螺旋体病以及放线菌属、李斯特菌感染及中、重度痤疮的辅助治疗。治疗布鲁菌病和鼠疫时需与氨基糖苷类联合应用。

【用法用量】口服　1.成人　（1）抗菌及抗寄生虫感染：第一日 100mg，每 12 小时给药 1 次，继以 100~200mg，一日 1 次，或 50~100mg，每 12 小时给药 1 次。（2）淋病奈瑟菌性尿道炎和宫颈炎：一次 100mg，每 12 小时给药 1 次，共 7 日。（3）非淋病奈瑟菌性尿道炎，由沙眼衣原体引起者，以及沙眼衣原体所致的单纯性尿道炎、宫颈炎或直肠感染：一次 100mg，一日 2 次，疗程至少 7 日。（4）梅毒：一次 150mg，每 12 小时给药 1 次，疗程至少 10 日。2.8 岁以上儿童：第一日 2.2mg/kg，每 12 小时给药 1 次，继以 2.2~4.4mg/kg，一日 1 次，或 2.2mg/kg，每 12 小时给药 1 次。体重超过 45kg 的儿童用量同成人。**静脉滴注**　1.成人　（1）常用量：首日 200mg，分 1~2 次滴注；以后根据感染的程度每日给药 100~200mg，分 1~2 次滴注。（2）吸入性炭疽：一次 100mg，一日 2 次。（3）梅毒一、二期：每日 300mg，疗程至少 10 天。2.8 岁以上儿童：首日 4.4mg/kg，分 1~2 次滴注，以后每日 2.2~4.4mg/kg。体重超过 45kg 的儿童按成人剂量给药。

【特别提醒】1.干混悬剂使用时将药粉加入适量饮用水，摇匀后服用。2.在牙齿生长发育期（怀孕后期、婴儿期以及 8 岁前儿童）使用本品，会造成永久性牙齿变色。3.本品可与食品、牛奶或含碳酸盐饮料同时服用。4.本品注射剂 100mg 用 10ml 灭菌注射用水或氯化钠注射液、5% 葡萄糖注射液、林格注射液溶解成 10mg/ml 的溶液，再用 200~250ml 上述溶液稀释为 0.4~0.5mg/ml 溶液。浓度低于 0.1mg/ml 或高于 1mg/ml 的溶液不宜静脉滴注。5.避免快速给药，100mg 滴注时间不少于 2 小时，增加剂量则增加输液时间，一般为 2~4 小时。

四环素（片剂[甲]，胶囊[甲]，软膏[乙]）

【其他名称】四环素片，盐酸四环素片，四环素胶囊，盐酸四环素胶囊，四环素软膏

【主要作用】本品为广谱抑菌剂，高浓度时具杀菌作用，特异性与细菌核糖体 30S 亚基的

A 位置结合，阻止氨基酰 –tRNA 在该位上的联结，从而抑制肽链的增长，影响细菌蛋白质的合成。

【适应证】1.立克次体病、支原体属感染、回归热、霍乱、鼠疫等疾病。2.可用于对青霉素类过敏的破伤风、气性坏疽、雅司、梅毒、淋病和钩端螺旋体病以及放线菌属、单核细胞增多性李斯特菌感染的患者。3.敏感革兰阳性菌、革兰阴性菌所致的皮肤表面感染。

【用法用量】口服　成人，一次 0.25~0.5g，每 6 小时给药 1 次，疗程一般为 7~14 日，支原体肺炎、布鲁菌病需 3 周左右。8 岁以上儿童，每次 6.25~12.5mg/kg，每 6 小时给药 1 次。外用：先将患处用温开水洗净后，再将软膏涂于患处，一日 1~3 次。

【特别提醒】1.本品宜空腹口服，即餐前 1 小时或餐后 2 小时服用，以避免食物对药物吸收的影响。2.制酸药如碳酸氢钠可使本品吸收减少，减低活性，故服用本品后 1~3 小时内不应服用制酸药。3.敷涂软膏并非越厚越好，应薄薄涂一层。

米诺环素（片剂、胶囊）[乙]

【其他名称】美克威，盐酸米诺环素片，盐酸米诺环素胶囊

【主要作用】四环素类抗生素，抑菌药，高浓度时也具有杀菌作用。通过与核糖体 30S 亚基的 A 位置结合，阻止肽链延长，从而抑制细菌或其他病原微生物的蛋白质合成。

【适应证】用于治疗败血症、菌血症、浅表性化脓性感染、深部化脓性疾病、支气管炎、支气管扩张、肺炎、肺部化脓症、痢疾、肠炎、感染性食物中毒、胆囊炎、腹膜炎、肾盂肾炎、尿道炎、膀胱炎、前列腺炎、宫内感染、淋病、中耳炎、梅毒等疾病。

【用法用量】口服　首次剂量 0.2g，以后每 12 小时服用 0.1g，或每 6 小时服用 50mg。

【特别提醒】1.本品滞留于食管并崩解时，会引起食管溃疡，故应多饮水，尤其睡前服用时。2.由于本品较易引起光敏性皮炎，用药后应避免日晒。

替加环素（注射剂[乙]）

【其他名称】泰阁，注射用替加环素

【主要作用】甘氨酰环素类抗菌药，通过与核糖体 30S 亚单位结合，阻止氨酰化 t-RNA 分子进入核糖体 A 位而抑制细菌蛋白质合成。

【适应证】18 岁以上患者复杂性皮肤软组织感染、复杂性腹腔内感染及社区获得性细菌性肺炎。

【用法用量】静脉滴注　首剂 100mg，然后每 12 小时给药 50mg，输注时间 30~60 分钟。治疗复杂性皮肤软组织感染或复杂性腹腔内感染，疗程 5~14 天，社区获得性细菌性肺炎，疗程 7~14 天。

【特别提醒】1.本品每瓶应该以 0.9%氯化钠注射液、5%葡萄糖注射液或乳酸林格注射液 5.3ml 进行配制，配制的替加环素溶液浓度为 10mg/ml。复溶溶液必须转移并进一步稀释。2.静脉输液袋中药物的最高浓度应为 1mg/ml。3.本品复溶后可在室温（不超过 25℃）下贮存 24 小时，2~8℃冷藏条件下可贮存 48 小时。4.输注本品前后应用 0.9%氯化钠注射液

或 5％葡萄糖注射液冲洗管路。

第二节　氯霉素类

氯霉素（216）

氯霉素（注射剂）[甲]

【其他名称】氯霉素注射液，氯霉素片，氯霉素胶囊，氯霉素阴道软胶囊，氯霉素滴耳液

【主要作用】氯霉素为脂溶性，通过弥散进入细菌细胞内，并可逆性结合在细菌核糖体的 50S 亚基上，抑制肽链的形成，从而阻止蛋白质的合成。

【适应证】1. 伤寒、副伤寒，沙门菌属感染，耐氨苄西林的 B 型流感嗜血杆菌脑膜炎、脑膜炎奈瑟菌脑膜炎、敏感的革兰阴性杆菌脑膜炎，对青霉素过敏患者的肺炎链球菌，脑脓肿，严重厌氧菌感染，立克次体感染及无其他低毒性抗菌药可替代时治疗敏感细菌所致的各种严重感染。2. 非特异性阴道炎。3. 敏感细菌感染引起的外耳炎、急慢性中耳炎。

【用法用量】静脉滴注　成人一日 2~3g，分 2 次给药；小儿一日 25~50mg/kg，分 3~4 次给药；新生儿一日不超过 25mg/kg，分 4 次给药。**口服**　成人一日 1.5~3g，分 3~4 次服用；小儿一日 25~50mg/kg，分 3~4 次服用；新生儿一日不超过 25mg/kg，分 4 次服用。**阴道给药**　每晚睡前将外阴清洁后，放入阴道深处，一次 0.1g，每晚 1 次。**耳道给药**　一次 2~3 滴，滴于耳道内，一日 3 次。

【特别提醒】1. 以 0.9％氯化钠注射液或 5％葡萄糖注射液稀释。2. 稀释前，先将药液温热，再加入稀释液中，边稀释边振摇，以免析出结晶。一旦出现结晶或沉淀，可将药液置于热水浴，振摇并放置一会儿，使结晶或沉淀溶解。3. 新生儿易发生灰婴综合征，不宜应用，有指征必须应用本品时应在监测血药浓度条件下使用。4. 口服本品时应饮用足量水，于餐前 1 小时或餐后 2 小时空腹服用。5. 使用阴道软胶囊时，患者仰卧床上屈双膝并分开，可利用置入器或戴手套将软胶囊从阴道口塞入，并用向下、向前的方向轻轻推入阴道深处。置入软胶囊后患者应合拢双腿，保持仰卧姿势约 20 分钟。在给药后 1~2 小时内尽量不要排尿，以免影响药效。应于入睡前给药，以便药物充分吸收，并可防止药栓遇热溶解后外流。6. 如耳内分泌物多时，应先清除再滴入本品滴耳液。

第三节　青霉素类

一、对 β - 内酰胺酶敏感的青霉素

青霉素 （注射剂[甲]）

【其他名称】 注射用青霉素钠，注射用青霉素钾

【主要作用】 通过抑制细菌细胞壁合成而发挥杀菌作用。

【适应证】 敏感细菌所致各种感染，如脓肿、菌血症、肺炎、脑膜炎、心内膜炎、梅毒等。

【用法用量】肌内注射 1. 成人：一日 80 万 ~200 万 IU，分 3~4 次给药。2. 小儿：2.5 万 IU/kg，12 小时给药 1 次。3. 新生儿（足月产）：每次 5 万 IU/kg，出生第一周 12 小时给药 1 次，一周以上者 8 小时给药 1 次，严重感染 6 小时给药 1 次。4. 早产儿：每次 3 万 IU/kg，出生第一周 12 小时给药 1 次，2~4 周者 8 小时给药 1 次；以后每 6 小时给药 1 次。**静脉滴注** 1. 成人：一日 200 万 ~2000 万 IU，分 2~4 次给药。2. 小儿：每日 5 万 ~20 万 IU/kg，分 2~4 次给药。3. 新生儿（足月产）：每次 5 万 IU/kg，出生第一周 12 小时给药 1 次，一周以上 8 小时给药 1 次，严重感染 6 小时给药 1 次。4. 早产儿：每次 3 万 U/kg，出生第一周 12 小时给药 1 次，2~4 周者 8 小时给药 1 次；以后每 6 小时给药 1 次。5. 肾功能减退者：当内生肌酐清除率为 10~50ml/min 时，给药间期延长至 8~12 小时或给药间期不变、剂量减少 25%；内生肌酐清除率 <10ml/min 时，给药间期延长至 12~18 小时或每次剂量减至正常剂量的 25% ~50%，而给药间期不变。

【特别提醒】 1. 应用本品前需详细询问药物过敏史并进行青霉素皮肤试验，500 IU/ml 皮内注射 0.05~0.1ml，20 分钟后观察皮试结果，呈阳性反应者禁用。2. 本品水溶液在室温不稳定，须新鲜配制。3. 肌内注射时，每 50 万 IU 溶解于 1ml 灭菌注射用水，超过 50 万 IU 则需加灭菌注射用水 2ml。4. 静脉滴注时给药速度不能超过 50 万 IU/min，以免发生中枢神经系统毒性反应。5. 不能与氨基糖苷类药置同一容器内给药。

苄星青霉素 （注射剂[甲]）

【其他名称】 注射用苄星青霉素

【主要作用】 为青霉素的二苄基乙二胺盐，其抗菌活性成分为青霉素，通过抑制细菌细胞壁合成而发挥杀菌作用。

【适应证】 预防风湿热复发、控制链球菌感染的流行。

【用法用量】肌内注射 临用前加适量灭菌注射用水成混悬液，一次 60 万 ~120 万 IU，2~4 周 1 次；小儿一次 30 万 ~60 万 IU，2~4 周 1 次。

【特别提醒】 1. 应用本品前需详细询问药物过敏史并进行青霉素皮肤试验，500 IU/ml 皮内注射 0.05~0.1ml，20 分钟后观察皮试结果，呈阳性反应者禁用。2. 本品水溶液在室温不稳定，须新鲜配制。

普鲁卡因青霉素（注射剂[乙]）

【其他名称】注射用普鲁卡因青霉素

【主要作用】青霉素的普鲁卡因盐，其抗菌活性成分为青霉素，通过抑制细菌细胞壁合成发挥杀菌作用。

【适应证】仅限于青霉素高度敏感病原体所致的轻、中度感染，如 A 组链球菌所致的扁桃体炎、猩红热、丹毒、肺炎链球菌肺炎、青霉素敏感金葡菌所致疖、痈以及奋森咽峡炎等。本品尚可用于治疗钩端螺旋体病、回归热和早期梅毒。

【用法用量】肌内注射　临用前加适量灭菌注射用水成混悬液，每次 40 万 ~80 万 IU，每日 1~2 次。

【特别提醒】1. 应用本品前需详细询问药物过敏史并进行青霉素皮肤试验，500 IU/ml 皮内注射 0.05~0.1ml，20 分钟后观察皮试结果，呈阳性反应者禁用。2. 本品水溶液在室温不稳定，须新鲜配制。

青霉素 V（片剂，胶囊，颗粒）[甲]

【其他名称】青霉素 V 钾片，青霉素 V 钾胶囊，青霉素 V 钾颗粒，青霉素 V 钾分散片，青霉素 V 钾口含片

【主要作用】青霉素类抗菌药，抗菌谱与青霉素相同，通过抑制细菌细胞壁的合成，使细菌迅速破裂溶解。

【适应证】青霉素敏感菌株所致的轻、中度感染，包括链球菌所致的扁桃体炎、咽喉炎、猩红热、丹毒等；肺炎球菌所致的支气管炎、肺炎、中耳炎、鼻窦炎及敏感葡萄球菌所致的皮肤软组织感染等。也可用于螺旋体感染和作为风湿热复发和感染性心内膜炎的预防用药。

【用法用量】口服　1. 成人　（1）链球菌感染：一次 125~250mg，一日 3~4 次，疗程 10 天。（2）肺炎球菌感染：一次 250~500mg，一日 4 次，疗程至热退后至少 2 天。（3）葡萄球菌感染、螺旋体感染（奋森咽峡炎）：一次 250~500mg，一日 3~4 次。（4）预防风湿热复发：一次 250mg，一日 2 次。（5）预防心内膜炎时，在拔牙或上呼吸道手术前 1 小时口服 2g，6 小时后再服 1g。2. 小儿　按体重给药，一次 2.5~9.3mg/kg，一日 6 次；或一次 3.75~14mg/kg，一日 4 次；或 5~18.7mg/kg，一日 3 次。

【特别提醒】应用本品前需详细询问药物过敏史并进行青霉素皮肤试验，500 IU/ml 皮内注射 0.05~0.1ml，20 分钟后观察皮试结果，呈阳性反应者禁用。

二、广谱青霉素类

阿莫西林（片剂，胶囊，颗粒剂，干混悬剂）[甲]

【其他名称】阿莫西林分散片，阿莫西林胶囊，阿莫西林干混悬剂，阿莫西林颗粒，阿莫西林咀嚼片，阿莫西林口腔崩解片，注射用阿莫西林钠

【**主要作用**】青霉素类抗菌药，通过抑制细菌细胞壁合成而发挥抗菌作用，可使细菌迅速成为球状体而溶解、破裂。

【**适应证**】敏感菌所致的上呼吸道感染、泌尿生殖道感染、皮肤软组织感染、下呼吸道感染、急性单纯性淋病、伤寒、伤寒带菌者、钩端螺旋体病，亦可与克拉霉素、兰索拉唑三联用药根除胃、十二指肠幽门螺杆菌，降低消化道溃疡复发率。

【**用法用量**】口服 成人一次 0.5~1g，每 6~8 小时给药 1 次，一日剂量不超过 4g；小儿一日 20~40mg/kg，每 8 小时给药 1 次；3 个月以下婴儿一日 30mg/kg，每 12 小时给药 1 次。**肌内注射或静脉滴注** 一次 0.5~1g，每 6~8 小时给药 1 次；小儿一日 50~100mg/kg，分 3~4 次给药。

【**特别提醒**】1. 用药前必须进行皮试，阳性反应者禁用。2. 口腔崩解片可以直接放入口中服用，无需咀嚼。3. 咀嚼片需要咀嚼后咽下。4. 干混悬剂撕开小袋，把药粉倒入适量凉开水中，摇匀后服用。5. 分散片既可直接用水吞服，也可放入水、牛奶或果汁中，搅拌至混悬状态后服用。

氨苄西林（注射剂[甲]）

【**其他名称**】注射用氨苄西林钠，氨苄西林片，氨苄西林胶囊，氨苄西林颗粒，氨苄西林干混悬剂

【**主要作用**】本品为杀菌剂，作用于细菌活性繁殖阶段，通过对细胞壁粘肽生物合成的抑制作用而起杀菌作用。

【**适应证**】敏感致病菌所致的呼吸道感染、泌尿系统感染、消化道感染、耳鼻喉感染、皮肤和软组织感染、心内膜炎、脑膜炎、败血症及淋病等。

【**用法用量**】肌内注射 成人一日 2~4g，儿童每日 50~100mg/kg，分 4 次给药。静脉滴注或静脉注射 1. 成人一日 4~8g，儿童每日 100~200mg/kg（最高不超过 300mg/kg），分 2~4 次给药。2. 足月新生儿：一次 12.5~25mg/kg，出生第 1、2 日每 12 小时给药 1 次，第 3~14 日每 8 小时给药 1 次，以后每 6 小时给药 1 次。3. 早产儿：出生第 1 周、1~4 周和 4 周以上分别为每 12 小时、8 小时和 6 小时给药 1 次，每次 12.5~50mg/kg，静脉滴注给药。4. 肌酐清除率为 10~50ml/min 和小于 10ml/min 时，给药间期应分别延长至 6~12 小时和 12~24 小时。5. 重症感染患者：一日剂量可增至 12g，一日最高剂量为 14g。**口服** 成人一次 0.25~0.75g，一日 4 次；小儿每日 25mg/kg，一日 2~4 次。

【**特别提醒**】1. 用药前需做皮肤过敏试验，阴性者方可使用。2. 静脉滴注液的浓度不宜超过 30mg/ml。3. 本品宜单独滴注，须新鲜配制。4. 口服剂型宜空腹服用，颗粒剂需用凉开水冲服。

哌拉西林（注射剂[甲]）

【**其他名称**】注射用哌拉西林钠

【**主要作用**】半合成青霉素类抗菌药，具广谱抗菌作用，通过抑制细菌细胞壁合成发挥杀菌作用，易被细菌产生的 β-内酰胺酶水解而产生耐药性。

【**适应证**】敏感菌所致的败血症、上尿路及复杂性尿路感染、呼吸道感染、胆道感染、腹腔感染、盆腔感染以及皮肤、软组织感染等。本品与氨基糖苷类联合应用，可用于治疗有

粒细胞减少症免疫缺陷患者的感染。

【用法用量】静脉滴注或静脉注射　1. 成人：中度感染一日 8g，分 2 次静脉滴注；严重感染一次 3~4g，每 4~6 小时静脉滴注或静脉注射。一日总剂量不超过 24g。2. 婴幼儿和 12 岁以下儿童：每日 100~200mg/kg。3. 新生儿：体重低于 2kg 者，出生后第 1 周每 12 小时 50mg/kg，静脉滴注；第 2 周起 50mg/kg，每 8 小时给药 1 次。新生儿体重 2kg 以上者出生后第 1 周每 8 小时 50mg/kg，静脉滴注；1 周以上者每 6 小时给药 50mg/kg。

【特别提醒】1. 使用本品前需详细询问药物过敏史并进行青霉素皮肤试验，呈阳性反应者禁用。2. 本品不可加入碳酸氢钠溶液中静脉滴注。

阿洛西林（注射剂[乙]）

【其他名称】阿乐欣，注射用阿洛西林钠

【主要作用】半合成青霉素，对革兰阳性菌和阴性菌及铜绿假单胞菌均有良好的抗菌作用。与阿米卡星、庆大霉素、奈替米星合用时可产生协同作用。

【适应证】敏感菌所致的感染，包括败血症、脑膜炎、心内膜炎、化脓性胸膜炎、腹膜炎及下呼吸道、胃肠道、胆道、泌尿道、骨及软组织和生殖器官等感染，妇科、产科感染，恶性外耳炎、烧伤、皮肤及手术感染等。

【用法用量】静脉滴注　1. 成人一日 6~10g，严重病例可增至 10~16g，一般分 2~4 次滴注。2. 儿童一日 75mg/kg，婴儿及新生儿一日 100mg/kg，每日 2~4 次静脉滴注。

【特别提醒】1. 用药前须做青霉素皮肤试验，阳性者禁用。2. 本品 1g 加 10ml 注射用水溶解，澄清液加入 5% 葡萄糖氯化钠注射液或 5% ~10% 葡萄糖注射液中用于静脉滴注。3. 静脉滴注时速度不宜太快。

磺苄西林（注射剂[乙]）

【其他名称】注射用磺苄西林钠

【主要作用】半合成青霉素类广谱抗菌药，通过抑制细菌细胞壁合成发挥杀菌作用。

【适应证】敏感菌所致肺炎、尿路感染、复杂性皮肤软组织感染和败血症等。对本品敏感菌所致腹腔感染、盆腔感染宜与抗厌氧菌药联合应用。

【用法用量】静脉滴注或静脉注射　1. 成人：中度感染一日剂量 8g；重症感染或铜绿假单胞菌感染时剂量需增至一日 20g，分 4 次静脉给药。2. 儿童：根据病情每日剂量 80~300mg/kg，分 4 次给药。

【特别提醒】1. 使用本品前需详细询问药物过敏史并进行青霉素皮肤试验，呈阳性反应者禁用。2. 不能与氨基糖苷类置于同一容器内给药。

美洛西林（注射剂[乙]）

【其他名称】注射用美洛西林钠

【主要作用】半合成青霉素类抗菌药，对铜绿假单胞菌、大肠埃希菌、肺炎杆菌、变形杆菌、肠杆菌属、枸橼酸杆菌、沙雷菌属、不动杆菌属以及对青霉素敏感的革兰阳性球菌均

有抑菌作用，大剂量具有杀菌作用。

【适应证】敏感菌株所致的呼吸系统、泌尿系统、消化系统、妇科和生殖器官等感染，如败血症、化脓性脑膜炎、腹膜炎、骨髓炎、皮肤及软组织感染及眼、耳、鼻、喉感染。

【用法用量】肌内注射、静脉注射或静脉滴注 1. 成人：一日 2~6g，严重感染者可增至 8~12g，最大可增至 15g。肌内注射一日 2~4 次，静脉滴注按需要每 6~8 小时滴注 1 次，剂量根据病情而定，严重者可每 4~6 小时注射 1 次。2. 儿童：一日 0.1~0.2g/kg，严重感染者可增至 0.3g/kg。

【特别提醒】1. 用药前须做青霉素皮肤试验，阳性者禁用。2. 肌内注射临用前加灭菌注射用水溶解，静脉注射通常加入 5% 葡萄糖氯化钠注射液或 5% ~10% 葡萄糖注射液溶解后使用。3. 避免与酸碱性较强的药物配伍，pH4.5 以下会有沉淀发生，pH4.0 以下及 pH8.0 以上效价下降较快。

三、对 β - 内酰胺酶耐受的青霉素

苯唑西林（片剂，胶囊，注射剂）[甲]

【其他名称】爽尔利，苯唑西林钠片，苯唑西林钠胶囊，注射用苯唑西林钠

【主要作用】耐酸和耐青霉素酶，通过抑制细菌细胞壁合成而发挥杀菌作用。

【适应证】用于抗青霉素葡萄球菌引起的肺炎和皮肤、软组织感染等。

【用法用量】口服 1. 成人：一般感染一次 0.5~1.0g；重症患者一次 1.0~1.5g，一日 3~4 次。2. 小儿：每日按体重 70~100mg/kg，分 3~4 次服用。3. 新生儿：体重 2.5kg 以下者，一日 120mg；体重 2.5kg 以上者，一日 160mg。**肌内注射** 成人一日 4~6g，分 4 次给药。**静脉滴注** 1. 成人：一日 4~8g，分 2~4 次给药，严重感染每日剂量可增加至 12g。2. 小儿：体重 40kg 以下者，每 6 小时给予 12.5~25mg/kg，体重超过 40kg 者以成人剂量。3. 新生儿：体重低于 2kg 者，日龄 1~14 天者每 12 小时给予 25mg/kg，日龄 15~30 天者每 8 小时给予 25mg/kg；体重超过 2kg 者，日龄 1~14 天者每 8 小时给予 25mg/kg，日龄 15~30 天者每 6 小时给予 25mg/kg。

【特别提醒】1. 应用本品前需详细询问药物过敏史并进行青霉素皮肤试验。2. 宜空腹口服。3. 肌内注射时 0.5g 本品加灭菌注射用水 2.8ml 溶解。

氯唑西林（注射剂[甲]）

【其他名称】注射用氯唑西林钠，氯唑西林钠胶囊，氯唑西林钠颗粒

【主要作用】半合成青霉素，具有耐酸、耐青霉素酶的特点，对葡萄球菌属产酶株的抗菌活性较苯唑西林强，但对青霉素敏感葡萄球菌和各种链球菌的抗菌作用较青霉素为弱，对耐甲氧西林葡萄球菌无效。

【适应证】本品仅用于治疗产青霉素酶葡萄球菌感染，包括败血症、心内膜炎、肺炎和皮肤、软组织感染等。也可用于化脓性链球菌或肺炎球菌与耐青霉素葡萄球菌所致的混合感染。

【用法用量】肌内注射 成人每日 2g，分 4 次给药，小儿每日 25~50mg/kg，分 4 次给药。

静脉滴注 1. 成人：一日 4~6g，分 2~4 次。2. 小儿：一日 50~100mg/kg，分 2~4 次；新生儿体重低于 2kg 者，日龄 1~14 天时每 12 小时给予 25mg/kg，日龄 15~30 天时每 8 小时给予 25mg/kg；体重超过 2kg 者，日龄 1~14 天时每 8 小时给予 25mg/kg，日龄 15~30 天时每 6 小时给予 25mg/kg。**口服** 1. 成人：一次 0.5g，一日 4 次。2. 小儿：每日 25~50mg/kg，分 4 次服用；14 天以内新生儿，体重低于 2kg 者，每 12 小时给予 12.5~25mg/kg；体重超过 2kg 者，每 8 小时给药 1 次；3~4 周新生儿给药周期为 6 小时。

【特别提醒】 1. 应用本品前需详细询问药物过敏史并进行青霉素皮肤试验。2. 肌内注射时 500mg 加灭菌注射用水 2.8ml 溶解，可加 0.5% 利多卡因减少局部疼痛。3. 静脉滴注时，每 500mg 先用无菌注射用水 2.8ml 溶解，再用 5% 葡萄糖注射液或氯化钠注射液或 5% 葡萄糖氯化钠注射液稀释。4. 口服时宜空腹服用，颗粒剂用适量温开水冲服。

四、β-内酰胺酶抑制剂

舒巴坦（注射剂[乙]）

【其他名称】 注射用舒巴坦钠

【主要作用】 半合成 β-内酰胺酶抑制药，对淋病奈瑟菌、脑膜炎奈瑟菌和醋酸钙不动杆菌有较强抗菌活性，对金黄色葡萄球菌和多数革兰阴性菌所产生的 β-内酰胺酶有很强的不可逆的竞争性抑制作用。

【适应证】 与青霉素类或头孢菌素类联用，治疗敏感菌所致的尿路感染、肺部感染、支气管感染、耳鼻喉科感染、腹腔和盆腔感染、胆道感染、败血症、皮肤软组织感染等。

【用法用量】静脉滴注或肌内注射 1. 一般感染：成人剂量为一日舒巴坦 1~2g，氨苄西林 2~4g，分 2~3 次静脉滴注或肌内注射。2. 轻度感染：一日舒巴坦 0.5g，氨苄西林 1g，分 2 次静脉滴注或肌内注射。3. 重度感染：可增大剂量至一日舒巴坦 3~4g，氨苄西林 6~8g，分 3~4 次静脉滴注。

【特别提醒】 1. 用药前须做青霉素皮肤试验，阳性者禁用。2. 本品配成溶液后必须及时使用，不宜久置。3. 本品必须与 β-内酰胺类抗生素合用，单独使用无效。

五、青霉素类复方制剂

阿莫西林克拉维酸（片剂[甲]，胶囊[甲]，干混悬剂[甲]，颗粒剂[甲]，注射剂[乙]）

【其他名称】 阿莫西林克拉维酸钾片，阿莫西林克拉维酸钾胶囊，阿莫西林克拉维酸钾干混悬剂，阿莫西林克拉维酸钾颗粒，注射用阿莫西林钠克拉维酸钾

【主要作用】 克拉维酸可以阻断 β-内酰胺酶的作用从而防止细菌耐药性出现，使细菌对阿莫西林更为敏感而被迅速杀灭。

【适应证】 产 β-内酰胺酶而对阿莫西林耐药的革兰阴性菌和革兰阳性菌引起的各种感染，如上呼吸道和下呼吸道感染、中耳炎、急性鼻窦炎、肾炎和下尿道感染、皮肤和软组织感染。

【用法用量】口服 1. 成人（按阿莫西林计算），肺炎及其他中、重度感染：一次 500mg，8 小时给药 1 次；其他感染：一次 250mg，8 小时给药 1 次。2. 小儿：（1）体

重≤40kg，一般感染：一次25mg/kg，12小时给药1次；或一次20mg/kg，8小时给药1次。较重感染：一次45mg/kg，12小时给药1次；或一次40mg/kg，8小时给药1次。（2）40kg以上的儿童可按成人剂量给药。**静脉滴注或静脉注射** 1.感染常用剂量：成人和12岁以上儿童，每8小时给药1次，每次1.2g；3个月~12岁儿童，每8小时给药1次，每次30mg/kg。围产期的早产儿及足月新生儿，每12小时给药1次，每次30mg/kg；随后增加至每8小时给药1次，每次30mg/kg。2.严重感染：成人和12岁以上儿童，可增加至每6小时给药1次，每次1.2g；3个月~12岁儿童：可增加至每6小时给药1次，每次30mg/kg。3.预防手术感染：通常于诱导麻醉时静脉给予本品1.2g。对于有高感染危险性的手术，如结肠手术患者，可在24小时内给予3~4次本品，每次1.2g，可于0小时、8小时、16小时、24小时给药。如果手术中感染的危险性增加，可继续按此方案给药数日。4.肌酐清除率10~30ml/min的患者：开始给予本品1.2g，然后每12小时给予本品600mg。5.肌酐清除率<10ml/min的患者：开始给予本品1.2g，以后每24小时给予本品600mg。透析法可降低血中本品浓度，并在透析中或透析后补充给予本品600mg。

【特别提醒】1.用药前作青霉素皮肤试验，对青霉素过敏者禁用。2.体重小于40kg的儿童口服本品建议选用混悬剂，把药粉倒入适量凉开水中摇匀后服下。3.本品不用于肌内给药。4.本品注射剂加注射用水溶解，溶解过程中可能会出现短暂的粉红色，调制成的注射液通常为类白色或淡黄色。5.本品注射剂需临用现配。

阿莫西林舒巴坦（注射剂[乙]）

【其他名称】注射用阿莫西林钠舒巴坦钠，阿莫西林舒巴坦匹酯片，阿莫西林舒巴坦匹酯胶囊

【主要作用】舒巴坦通过有效抑制细菌产生的β-内酰胺酶而保护阿莫西林免受该酶的破坏，使两种药物组分产生良好的协同作用。

【适应证】产β-内酰胺酶致病菌引起感染，包括上呼吸道感染、下呼吸道感染、泌尿生殖系统感染、皮肤及软组织感染、口腔感染等。

【用法用量】深部肌内注射、静脉注射或静脉滴注 成人和12岁以上儿童：每次750~1500mg，每8小时给药1次；12岁以下儿童每日60~70mg/kg，分2~3次，严重感染可增至每日150mg/kg。口服 成人和12岁以上儿童每次0.5~1.0g，6~12岁儿童每次0.5g，2~6岁儿童每次0.25g，9个月~2岁小儿每次0.125g，每8小时服用1次。

【特别提醒】1.首次使用青霉素类药物须做青霉素皮肤试验，阳性反应者禁用。2.在深部肌内注射和直接静脉推注时，推荐用至少3.5ml灭菌注射用水稀释。3.静脉滴注前用适量注射用水或氯化钠注射液溶解后，再加入0.9%氯化钠注射液100ml中静脉滴注，每次滴注时间不少于30~40分钟。

氨苄西林舒巴坦（注射剂[乙]）

【其他名称】注射用氨苄西林钠舒巴坦钠

【主要作用】本品的杀菌成分为氨苄西林，舒巴坦可有效防止氨苄西林被耐药菌破坏，表现出明显的协同作用。

【适应证】产 β-内酰胺酶菌属等所致的呼吸道、肝胆系统、泌尿系统、皮肤软组织感染，对需氧菌与厌氧菌混合感染，特别是腹腔感染和盆腔感染尤为适用。

【用法用量】深部肌内注射、静脉注射或静脉滴注　成人一次 1.5~3g，每 6 小时给药 1 次。肌内注射一日剂量不超过 6g，静脉用药一日剂量不超过 12g（舒巴坦一日剂量最高不超过 4g）；儿童一日 100~200mg/kg，分次给药。

【特别提醒】1. 用药前须做青霉素皮肤试验，阳性者禁用。2. 将每次药量溶于 50~100ml 的适宜稀释液中于 15~30 分钟内静脉滴注。

美洛西林舒巴坦（注射剂[乙]）

【其他名称】开林，注射用美洛西林钠舒巴坦钠

【主要作用】美洛西林属青霉素类广谱抗生素，舒巴坦可防止耐药菌对美洛西林的破坏，具有明显的协同作用。

【适应证】产酶耐药菌引起的中重度感染性疾病，包括呼吸系统感染、泌尿生殖系统感染、腹腔感染、皮肤及软组织感染、性病、淋病、盆腔感染，严重系统感染：如脑膜炎、细菌性心内膜炎、腹膜炎、败血症、脓毒症等。

【用法用量】静脉滴注　成人每次 2.5~5.0g，每 8 小时或 12 小时给药 1 次，疗程 7~14 天；1~14 岁儿童及体重超过 3kg 的婴儿，每次 75mg/kg，每日 2~3 次；体重不足 3kg 者，每次 75mg/kg，每日 2 次。

【特别提醒】1. 本品为青霉素类药，使用本品前应进行青霉素钠皮内敏感试验，阳性反应者禁用。2. 用前用适量灭菌注射用水或氯化钠注射液溶解，再加入 0.9%氯化钠注射液或 5% 葡萄糖氯化钠注射液或 5%~10%葡萄糖注射液中静脉滴注，每次滴注时间为 30~50 分钟。

哌拉西林舒巴坦（注射剂[乙]）

【其他名称】注射用哌拉西林钠舒巴坦钠

【主要作用】哌拉西林属青霉素类广谱抗生素，但易被细菌产生的 β-内酰胺酶水解而产生耐药性；舒巴坦可防止耐药菌对哌拉西林的破坏，具有明显的协同作用。

【适应证】用于对哌拉西林耐药而对本品敏感的产 β-内酰胺酶致病菌引起的呼吸系统感染和泌尿系统感染。

【用法用量】静脉滴注　成人每次 2.5g 或 5g，每 12 小时给药 1 次，严重或难治性感染每 8 小时给药 1 次。

【特别提醒】1. 使用前需做青霉素皮肤试验，阳性者禁用。2. 使用前先将本品溶于适量 5% 葡萄糖注射液、0.9%氯化钠注射液或灭菌注射用水（约 10ml），然后再用同一溶剂稀释至 50~100ml 供静脉滴注，滴注时间为 30~60 分钟。

哌拉西林他唑巴坦（注射剂[乙]）

【其他名称】联邦他唑仙，注射用哌拉西林钠他唑巴坦钠

【主要作用】哌拉西林为半合成青霉素类抗生素，他唑巴坦为 β-内酰胺酶抑制药，可防

止耐药菌对哌拉西林的破坏。

【适应证】敏感细菌所致的下呼吸道感染、泌尿道感染、腹腔内感染、皮肤及软组织感染、细菌性败血症、妇科感染、骨与关节感染等。

【用法用量】静脉滴注或静脉注射　1.成人与12岁以上青少年：每8小时给予本品4.5g。每日的用药总剂量根据感染的严重程度和部位增减，剂量范围为每次2.25~4.5g，可每6小时、8小时或12小时给药1次。2.儿童：9月龄以上、体重不超过40kg的患阑尾炎和（或）腹膜炎儿童：推荐剂量112.5mg/kg，每8小时给药1次；2~9个月的小儿：推荐剂量90mg/kg，每8小时给药1次。

【特别提醒】1.治疗之前，应该仔细询问既往对青霉素、头孢菌素和其他过敏原引起的过敏反应史，以免发生严重过敏反应。2.本品必须缓慢静脉滴注给药，给药时间20~30分钟以上；静脉注射至少3~5分钟以上。3.本品的常规疗程为7~10天，治疗医院获得性肺炎的推荐疗程为7~14天。4.本品可以用0.9%氯化钠注射液、5%葡萄糖注射液、灭菌注射用水进行稀释。

替卡西林克拉维酸（注射剂[乙]）

【其他名称】注射用替卡西林钠克拉维酸钾

【主要作用】替卡西林是青霉素类广谱杀菌剂，克拉维酸是β-内酰胺酶抑制剂，通过阻断β-内酰胺酶破坏细菌的防御屏障，恢复替卡西林敏感性。

【适应证】各种细菌感染，如严重感染：败血症、菌血症、腹膜炎、腹内脓毒症、特殊人群的感染、术后感染、骨及关节感染、皮肤及软组织感染、呼吸道感染、严重或复杂的泌尿道感染、耳鼻喉感染。

【用法用量】静脉滴注　1.成人：每6~8小时给药1次，每次1.6~3.2g，最大剂量每4小时给药1次，每次3.2g。2.儿童：每次80mg/kg，每6~8小时给药1次。3.新生儿：每次80mg/kg，每12小时给药1次，继而可增至每8小时给药1次。

【特别提醒】1.在使用本品治疗前，应仔细询问患者有无β-内酰胺类抗生素过敏的病史，并进行β-内酰胺类敏感试验。2.静脉滴注须在30~40分钟内完成。3.现用现配，配制好的静脉滴注液须立即使用。4.本品可用注射用水、5%葡萄糖注射液、0.9%氯化钠注射液溶解稀释。

第四节　头孢菌素类

一、第一代头孢菌素

头孢氨苄（片剂，胶囊，颗粒剂）[甲]

【其他名称】头孢氨苄片，头孢氨苄胶囊，头孢氨苄缓释片，头孢氨苄缓释胶囊，头孢氨苄泡腾片，头孢氨苄干混悬剂，头孢氨苄颗粒

【主要作用】第一代头孢菌素，通过抑制敏感菌的细胞壁合成产生杀菌作用。

【适应证】敏感细菌所致的急性扁桃体炎、咽峡炎、中耳炎、鼻窦炎、支气管炎、肺炎等呼吸道感染、尿路感染及皮肤软组织感染等。

【用法用量】口服 1. 普通制剂 成人：一次 0.25~0.5g，每 6 小时 1 次，最高剂量每日 4g；单纯性膀胱炎、皮肤软组织感染和链球菌咽峡炎患者，一次 500mg，每 12 小时 1 次。小儿：一日 25~50mg/kg，每 6 小时 1 次；皮肤软组织感染和链球菌咽峡炎患者，按体重 12.5~50mg/kg，每 12 小时 1 次。2. 缓释制剂 成人及体重 20kg 以上儿童：每日 0.5~1.0g，一日 2 次；体重 20kg 以下儿童：每日 40~60mg/kg，分 2 次口服。

【特别提醒】1. 在应用本品前须详细询问患者对头孢菌素类、青霉素类及其他药物过敏史，有青霉素类药物过敏性休克史者不可应用本品。2. 泡腾片应放入温开水中，待其溶解后方可饮用，直接口服可因释放大量 CO_2 导致窒息甚至死亡。3. 缓释片及胶囊不可掰开或拆开服用。

头孢拉定（片剂[甲]，胶囊[甲]，颗粒剂[乙]，干混悬剂[乙]，注射剂[乙]）

【其他名称】头孢拉定片，头孢拉定胶囊，头孢拉定分散片，头孢拉定颗粒，头孢拉定干混悬剂，注射用头孢拉定

【主要作用】第一代头孢菌素，通过抑制敏感菌的细胞壁合成产生杀菌作用。

【适应证】敏感菌所致的急性咽炎、扁桃体炎、中耳炎、支气管炎和肺炎等呼吸道感染、泌尿生殖道感染及皮肤软组织感染等。

【用法用量】口服 成人一次 250~500mg，每 6 小时给药 1 次，感染较严重者一次可增至 1000mg，但一日总量不超过 4000mg。儿童一次 6.25~12.5mg/kg，每 6 小时给药 1 次。静脉滴注、静脉注射或肌内注射 成人一次 0.5~1.0g，每 6 小时给药 1 次，一日最高剂量为 8g。1 周岁以上儿童一次 12.5~25mg/kg，每 6 小时给药 1 次。

【特别提醒】1. 在应用头孢拉定前须详细询问患者对头孢菌素类、青霉素类及其他药物过敏史。2. 肌内注射时，将 2ml 注射用水加入规格 0.5g 装瓶内，须作深部肌内注射。3. 静脉注射时，将至少 10ml 注射用水或 5% 葡萄糖注射液注入规格 0.5g 装瓶内，于 5 分钟内注射完毕。4. 静脉滴注时，将适宜的稀释液 10ml 溶解，再以 0.9% 氯化钠注射液或 5% 葡萄糖注射液进一步稀释。

头孢唑林（注射剂[甲]）

【其他名称】先锋霉素 V，注射用头孢唑林钠，注射用五水头孢唑林钠

【主要作用】第一代头孢菌素，抗菌谱广，通过抑制敏感菌的细胞壁合成产生杀菌作用。

【适应证】治疗敏感细菌所致的中耳炎、支气管炎、肺炎等呼吸道感染、尿路感染、皮肤软组织感染、骨和关节感染、败血症、感染性心内膜炎、肝胆系统感染及眼、耳、鼻、喉科等感染。也可作为外科手术前的预防用药。

【用法用量】**静脉缓慢注射、静脉滴注或肌内注射** 1. 治疗用量：成人，一次 0.5~1g，一日 2~4 次，严重感染可增加至一日 6g，分 2~4 次静脉给予；儿童，一日 50~100mg/kg，分 2~3 次静脉缓慢注射、静脉滴注或肌内注射。2. 预防外科手术后感染：一般为术前 0.5~1 小时静脉给药 1g，手术时间超过 6 小时者术中加用 0.5~1g，术后每 6~8 小时给药 0.5~1g，至手术后 24 小时止。

【特别提醒】1. 对青霉素过敏或过敏体质者慎用。2. 肌内注射：临用前加灭菌注射用水或氯化钠注射液溶解后使用，也可用 5% 盐酸利多卡因注射液 2~3ml 溶解。3. 静脉注射：临用前加适量注射用水完全溶解后于 3~5 分钟静脉缓慢注射。4. 静脉滴注：加适量注射用水溶解后，再用氯化钠或葡萄糖注射液 100ml 稀释后静脉滴注。

头孢硫脒（注射剂[乙]）

【其他名称】仙力素，注射用头孢硫脒

【主要作用】第一代头孢菌素，通过抑制敏感菌的细胞壁合成而产生杀菌作用。

【适应证】敏感菌所引起呼吸系统、肝胆系统、五官、尿路感染及心内膜炎、败血症。

【用法用量】**肌内注射** 成人一次 0.5~1.0g，一日 4 次；小儿一日 50~100mg/kg，分 3~4 次给药。**静脉注射** 成人一次 2g，一日 2~4 次；小儿一日 50~100mg/kg，分 2~4 次给药。

【特别提醒】1. 应用本品前须详细询问头孢菌素类及青霉素类的药物过敏史，对一种头孢菌素或头霉素过敏者对其他头孢菌素或头霉素也可能过敏。2. 用前加灭菌注射用水或氯化钠注射液适量溶解，再用生理盐水或 5% 葡萄糖注射液 250ml 稀释，药液宜现用现配，配制后不宜久置。

头孢羟氨苄（片剂，胶囊，颗粒剂）[乙]

【其他名称】头孢羟氨苄片，头孢羟氨苄胶囊，头孢羟氨苄分散片，头孢羟氨苄干混悬剂，头孢羟氨苄颗粒

【主要作用】第一代口服头孢菌素，与细菌细胞膜上的青霉素结合蛋白结合，抑制细菌中隔和细胞壁的合成。

【适应证】敏感细菌所致的尿路感染、皮肤软组织感染以及急性扁桃体炎、急性咽炎、中耳炎和肺部感染等。

【用法用量】**口服** 1. 成人：一次 0.5~1.0g，一日 2 次。2. 儿童：一次 15~20mg/kg，一日 2 次；A 组溶血性链球菌咽炎及扁桃体炎：一次 15mg/kg，每 12 小时给药 1 次，疗程至少 10 天。

【特别提醒】1. 在应用本品前须详细询问患者对头孢菌素类、青霉素类及其他药物过敏史。2. 分散片可以直接口服也可溶于水中后服用。3. 干混悬剂加饮用水后摇匀成混悬液后服用。4. 咀嚼片应嚼碎后咽下。5. 颗粒剂可溶解于 40℃ 以下温开水后口服。

二、第二代头孢菌素

头孢呋辛（片剂^[甲]，胶囊^[甲]，颗粒剂^[乙]，干混悬剂^[乙]，注射剂^[甲]）

【其他名称】头孢呋辛酯片，头孢呋辛酯胶囊，头孢呋辛酯分散片，头孢呋辛酯颗粒，头孢呋辛酯干混悬剂，注射用头孢呋辛钠

【主要作用】第二代广谱头孢菌素，通过结合细菌蛋白，从而抑制细菌细胞壁的合成，对大多数 β–内酰胺酶稳定，可广泛作用于革兰阳性菌和革兰阴性菌。

【适应证】敏感菌所致的下列感染：呼吸系统感染、泌尿生殖系统感染、皮肤和软组织感染、由博氏疏螺旋体引起的莱姆病、急性无并发症的淋病（尿道炎和子宫颈炎）。

【用法用量】口服　1.成人：每次 250mg，每日 2 次；重症感染或怀疑是肺炎时，每次 0.5g，每日 2 次；一般泌尿道感染，每次 0.125g，每日 2 次；对无并发症的淋病患者推荐剂量为 1g，单次服用；Lyme 病，成人和 12 岁以上儿童，推荐剂量为每次 0.5g，每日 2 次，服用 20 天。2.儿童：一般每次 0.125g 或 10mg/kg，每日 2 次；小于两岁的中耳炎患者，每次 0.125g 或 10mg/kg，每日 2 次；大于两岁的中耳炎患者，每次 0.25g 或 15mg/kg，每日 2 次；大于 12 岁儿童剂量同成人。**肌内注射、静脉注射或静脉滴注**　1.成人，一次 0.75g~1.5g，每 8 小时给药一次，疗程 5~10 天。对于生命受到威胁的感染或罕见敏感菌引起的感染，应每 6 小时使用 1.5g 剂量。对于细菌性脑膜炎，使用剂量应每 8 小时不超过 3.0g。对于单纯性淋病应肌内注射单剂量 1.5g，可分注于两侧臀部，并同时口服 1g 丙磺舒。2.婴儿及儿童：一日 30~100mg/kg，分 3~4 次给药。3.新生儿：一日 30~100mg/kg，分 2~3 次给药。

【特别提醒】1.对头孢菌素类抗生素过敏者禁用。2.分散片可直接吞服或分散于水中服用。3.颗粒或干混悬剂需要放入饮用水中搅拌均匀后服下。4.肌内注射前必须回抽无血才可注射，0.25g 用 1.0ml 灭菌注射用水溶解，深部肌内注射。5.本品 0.25g 用 2.0ml 灭菌注射用水溶解后缓慢静脉注射，也可静脉滴注。

头孢丙烯（片剂，胶囊，颗粒剂，干混悬剂）^[乙]

【其他名称】头孢丙烯片，头孢丙烯胶囊，头孢丙烯咀嚼片，头孢丙烯分散片，头孢丙烯干混悬剂，头孢丙烯颗粒

【主要作用】第二代头孢菌素类药物，具有广谱抗菌作用，杀菌机制是阻碍细菌细胞壁合成。

【适应证】敏感菌所致的轻、中度感染：上呼吸道感染、肺炎链球菌、嗜血流感菌和卡他莫拉菌性中耳炎和急性鼻窦炎、下呼吸道感染、皮肤和皮肤软组织感染。

【用法用量】口服　1.上呼吸道感染：成人（13 岁及以上），一次 0.5g，一日 1 次；2~12 岁儿童，一次 7.5mg/kg，一日 2 次。2.下呼吸道感染：一次 0.5g，一日 2 次。3.皮肤或皮肤软组织感染：成人（13 岁或以上），一日 0.5g，分 1 次或 2 次服用，严重病例一次 0.5g，一日 2 次；2~12 岁儿童，一次 20mg/kg，一日 1 次。4.中耳炎：6 个月 ~12 岁儿童，一次 15mg/kg，一日 2 次。5.急性鼻窦炎：一次 7.5mg/kg，一日 2 次；严重病例一次 15mg/kg，一日 2 次。

【特别提醒】1.使用本品治疗前，应仔细询问病人是否有头孢丙烯、其他头孢菌素类药物、青霉素类及其他药物的过敏史。2.咀嚼片需要嚼碎后咽下。3.分散片可直接吞服或置于适量温水中，搅拌至完全溶解后服用。4.干混悬剂加适量温开水（每包至少20ml）配制成溶液，摇匀后服用。5.颗粒剂倒入适量凉开水中摇匀后服用。

头孢克洛（片剂，胶囊，颗粒剂，干混悬剂，缓释片，缓释胶囊）[乙]

【其他名称】希刻劳，头孢克洛片，头孢克洛胶囊，头孢克洛泡腾片，头孢克洛颗粒，头孢克洛干混悬剂，头孢克洛缓释片，头孢克洛缓释胶囊

【主要作用】第二代头孢菌素类药物，通过抑制细菌细胞壁的合成发挥杀菌作用。

【适应证】治疗敏感菌株引起的中耳炎、下呼吸道感染、上呼吸道感染、尿道感染、皮肤和皮肤软组织感染、鼻窦炎、淋球菌性尿道炎。

【用法用量】口服　1.普通制剂：成人，一次0.25g，每日3次。较重感染剂量可加倍，但每日总量不宜超过4g。急性淋球菌尿道炎，一次3g，与丙磺舒1g联用。小儿一日20~40mg/kg，分3次服用，严重感染患者剂量可加倍，但一日总剂量不超过1g。2.缓释制剂：支气管炎，每次0.375~0.5g，每日2次；咽炎、扁桃体炎及皮肤软组织感染患者，每次0.375~0.75g，每日2次；肺炎、鼻窦炎，每次0.75g，每日2次。

【特别提醒】1.在使用本品之前，要注意确定患者是否对本品、其他头孢菌素、青霉素或其他药物过敏。2.咀嚼片应嚼碎后咽下。3.分散片可直接吞服或置于适量饮用水中，搅拌至完全溶解后服用。4.颗粒剂、干混悬剂加适量饮用水配制成溶液，摇匀后服用。5.缓释片及缓释胶囊服用时不应掰开、压碎或咀嚼，可与食物同服。6.泡腾片应放入温开水中完全溶解后饮用，直接口服会因释放大量CO_2导致窒息甚至引起死亡。

头孢美唑（注射剂[乙]）

【其他名称】注射用头孢美唑钠

【主要作用】第二代头孢菌素类药物，对β-内酰胺酶高度稳定，对产β-内酰胺酶以及不产β-内酰胺酶的敏感菌具有相同的强的抗菌活性。

【适应证】敏感菌引起的败血症，急性支气管炎、肺炎、肺脓肿、脓胸、慢性呼吸道疾病继发感染，膀胱炎、肾盂肾炎，腹膜炎，胆囊炎、胆管炎，前庭大腺炎、子宫内感染、子宫附件炎、子宫旁组织炎，颌骨周围蜂窝织炎。

【用法用量】静脉注射或静脉滴注　成人，每日1~2g，每日2次；小儿，每日25~100mg/kg，分2~4次给药；难治性或严重感染，每日量成人增至4g、小儿增至150mg/kg，分2~4次给药。

【特别提醒】1.对本品所含成分或头孢菌素类抗生素有过敏史者禁用。2.静脉注射时，本品1g溶于注射用蒸馏水、生理盐水或葡萄糖注射液10ml中，缓慢注入。3.静脉滴注时，可用生理盐水或葡萄糖注射液溶解。4.静脉内大量给药可能会引起血管刺激性痛，应充分注意注射液的配制、注射部位及注射方法等，并尽量缓慢注入。

头孢米诺（注射剂[乙]）

【其他名称】 奇仆，注射用头孢米诺钠

【主要作用】 对 PBPs 显示很强的亲和性，抑制细胞壁合成，并与肽聚糖结合，抑制肽聚糖与脂蛋白结合以促进溶菌，在短时间内显示出很强的杀菌力。

【适应证】 敏感菌属引起的感染，如败血症、扁桃体炎、急性支气管炎、肺炎、肺脓肿、慢性呼吸道病变继发感染及膀胱炎、肾盂肾炎、腹膜炎、胆囊炎、胆管炎、子宫内感染、子宫附件炎、子宫旁组织炎。

【用法用量】静脉注射或静脉滴注 成人，每天 2g，分 2 次给药；小儿，每次 20mg/kg，每天 3~4 次；败血症、难治性或重症感染症，成人 1 日可增至 6g，分 3~4 次给药。

【特别提醒】 1. 对本品或头孢烯类抗生素过敏史者禁用；有青霉素类抗生素过敏史者慎用。2. 本品 1g 溶于 20ml 注射用水、葡萄糖注射液或电解质溶液中，缓慢静脉注射。3. 本品 1g 溶于 100~500ml 葡萄糖注射液或电解质溶液中，滴注时间为 1~2 小时。

头孢替安（注射剂[乙]）

【其他名称】 注射用盐酸头孢替安

【作用特点】 第二代头孢菌素类药物，对革兰阴性菌有较强的抗菌活性。

【适应证】 敏感菌属所致感染，如败血症、术后感染、烧伤感染、呼吸道感染等。

【用法用量】静脉注射或静脉滴注 1. 成人：常用量，一日 1~2g，分 2~4 次给予。严重感染，如败血症也可用至一日 4g。2. 儿童：按体重一日 40~80mg/kg，病重时可增至一日 160mg/kg，分 3~4 次给予。

【特别提醒】 1. 对本品或头孢菌素类抗生素有过敏史者禁用；对青霉素类抗生素有过敏史者慎用。2. 静脉注射：用灭菌注射用水、氯化钠注射液或 5% 葡萄糖注射液溶解，每 1g 药物稀释成约 20ml，缓缓静脉注射。3. 静脉滴注：将 1 次用量溶于适量的 5% 葡萄糖注射液、氯化钠注射液或氨基酸输液中，于 0.5~2 小时内滴注。

头孢西丁（注射剂[乙]）

【其他名称】 注射用头孢西丁钠

【主要作用】 头霉素类药物，通过抑制细胞壁合成而杀灭细菌，且由于本品结构上的特点使其对细菌产生的 β–内酰胺酶具有很高的抵抗性。

【适应证】 敏感菌引起的下列感染：上下呼吸道感染，泌尿道感染，腹膜炎及其他腹腔内、盆腔内感染，败血症，妇科感染，骨、关节软组织感染，心内膜炎。

【用法用量】肌内注射、静脉注射或静脉滴注 1. 常用量：成人，一次 1~2g，每 6~8 小时给药 1 次；3 个月以上儿童，每次 13.3~26.7mg/kg，每 6 小时给药 1 次或每次 20~40mg/kg，每 8 小时给药 1 次；2. 单纯性感染：一日 3~4g，每 6~8 小时给药 1 次，肌内注射或静脉滴注。3. 中、重度感染：一日 6~8g，每 4~8 小时给药 1 次，静脉滴注。4. 需大剂量抗生素治疗的感染：一日 12g，每 4~6 小时给药 1 次，静脉滴注。5. 围生期预防感染、剖宫产：脐带夹住时静脉注射 2g，4 小时和 8 小时后各追加一次剂量。6. 其他外科手术：术前 1~1.5 小时静脉注射 2g，以后 24 小时以内，每 6 小时给药 1 次，每次 1g。

【特别提醒】1.青霉素过敏者及有胃肠病史（特别是结肠炎）者慎用。2.肌内注射，1g溶于0.5%盐酸利多卡因注射液2ml中应用。3.静脉注射，1g溶于10ml无菌注射用水中应用。4.静脉滴注，1~2g溶于50ml或100ml 0.9%氯化钠注射液或5%或10%葡萄糖注射液中应用。

三、第三代头孢菌素

头孢曲松（注射剂[甲]）

【其他名称】罗氏芬，注射用头孢曲松钠

【主要作用】第三代头孢菌素类药物，对革兰阴性菌及革兰阳性菌有杀菌作用，并对革兰阳性菌及革兰阴性菌敏感的大多数 β‑内酰胺酶具有很高的稳定性。

【适应证】敏感菌所致的感染：如脓毒血症；脑膜炎，播散性莱姆病（早、晚期）；腹部感染（腹膜炎、胆道及胃肠道感染）；骨关节、软组织、皮肤及伤口感染；免疫机制低下患者感染；肾脏及泌尿道感染，呼吸道感染，尤其是肺炎、耳鼻喉感染；生殖系统感染，包括淋病；术前预防感染。

【用法用量】肌内注射或静脉给药　成人一次 1.0~2.0g，每日 1 次，严重感染一日 4g；淋病，单剂肌内注射 0.25g；12 岁及以下儿童：一日 20~80mg/kg。

【特别提醒】1.本品不能加入哈特曼以及林格等含有钙的溶液中，本品与含钙剂或含钙产品合并用药有可能导致死亡（图60）。2.对一种头孢菌素或头霉素过敏者对其他头孢菌素或头霉素也可能过敏，应询问过敏史。3.本品原则上应现配现用。4.肌内注射时，0.25g溶于 1%利多卡因注射液 2ml 中应用，以注射于相对大些的肌肉内为好。5.静脉注射时，0.25~0.5g溶于灭菌注射用水中，注射时间不少于 2~4 分钟；6. 静脉滴注时，2g溶于 0.9%氯化钠、5%葡萄糖、10%葡萄糖注射液等中，滴注时间不少于 30 分钟。

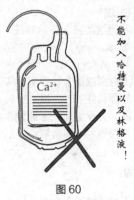

不能加入哈特曼以及林格液！

Ca²⁺

图60

头孢噻肟（注射剂[甲]）

【其他名称】注射用头孢噻肟钠

【主要作用】第三代头孢菌素类药物，抗菌谱广。

【适应证】敏感细菌所致的肺炎及其他下呼吸道感染、尿路感染、脑膜炎、败血症、腹腔感染、盆腔感染、皮肤软组织感染、生殖道感染、骨和关节感染等。

【用法用量】肌内注射、静脉注射或静脉滴注　1.成人及 12 岁以上儿童：（1）一般感染，一次 1g，一日 2 次，肌内注射或静脉注射。（2）中度感染，一次 2g，一日 2 次，肌内注射或静脉注射。（3）严重感染，一次 2~4g，每 8~12 小时 1 次，静脉注射或静脉滴注，每日剂量不超过 12g。（4）淋病，单次 1g，肌内注射。2.婴儿及幼儿：（1）一般感染，一日 50~100mg/kg，分次静脉注射或静脉滴注。（2）严重感染，一日 200mg/kg，分次静脉注射。7 天内新生儿，每 12 小时 1 次，7~28 天新生儿，每 8 小时 1 次，每次剂量均为

25mg/kg。3.预防感染：外科大手术麻醉前 0.5~1 小时 1g，术中 1g，术后每 6~8 小时 1g，至 24 小时内为止。

【特别提醒】1.用药前需进行过敏试验，应用前应仔细询问对头孢菌素类过敏反应史，对头孢菌素类过敏者禁用。2.肌内注射：本品 1g 溶于 1% 或 2% 利多卡因注射液 4ml 中，深层肌内注射，可避免疼痛；或溶于 4ml 注射用水中，深层肌内注射。3.静脉注射：本品 1g 溶于 10ml 以上的注射用水中，3~5 分钟静脉注射。4.静脉滴注：本品 2g 溶于注射用水中或 10% 葡萄糖 40ml 中，20 分钟内滴注完，也可溶于等渗液中或 10% 葡萄糖注射液 100ml 中，于 40~60 分钟内滴注完。

拉氧头孢（注射剂）[乙]

【其他名称】注射用拉氧头孢钠

【主要作用】头霉素类，对 β-内酰胺酶极为稳定。

【适应证】敏感菌引起的各种感染症，如败血症、脑膜炎、呼吸系统感染症、消化系统感染症、腹腔内感染症、泌尿系统及生殖系统感染症、皮肤及软组织感染、骨、关节感染及创伤感染。

【用法用量】静脉滴注、静脉注射或肌内注射　成人每天 1~2g，分 2 次给药。儿童每天 40~80mg/kg，分 2~4 次给药。难治性或严重感染：成人每天 4g，儿童每天 150mg/kg，分 2~4 次给药。

【特别提醒】1.应用前应仔细询问对头孢菌素类过敏反应史，对头孢菌素类过敏者禁用。2.静脉注射时，以适量灭菌注射用水、5% 葡萄糖注射液或 0.9% 氯化钠注射液充分摇匀，使之完全溶解。3.肌内注射时，以 0.5% 利多卡因注射液 2~3ml 溶解，摇匀。4.溶解后应尽快使用，溶解液可室温保存 24 小时。

头孢地尼（片剂，胶囊）[乙]

【其他名称】头孢地尼片，头孢地尼分散片，头孢地尼胶囊

【主要作用】第三代头孢菌素，通过阻止细菌细胞壁的合成产生抗菌作用。

【适应证】敏感菌株所引起的咽喉炎、扁桃体炎、急性支气管炎、肺炎；中耳炎、鼻窦炎；肾盂肾炎、膀胱炎、淋菌性尿道炎；附件炎、宫内感染、前庭大腺炎；乳腺炎、肛门周围脓肿、外伤或手术伤口的继发感染；毛囊炎、疖、疖肿、痈、传染性脓疱病、丹毒、蜂窝织炎、淋巴管炎、甲沟炎、皮下脓肿、粉瘤感染、慢性脓皮症；眼睑炎、睑腺炎、睑板腺炎。

【用法用量】口服　成人一次 0.1g，一日 3 次；儿童每日 9~18mg/kg，分 3 次给药。

【特别提醒】1.对本品的成分或头孢菌素类有过敏史者，原则上不要使用，特别需要时要慎重。2.分散片：用水分散后口服或直接吞服。

头孢克肟（片剂，胶囊，颗粒剂，干混悬剂）[乙]

【其他名称】头孢克肟片，头孢克肟胶囊，头孢克肟咀嚼片，头孢克肟分散片，头孢克肟颗粒，头孢克肟干混悬剂

【主要作用】第三代头孢菌素，可阻止细菌细胞壁的合成，对各种细菌产生的 β-内酰胺

酶具有较强稳定性。

【适应证】敏感菌引起的慢性支气管炎急性发作、急性支气管炎并发细菌感染、支气管扩张合并感染、肺炎、肾盂肾炎、膀胱炎、淋球菌性尿道炎，急性胆道系统细菌性感染、猩红热、中耳炎、鼻窦炎。

【用法用量】口服　成人及体重 30kg 以上儿童：一次 50~100mg，一日 2 次；重症感染可增加到一次 0.2g，一日 2 次；儿童：一次 1.5~3.0mg/kg，一日 2 次。

【特别提醒】1.给药前应充分询问病史，对头孢菌素类过敏者禁用。2.干混悬剂使用时加水至少 20ml 冲服。3.颗粒剂通常用于小儿。4.咀嚼片应在口腔中咀嚼或吮服使溶化后吞服。5.分散片可用水分散后口服或直接吞服。

头孢哌酮舒巴坦（注射剂[乙]）

【其他名称】舒普深，注射用头孢哌酮钠舒巴坦钠

【主要作用】头孢哌酮为第三代头孢菌素，舒巴坦是 β–内酰胺酶抑制药，与头孢哌酮联合应用后，可增加其抵抗多种 β–内酰胺酶降解的能力，产生明显的增效作用。

【适应证】敏感菌所致的呼吸道感染、泌尿道感染、腹膜炎、胆囊炎、胆管炎和其他腹腔内感染、败血症、脑膜炎、皮肤软组织感染、骨骼及关节感染、盆腔炎、子宫内膜炎、淋病及其他生殖系统感染。

【用法用量】静脉滴注、静脉注射、肌内注射　1.成人：一日 1~2g，分 2 次静脉滴注；严重或难治性感染可增至一日 8g，12 小时给药 1 次，舒巴坦每日最高剂量不超过 4g。2.儿童：一日 20~40mg/kg，等分 2~4 次静脉滴注；严重或难治性感染可增至一日 160mg/kg，等分 2~4 次静脉滴注。3.新生儿：出生第一周内，应每隔 12 小时给药 1 次（舒巴坦每日最高剂量不超过 80mg/kg）。

【特别提醒】1.应用前应仔细询问对头孢菌素类过敏反应史，对头孢菌素类过敏者禁用。2.静脉给药：本品用适量的 5% 葡萄糖注射液或 0.9% 氯化钠注射液或灭菌注射用水溶解，然后再稀释。静脉滴注时间至少为 15~60 分钟。静脉注射时间不少于 3 分钟。3.肌内注射：本品应用灭菌注射用水溶解，之后可用利多卡因稀释。4.可致戒酒硫反应，应用本品时应避免饮酒及饮用含有乙醇的饮料。

头孢他啶（注射剂[乙]）

【其他名称】复达欣，注射用头孢他啶

【主要作用】第三代头孢菌素，对大肠埃希菌、肺炎杆菌等肠杆菌科细菌和流感嗜血杆菌、铜绿假单胞菌等有高度抗菌活性。

【适应证】敏感革兰阴性菌所致的败血症、下呼吸道感染、腹腔和胆道感染、复杂性尿路感染和严重皮肤软组织感染等。对于由多种耐药革兰阴性杆菌引起的免疫缺陷者感染、医院内感染以及革兰阴性菌或铜绿假单胞菌所致中枢神经系统感染尤为适用。

【用法用量】静脉注射或静脉滴注　1.成人　（1）败血症、下呼吸道感染、胆道感染：一日 4~6g，分 2~3 次给药，疗程 10~14 日。（2）泌尿系统感染和重度皮肤软组织感染：一日 2~4g，分 2 次给药，疗程 7~14 日。（3）危及生命的感染、严重铜绿假单胞菌感染

和中枢神经系统感染：可增量至一日 0.15~0.2g/kg，分 3 次给药。2. 婴幼儿：常用剂量为一日 30~100mg/kg，分 2~3 次静脉滴注。

【特别提醒】1. 应用前应仔细询问对头孢菌素类过敏反应史，对头孢菌素类过敏者禁用。2. 以生理盐水、5% 葡萄糖注射液或乳酸钠稀释成的静脉注射液，室温下存放不宜超过 24 小时。3. 本品在碳酸氢钠注射液内的稳定性较差，不推荐用此注射液作稀释液。4. 不应与氨基糖苷类抗生素混合在同一给药系统或注射器内。

头孢唑肟（注射剂[乙]）

【其他名称】注射用头孢唑肟钠

【主要作用】第三代头孢菌素，具广谱抗菌作用，通过抑制细菌细胞壁粘肽的生物合成达到杀菌作用。

【适应证】敏感菌所致的下呼吸道感染、尿路感染、腹腔感染、盆腔感染、败血症、皮肤软组织感染、骨和关节感染、肺炎链球菌或流感嗜血杆菌所致脑膜炎和单纯性淋病。

【用法用量】静脉注射或静脉滴注　1. 成人：一次 1~2g，每 8~12 小时给药 1 次；严重感染者可增至一次 3~4g，每 8 小时给药 1 次；治疗非复杂性尿路感染，一次 0.5g，每 12 小时给药 1 次。2. 6 个月及以上的婴儿和儿童：一次 50mg/kg，每 6~8 小时给药 1 次。

【特别提醒】1. 应用前应仔细询问对头孢菌素类过敏反应史，对头孢菌素类过敏者禁用。2. 可用注射用水、氯化钠注射液、5% 葡萄糖注射液溶解后缓慢静脉注射。3. 本品可以加在 10% 葡萄糖注射液、电解质注射液或氨基酸注射液中静脉滴注 0.5~2 小时。4. 本品溶解后在室温下放置不宜超过 7 小时。

四、第四代头孢菌素

头孢吡肟（注射剂[乙]）

【其他名称】马斯平，注射用盐酸头孢吡肟

【主要作用】第四代头孢菌素，广谱抗菌药物，高度耐受多数 β-内酰胺酶的水解，并可迅速渗入革兰阴性菌细胞内。

【适应证】敏感细菌引起的中至重度感染，包括下呼吸道感染、单纯性下尿路感染和复杂性尿路感染、非复杂性皮肤和皮肤软组织感染、复杂性腹腔内感染、妇产科感染、败血症以及中性粒细胞减少伴发热患者的经验治疗。也可用于儿童细菌性脑脊髓膜炎。

【用法用量】静脉滴注或深部肌内注射　1. 成人和 16 岁以上儿童或体重 ≥ 40kg 以上儿童：每次 1~2g，每 12 小时给药 1 次，疗程 7~10 天；重度尿路感染，每次 2g，每 12 小时给药 1 次，疗程 10 天；严重感染并危及生命，每 8 小时给药 2g；中性粒细胞减少伴发热，每次 2g，每 8 小时给药 1 次，疗程 7~10 天或至中性粒细胞减少缓解。2. 2 月 ~12 岁儿童：40mg/kg，每 12 小时给药 1 次，疗程 7~14 天；细菌性脑脊髓膜炎，50mg/kg，每 8 小时给药 1 次；中性粒细胞减少伴发热经验治疗，50mg/kg，每 12 小时给药 1 次，疗程与成人相同。

【特别提醒】1.使用本品前，应该确定患者是否有头孢菌素类药物，青霉素或其他 β‑内酰胺类抗生素过敏史。2.对于严重或危及生命的病例，应首选静脉给药。3.静脉注射时，可使用灭菌注射用水、5%葡萄糖注射液或0.9%氯化钠注射液溶解，在3~5分钟内注射完毕。4.静脉滴注时，可将本品1~2g溶于50~100ml 0.9%氯化钠注射液、5%或10%葡萄糖注射液、葡萄糖氯化钠注射液中，药物浓度不超过40ml/ml，约30分钟滴注完毕。5.肌内注射：0.5~1g分别加1.5~3ml注射用溶液溶解后，经深部肌内注射。

头孢匹罗（注射剂^[乙]）

【其他名称】注射用硫酸头孢匹罗
【主要作用】第四代头孢菌素，对 β‑内酰胺酶稳定。
【适应证】呼吸道感染、合并上（肾盂肾炎）及下泌尿道感染、皮肤及软组织感染、中性粒细胞减少患者的感染、菌血症（败血症）。
【用法用量】**静脉给药** 1.合并上下泌尿道感染：每次1.0g，每12小时给药1次。2.皮肤及软组织感染：每次1.0g，每12小时给药1次。3.下呼吸道感染：每次1.0g或2.0g，每12小时给药1次。4.菌血症/败血症及严重感染：每次2.0g，每12小时给药1次。5.中性粒细胞减少患者的感染：每次2.0g，每12小时给药1次。6.严重的泌尿系统及皮肤、软组织感染：单位剂量可增至2.0g。
【特别提醒】1.应用前应仔细询问对头孢菌素类过敏反应史，对头孢菌素类过敏者禁用。2.静脉注射：1.0g或2.0g分别溶解于10 ml或20 ml灭菌注射用水，然后在3~5分钟内将药液直接注入静脉内或夹闭的输液管道的远端部分。3.静脉滴注：1.0或2.0g溶于100 ml 0.9%氯化钠溶液、林格液、5%或10%葡萄糖注射液、5%果糖注射液或5%葡萄糖+0.9%氯化钠注射液，在20~30分钟内输完。

第五节 单酰胺类

氨曲南（注射剂^[乙]）

【其他名称】注射用氨曲南
【主要作用】单酰胺类抗生素，不诱导细菌产生 β‑内酰胺酶，同时对细菌产生的大多数 β‑内酰胺酶高度稳定。
【适应证】敏感需氧革兰阴性菌所致的各种感染，如尿路感染、下呼吸道感染、败血症、腹腔内感染、妇科感染、术后伤口及烧伤、溃疡等皮肤软组织感染等。
【用法用量】**静脉注射、静脉滴注、肌内注射** 1.尿路感染：一次0.5~1g，8~12小时给药1次。2.中重度感染：一次1~2g，8~12小时给药1次。3.危及生命或铜绿假单胞菌严重感染：一次2g，6~8小时给药1次；最高剂量每日8g。
【特别提醒】1.对氨曲南有过敏者禁用。2.肌内注射：1g至少用注射用水或0.9%氯化钠注射液3ml溶解，深部肌内注射。3.静脉注射：1g用注射用水6~10ml溶解，于3~5

分钟内缓慢注入静脉。4.静脉滴注：1g 至少用注射用水 3ml 溶解，再用适量输液（0.9%氯化钠注射液、5%或10%葡萄糖注射液或林格注射液）稀释，浓度不超过 2%，滴注时间 20~60 分钟。

第六节　碳青霉烯类和青霉烯类

比阿培南（注射剂[乙]）

【其他名称】天册，注射用比阿培南
【主要作用】碳青霉烯类抗生素，通过抑制细菌细胞壁的合成而发挥抗菌作用，对革兰阳性、革兰阴性的需氧和厌氧菌有广谱抗菌活性。
【适应证】敏感细菌所引起的败血症、肺炎、肺脓肿、慢性呼吸道疾病引起的继发感染、复杂性膀胱炎、肾盂肾炎、腹膜炎、子宫旁结缔组织炎等。
【用法用量】静脉滴注　成人每日 0.6g，分 2 次滴注，每次 30~60 分钟。1 天最大剂量不超过 1.2g。
【特别提醒】1. 0.3g 溶解于 100ml 生理盐水或葡萄糖注射液中静脉滴注。2. 本品可导致丙戊酸血药浓度降低，有可能使癫痫复发，因此本品不宜与丙戊酸类制剂合用。

厄他培南（注射剂[乙]）

【其他名称】怡万之，注射用厄他培南钠
【主要作用】碳青霉烯类抗生素，通过厄他培南与 PBPs 结合，抑制细菌细胞壁的合成。对 β-内酰胺酶引起的水解均有较好的稳定性。
【适应证】敏感菌株引起的下列中度至重度感染：继发性腹腔感染、复杂性皮肤及附属器感染、社区获得性肺炎、复杂性尿道感染、急性盆腔感染、菌血症。
【用法用量】肌内注射或静脉滴注　1. 13 岁及以上患者：常用剂量 1g，每日 1 次。继发性腹腔内感染，成人每日 1g，疗程为 5~14 日。复杂性皮肤及附属器感染，成人每日 1g，疗程为 7~14 日。社区获得性肺炎：成人每日 1g，疗程为 10~14 日。复杂性尿路感染，成人每日 1g，疗程为 10~14 日。急性盆腔感染：成人每日 1g，疗程为 3~10 日；肌酐清除率 ≤ 30ml/（min·1.73m^2）：每日 500mg。2. 3 个月 ~12 岁患者：常用剂量为 15mg/kg，每日 2 次（每天不超过 1g）。
【特别提醒】1. 静脉滴注给药，不得使用含有葡萄糖的稀释液，输注时间应超过 30 分钟，最长可使用 14 天。2. 静脉输注液：可用注射用水、0.9%氯化钠注射液溶解，0.9%氯化钠注射液稀释，配制好的溶液应在 6 小时内使用。3. 肌内注射：用 1%利多卡因注射液（不含肾上腺素）溶解，充分振摇，选择大的肌肉群作深部肌内注射。

美罗培南（注射剂[乙]）

【其他名称】美平，注射用美罗培南

【主要作用】碳青霉烯类，通过其共价键与 PBPs 结合，从而抑制细菌细胞壁的合成，起抗菌作用。

【适应证】敏感菌引起的下列感染：呼吸系统感染，腹内感染，泌尿、生殖系统感染，复杂性膀胱炎，子宫附件炎，子宫内感染，盆腔炎，子宫结缔组织炎，骨、关节及皮肤、软组织感染，眼及耳鼻喉感染及其他严重感染等。

【用法用量】静脉给药　1. 成人：①常规剂量，每 8 小时给药 0.5~1g。②脑膜炎，每 8 小时给药 2g。③有发热特征的中性粒细胞减少症，每 8 小时给药 1g。④合并腹内感染和敏感菌引起的腹膜炎，每 8 小时给药 1g。⑤皮肤和软组织感染，每 8 小时给药 0.5g。⑥尿路感染，一次 0.5g，一日 3 次。2. 儿童：一次 10~20mg/kg，一日 3 次。

【特别提醒】1. 本品可用溶剂：0.9%氯化钠注射液、5%或 10%葡萄糖注射液、5%葡萄糖生理盐水注射液等。2. 以适宜溶液稀释后在 15~30 分钟内静脉滴注或用无菌注射用水稀释后在 3~5 分钟内静脉注射。3. 静脉注射时间应大于 5 分钟，静脉滴注时间应大于 15~30 分钟。4. 本品溶液呈无色或微黄色透明状液体，颜色的浓淡不影响本品的效果。5. 配制好的静脉滴注液应立即使用，本品用生理盐水溶解时，室温下应于 6 小时以内使用，溶液不可冷冻。

亚胺培南西司他丁（注射剂[乙]）

【其他名称】泰能，注射用亚胺培南西司他丁钠

【主要作用】广谱 β - 内酰胺类抗生素，对革兰阳性、阴性的需氧和厌氧菌具有抗菌作用。具有较好的耐酶性能，与其他 β - 内酰胺类药物间较少出现交叉耐药性。

【适应证】敏感菌所致的各种感染，特别用于多种细菌联合感染和需氧菌及厌氧菌的混合感染，如腹膜炎、肝胆感染、腹腔内脓肿、阑尾炎、妇科感染、下呼吸道感染、皮肤和软组织感染、尿路感染、骨和关节感染以及败血症等。

【用法用量】静脉滴注　1. 成人：（以亚胺培南计）一次 0.25~1g，一日 2~4 次；中度感染一次 1g，一日 2 次。2. 儿童：体重 ≥ 40kg，按成人剂量；体重 <40kg，15mg/kg，每 6 小时给药 1 次。每天总剂量不超过 2g。

【特别提醒】1. 静脉滴注可选用等渗氯化钠注射液、5% ~10%葡萄糖注射液或 5%葡萄糖加 0.9%氯化钠注射液作溶剂，每 0.5g 药物用 100ml 溶剂，制成 5mg/ml 液体，缓缓滴注。2. 静脉滴注液配制时，从装有 100ml 稀释液的输注容器中取出 10ml，加入本品药瓶中，摇匀。将混悬液转移至输注容器中。3. 本品不可与含乳酸钠的输液或其他碱性药液配伍。

法罗培南（片剂，胶囊）[乙]

【其他名称】法罗培南钠片，法罗培南钠胶囊，法罗培南钠颗粒

【主要作用】青霉烯类口服抗生素，对各种 PBP 具有高亲和性，对各种细菌产生 β - 内酰胺酶稳定，对 β - 内酰胺酶产生菌具有较强抗菌活性。

【适应证】敏感菌所致泌尿系统感染，呼吸系统感染，子宫附件炎、子宫内感染、前庭大

腺炎，浅表性皮肤感染症、深层皮肤感染症、痤疮，淋巴管炎、淋巴结炎、乳腺炎、肛周脓肿、外伤、烫伤和手术创伤等继发性感染，泪囊炎、睑腺炎，睑板腺炎、角膜炎，外耳炎、中耳炎、鼻窦炎，牙周组织炎、牙周炎。

【用法用量】口服　1. 皮肤感染、淋巴炎症、乳腺炎、外伤和手术创伤等（浅表性）继发感染、咽喉炎症、子宫炎症、前庭大腺炎、眼部炎症、外耳炎、牙周炎症：一次 150~200mg，一日 3 次。2. 肺炎、肺脓肿，肾盂肾炎、膀胱炎、前列腺炎、睾丸炎、中耳炎、鼻窦炎：一次 200~300mg，一日 3 次。

【特别提醒】1. 对青霉素类、头孢菌素类或碳青霉烯类药物有过敏史者慎用。2. 本品限有药敏试验证据时使用。

第七节　磺胺类

甲氧苄啶（片剂^[乙]）

【其他名称】甲氧苄啶片，甲氧苄啶注射液

【主要作用】抑菌剂，选择性抑制细菌二氢叶酸还原酶的活性，与磺胺药合用可使细菌叶酸合成代谢遭到双重阻断，有协同作用。

【适应证】敏感菌所致的急性单纯性下尿路感染初发病例。

【用法用量】口服　成人一次 0.1g，每 12 小时 1 次，或一次 0.2g，一日 1 次，疗程 7~10 日。**静脉滴注**　成人一次 30~100mg，一日 80~200mg。

【特别提醒】1. 本品易产生耐药性，应与磺胺药如磺胺甲噁唑或磺胺嘧啶联合用药。2. 本品可空腹服用，如有胃肠道刺激症状时也可与食物同服。3. 新生儿、早产儿及 2 个月以下婴儿，严重肝肾疾病患者，白细胞减少、血小板减少、紫癜等血液病患者禁用。3. 与环孢素合用可增加肾毒性。

磺胺嘧啶（片剂^[甲]，混悬剂^[乙]，注射剂^[甲]）

【其他名称】磺胺嘧啶片，磺胺嘧啶混悬液，磺胺嘧啶钠注射液

【主要作用】广谱抗菌剂，可竞争性作用于细菌体内的二氢叶酸合成酶，从而阻止细菌合成所需的叶酸，减少具有代谢活性的四氢叶酸合成，抑制细菌生长繁殖。

【适应证】1. 溶血性链球菌、脑膜炎球菌、肺炎球菌等感染。2. 敏感脑膜炎奈瑟菌所致的脑膜炎。3. 敏感菌所致的急性支气管炎、轻症肺炎、星形奴卡菌病、对氯喹耐药的恶性疟疾治疗的辅助用药、与乙胺嘧啶联合用药治疗鼠弓形虫引起的弓形虫病。

【用法用量】口服　1. 一般感染：成人一次 1g，一日 2 次，首次剂量加倍；2 个月以上婴儿及小儿，一次 25~30mg/kg，一日 2 次，首次剂量加倍，总量不超过 2g　2. 预防流行性脑脊髓膜炎：成人一次 1g，一日 2 次，疗程 2 日；2 个月以上婴儿及小儿，每日 0.5g，疗程 2~3 日。**静脉注射或静脉滴注**　1. 严重感染如流行性脑脊髓膜炎：成人首剂 50mg/kg，

继以每日 100mg/kg，分 3~4 次给药。2. 2 个月以上儿童：一般感染，每日 50~75mg/kg，分 2 次给药；流行性脑脊髓膜炎，每日 100~150mg/kg，分 3~4 次给药。

【特别提醒】1. 本品混悬液服用时需摇匀。2. 本品注射剂仅供重病患者应用，病情改善后应尽早改为口服给药，不宜做皮下或鞘内注射。3. 本品注射剂需用无菌注射用水或生理盐水稀释成 5% 的溶液，缓慢静脉注射，静脉滴注浓度 ≤ 1%。4. 应用磺胺药期间多饮水，保持高尿流量以防结晶尿的发生，必要时亦可服药碱化尿液。

磺胺多辛（片剂[乙]）

【其他名称】磺胺多辛片

【主要作用】长效磺胺类药物，具广谱抗菌作用，可与对氨基苯甲酸（PABA）竞争性作用于细菌体内的二氢叶酸合成酶，阻止细菌所需叶酸，抑制细菌生长繁殖。

【适应证】溶血性链球菌、肺炎球菌及志贺菌属等细菌感染，现已少用。本品与乙胺嘧啶联合可用于防治耐氯喹的恶性疟原虫所致的疟疾，也可用于疟疾的预防。

【用法用量】口服　首次 1~1.5g，以后 0.5~1g，每 4~7 日服 1 次。

【特别提醒】1. 可引起结晶尿，服用期间应保持充足进水量，疗程长、剂量大时除多饮水外宜同服碳酸氢钠，以增加本品溶解度使排泄增多。2. 禁忌用于新生儿及 2 月以下婴儿。

复方磺胺甲𫫇唑（片剂[甲]，胶囊[甲]，注射剂[乙]）

【其他名称】复方磺胺甲𫫇唑片，复方磺胺甲𫫇唑胶囊，复方磺胺甲𫫇唑分散片，复方磺胺甲𫫇唑颗粒，复方磺胺甲𫫇唑口服混悬液，复方磺胺甲𫫇唑注射液

【主要作用】磺胺甲𫫇唑与甲氧苄啶的复方制剂，分别作用于二氢叶酸合成酶和二氢叶酸还原酶，两者合用可使细菌叶酸代谢受到双重阻断。

【适应证】敏感菌株所致的尿路感染、2 岁以上小儿急性中耳炎、成人慢性支气管炎急性发作、肠道感染、志贺菌感染、卡氏肺孢子虫肺炎、腹泻。

【用法用量】口服　1. 成人：治疗细菌性感染，一次 0.8g（按磺胺甲𫫇唑计），每 12 小时服用 1 次；治疗卡氏肺孢子虫肺炎，一次 18.75~25mg/kg，每 6 小时服用 1 次；预防用药，开始一次 0.8g，一日 2 次，继以相同剂量一日服 1 次，或一周服 3 次。2. 小儿：治疗细菌感染，2 个月以上体重 <40kg，一次 20~30mg/kg，每 12 小时给药 1 次；体重 ≥ 40kg，同成人常用量。肌内注射　1. 成人：一次 0.4g，一日 1~2 次。2. 小儿：2 个月以上体重 <40kg，一次 8~12mg/kg，每 12 小时给药 1 次；体重 ≥ 40kg，同成人常用量。

【特别提醒】1. 颗粒用饮用水冲服。2. 口服混悬液服前摇匀。3. 可引起结晶尿，服用期间应保持充足进水量，疗程长、剂量大时除多饮水外宜同服碳酸氢钠，以增加本品溶解度使排泄增多。4. 2 个月以下小儿、巨幼红细胞性贫血者、重度肝肾功能损害者禁用。

小儿复方磺胺甲𫫇唑（片剂[甲]，颗粒剂[乙]，口服散剂[乙]）

【其他名称】小儿复方磺胺甲𫫇唑片，小儿复方磺胺甲𫫇唑颗粒，小儿复方磺胺甲𫫇唑散

【主要作用】磺胺甲噁唑与甲氧苄啶的复方制剂，分别作用于二氢叶酸合成酶和二氢叶酸还原酶，两者合用可使细菌叶酸代谢受到双重阻断。

【适应证】敏感菌株所致的尿路感染、2 岁以上小儿急性中耳炎、呼吸道感染、肠道感染、卡氏肺孢子虫肺炎及腹泻。

【用法用量】口服　1. 细菌感染：2 个月以上体重 40kg 以下的婴幼儿一次 20~30mg/kg（按磺胺甲噁唑计），每 12 小时 1 次；体重 ≥ 40kg 的小儿剂量同成人常用量。2. 寄生虫感染如卡氏肺孢子虫肺炎：一次 18.75~25mg/kg，每 6 小时 1 次。

【特别提醒】1. 颗粒剂和散剂服用时需用温开水冲服。2. 可引起结晶尿，服用期间应保持允足进水量，疗程长、剂量人时除多饮水外宜同服碳酸氢钠，以增加本品溶解度使排泄增多。3.2 个月以下小儿、巨幼细胞贫血者、重度肝肾功能损害者禁用。

联磺甲氧苄啶（片剂，胶囊）[乙]

【其他名称】联磺甲氧苄啶片，联磺甲氧苄啶胶囊

【主要作用】为磺胺甲噁唑、磺胺嘧啶和甲氧苄啶的复方制剂。前两者均能与对氨基苯甲酸竞争二氢叶酸合成酶，后者抑制细菌二氢叶酸还原酶，合用时对细菌合成四氢叶酸过程起双重阻断作用。

【适应证】敏感菌所致的尿路感染、肠道感染、成人慢性支气管炎急性发作、急性中耳炎等。

【用法用量】口服　一次 0.4g（按磺胺甲噁唑计），一日 2 次，首次剂量加倍。慢性支气管炎急性发作疗程至少 10~14 日；尿路感染疗程 7~10 日；细菌性痢疾 5~7 日；急性中耳炎 10 日。

【特别提醒】1.2 个月以下小儿、巨幼细胞贫血者、重度肝肾功能损害者禁用。2. 可引起结晶尿，服用期间应保持充足进水量，疗程长、剂量大时除多饮水外宜同服碳酸氢钠，以增加本品溶解度使排泄增多。

第八节　大环内酯类

阿奇霉素（240）　　　　琥乙红霉素（242）　　　　乙酰螺旋霉素（243）
地红霉素（241）　　　　克拉霉素（242）
红霉素（241）　　　　　罗红霉素（242）

阿奇霉素（片剂[甲]，胶囊[甲]，颗粒[甲]，干混悬剂[乙]，注射剂[乙]）

【其他名称】希舒美，阿奇霉素片，阿奇霉素胶囊，阿奇霉素颗粒，阿奇霉素干混悬剂，注射用阿奇霉素，注射用乳糖酸阿奇霉素，盐酸阿奇霉素注射液

【主要作用】大环内酯类，主要与细菌核糖体的 50S 亚单位结合，抑制依赖于 RNA 的蛋白合成。

【适应证】敏感菌引起的急性咽炎、急性扁桃体炎、鼻窦炎、中耳炎、急性支气管炎、慢性支气管炎急性发作、肺炎、尿道炎、宫颈炎、皮肤软组织感染。

【用法用量】口服　1. 成人：①沙眼衣原体或敏感淋病奈瑟菌所致传播性疾病，单次口

服 1.0g；②其他感染的治疗，第一日 0.5g 顿服，第 2~5 日，一日 0.25g 顿服；或一日 0.5g 顿服，连服 3 日。

2. 儿童：①中耳炎、肺炎，第 1 日，10mg/kg 顿服（一日不超过 0.5g），第 2~5 日，每日 5mg/kg 顿服（一日不超过 0.25g）。②小儿咽炎、扁桃体炎，一日 12mg/kg 顿服（一日不超过 0.5g），连服 5 日。**静脉滴注** 1. 社区获得性肺炎：成人一次 0.5g，一日 1 次，至少连续用药 2 日，继之换用阿奇霉素口服制剂，一日 0.5g，7~10 日为一个疗程。2. 盆腔炎性疾病：成人一次 0.5g，一日 1 次，用药 1 日或 2 日后，改用阿奇霉素口服制剂，一日 0.25g，7 日为一个疗程。

【特别提醒】1. 干混悬剂需要溶于水中，服用前搅拌均匀。可与食物同时服用。2. 颗粒剂可加入适量凉开水，溶解摇匀后口服，在饭前 1 小时或饭后 2 小时服用。3. 分散片可直接用水吞服，也可放入适量温开水中搅拌均匀后服用，在饭前 1 小时或饭后 2 小时服用。4. 本品注射剂用适量注射用水充分溶解，再加到氯化钠注射液或 5% 葡萄糖注射液 250~500ml 中，本品 0.5g 稀释后的滴注时间不少于 60 分钟。

地红霉素（片剂，胶囊）[甲]

【其他名称】地红霉素肠溶片，地红霉素肠溶胶囊

【主要作用】大环内酯类抗生素，为红霉胺的前体药物，通过与敏感生物的 50S 核糖体亚基结合，抑制细菌蛋白质合成。

【适应证】12 岁以上患者敏感菌引起的慢性支气管炎急性发作、急性支气管炎、社区获得性肺炎、鼻咽炎和扁桃体炎、单纯性皮肤和软组织感染。

【用法用量】口服 1. 慢性支气管炎急性发作：一次 0.5g，一日 1 次，疗程 5~7 天。2. 急性支气管炎：一次 0.5g，一日 1 次，疗程 7 天。3. 社区获得性肺炎：一次 0.5g，一日 1 次，疗程 14 天。4. 咽炎和扁桃体炎：一次 0.5g，一日 1 次，疗程 10 天。5. 单纯性皮肤和软组织感染：一次 0.5g，一日 1 次，疗程 5~7 天。

【特别提醒】本品肠溶制剂可与食物同服或饭后 1 小时内服用，不得分割、压碎、咀嚼。

红霉素（片剂，胶囊，注射剂）[甲]

【其他名称】红霉素片，红霉素肠溶胶囊，注射用乳糖酸红霉素

【主要作用】大环内酯类抗生素，通过与敏感细菌核糖体 50S 亚基结合，从而抑制细菌蛋白质合成。

【适应证】青霉素过敏患者治疗溶血性链球菌，肺炎链球菌所致的急性扁桃体炎、急性咽炎、鼻窦炎，溶血性链球菌所致猩红热、蜂窝织炎，白喉及白喉带菌者，气性坏疽、炭疽、破伤风，放线菌病，梅毒，李斯特菌病等的替代治疗，敏感菌所致的军团病、肺炎、泌尿生殖系感染、结膜炎、口腔感染、肠炎和百日咳的治疗。

【用法用量】口服 成人一日 0.75~2g，分 3~4 次服用；治疗军团菌病，一日 2~4g，分 4 次服用；小儿一日 30~50mg/kg，分 3~4 次服用。**静脉滴注** 成人一次 0.5~1.0g，一日 2~3 次；军团菌病一日 3~4g，分 4 次滴注；小儿每日 20~30mg/kg，分 2~3 次滴注。

【特别提醒】1. 本品肠溶胶囊服用时需整粒吞服，不得分割、压碎、咀嚼。2. 本品注射剂 0.5g 加灭菌注射用水 10ml 溶解，然后加入生理盐水或其他电解质溶液中稀释，红霉素浓度

在 1% ~5% 以内，缓慢静脉滴注。溶解后也可加入含葡萄糖的溶液稀释，每 100ml 溶液中加入 4% 碳酸氢钠 1ml。

琥乙红霉素（片剂，胶囊，颗粒剂）[乙]

【其他名称】琥乙红霉素片，琥乙红霉素胶囊，琥乙红霉素口腔崩解片，琥乙红霉素分散片，琥乙红霉素颗粒，琥乙红霉素干混悬剂

【主要作用】大环内酯类抗生素，抑菌剂，但在高浓度时对某些细菌也具杀菌作用。

【适应证】青霉素过敏患者治疗下列感染的替代用药：急性扁桃体炎、急性咽炎、鼻窦炎、猩红热、蜂窝织炎，白喉及白喉带菌者，气性坏疽、炭疽、破伤风，放线菌病，梅毒，李斯特菌病等。也可用于敏感菌所致的军团病，肺炎，泌尿生殖系感染，淋病奈瑟菌感染，口腔感染，肠炎，百日咳，风湿热复发、感染性心内膜炎及口腔、上呼吸道医疗操作时的预防用药。

【用法用量】口服　1. 成人：一日 1.6g，分 2~4 次服用；军团菌病，一次 0.4~1.0g，一日 4 次，一日不超过 4g。预防链球菌感染，一次 0.4g，一日 2 次。2. 小儿：一次 7.5~12.5mg/kg，一日 4 次；或一次 15~25mg/kg，一日 2 次；严重感染时每日量可加倍，分 4 次服用。百日咳，一次 10~12.5mg/kg，一日 4 次，疗程 14 日。

【特别提醒】1. 干混悬剂应加入适量凉开水，摇匀后口服。2. 口腔崩解片应置口腔内，崩解分散后随唾液吞咽；或用少量水含化后吞服；或置温水中化开后饮服，进餐前后均可服用。3. 分散片可以直接口服也可溶于水中后服用。4. 咀嚼片需要嚼碎后咽下。

克拉霉素（片剂，胶囊，颗粒剂）[乙]

【其他名称】克拉霉素片，克拉霉素胶囊，克拉霉素干混悬剂，克拉霉素颗粒，克拉霉素缓释片，克拉霉素缓释胶囊

【主要作用】大环内酯类抗生素，通过阻碍细胞核蛋白 50S 亚基的联结，抑制蛋白合成而产生抑菌作用。

【适应证】敏感菌所引起的鼻咽感染、下呼吸道感染、皮肤软组织感染、急性中耳炎、肺炎、尿道炎及宫颈炎、军团菌感染等，或与其他药物联合用于鸟分枝杆菌感染、HP 感染的治疗。

【用法用量】口服　1. 普通剂型：成人常用量一次 0.25g，每 12 小时给药 1 次；重症感染者一次 0.5g，每 12 小时给药 1 次；6 个月以上儿童，一次 7.5mg/kg，每 12 小时给药 1 次。2. 缓释制剂：成人常用量一次 0.5g，每日 1 次；重症感染者一次 1.0g，每日 1 次。

【特别提醒】1. 干混悬剂或颗粒剂可放入适量温开水中，搅拌均匀后口服。2. 分散片可以直接口服也可溶于水中后服用。3. 缓释制剂应餐中服用，不要压碎或咀嚼。4. 缓释片不用于 12 岁以下儿童。

罗红霉素（片剂，胶囊）[乙]

【其他名称】罗红霉素片，罗红霉素胶囊，罗红霉素颗粒，罗红霉素干混悬剂，罗红霉素缓释片，罗红霉素缓释胶囊

【主要作用】大环内酯类抗生素，可透过细菌细胞膜与细菌核糖体的 50S 亚基成可逆性结

合，抑制细菌蛋白质的合成。

【适应证】敏感菌所致的咽炎及扁桃体炎、鼻窦炎、中耳炎、急性支气管炎、慢性支气管炎急性发作、肺炎、尿道炎和宫颈炎及皮肤软组织感染。

【用法用量】口服 1.普通剂型：成人，一次 150mg，一日 2 次，也可一次 300mg，一日 1 次；儿童，一次 2.5~5mg/kg，一日 2 次。一般疗程为 5~12 日。2.缓释剂型：成人一次 300mg，一日 1 次，疗程 7~10 天。

【特别提醒】1.干混悬剂或颗粒剂可加适量凉开水，摇匀后口服。2.分散片可以直接口服也可溶于水中，空腹口服。3.缓释胶囊需空腹整粒吞服，不要压碎或咀嚼。4.缓释制剂不适合儿童用药。

乙酰螺旋霉素（片剂，胶囊）[乙]

【其他名称】乙酰螺旋霉素片，乙酰螺旋霉素胶囊

【主要作用】大环内酯类，与敏感微生物的核糖体 50S 亚单位结合，抑制依赖于 RNA 的蛋白质合成而发挥抑菌作用。

【适应证】敏感菌所致的轻、中度感染，如咽炎、扁桃体炎、鼻窦炎、中耳炎、牙周炎、急性支气管炎、慢性支气管炎急性发作、肺炎、非淋菌性尿道炎、皮肤软组织感染，亦可用于隐孢子虫病或作为治疗妊娠期妇女弓形体病的选用药物。

【用法用量】口服 成人，一次 0.2~0.3g，一日 4 次，首次加倍；儿童，一日 20~30mg/kg，分 4 次服用。

【特别提醒】1.对红霉素及其他大环内酯类过敏的患者禁用。2.本品不宜与麦角同时服用。

第九节 林可胺类

克林霉素（片剂，胶囊，注射剂）[甲]

【其他名称】盐酸克林霉素片，盐酸克林霉素胶囊，注射用盐酸克林霉素，盐酸克林霉素注射液，盐酸克林霉素氯化钠注射液，盐酸克林霉素葡萄糖注射液

【主要作用】抗菌谱与林可霉素相同，抗菌活性较林可霉素强 4~8 倍，对需氧革兰阳性球菌有较高抗菌活性。

【适应证】由链球菌属、葡萄球菌属及厌氧菌等敏感菌株所致的感染，如中耳炎、鼻窦炎、化脓性扁桃体炎、肺炎；皮肤软组织感染；在治疗骨和关节感染、腹腔感染、盆腔感染、脓胸、肺脓肿、骨髓炎、败血症等，可根据情况单用或与其他抗菌药联合应用。

【用法用量】口服 1.成人：一次 0.15~0.3g，一日 4 次，重症感染可增至一次 0.45g，一日 4 次。2.儿童：4 周或 4 周以上小儿，一日 8~16mg/kg，分 3~4 次口服。肌内注射或静脉滴注 1.成人：中度感染一日 0.6~1.2g，分 2~3 次给药；严重感染一日 1.2~2.7g，分 2~3 次给药。2.儿童：中度感染 15~25mg/（kg·d），分 2~3 次给药；严重感染 25~40mg/（kg·d），分 2~3 次给药。

【特别提醒】1. 静脉滴注时，本品 0.3g 用生理盐水或 5％葡萄糖注射液 100ml 稀释，静脉滴注 30 分钟。2. 肌内注射一次不能超过 0.6g，超过此容量应改为静脉给药。

克林霉素磷酸酯（片剂，胶囊，注射剂）[甲]

【其他名称】克林霉素磷酸酯片，克林霉素磷酸酯胶囊，注射用克林霉素磷酸酯，克林霉素磷酸酯注射液

【主要作用】本品为化学半合成的克林霉素衍生物，它在体外无抗菌活性，进入机体迅速水解为克林霉素而显示药理活性，主要对革兰阳性球菌及厌氧菌有很强的抗菌活性。

【适应证】治疗由敏感细菌（如厌氧菌与葡萄球菌、链球菌、肺炎球菌等）引起的感染；呼吸道感染；泌尿系统感染；五官感染及皮肤软组织感染等。

【用法用量】口服　1. 成人：一次 0.15~0.3g，一日 3~4 次。2. 小儿：每日 10~20mg/kg，分 3~4 次服用。**静脉滴注或肌内注射**　1. 中度感染：成人，每日 0.6~1.2g，每 12 小时、8 小时、6 小时给药 1 次。儿童，每日 15~25mg/kg，每 8 小时或 6 小时给药 1 次。2. 严重感染：成人，每日 1.2~2.7g，每 12 小时、8 小时、6 小时给药 1 次。儿童，每日 25~40mg/kg，每 8 小时或 6 小时给药 1 次。

【特别提醒】1. 肌内注射需将本品用生理盐水配制成 50~150mg/ml 澄明液体并立即使用。2. 静脉滴注需将本品 0.6g 用生理盐水或 5％葡萄糖注射液 100~200ml 稀释成低于 6mg/ml 浓度，每 100ml 滴注时间不少于 30 分钟

克林霉素棕榈酸酯（分散片[甲]，干混悬剂[乙]，颗粒剂[乙]）

【其他名称】盐酸克林霉素棕榈酸酯分散片，盐酸克林霉素棕榈酸酯干混悬剂，盐酸克林霉素棕榈酸酯颗粒

【主要作用】克林霉素的衍生物，体外无抗菌活性，在体内经酯酶水解形成克林霉素而发挥抗菌活性，通过抑制细菌蛋白质的合成而作用于革兰阳性球菌和厌氧菌。

【适应证】革兰阳性菌引起的扁桃体炎、化脓性中耳炎、鼻窦炎等，急性支气管炎、慢性支气管炎急性发作、肺炎、肺脓肿和支气管扩张合并感染等，皮肤和软组织感染，泌尿系统感染及骨髓炎、败血症、腹膜炎和口腔感染等；还可用于厌氧菌引起的各种感染性疾病。

【用法用量】口服　1. 成人：一次 150~300mg，重症感染 450mg，一日 4 次。2. 儿童：一日 8~25mg/kg，分 3~4 次服用；体重 10kg 以下幼儿每次服药应不少于 37.5mg，一日 3 次。

【特别提醒】1. 干混悬剂或颗粒剂用温开水冲服。2. 分散片可以直接口服也可溶于水中，空腹口服。

林可霉素（片剂[乙]，胶囊[乙]，注射剂[甲]）

【其他名称】盐酸林可霉素片，盐酸林可霉素胶囊，盐酸林可霉素注射液，注射用盐酸林可霉素

【主要作用】其作用机制在于敏感菌核糖体的 50S 亚基，阻止肽链的延长，从而抑制细菌细胞的蛋白质合成，一般系抑菌剂，但在高浓度时，对某些细菌也具有杀菌作用。

【适应证】敏感葡萄球菌属、链球菌属、肺炎链球菌及厌氧菌所致的呼吸道感染、皮肤软组织感染、女性生殖道感染和盆腔感染及腹腔感染等。

【用法用量】**肌内注射** 成人一日 0.6~1.2g，分次给药；小儿，每日 10~20mg/kg，分次给药。**静脉滴注** 成人一次 0.6g，每 8 小时或 12 小时给药 1 次；小儿，每日 10~20mg/kg。**口服** 成人一日 1.5~2g，分 3~4 次给药；儿童，每日 30~60mg/kg，分 3~4 次给药。

【特别提醒】静脉滴注时每 0.6g 溶于不少于 100ml 的溶液中，滴注时间不少于 1 小时。

第十节 氨基糖苷类抗菌药

链霉素（注射剂[甲]）

【其他名称】注射用硫酸链霉素，硫酸链霉素注射液

【主要作用】氨基糖苷类抗生素，主要与细菌核糖体 30S 亚单位结合，抑制细菌蛋白质的合成。

【适应证】与其他抗结核药联合用于结核分枝杆菌所致各种结核病的初治病例，或其他敏感分枝杆菌感染；治疗土拉菌病，或与其他抗菌药物联合用于治疗鼠疫、腹股沟肉芽肿、布鲁菌病、鼠咬热等；与青霉素或氨苄西林联合治疗草绿色链球菌或肠球菌所致的心内膜炎。

【用法用量】**肌内注射** 1. 常用量：成人，一次 0.5g，每 12 小时 1 次；60 岁以上每 12 小时 0.5g，连续 2 周；小儿，每日 15~25mg/kg，分 2 次给药。2. 细菌性心内膜炎：每 12 小时 1g，与青霉素合用，连续 1 周，继以每 12 小时 0.5g，连续 1 周。3. 肠球菌性心内膜炎：与青霉素合用，每 12 小时 1g，连续 4 周。4. 鼠疫：一次 0.5~1g，每 12 小时 1 次，与四环素合用，疗程 10 日。5. 土拉菌病：每 12 小时 0.5~1g，连续 7~14 日。6. 结核病：每 12 小时 0.5g，或 1 次 0.75g，一日 1 次，与其他抗结核病药合用；如采用间歇疗法，即每周给药 2~3 次，每次 1g；老年人一次 0.5~0.75g，一日 1 次；小儿 20mg/kg，一日 1 次，每日最大剂量不超过 1g，与其他抗结核病药合用。7. 布鲁菌病：每日 1~2g，分 2 次肌内注射，与四环素合用，疗程 3 周或 3 周以上。

【特别提醒】1. 对链霉素或其他氨基糖苷类过敏的患者禁用。2. 对一种氨基糖苷类过敏的患者可能对其他氨基糖苷类也过敏。3. 疗程中应定期检查尿常规和肾功能，以防止出现严重肾毒性反应；注意听力检查。4. 有条件时应监测血药浓度，尤其对新生儿、年老和肾功能减退患者。

阿米卡星（注射剂[甲]）

【其他名称】硫酸阿米卡星注射液，注射用硫酸阿米卡星，硫酸阿米卡星氯化钠注射液

【主要作用】氨基糖苷类抗生素，作用于细菌核糖体的 30S 亚单位，抑制细菌合成蛋白质。

【适应证】敏感菌所致严重感染，如菌血症或败血症、细菌性心内膜炎、下呼吸道感染、骨关节感染、胆道感染、腹腔感染、复杂性尿路感染、皮肤软组织感染等。由于本品对多数氨基糖苷类钝化酶稳定，故尤其适用于革兰阴性杆菌对卡那霉素、庆大霉素或妥布霉素耐药菌株所致的严重感染。

【用法用量】肌内注射或静脉滴注　1. 成人：单纯性尿路感染对常用抗菌药耐药者，每12 小时给药 0.2g；用于其他全身感染，每 12 小时给药 7.5mg/kg，或每 24 小时给药 15mg/kg。一日不超过 1.5g，疗程不超过 10 天。2. 儿童：首剂 10mg/kg，继以每 12 小时给药 7.5mg/kg，或每 24 小时给药 15mg/kg。

【特别提醒】1. 对氨基糖苷类过敏者禁用。2. 配制静脉用药时，每 500mg 加入氯化钠注射液或 5% 葡萄糖注射液或其他灭菌稀释液 100~200ml。成人应在 30~60 分钟内缓慢滴注，婴儿患者稀释的液量相应减少。3. 本品与 β - 内酰胺类混合可导致失活，须分瓶滴注。

庆大霉素（片剂[乙]，胶囊[乙]，注射剂[甲]）

【其他名称】硫酸庆大霉素片，硫酸庆大霉素胶囊，硫酸庆大霉素肠溶片，硫酸庆大霉素缓释片，硫酸庆大霉素咀嚼片，硫酸庆大霉素颗粒，硫酸庆大霉素注射液，注射用硫酸庆大霉素

【主要作用】氨基糖苷类抗生素，与细菌核糖体 30S 亚单位结合，抑制细菌蛋白质的合成。

【适应证】用于敏感菌引起的痢疾、肠炎等肠道感染性疾病，也可用于术前清洗肠腔等。

【用法用量】肌内注射或静脉滴注　1. 成人：一次 80mg，或一次 1~1.7mg/kg，每 8 小时给药 1 次；或一次 5mg/kg，每 24 小时给药 1 次。2. 小儿：一次 2.5mg/kg，每 12 小时给药 1 次；或一次 1.7mg/kg，每 8 小时给药 1 次。口服　1. 普通制剂：成人一次 80~160mg，一日 3~4 次；小儿一日 10~15mg/kg，分 3~4 次服用。2. 缓释制剂：一次 80mg，一日 2 次。鞘内及脑室内给药　成人：一次 4~8mg，3 个月以上小儿一次 1~2mg，每 2~3 日 1 次。

【特别提醒】1. 本品注射剂不得静脉注射，亦不宜皮下注射。2. 静脉滴注时浓度不超过 0.1%，并应在 30~60 分钟内缓慢滴入，以免发生神经肌肉拮抗作用。3. 肌内注射时，将药液稀释至不超过 0.2% 的浓度。4. 缓释片或肠溶片需要整片吞服。5. 颗粒剂可用饮用水冲服。

奈替米星（注射剂[乙]）

【其他名称】硫酸奈替米星注射液，注射用硫酸奈替米星，硫酸奈替米星氯化钠注射液，硫酸奈替米星葡萄糖注射液

【主要作用】半合成氨基糖苷类抗生素，与细菌核糖体 30S 亚单位结合，抑制细菌蛋白质的合成。

【适应证】敏感菌所致严重感染：新生儿脓毒症、败血症、中枢神经系统感染、尿路生殖系统感染、呼吸道感染、胃肠道感染、腹膜炎、胆道感染、皮肤或骨骼感染、中耳炎、鼻窦炎、软组织感染、李斯特菌病等。亦可与其他抗菌药物联合用于治疗葡萄球菌感染。

【用法用量】肌内注射或静脉滴注　1. 成人：每 8 小时给予 1.3~2.2mg/kg；或每 12 小时给予 2~3.25mg/kg；治疗复杂性尿路感染，每 12 小时给予 1.5~2mg/kg。疗程均为 7~14 日。一日最高剂量不超过 7.5mg/kg。2. 儿童：6 岁以内小儿，每 12 小时给予 2~3mg/kg；6~12 岁，

每 8 小时给予 1.7~2.3mg/kg；或每 12 小时给予 2.5~3.5mg/kg。疗程均为 7~14 日。

【特别提醒】1. 静脉滴注时，本品用 50~200ml 灭菌稀释液稀释，于 1.5~2 小时内静脉滴注，小儿的稀释液量应相应减少。2. 本品与 β–内酰胺类混合可导致失活，必须分瓶滴注。3. 本品不宜与其他药物同瓶滴注。

妥布霉素（注射剂[乙]）

【其他名称】硫酸妥布霉素注射液，注射用硫酸妥布霉素，硫酸妥布霉素氯化钠注射液

【主要作用】氨基糖苷类抗生素，与细菌核糖体 30S 亚单位结合，抑制细菌蛋白质的合成。

【适应证】敏感菌所致的新生儿脓毒症、败血症、中枢神经系统感染、泌尿生殖系统感染、肺部感染、胆道感染、腹腔感染及腹膜炎、骨骼感染、烧伤、皮肤软组织感染、急性与慢性中耳炎、鼻窦炎等，或与其他抗菌药物联合用于葡萄球菌感染。

【用法用量】肌内注射或静脉滴注　1. 成人：一次 1~1.7mg/kg，每 8 小时给药 1 次，疗程 7~14 日。2. 小儿：早产儿或出生 0~7 日小儿，一次 2mg/kg，每 12~24 小时给药 1 次；7 日以上小儿：一次 2mg/kg，每 8 小时给药 1 次。

【特别提醒】1. 本品不能静脉注射，亦不宜皮下注射。2. 本品静脉滴注时必须经充分稀释，稀释成浓度为 1mg/ml 的溶液，在 30~60 分钟内滴完，小儿用药时稀释的液量应相应减少。3. 本品与 β–内酰胺类混合可导致失活，必须分瓶滴注。

依替米星（注射剂[乙]）

【其他名称】硫酸依替米星注射液，注射用硫酸依替米星，硫酸依替米星氯化钠注射液

【主要作用】半合成水溶性氨基糖苷类抗生素，可抑制敏感菌正常的蛋白质合成。

【适应证】敏感菌所致的呼吸道感染、肾脏和泌尿生殖系统感染、皮肤软组织等多种感染。

【用法用量】静脉滴注　成人，一日 2 次，一次 0.1~0.15g，稀释于 100ml 的氯化钠注射液或 5% 葡萄糖注射液中，滴注 1 小时。疗程为 5~10 日。

【特别提醒】1. 本品与 β–内酰胺类混合可导致失活，必须分瓶滴注。2. 可能发生神经肌肉阻滞现象，接受麻醉剂、琥珀胆碱、筒箭毒碱或大量输入枸橼酸抗凝剂的血液病患者应特别注意，一旦出现神经肌肉阻滞现象应停用本品，静脉内给予钙盐进行治疗。

异帕米星（注射剂[乙]）

【其他名称】硫酸异帕米星注射液

【主要作用】氨基糖苷类抗生素，与细菌核糖体 30S 亚单位结合，抑制细菌蛋白质的合成。

【适应证】敏感菌所致的外伤或烧伤创口感染、肺炎、支气管炎、肾盂肾炎、膀胱炎、腹膜炎及败血症等。

【用法用量】肌内注射或静脉滴注　成人，一日 400mg，分 1~2 次给药。一日 1 次给药时，滴注时间不得少于 1 小时；一日 2 次给药时，滴注时间宜 30~60 分钟。

【特别提醒】1. 本品不能静脉注射，以免产生神经肌肉拮抗和呼吸抑制作用。2. 本品静脉滴注不能太快。3. 本品与 β–内酰胺类混合可导致失活，须分瓶滴注。4. 本品不宜与其他

药物同瓶滴注。

第十一节　喹诺酮类抗菌药

环丙沙星（片剂[甲]，胶囊[甲]，注射剂[甲]，氯化钠注射液[乙]，葡萄糖注射液[乙]）

【其他名称】盐酸环丙沙星片，盐酸环丙沙星胶囊，环丙沙星缓释片，盐酸环丙沙星注射液，乳酸环丙沙星氯化钠注射液，盐酸环丙沙星葡萄糖注射液

【主要作用】氟喹诺酮类广谱抗菌药，尤其对需氧革兰阴性杆菌抗菌活性高，通过抑制DNA螺旋酶，从而阻断细菌的代谢，使得信息不再能从细菌的染色体转录而发挥杀菌作用。

【适应证】敏感菌引起的泌尿生殖系统感染、呼吸道感染、胃肠道感染、伤寒、骨和关节感染、皮肤软组织感染、败血症等全身感染。

【用法用量】口服　1. 普通剂型：一日 0.5~1.5g，分 2~3 次给药；①骨和关节感染，一日 1~1.5g，分 2~3 次给药；②肺炎和皮肤软组织感染，一日 1~1.5g，分 2~3 次给药；③肠道感染，一日 1g，分 2 次给药；④伤寒，一日 1.5g，分 2~3 次给药；急性单纯性下尿路感染，一日 0.5g，分 2 次给药；复杂性尿路感染，每日 1g，分 2 次；单纯性淋病，单次口服 0.5g。2. 缓释剂型：①单纯性尿道感染，一次 0.5g，一天 1 次；②复杂性尿道感染，一次 1.0g，一天 1 次；③急性单纯性肾盂肾炎，一次 1.0g，一天 1 次。静脉滴注　常用量一日 0.1~0.2g，每 12 小时滴注 1 次。严重感染或铜绿假单胞菌感染可加大剂量至一日 0.8g，分 2 次滴注。

【特别提醒】1. 本品宜空腹服用，食物虽可延迟其吸收，也可于餐后服用以减少胃肠道反应。2. 本品缓释制剂和速释制剂不能互换，须整片吞服，不能掰开、压碎或嚼碎后服用。3. 本品每 0.2g 静脉滴注时间应至少 30 分钟。4. 大剂量应用或尿 pH>7 时可发生结晶尿，宜多饮水，保持 24 小时排尿量 1200ml 以上。

诺氟沙星（片剂，胶囊）[甲]

【其他名称】诺氟沙星片，诺氟沙星胶囊，诺氟沙星注射液，乳酸诺氟沙星注射液，注射用乳酸诺氟沙星

【主要作用】氟喹诺酮类抗菌药，具广谱抗菌作用，对需氧革兰阴性菌抗菌活性高。

【适应证】用于敏感菌所致的尿路感染、淋病、前列腺炎、肠道感染和伤寒及其他沙门菌感染。

【用法用量】口服　1. 大肠埃希菌、肺炎克雷伯菌、奇异变形菌所致的急性单纯性下尿路感染：一次 400mg，一日 2 次，疗程 3 日。2. 其他病原菌所致的单纯性尿路感染：一次 400mg，一日 2 次，疗程 7~10 日。3. 复杂性尿路感染：一次 400mg，一日 2 次，疗程 10~21 日。4. 单纯性淋球菌性尿道炎：单次 800~1200mg。5. 急性及慢性前列腺炎：一次 400mg，一

日 2 次，疗程 28 日。6. 肠道感染：一次 300~400mg，一日 2 次，疗程 5~7 日。7. 伤寒沙门菌感染：一日 800~1200mg，分 2~3 次服用，疗程 14~21 日。**静脉滴注** 成人一次 0.2~0.4g，稀释于 5% 葡萄糖注射液或生理盐水 100~500ml 中应用，滴注速度为 30~40 滴/分。7~14 天为一疗程。

【特别提醒】1. 本品宜空腹服用，并同时饮水 250ml。2. 本品注射剂不宜静脉注射，静脉滴注速度不宜过快。

氧氟沙星（片剂，胶囊，注射剂）^[甲]

【其他名称】氧氟沙星片，氧氟沙星胶囊，氧氟沙星颗粒，氧氟沙星注射液，氧氟沙星缓释片

【主要作用】氟喹诺酮类广谱抗菌药，对需氧革兰阴性菌抗菌活性高，通过作用于细菌 DNA 螺旋酶的 A 亚单位，抑制 DNA 的合成和复制而导致细菌死亡。

【适应证】敏感菌引起的泌尿生殖系统感染、呼吸道感染、胃肠道感染、伤寒、骨和关节感染、皮肤软组织感染、败血症等全身感染。

【用法用量】**口服或静脉滴注** 1. 支气管感染、肺部感染：一次 0.3g，一日 2 次，疗程 7~14 日。2. 急性单纯性下尿路感染：一次 0.2g，一日 2 次，疗程 5~7 日。3. 复杂性尿路感染：一次 0.2g，一日 2 次，疗程 10~14 日。4. 前列腺炎：一次 0.3g，一日 2 次，疗程 6 周。5. 衣原体宫颈炎或尿道炎：一次 0.3g，一日 2 次，疗程 7~14 日。6. 单纯性淋病：一次 0.4g，单剂量。7. 伤寒：一次 0.3g，一日 2 次，疗程 10~14 日。8. 铜绿假单胞菌感染或较重感染，剂量可增至一次 0.4g，一日 2 次。

【特别提醒】1. 不宜用于 18 岁以下的小儿及青少年。2. 本品 0.2g 静脉滴注时间不得少于 30 分钟。3. 本品缓释制剂宜饭后吞服，不宜掰开、压碎或咀嚼药片。

左氧氟沙星（片剂^[甲]，胶囊^[甲]，注射剂^[甲]，氯化钠注射液^[乙]，葡萄糖注射液^[乙]）

【其他名称】盐酸左氧氟沙星片，盐酸左氧氟沙星胶囊，盐酸左氧氟沙星注射液，乳酸左氧氟沙星注射液，乳酸左氧氟沙星氯化钠注射液，盐酸左氧氟沙星葡萄糖注射液

【主要作用】氧氟沙星的左旋体，抗菌活性约为氧氟沙星的 2 倍。广谱抗菌作用，对多数肠杆菌科细菌有较强的抗菌活性。

【适应证】敏感菌引起的泌尿生殖系统感染、呼吸道感染、胃肠道感染、伤寒、骨和关节感染、皮肤软组织感染、败血症等全身感染。

【用法用量】**口服** 1. 支气管感染、肺部感染：一次 0.2g，一日 2 次，或一次 0.1g，一日 3 次，疗程 7~14 日。2. 急性单纯性下尿路感染：一次 0.1g，一日 2 次，疗程 5~7 日。3. 复杂性尿路感染：一次 0.2g，一日 2 次，或一次 0.1g，一日 3 次，疗程 10~14 日。4. 细菌性前列腺炎：一次 0.2g，一日 2 次，疗程 6 周。5. 铜绿假单胞菌等感染：可增至一日 0.6g，分 3 次服用。**静脉滴注** 成人每日 0.4g，分 2 次。重度感染患者及病原菌对本品敏感性较差者，可增至每日 0.6g，分 2 次。

【特别提醒】1. 在进食前 1 小时或进食后 2 小时服用本品口服制剂。2. 本品注射剂可用 5% 葡萄糖注射液或 0.9% 氯化钠注射液稀释，滴注时间为每 100ml 至少 60 分钟。3. 本品不宜

与其他药物同瓶混合静脉滴注，或在同一根静脉输液管内进行静脉滴注。4. 口服制剂应当在使用下述药物前后至少 2 小时服用：含镁抗酸剂、硫糖铝、金属阳离子如铁离子、含锌的多种维生素制剂、去羟肌苷。

氟罗沙星（注射剂[乙]）

【其他名称】氟罗沙星注射液，氟罗沙星葡萄糖注射液，氟罗沙星片，氟罗沙星胶囊，氟罗沙星分散片

【主要作用】喹诺酮类抗菌药，通过抑制细菌的 DNA 旋转酶而起杀菌作用。

【适应证】敏感菌引起的呼吸系统感染、泌尿生殖系统感染、消化系统感染、皮肤软组织感染、骨感染、腹腔感染及盆腔感染等。

【用法用量】静脉滴注　一次 0.2~0.4g，一日 1 次，稀释于 5% 葡萄糖注射液 250~500ml 中避光缓慢使用。口服　一日 0.2~0.4g，分 1~2 次服，一般疗程 7~14 日。

【特别提醒】1. 孕妇、哺乳期妇女及 18 岁以下患者禁用。2. 本品静脉滴注速度不宜过快，0.2g 滴注时间至少为 45~60 分钟。3. 分散片可直接口服，也可将其投入适量饮用水中，振摇分散后口服。

吉米沙星（片剂[乙]）

【其他名称】吉速星，甲磺酸吉米沙星片

【主要作用】喹诺酮类抗生素，通过抑制 DNA 消旋酶及拓扑酶Ⅳ抑制 DNA 合成，限制细菌生长的必需步骤而发挥作用。

【适应证】敏感菌株引起的慢性支气管炎急性发作、社区获得性肺炎、急性鼻窦炎等。

【用法用量】口服　1. 慢性支气管炎急性发作：一次 320mg，一日 1 次，疗程 5 天。2. 社区获得性肺炎：一次 320mg，一日 1 次，疗程 7 天。3. 急性鼻窦炎：一次 320mg，一日 1 次，疗程 5 天。

【特别提醒】1. 可与食物同服或不与食物同服，应用随意量的液体完整吞服。2. 不要在服用本品前 3 小时或后 2 小时服用含镁、铝、铁、锌或其他金属离子的多种维生素制剂。

洛美沙星（片剂，胶囊，注射剂）[乙]

【其他名称】盐酸洛美沙星片，盐酸洛美沙星胶囊，盐酸洛美沙星分散片，盐酸洛美沙星颗粒，盐酸洛美沙星注射液，盐酸洛美沙星氯化钠注射液，盐酸洛美沙星葡萄糖注射液

【主要作用】喹诺酮类抗菌药，通过作用于细菌细胞 DNA 螺旋酶的 A 亚单位，抑制 DNA 的合成和复制而起杀菌作用。

【适应证】敏感细菌引起的呼吸道感染，泌尿生殖系统感染，腹腔胆道、肠道、伤寒等感染，皮肤软组织感染及副鼻窦炎、中耳炎、眼睑炎等感染。

【用法用量】口服　1. 细菌性支气管感染：一次 0.4g，一日 1 次，或一次 0.3g，一日 2 次，疗程 7~14 日。2. 急性单纯性尿路感染：一次 0.4g，每日 1 次，疗程 7~10 日。3. 复杂性尿路感染：一次 0.4g，一日 1 次，疗程 14 日。4. 单纯性淋病：每日 0.6g，分 2 次口服。5. 手术感染的预防：一次 0.4g，手术前 2 小时服用。静脉滴注　1. 常用量：一次 0.2g，一日 2 次。

2. 尿路感染：每次 0.1g，每 12 小时给药 1 次，疗程 7~14 天。

【特别提醒】1. 食物对本品的吸收影响小，可空腹亦可与食物同服。2. 颗粒剂可加入适量凉开水，溶解摇匀后口服。3. 分散片可直接用水吞服，也可放入适量温开水中搅拌均匀后服用。4. 静脉滴注前加入 5% 葡萄糖注射液或 0.9% 生理盐水 250ml 中，每次滴注时间不少于 60 分钟。5. 孕妇、哺乳期妇女及儿童禁用。

莫西沙星（片剂，注射剂，氯化钠注射液）[乙]

【其他名称】拜复乐，盐酸莫西沙星片，盐酸莫西沙星注射液，盐酸莫西沙星氯化钠注射液

【主要作用】氟喹诺酮类抗生素，通过干扰 II、IV 拓扑异构酶，抑制 DNA 拓扑、复制、修复和转录，具有浓度依赖性的杀菌活性。

【适应证】上呼吸道和下呼吸道感染，如急性窦炎、慢性支气管炎急性发作、社区获得性肺炎，皮肤和软组织感染。

【用法用量】口服或静脉滴注 一次 0.4g，一日 1 次。慢性支气管炎急性发作疗程 5 天；社区获得性肺炎疗程 10 天；急性窦炎疗程 7 天；皮肤和软组织感染疗程 7 天。

【特别提醒】1. 妊娠和哺乳期妇女、18 岁以下患者禁用。2. 静脉滴注时，90 分钟内不应超过 0.4g。3. 抗酸药、抗逆转录病毒药、其他含镁或铝的制剂、硫糖铝以及含铁或锌的矿物质，至少需要在口服本品 4 小时前或 2 小时后服用。

吡哌酸（片剂，胶囊）[甲]

【其他名称】吡哌酸片，吡哌酸胶囊，吡哌酸颗粒

【主要作用】喹诺酮类抗菌药，作用于细菌 DNA 旋转酶，干扰细菌 DNA 的合成，从而导致细菌死亡。

【适应证】敏感革兰阴性杆菌所致的尿路感染、细菌性肠道感染。

【用法用量】口服 成人一次 0.5g，一日 1~2g。

【特别提醒】1. 本品可与饮食同服，以减少胃肠道反应。2. 孕妇、哺乳期妇女、18 岁以下小儿及青少年不宜使用。

第十二节 糖肽类抗菌药

万古霉素（注射剂[乙]）

【其他名称】稳可信，注射用盐酸万古霉素

【主要作用】糖肽类窄谱抗生素，主要抑制细胞壁糖肽的合成，通过抑制细菌细胞壁的合成而发挥速效杀菌作用。对 MRSA 有效，与其他种类的抗菌药物无交叉耐药。

【适应证】MRSA 及其他细菌所致的感染：败血症、感染性心内膜炎、骨髓炎、关节炎、

灼伤、手术创伤等浅表性继发感染、肺炎、肺脓肿、脓胸、腹膜炎、脑膜炎。

【用法用量】静脉滴注 1. 成人：每日 2g，每 6 小时或 12 小时给药 1 次。2. 老年人：每 12 小时给予 500mg 或每 24 小时给予 1g。3. 儿童、婴儿：每天 40mg/kg，分 2~4 次给药；新生儿每次 10~15mg/kg，出生一周内的新生儿每 12 小时给药 1 次，出生 1 周至 1 月新生儿每 8 小时给药 1 次。

【特别提醒】1. 本品不宜肌内注射，静脉滴注时尽量避免药液外漏，以免引起疼痛或组织坏死，且应经常更换注射部位。2. 临用前先用 10ml 注射用水溶解 0.5g，再用不少于 0.9% 氯化钠或 5% 葡萄糖注射液 100ml 稀释，每次静脉滴注时间 60 分钟。

去甲万古霉素（注射剂[乙]）

【其他名称】万迅，注射用盐酸去甲万古霉素

【主要作用】糖肽类抗生素，对葡萄球菌属包括金葡菌和凝固酶阴性葡萄球菌中甲氧西林敏感及耐药株、各种链球菌、肺炎链球菌及肠球菌属等多数革兰阳性菌均有良好抗菌作用。

【适应证】1.MRSA 所致的系统感染和难辨梭状芽孢杆菌所致的肠道感染和系统感染。2. 青霉素过敏者不能采用青霉素类或头孢菌素类，或经上述抗生素治疗无效的严重葡萄球菌感染患者。3. 对青霉素过敏者的肠球菌心内膜炎、棒状杆菌属心内膜炎。4. 对青霉素过敏与青霉素不过敏的血液透析患者发生葡萄球菌属所致动、静脉分流感染。

【用法用量】静脉滴注 成人，每日 0.8~1.6g，分 2~3 次给药；小儿，每日 16~24mg/kg，分 2 次给药。

【特别提醒】1. 本品不可肌内注射，也不宜静脉注射。2. 静脉滴注速度不宜过快，0.4~0.8g 应至少用 5% 葡萄糖注射液或氯化钠注射液 200ml 溶解后缓慢滴注，滴注时间宜在 1 小时以上。

替考拉宁（注射剂[乙]）

【其他名称】他格适，注射用替考拉宁

【主要作用】糖肽类抗生素，与肽聚糖亚单位中的氨基酰 –D– 丙氨酰 –D– 丙氨酸部分结合，使细胞壁的整合和牢固遭损坏，细胞生长停止最后死亡。对厌氧及需氧革兰阳性菌均有抗菌活性。

【适应证】各种严重的革兰阳性菌感染，还可用于治疗皮肤和软组织感染、泌尿道感染、呼吸道感染、骨和关节感染、败血症、心内膜炎及持续不卧床腹膜透析相关性腹膜炎。在骨科手术具有革兰阳性菌感染的高危因素时，本品也可作预防用。

【用法用量】肌内注射、静脉注射或静脉滴注 1. 骨科手术预防感染：麻醉诱导期单剂量静脉注射 400mg。2. 中度感染：负荷量，第一天一次静脉注射 400mg；维持量，静脉或肌内注射 200mg，每日 1 次。3. 严重感染：负荷量，头三剂静脉注射 400mg，每 12 小时给药 1 次；维持量，静脉或肌内注射 400mg，每日 1 次；严重烧伤感染或金葡菌心内膜炎维持量 12mg/kg。4. 持续不卧床腹膜透析引起的腹膜炎：第一次 400mg 静脉给药，然后第一周每袋透析液内按 20mg/L 的剂量加入本品，第二周于交替的透析液袋中按 20mg/L 的剂量给药，第三周中仅在夜间的透析液袋内按 20mg/L 的剂量给药。5. 病人体重超过 85kg：中度感染为 3mg/kg，严重感染为 6mg/kg。6. 2 个月以上小儿：严重感染和中性粒细胞减少，

10mg/kg，前3剂每12小时静脉注射1次，随后10mg/kg，静脉或肌内注射，每天1次；中度感染，10mg/kg，前3剂负荷剂量每12小时静脉注射1次，随后维持剂量为6mg/kg，静脉或肌内注射，每天1次。7.2个月的婴儿：第一天负荷量16mg/kg，只用一剂，随后8mg/kg，每天1次。

【特别提醒】1.本品可以快速静脉注射，注射时间为3~5分钟，或缓慢静脉滴注，滴注时间不少于30分钟。2.振摇会产生泡沫，可将溶液静置15分钟，待其消泡。3.本品和氨基糖苷类两种溶液直接混合是不相容的，因此注射前不能混合。

第十三节 多粘菌素类

多粘菌素（253）

多粘菌素（注射剂[乙]）

【其他名称】注射用硫酸多粘菌素B

【主要作用】对铜绿假单胞菌、大肠埃希菌、肺炎克雷伯菌以及嗜血杆菌、肠杆菌属、沙门菌、志贺菌、百日咳杆菌、巴斯德菌和弧菌等革兰阴性菌有抗菌作用。本品与其他类抗菌药物间没有交叉耐药性。

【适应证】铜绿假单胞菌及其他假单胞菌引起的创面、尿路以及眼、耳、气管等部位感染，也可用于败血症、腹膜炎。

【用法用量】静脉滴注 成人及儿童，一日1.5~2.5mg/kg（一般不超过2.5mg/kg），每12小时滴注1次；婴儿一日4mg/kg。**肌内注射** 成人及儿童，一日2.5~3mg/kg，每4~6小时用药1次；婴儿一日4mg/kg，新生儿4.5mg/kg。**鞘内注射** 用于铜绿假单胞菌性脑膜炎，以氯化钠注射液制备5mg/ml药液。成人及2岁以上儿童，每日5mg，应用3~4日后，改为隔日1次，至少2周；2岁以下儿童，2mg，每日1次，连续3~4天（或者2.5mg隔日1次），以后用2.5mg，隔日1次。

【特别提醒】1.静脉注射可能引起呼吸抑制，一般不采用。2.静脉滴注时，每50mg本品以5%葡萄糖注射液500ml稀释后滴注。3.鞘内注射量一次不宜超过5mg，以防引起对脑膜或神经组织的刺激。

第十四节 咪唑衍生物

甲硝唑（253）　　　　　奥硝唑（255）
替硝唑（254）　　　　　左奥硝唑氯化钠（255）

甲硝唑（片剂[甲]，胶囊[甲]，注射剂[甲]，氯化钠注射液[乙]，葡萄糖注射液[乙]）

【其他名称】灭滴灵，甲硝唑片，甲硝唑胶囊，甲硝唑缓释片，甲硝唑注射液，甲硝唑氯化钠注射液，甲硝唑葡萄糖注射液

【**主要作用**】硝基咪唑衍生物，对大多数厌氧菌具有强大抗菌作用，但对需氧菌和兼性厌氧菌无作用。

【**适应证**】各种厌氧菌感染，也可作为某些污染或可能污染手术的预防用药；治疗阴道滴虫病；治疗肠道及肠外阿米巴病；治疗小袋虫病、皮肤利什曼病、麦地那龙线虫病、蓝氏贾第鞭毛虫病等。

【**用法用量**】**口服**　常释剂型：1. 成人　（1）厌氧菌感染：一次 0.5g，一日 3 次。（2）肠道感染：一次 0.5g，一日 3 次。（3）抗生素相关肠炎：一次 0.5g，一日 3~4 次。（4）HP 相关胃炎及消化性溃疡：一次 0.5g，一日 3 次，与其他抗生素合用。（5）肠道阿米巴病：一次 0.4~0.6g，一日 3 次。（6）肠道外阿米巴病：一次 0.6~0.8g，一日 3 次。（7）蓝氏贾第鞭毛虫病：一次 0.4g，一日 3 次。（8）麦地那龙线虫病：一次 0.2g，疗程 7 日。（9）小袋虫病：一次 0.2g，一日 2 次，疗程 5 日。（10）皮肤利什曼病：一次 0.2g，一日 4 次。（11）滴虫病：一次 0.2g，一日 4 次。2. 小儿　（1）厌氧菌感染：一日 20~50mg/kg。（2）阿米巴病：一日 35~50mg/kg，分 3 次给药。（3）滴虫病、小袋虫病、麦地那龙线虫病、蓝氏贾第鞭毛虫病：一日 15~25mg/kg，分 3 次给药。缓释剂型：一次 0.75g，一日 1 次，连用 7 天。**静脉滴注**　成人及小儿厌氧菌感染，首次 15mg/kg（70kg 成人为 1g），维持剂量 7.5mg/kg，每 6~8 小时滴注 1 次。

【**特别提醒**】1. 缓释片应在至少饭前 1 小时或饭后 2 小时的空腹情况下整片吞服。2. 用药期间不应饮用含乙醇的饮料，因可引起体内乙醛蓄积，干扰乙醇的氧化过程，导致双硫仑样反应。

替硝唑（片剂[甲]，注射剂[乙]，氯化钠注射液[乙]，葡萄糖注射液[乙]，外用液体剂[乙]）

【**其他名称**】替硝唑片，注射用替硝唑，替硝唑氯化钠注射液，替硝唑葡萄糖注射液，浓替硝唑含漱液

【**主要作用**】抗厌氧菌药，分子中所含硝基被厌氧菌的硝基还原酶还原成一种细胞毒素，抑制 DNA 的合成，促使细菌死亡。

【**适应证**】1. 各种厌氧菌感染。2. 肠道及肠道外阿米巴病、阴道滴虫病、蓝氏贾第鞭毛虫病、加得纳菌阴道炎等。3.HP 所致的胃窦炎及消化性溃疡。4. 厌氧菌感染引起的牙龈炎、冠周炎、牙周炎等口腔疾病的辅助治疗。

【**用法用量**】**口服**　1. 厌氧菌感染：一次 1g，一日 1 次，首剂量加倍，一般疗程 5~6 日。2. 预防手术后厌氧菌感染：手术前 12 小时一次顿服 2g。3. 阴道滴虫病、蓝氏贾第鞭毛虫病：单剂量 2g 顿服，小儿 50mg/kg 顿服，间隔 3~5 日可重复 1 次。4. 肠阿米巴病：一次 0.5g，一日 2 次，疗程 5~10 日；或一次 2g，一日 1 次，疗程 2~3 日；小儿一日 50mg/kg，顿服 3 日。5. 肠外阿米巴病：一次 2g，一日 1 次，疗程 3~5 日。**静脉滴注**　1. 厌氧菌感染：一次 0.8g，一日 1 次，缓慢滴注，一般疗程 5~6 日。2. 预防手术后厌氧菌感染：总量 1.6g，1 次或分 2 次滴注，第一次于手术前 2~4 小时，第二次于手术期间或术后 12~24 小时内滴注。**含漱**　在 50ml 温开水中加入本品 2ml，在口腔中含漱 1 分钟后吐弃，一日 3 次。儿童剂量减半。

【**特别提醒**】1. 食物不影响本品口服生物利用度，应与食物同服以减少上腹部不适和胃肠道不良反应。2. 用药 3 天内禁止饮用含乙醇的饮料及含有乙醇或丙二醇的制剂，以避免可能发生的双硫仑样反应。3. 本品滴注速度宜缓慢，浓度为 2mg/ml 时，每袋滴注时间应不

少于 1 小时，浓度大于 2mg/ml 时，滴注速度宜再降低 1~2 倍。4. 药物不应与含铝的针头和套管接触，并避免与其他药物一起滴注。5. 本品含漱剂须稀释后使用，不得咽下。

奥硝唑（注射剂，氯化钠注射液，葡萄糖注射液）[乙]

【其他名称】注射用奥硝唑，奥硝唑注射液，奥硝唑氯化钠注射液，奥硝唑葡萄糖注射液，奥硝唑片，奥硝唑胶囊，奥硝唑分散片

【主要作用】第三代硝基咪唑类衍生物，通过其分子中的硝基，在无氧环境中还原成氨基或通过自由基的形成，与细胞成分相互作用，从而导致微生物死亡。

【适应证】腹部感染、盆腔感染、口腔感染、外科感染、败血症、菌血症等严重厌氧菌感染；消化系统严重阿米巴病，如阿米巴痢疾、阿米巴肝脓肿等；手术前预防感染和手术后厌氧菌感染的治疗。

【用法用量】静脉滴注 1. 预防术后厌氧菌感染：术前一次 1g。2. 厌氧菌感染：首剂 0.5~1g，然后每 12 小时滴注 0.5g，连用 5~10 天；儿童每 12 小时滴注 10mg/kg，症状改善改用口服制剂。3. 严重阿米巴痢疾或阿米巴肝脓肿：起始剂量为 0.5~1g，然后每 12 小时滴注 0.5g，连用 3~6 天，儿童每日 20~30mg/kg。口服 1. 防治厌氧菌感染：成人一次 0.5g，每日 2 次；儿童每 12 小时给药 10mg/kg。2. 阿米巴病：成人一次 0.5g，每日 2 次；儿童每天 25mg/kg，每日 2 次。3. 蓝氏贾第鞭毛虫病：成人一次 1.5g，每日 1 次；儿童每天 40mg/kg，每日 1 次。4. 毛滴虫病：成人一次 1~1.5g，每日 1 次；儿童每天 25mg/kg，每日 1 次。

【特别提醒】1. 静脉滴注时，每 100ml（浓度为 5mg/ml）滴注时间不少于 30 分钟。2. 本品与半合成抗生素类及头孢菌素类药合用时应单独给药，分别溶解稀释和滴注。3. 本品溶液显酸性，与其他药物合用时注意本品低 pH 对其他药物的影响。4. 分散片可直接口服，也可将其投入适量饮用水中振摇分散后口服。5. 本品与呋苄西林、萘夫西林、奥美拉唑、炎琥宁、阿洛西林钠存在配伍禁忌。

左奥硝唑氯化钠（氯化钠注射液[乙]）

【其他名称】优诺安，左奥硝唑氯化钠注射液

【主要作用】奥硝唑的左旋体，通过其分子中的硝基，在无氧环境中还原成氨基或通过自由基的形成，与细胞成分相互作用，导致微生物死亡。

【适应证】敏感厌氧菌所引起的腹部感染、盆腔感染、口腔感染、外科感染、脑部感染、败血症、菌血症等严重厌氧菌感染等；手术前预防感染和手术后厌氧菌感染的治疗。

【用法用量】静脉滴注 成人：1. 术前后预防用药，手术前 1~2 小时滴注 1g，术后 12 小时滴注 0.5g，术后 24 小时滴注 0.5g。2. 厌氧菌引起的感染：起始剂量为 0.5~1g，然后每 12 小时滴注 0.5g，连用 5~10 天。3. 儿童：每日 20~30mg/kg，每 12 小时滴注 1 次。

【特别提醒】1. 每瓶（100ml，浓度为 5mg/ml）在 0.5~1 小时内滴完。2. 禁用于中枢神经系统有器质性病变如癫痫患者、各种器官硬化症患者等。3. 本品与呋苄西林、萘夫西林、奥美拉唑、炎琥宁、阿洛西林钠存在配伍禁忌。

第十五节　硝基呋喃衍生物

呋喃妥因（片剂，胶囊）[甲]

【其他名称】 呋喃妥因片，呋喃妥因肠溶片，呋喃妥因肠溶胶囊，呋喃妥因栓
【主要作用】 硝基呋喃类抗菌药，可干扰细菌体内氧化还原酶系统，从而阻断其代谢过程。
【适应证】 敏感细菌所致的急性单纯性下尿路感染，也可用于尿路感染的预防。
【用法用量】 口服　1. 单纯性下尿路感染：成人一次 50~100mg，一日 3~4 次；1 个月以上小儿每日 5~7mg/kg，分 4 次服。疗程至少 1 周，或用至尿培养转阴后至少 3 日。2. 预防尿路感染反复发作：成人一日 50~100mg；儿童一日 1mg/kg，睡前服。**直肠给药**　1. 成人：一次 100mg，一日 1~2 次。2. 儿童：一次 50mg，一日 1~2 次。
【特别提醒】 1. 本品宜与食物同服以减少胃肠道刺激。2. 肠溶片（胶囊）应整片吞服，不宜掰开或捣碎。3. 栓剂使用前应尽量排便，以保证药物尽可能吸收；使用时宜佩戴手套，将栓剂塞入肛门深处 4~10cm；采用侧卧位或俯卧位给药。

呋喃唑酮（片剂[甲]）

【其他名称】 痢特灵，呋喃唑酮片
【主要作用】 硝基呋喃类抗菌药，可干扰细菌氧化还原酶从而阻断细菌的正常代谢。
【适应证】 敏感菌所致的细菌性痢疾、肠炎、霍乱，也可以用于伤寒、副伤寒、贾第鞭毛虫病、滴虫病等。与制酸剂等药物合用可治疗 HP 所致的胃窦炎。
【用法用量】 口服　成人一次 0.1g，一日 3~4 次；儿童一日 5~10mg/kg，分 4 次服用。肠道感染疗程为 5~7 日，贾第鞭毛虫病疗程为 7~10 日。
【特别提醒】 1. 口服本品期间饮酒可引起双硫仑样反应，故服药期间和停药后 5 天内禁止饮酒。2. 孕妇及哺乳期妇女、新生儿禁用。

第十六节　其他抗菌药

夫西地酸（注射剂[乙]）

【其他名称】 注射用夫西地酸钠，夫西地酸口服混悬液，夫西地酸干混悬剂
【主要作用】 通过抑制细菌的蛋白质合成而产生杀菌作用，对革兰阳性细菌有强大的抗菌作用，葡萄球菌，包括对青霉素、甲氧西林和其他抗生素耐药的菌株，均对本品高度敏感，

与其他抗菌药物之间无交叉耐药性。

【**适应证**】各种敏感细菌尤其是葡萄球菌引起的各种感染，如骨髓炎、败血症、心内膜炎，反复感染的囊性纤维化、肺炎、皮肤及软组织感染，外科及创伤性感染等。

【**用法用量**】**静脉滴注** 成人，500mg，每天3次；儿童及婴儿，每天20mg/kg，分3次给药。**口服** 成人和12岁以上儿童，一次750mg，每天3次；婴幼儿，一日50mg/kg，分3次口服；1~5岁儿童，一次250mg，每天3次；5~12岁儿童，一次500mg，每天3次。

【**特别提醒**】1. 本品不得直接静脉注射，不得肌内注射或皮下注射。2. 500mg溶于10ml所附的无菌缓冲溶液中，用氯化钠注射液或5%葡萄糖注射液稀释至250~500ml静脉输注，输注时间不应少于2~4小时。3. 混悬液使用之前应先摇匀。4. 干混悬剂需要溶于水中，服用前搅拌均匀。

磷霉素，磷霉素氨丁三醇（片剂[乙]，胶囊[乙]，散剂[乙]，注射剂[甲]）

【**其他名称**】注射用磷霉素钠，磷霉素钙片，磷霉素钙胶囊，磷霉素钙颗粒，磷霉素氨丁三醇散，磷霉素氨丁三醇颗粒

【**主要作用**】可抑制细菌细胞壁的早期合成，其分子结构与磷酸烯醇丙酮酸相似，因此可与细菌竞争同一转移酶，使细菌细胞壁合成受到抑制而导致细菌死亡。

【**适应证**】敏感菌所致的呼吸道感染、尿路感染、皮肤软组织感染等。也可与其他抗生素联合应用治疗由敏感菌所致重症感染如败血症、腹膜炎、骨髓炎等。

【**用法用量**】**静脉滴注** 成人，一日4~12g，严重感染可增至一日16g，分2~3次滴注；儿童，一日0.1~0.3g/kg，分2~3次滴注。**口服** 成人每日2~4g，分3~4次服用；小儿每日50~100mg/kg，分3~4次服用。

【**特别提醒**】1. 本品静脉滴注速度宜缓慢，每次静脉滴注时间应在1~2小时以上。2. 先用灭菌注射用水适量溶解，再加至250~500ml的5%葡萄糖注射液或氯化钠注射液中稀释后静脉滴注。3. 散剂或颗粒剂以适量水溶解后空腹服用。

鱼腥草素（片剂[甲]）

【**其他名称**】鱼腥草素钠片，新鱼腥草素钠注射液，注射用新鱼腥草素钠，鱼腥草注射液，鱼腥草素钠栓

【**主要作用**】对细菌只有微弱的抗菌作用，可提高血清备解素水平，有增强白细胞吞噬能力的作用。

【**适应证**】1. 治疗慢性支气管炎及其他上呼吸道感染性疾病等。2. 附件炎、盆腔炎、慢性宫颈炎等妇科各类炎症。3. 子宫颈糜烂。

【**用法用量**】**口服** 一次60~90mg，一日3次。**肌内注射** 一次8mg，一日2次。**静脉滴注** 一次16~20mg，一日一次。**阴道给药** 睡前将药栓放置阴道顶端接触子宫颈部位，每晚1粒，7~15日为一疗程。

【**特别提醒**】1. 用无菌注射用水配制成2mg/ml后肌内注射。2. 静脉滴注用5%~10%葡萄糖注射液250~500ml溶解稀释后缓慢滴注。3. 孕妇和2岁以下小儿禁用，高血压、冠心病、甲状腺功能亢进及胃溃疡患者禁用。4. 阴道给药应于入睡前给药，以便药物充分吸收，并

可防止药栓遇热溶解后外流。5. 阴道给药时，患者仰卧床上双膝屈起并分开，可利用置入器或戴手套，将泡腾片或栓剂向阴道口塞入，轻轻推入阴道深处；保持仰卧姿势约20分钟；在给药后 1~2 小时内尽量不要排尿，以免影响药效。

达托霉素（注射剂）[乙]

【其他名称】注射用达托霉素

【主要作用】环脂肽类抗菌药物，对需氧革兰阳性菌有效，对甲氧西林、万古霉素和利奈唑胺耐药菌株有效。作用机制不同于其他抗菌药物，本品可与细菌细胞膜结合并引起膜电位快速去极化，抑制蛋白质、DNA 和 RNA 合成，导致细菌死亡。

【适应证】金黄色葡萄球菌导致的伴发右侧感染性心内膜炎的血流感染（菌血症）。

【用法用量】静脉滴注　一次 6mg/kg，每 24 小时给药 1 次，至少 2~6 周；肌酐清除率小于 30ml/min：每 48 小时给予 6mg/kg。

【特别提醒】1. 将本品溶解在 0.9% 氯化钠注射液中，滴注 30 分钟，为了避免产生泡沫，在溶解时及溶解后避免剧烈搅动或晃动瓶子。2. 本品应单独输注，如果采用同一输液管连续输注几种不同的药物，应在输注本品前后以合适的溶液冲洗输液管。3. 本品可与 0.9% 氯化钠注射液或乳酸盐化林格注射液联合使用。

大观霉素（注射剂）[乙]

【其他名称】注射用盐酸大观霉素

【主要作用】氨基糖苷类抗生素，与细菌核糖体 30S 亚单位结合，抑制细菌蛋白质的合成。

【适应证】淋病奈瑟菌所致尿道炎、前列腺炎、宫颈炎和直肠感染的二线用药，主要用于对青霉素、四环素等耐药菌株引起的感染。

【用法用量】肌内注射　1. 成人：宫颈、直肠或尿道淋病奈瑟菌感染，单剂 2g；播散性淋病，一次 2g，每 12 小时给药 1 次，共 3 日。一次最大剂量 4g，于左右两侧臀部肌内注射。2. 儿童：体重 45kg 以下者，单剂 40mg/kg；体重 45kg 以上者，单剂 2g。

【特别提醒】1. 本品不得静脉给药，应在臀部肌肉外上方作深部肌内注射，注射部位一次注射量不超过 2g（5ml）。2. 孕妇、新生儿禁用。

大蒜素（胶囊剂，肠溶胶丸，注射剂）[乙]

【其他名称】大蒜素胶囊，大蒜素肠溶胶囊，大蒜素软胶囊，大蒜素肠溶胶丸，大蒜素注射液

【主要作用】本品对多种球菌、百日咳杆菌、白喉杆菌、痢疾杆菌、伤寒及副伤寒杆菌、大肠埃希菌、结核分枝杆菌等有抑制和杀菌作用。对真菌感染有抑制作用。对阿米巴原虫、阴道滴虫、蛲虫等也有抑制杀灭作用。

【适应证】深部真菌和细菌感染，防治急慢性菌痢和肠炎，百日咳，肺部和消化道的真菌感染，白色念珠菌菌血症，隐球菌性脑膜炎，肺结核等。

【用法用量】口服　一次 20~40mg，一日 3 次。儿童酌减。静脉滴注　一次 60~120mg，

儿童酌减，一日 1 次。

【特别提醒】 1. 本品口服剂对胃有刺激性且易被胃液破坏，服用大蒜素时不得咬破，应整粒吞服。2. 本品注射剂对皮肤、黏膜有刺激，不宜作皮下或肌内注射。3. 本品注射剂应稀释在 5% ~10% 葡萄糖或葡萄糖氯化钠注射液 500~1000ml 中，缓慢滴注。

黏菌素（片剂[乙]）

【其他名称】 抗敌素，硫酸黏菌素片

【主要作用】 主要作用于细菌细胞膜，使细胞内的重要物质外漏，其次影响核质和核糖体的功能，为慢效杀菌剂。

【适应证】 肠道手术前准备或用于大肠埃希菌性肠炎和对其他药物耐药的菌痢。

【用法用量】口服 成人每日 100 万 ~300 万 U，分 3 次服；儿童一次 25 万 ~50 万 U，一日 3~4 次。

【特别提醒】 1. 本品口服不吸收，宜空腹给药。2. 对本品过敏者禁用。

利奈唑胺（片剂，注射剂）[乙]

【其他名称】 斯沃，利奈唑胺片，利奈唑胺干混悬剂，利奈唑胺注射液，利奈唑胺葡萄糖注射液

【主要作用】 合成的抗革兰阳性菌药，抑制细菌蛋白质的合成而发挥杀菌作用，与其他抗菌药无交叉耐药性，为治疗耐万古霉素肠球菌感染的唯一药物。

【适应证】 耐万古霉素肠球菌感染、肺炎及并发的皮肤软组织感染及无并发的皮肤软组织感染。

【用法用量】口服 1. 耐万古霉素肠球菌感染：12 岁及以上，一次 600mg，12 小时给药 1 次，疗程 14~28 天；12 岁以下，10mg/kg，8 小时给药 1 次。2. 肺炎及并发的皮肤软组织感染：一次 600mg，12 小时给药 1 次，疗程 10~14 天；12 岁以下，10mg/kg，8 小时给药 1 次。3. 无并发的皮肤软组织感染：成人，400mg，12 小时给药 1 次，疗程 10~14 天；12 岁以上青少年，600mg，12 小时给药 1 次；5~11 岁，10mg/kg，12 小时给药 1 次；小于 5 岁，10mg/kg，8 小时给药 1 次。**静脉注射** 1. 耐万古霉素肠球菌感染：12 岁及以上，一次 600mg，12 小时给药 1 次，疗程 14~28 天；12 岁以下儿童，10mg/kg，8 小时给药 1 次。2. 肺炎及并发的皮肤软组织感染：12 岁及以上，一次 600mg，12 小时给药 1 次，疗程 10~14 天；12 岁以下儿童，10mg/kg，8 小时给药 1 次。

【特别提醒】 1. 本品注射剂应在 30~120 分钟内静脉滴注。2. 静脉滴注时，不可在本品溶液中加入其他药物，不能将本品静脉输液袋串联在其他静脉给药通路中。

青霉素皮试剂（注射剂[乙]）

【主要作用】 对溶血性链球菌等链球菌属，肺炎链球菌和不产青霉素酶的葡萄球菌具有良好抗菌作用。

【适应证】青霉素皮内敏感试验。

【用法用量】**皮内注射** 用 0.9％氯化钠注射液 5ml 溶解稀释，皮内注射 0.1ml。通常注入前臂屈侧皮内，如 20 分钟后局部出现红肿并有伪足出现，皮丘直径超过 1cm 者，或出现头晕、胸闷及全身发痒等症状，均为阳性。

【特别提醒】1. 本品稀释后供 24 小时内使用。2. 使用过程中时刻警惕发生过敏性休克。

第十七节　抗真菌药

两性霉素 B（注射剂[乙]）

【其他名称】欧泊，注射用两性霉素 B，两性霉素 B 阴道泡腾片

【主要作用】多烯类抗真菌药物，通过与敏感真菌细胞膜上的固醇相结合，损伤细胞膜的通透性，导致细胞内重要物质如钾离子、核苷酸和氨基酸等外渗，破坏细胞的正常代谢从而抑制其生长。

【适应证】1. 敏感真菌所致的深部真菌感染且病情呈进行性发展者，如败血症、心内膜炎、脑膜炎、腹腔感染、肺部感染、尿路感染和眼内炎等。2. 阴道真菌感染。

【用法用量】**静脉滴注** 首次 1~5mg 或一次 0.02~0.1mg/kg，根据患者耐受情况每日或隔日增加 5mg，增至一次 0.6~0.7mg/kg 为一般治疗量。成人最高一日剂量不超过 1mg/kg，每日或隔 1~2 日给药 1 次，累积总量 1.5~3.0g。敏感真菌感染采用较小剂量，成人一次 20~30mg。**鞘内给药** 首次 0.05~0.1mg，以后渐增至每次 0.5mg，最大量一次不超过 1mg，每周给药 2~3 次，总量 15mg 左右。**气溶吸入** 成人每次 5~10mg，用灭菌注射用水溶解成 0.2%~0.3%溶液应用。**超声雾化吸入** 本品浓度为 0.01%~0.02%，每日吸入 2~3 次，每次吸入 5~10ml。**持续膀胱冲洗** 每日 5mg 加入 1000ml 灭菌注射用水中，按 40ml/h 速度注入进行冲洗，共用 5~10 日。**阴道给药**：每晚睡前使用，一次 2 片，必要时可增至 3~4 片。

【特别提醒】1. 避光缓慢静脉滴注，每次滴注时间需 6 小时以上，静脉滴注过快时可引起心室颤动或心搏骤停，且稀释用葡萄糖注射液的 pH 应在 4.2 以上。2. 静脉滴注时易发生血栓性静脉炎，避免注射时液体外漏。3. 静脉滴注或鞘内给药时，均先以灭菌注射用水配制，然后用 5%葡萄糖注射液稀释，不可用氯化钠注射液，因可产生沉淀。4. 鞘内注射时可取 5mg/ml 浓度的药液 1ml，加 5%葡萄糖注射液 19ml 稀释，使最终浓度成 250μg/ml。鞘内注射液药物浓度不可高于 250μg/ml，pH 应在 4.2 以上。5. 鞘内给药时宜与小剂量地塞米松或琥珀酸氢化可的松同时给予，并需用脑脊液 5~30ml 反复稀释药液，缓慢注入。6. 阴道泡腾片使用前，最好用 4%苏打水或低浓度普通消毒剂冲洗阴道，然后佩戴指套将药片放入阴道深处。

两性霉素 B 脂质体（注射剂[乙]）

【其他名称】安浮特克，注射用两性霉素 B 脂质体

【主要作用】本品有效成分为两性霉素 B，经脂质体包裹或掺入脂质复合体后，其性质与普通药物相比可能会发生显著改变，可能影响药物的功效。

【适应证】患有深部真菌感染的患者，因肾损伤或药物毒性而不能使用有效剂量的两性霉素 B 患者或已经接受过两性霉素 B 治疗无效的患者。

【用法用量】静脉滴注 对于成人和儿童，根据要求可按 3.0~4.0mg/（kg·d）的剂量使用。若无改善或真菌感染恶化，剂量可增至 6mg/（kg·d）。

【特别提醒】1. 本品必须用无菌注射用水溶解为 5mg/ml 的溶液，用手轻轻摇动和转动使所有固体溶解，液体可能呈乳色或透明。如用于输注，需进一步用 5% 葡萄糖注射液稀释至终浓度约为 0.6mg/ml（0.16~0.83mg/ml）。2. 本品不宜与其他输注液混合，应使用单独的输液管或在给药前用 5% 葡萄糖注射液冲洗输液管。3. 将溶解的本品用 5% 葡萄糖注射液稀释，以 1mg/（kg·h）的速度作静脉注射。在每一个疗程的第一次用药前建议进行试验注射，以少量药(10ml 稀释液含有 1.6~8.3mg)用 15~30 分钟注射，再仔细观察 30 分钟。4. 如果患者可以忍受并无与输注有关的反应，则输注时间可缩短至不少于 2 小时，如果患者出现急性反应或不能耐受输注容积，则要延长输注时间。5. 输注时使用无菌注射器和 20 号针头，不要过滤或使用有内置过滤器的输液器。

氟康唑（片剂[甲]，胶囊[甲]，颗粒剂[乙]，注射剂[乙]）

【其他名称】大扶康，氟康唑片，氟康唑胶囊，氟康唑颗粒，氟康唑氯化钠注射液，氟康唑葡萄糖注射液

【主要作用】抗真菌药，抑制真菌细胞膜麦角固醇的生物合成，损伤真菌细胞膜和改变其通透性，以致重要的细胞内物质外漏；还可抑制真菌甘油三酯和磷脂的生物合成，抑制氧化酶和过氧化物酶活性，引起细胞内过氧化氢积聚导致细胞亚微结构的变形和细胞坏死。

【适应证】1. 比较严重的念珠菌病、隐球菌病及球孢子菌病。2. 预防接受化疗、放疗和免疫抑制治疗患者的念珠菌感染及替代伊曲康唑治疗芽生菌病和组织胞浆菌病。

【用法用量】成人 1. 播散性念珠菌病：口服或静脉滴注，首次剂量 0.4g，以后一次 0.2g，一日 1 次，至少 4 周，症状缓解后至少持续 2 周。2. 食管念珠菌病：口服或静脉滴注，首次剂量 0.2g，以后一次 0.1g，一日 1 次，持续至少 3 周，症状缓解后至少持续 2 周。根据治疗反应，也可加大剂量至一次 0.4g，一日 1 次。3. 口咽部念珠菌病：口服或静脉滴注，首次剂量 0.2g，以后一次 0.1g，一日 1 次，疗程至少 2 周。4. 念珠菌外阴阴道炎：口服或静脉滴注，单剂量 0.15g。5. 预防念珠菌病：口服，一次 0.2~0.4g，一日 1 次。6. 隐球菌脑膜炎：静脉滴注，一次 0.4g，一日 1 次，直至病情明显好转，然后一次 0.2~0.4g，一日 1 次，用至脑脊液病毒培养转阴后至少 10~12 周。或一次 0.4g，一日 2 次，持续 2 天，然后一次 0.4g，一日 1 次，疗程同前述。7. 皮肤真菌病：口服，一次 150mg，每周 1 次，或 50mg，每日 1 次。8. 指趾甲癣：口服，一次 150mg，每周 1 次。9. 着色真菌病：口服，

每日 400~600mg。**小儿** 1. 黏膜念珠菌病：口服或静脉滴注，每日 3mg/kg，首日加倍。2. 系统性念珠菌病和隐球菌感染：口服或静脉滴注，每日 6~12mg/kg。3. 防止艾滋病患儿隐球菌脑膜炎复发：口服或静脉滴注，6mg/kg，每日 1 次。

【**特别提醒**】1. 胶囊应整粒吞服，不受进食影响。2. 颗粒应热水冲服。3. 注射剂静脉滴注时最大滴注速率为 200mg/h。4. 本品注射液可与葡萄糖溶液、林格注射液、葡萄糖氯化钠注射液、碳酸氢钠注射液、复方氨基酸注射液、生理盐水配伍。5. 不推荐本品静脉输注前与其他任何药物混合。

伏立康唑（片剂，胶囊，干混悬剂，注射剂)[乙]

【**其他名称**】威凡，伏立康唑片，伏立康唑胶囊，伏立康唑分散片，伏立康唑干混悬剂，注射用伏立康唑

【**主要作用**】具有广谱抗真菌作用，对念珠菌属具有抗菌作用，对曲菌属真菌有杀菌作用。抑制真菌中由 CYP 450 介导的 14α – 甾醇去甲基化，从而抑制麦角甾醇的生物合成。

【**适应证**】治疗侵袭性曲霉病、非中性粒细胞减少患者中的念珠菌血症、对氟康唑耐药的念珠菌引起的严重侵袭性感染、由足放线病菌属和镰刀菌属引起的严重感染。

【**用法用量**】**静脉滴注** 负荷剂量每 12 小时给药 1 次，每次 6mg/kg（用于第 1 个 24 小时）；维持剂量每日 2 次，每次 4mg/kg。静脉滴注前溶解成 10mg/ml，再稀释至不高于 5mg/ml 的浓度；滴注速度不超过 3mg/（kg·h），每瓶滴注时间须 1~2 小时。**口服** 体重 ≥ 40kg，负荷剂量每 12 小时给药 1 次，每次 400mg（用于第 1 个 24 小时），维持剂量每日 2 次，每次 200mg；体重 <40kg，负荷剂量每 12 小时给药 1 次，每次 200mg，维持剂量每日 2 次，每次 100mg。

【**特别提醒**】1. 干混悬剂溶于水中，服用前搅拌均匀，应至少在饭前 1 小时或饭后 1 小时服用。2. 本品注射剂不可静脉注射。3. 本品禁止用 4.2% 碳酸氢钠溶液稀释。4. 本品禁止和其他静脉药物在同一输液通路中同时滴注。5. 本品禁止和血液制品或短期输注的电解质浓缩液同时滴注。6. 可导致光过敏皮肤反应，特别是在长期治疗时，应避免阳光照射。

伊曲康唑（胶囊，分散片，颗粒剂，口服液，注射剂)[乙]

【**其他名称**】斯皮仁诺，伊曲康唑胶囊，伊曲康唑分散片，伊曲康唑颗粒，伊曲康唑口服液，伊曲康唑注射液

【**主要作用**】三唑类衍生物，具有广谱抗真菌活性。可抑制多种致病真菌的生长。

【**适应证**】1. 疑为真菌感染的中性粒细胞减少伴发热患者的经验性治疗。2. 曲霉病、念珠菌病、隐球菌病、组织胞浆菌病。

【**用法用量**】**口服** 每次 0.1~0.2g，每日 1~2 次。**静脉滴注** 每次 0.2g，每日 2 次。

【**特别提醒**】1. 为达到最佳吸收，胶囊必须整个吞服。2. 分散片可直接吞服，或将其投入水中振摇分散后口服。3. 口服液不应与食物同服，服药后至少 1 小时内不要进食。4. 本品注射剂只能用 0.9% 注射用生理盐水稀释。

制霉菌素，制霉素（片剂[甲]）

【其他名称】制霉菌素片

【主要作用】多烯类广谱抗真菌药，对念珠菌最敏感，对隐球菌、曲菌、毛霉菌、小孢子菌和滴虫也有抑制作用。

【适应证】消化道念珠菌病。

【用法用量】口服 成人一次 50 万 ~100 万 U，一日 3 次；小儿每日 5 万 ~10 万 U/kg，分 3~4 次服。

【特别提醒】本品可抑制乙醇代谢，用药期间应戒酒，饮酒后可能出现腹痛、呕吐、头痛等症状。

氟胞嘧啶（片剂，注射剂）[乙]

【其他名称】氟胞嘧啶片，氟胞嘧啶注射液

【主要作用】能被真菌代谢成氟尿嘧啶，进入其脱氧核糖核酸，影响真菌核酸和蛋白质的合成，对真菌有选择性毒性作用。

【适应证】念珠菌属心内膜炎、隐球菌属脑膜炎、念珠菌属或隐球菌属真菌败血症、肺部感染和尿路感染。

【用法用量】口服 一次 1.0~1.5g，一日 4 次。**静脉滴注** 一日 0.1~0.15g/kg，分 2~3 次给药，静脉滴注速度 4~10ml/min。

【特别提醒】1.使用本品期间需定期检查周围血象，AST、碱性磷酸酶和血胆红素，尿常规、血肌酐和尿素氮。2.老年患者、肝肾功能损害者慎用。

卡泊芬净（注射剂[乙]）

【其他名称】科赛斯，注射用醋酸卡泊芬净

【主要作用】棘白菌素类抗真菌药，能抑制丝状真菌和酵母菌细胞壁的 β（1,3）-D- 葡聚糖的合成。对多种致病性曲霉菌属和念珠菌属真菌具有抗菌活性。

【适应证】成人患者和 3 个月及以上儿童患者经验性治疗中性粒细胞减少、伴发热病人的可疑真菌感染及对其他治疗无效或不能耐受的侵袭性曲霉菌病。

【用法用量】静脉滴注 1.成人：第一天单次 70mg，随后每天单次 50mg，必要时可升高至 70mg。2.儿童：3 个月 ~17 岁，第一天单次 70mg/m²，之后单次 50mg/m²，必要时可增加到 70mg/m²（日剂量不超过 70mg）。

【特别提醒】1.本品需要大约 1 小时缓慢输注给药。2.在含有右旋糖的稀释液中不稳定，不得使用任何含有右旋糖（α-D- 葡聚糖）的稀释液。3.不得将本品与任何其他药物混合或同时输注。4.在溶解过程中和注射之前，应以肉眼观察溶解后的溶液是否有颗粒物或变色，溶液出现浑浊或沉淀时不得使用。5.溶解后的溶液保存于 25℃或以下，在 24 小时之内可以使用。如储存于 2~8℃的冰箱中，则必须在 48 小时内使用。

米卡芬净（注射剂[乙]）

【**其他名称**】米开民，注射用米卡芬净钠

【**主要作用**】棘白菌素类抗真菌药，能竞争性抑制真菌细胞壁的必需成分1, 3-D-葡聚糖的合成。对深部真菌感染的主要致病曲霉菌属和念珠菌属有广谱抗真菌活性。

【**适应证**】由曲霉菌和念珠菌引起的下列感染：真菌血症、呼吸道真菌病、胃肠道真菌病。

【**用法用量**】**静脉滴注** 1. 曲霉病：每日50~150mg，每日1次，严重或者难治性曲霉病患者可增至一天300mg。2. 念珠菌病：每日50mg，每日1次，严重或者难治性念珠菌病患者可增至一天300mg。

【**特别提醒**】1. 静脉滴注时，溶于生理盐水、葡萄糖注射液或者补充液，剂量为75mg或以下时输注时间不少于30分钟，剂量为75mg以上时输注时间不少于1小时。2. 切勿使用注射用水溶解本品。3. 溶解本品时切勿用力摇晃输液袋，因本品容易起泡且泡沫不易消失（图61）。4. 本品在光线下可慢慢分解，应避免阳光直射。如果从配制到输液结束时间超过6小时，输液袋应遮光（图62）。

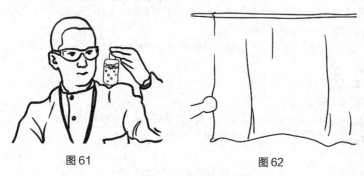

图61　　　　　　　　　　　图62

第十八节　治疗结核病药

利福平（片剂，胶囊，胶丸，软胶囊，注射剂）[甲]

【**其他名称**】利福平片，利福平胶囊，利福平胶丸，利福平软胶囊，利福平注射液，注射用利福平

【**主要作用**】抑制敏感细胞中DNA依赖的RNA聚合酶活性，尤其抑制细菌RNA聚合酶，对细胞内和细胞外的结核分枝杆菌均具有杀菌活性。

【**适应证**】1. 治疗各种类型结核，包括初治、进展期、慢性及耐药病例。2. 治疗难治性军

团菌属及重症耐甲氧西林葡萄球菌感染。

【用法用量】口服 1.抗结核治疗：成人，一日 0.45~0.60g，空腹顿服，每日不超过 1.2g；1 个月以上小儿每日 10~20mg/kg，空腹顿服，每日量不超过 0.6g。2.脑膜炎奈瑟菌带菌者：成人 5mg/kg，每 12 小时给药 1 次，连续 2 日；1 个月以上小儿每日 10mg/kg，每 12 小时给药 1 次，连服 4 次。老年患者每日 10mg/kg，空腹顿服。**静脉滴注** 1.结核病：成人，每日单次 600mg；儿童，每日单次 20mg/kg，日剂量不超过 600mg。2.军团菌或重症葡萄球菌感染：成人，日剂量 600~1200mg，分 2~4 次给药；肝功能损害患者每日剂量不应超过 8mg/kg。

【特别提醒】1.本品注射剂仅用于静脉滴注，不能肌内注射或皮下注射，输注时应避免药液外渗。2.建议输注时间超过 2~3 小时，但应在 4 小时内滴完。3.服用本品时饮酒可导致肝毒性增加，故服用期间应戒酒。4.应于餐前 1 小时或餐后 2 小时服用，清晨空腹一次服用吸收最好，进食影响本品吸收。

利福喷丁（胶囊，分散片）^[甲]

【其他名称】迪克菲，利福喷丁胶囊，利福喷丁分散片

【主要作用】作用机制与利福平相同，最低抑菌浓度比利福平强 2~10 倍。

【适应证】1.与其他抗结核药联合用于各种结核病的初治与复治。2.非结核分枝杆菌感染的治疗。3.与其他抗麻风药联合用于麻风治疗。

【用法用量】口服 成人一次 0.6g，一日 1 次；一周服药 1~2 次。

【特别提醒】1.本品应在空腹时（餐前 1 小时）用水送服，高脂和少量碳水化合物的早餐后服用本品可提高生物利用度，如服利福平出现胃肠道刺激症状者可改服本品。2.单独用于治疗结核病可迅速产生细菌耐药性，必须联合其他抗结核药治疗。3.患者服用本品后，大小便、唾液、痰液、泪液等可呈橙红色。

利福布汀（胶囊^[乙]）

【其他名称】明希欣，利福布汀胶囊

【主要作用】半合成利福霉素类药物，与利福平有相似的结构和活性，除具有抗革兰阴性和阳性菌的作用外，还有抗结核分枝杆菌和鸟分枝杆菌的活性。

【适应证】艾滋病患者鸟分枝杆菌感染综合征，肺炎，慢性抗药性肺结核。

【用法用量】口服 每次 0.15~0.3g，每日 1 次。

【特别提醒】1.应用本品过程中应定期检查肝功能、血常规。2.不能用于活动性肺结核患者鸟－胞内分枝杆菌复合体感染的预防。3.活动性肺结核病人单独服用有可能导致对本品和利福平都具有耐药性。4.服用本品后，大小便、唾液、痰液、泪液等可呈橙红色。

利福霉素（注射剂^[乙]）

【其他名称】利福霉素钠注射液，注射用利福霉素钠，利福霉素钠氯化钠注射液

【主要作用】对金黄色葡萄球菌，结核分枝杆菌有较强抗菌作用，对常见革兰阴性菌作用弱。与其他类抗生素或抗结核药尚未发现交叉耐药。

【适应证】结核分枝杆菌感染的疾病和重症耐甲氧西林金葡菌、表葡菌以及难治性军团菌感染的联合治疗。

【用法用量】静脉滴注 1. 成人：一般感染一次 0.5g，一日 2 次；中重度感染一次 1g，一日 2 次。2. 小儿：一日 10~30mg/kg，一日 2 次。**静脉注射** 成人，一次 0.5g，一日 2~3 次，缓慢注射。

【特别提醒】1. 静脉滴注时，溶于 5% 葡萄糖注射液 500ml 中，滴速不宜过快。2. 本品不宜与其他药物混合使用，以免药物析出。

环丝氨酸（胶囊[乙]）

【其他名称】环丝氨酸胶囊

【主要作用】可抑制结核分枝杆菌的细胞壁合成，干扰结核菌细胞壁的早期合成。

【适应证】对本品敏感的活动性结核病，但需与其他有效抗结核药联用。

【用法用量】口服 1. 成人：每天 0.5~1g，分 2 次服用，初始 2 周可每次 0.25g，每天 2 次，最大剂量为每天 1g。2. 儿童：每天 5~20mg/kg，分 2~4 次服用，首剂用半量。

【特别提醒】1. 服用期间不宜饮酒。2. 服药期间同时给予大剂量的维生素 B_6 以预防神经反应，包括神经和精神两方面。

卷曲霉素（注射剂[乙]）

【其他名称】注射用硫酸卷曲霉素

【主要作用】多肽复合物，对结核分枝杆菌有抑制作用。

【适应证】肺结核病的二线治疗。

【用法用量】肌内注射 一日 0.75~1g，一次给药，临用前加灭菌注射用水适量使溶解，深部肌内注射，持续 2~4 个月，随后改为每周用药 2~3 次。

【特别提醒】1. 须深部肌内注射，注射过浅可加重疼痛并发生无菌性脓肿。2. 单用可迅速产生耐药，故本品只能与其他抗菌药联合用于结核病的治疗。

对氨基水杨酸钠（片剂，注射剂）[甲]

【其他名称】对氨基水杨酸钠片，对氨基水杨酸钠肠溶片，注射用对氨基水杨酸钠

【主要作用】只对结核分枝杆菌有抑菌作用，通过对叶酸合成的竞争性抑制作用而抑制结核分枝杆菌的生长繁殖。

【适应证】结核分枝杆菌所致的肺及肺外结核病，静脉滴注可用于治疗结核性脑膜炎及急性播散性结核病。

【用法用量】口服 成人一次 2~3g，一日 4 次；小儿每日 0.2~0.3g/kg；分 3~4 次给药，日剂量不超过 12g。**静脉滴注** 一日 4~12g，临用前加灭菌注射用水适量使溶解后再用 5% 葡萄糖注射液 500ml 稀释，2~3 小时滴完；小儿每日 0.2~0.3g/kg。

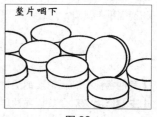

图63

【特别提醒】1.肠溶片不能掰开或研碎服用，必须整片咽下（图63）。2.静脉滴注液需新配，滴注时应避光，溶液变色即不得使用，久用易致静脉炎。

异烟肼（片剂，注射剂）[甲]

【其他名称】异烟肼片，异烟肼注射液，异烟肼氯化钠注射液

【主要作用】具有杀菌作用的合成抗菌药，只对分枝杆菌，主要是生长繁殖期的细菌有效。

【适应证】各种类型结核病及部分非结核分枝杆菌病的治疗。

【用法用量】口服 1.成人：预防，一日0.3g，顿服；治疗，与其他抗结核药合用，每日5mg/kg，最高0.3g；或每日15mg/kg，最高900mg，每周2~3次。2.儿童：预防，每日10mg/kg，一日总量不超过0.3g，顿服；治疗，每日10~20mg/kg，每日不超过0.3g，顿服。某些严重结核病患儿（如结核性脑膜炎），每日可高达30mg/kg（一日量最高500mg）。**肌内注射、静脉注射或静脉滴注** 1.成人：一日0.3~0.4g或5~10mg/kg。2.儿童：每日10~15mg/kg，一日不超过0.3g。3.急性粟粒型肺结核或结核性脑膜炎：成人一日10~15mg/kg，每日不超过0.9g。4.间歇疗法：成人每次0.6~0.8g，每周2~3次。**胸膜腔、腹腔或椎管内注射** 每次50~200mg。**雾化吸入** 每次0.1~0.2g，每日2次。

【特别提醒】1.强化期、重症或不能口服用药的病人应静脉滴注，用氯化钠注射液或5%葡萄糖注射液稀释后使用。2.避免与含铝制酸药同时服用，或在口服制酸剂前至少1小时服用本品。3.成人每日同时口服维生素 B_6 有助于防止或减轻周围神经炎、维生素 B_6 缺乏症状。4.服药期间避免服用乙醇饮料。5.本品不宜与其他神经毒药物合用，以免增加神经毒性。

帕司烟肼，对氨基水杨酸异烟肼（片剂，胶囊）[乙]

【其他名称】力克菲蒺，帕司烟肼片，帕司烟肼胶囊

【主要作用】为异烟肼与对氨基水杨酸的化学合成物。对氨基水杨酸可延缓和拮抗异烟肼在体内的乙酰化过程，维持较高、较久的异烟肼浓度并且降低对肝脏的毒性。

【适应证】各型肺结核、支气管内膜结核及肺外结核。

【用法用量】口服 1.治疗：成人一日10~20mg/kg，小儿一日20~40mg/kg，顿服。2.预防：一日10~15mg/kg，顿服。

【特别提醒】1.抗酸药尤其是氢氧化铝，可抑制本品吸收，不宜同服。2.同服维生素 B_6 可防治周围神经炎等神经系统的不良反应。

丙硫异烟胺（片剂[乙]）

【其他名称】丙硫异烟胺片，丙硫异烟胺肠溶片

【主要作用】异烟酸的衍生物，抑制结核分枝杆菌分枝菌酸的合成。本品与乙硫异烟胺有部分交叉耐药现象。

【适应证】结核病经一线药物治疗无效者。

【用法用量】口服 与其他抗结核药合用，成人一次250mg，一日2~3次；小儿一次4~5mg/kg，一日3次。

【特别提醒】1.肠溶片宜整片吞服，不可掰开服用。2.与其他抗结核药合用可能加重不良反应。

吡嗪酰胺（片剂，胶囊）[甲]

【其他名称】吡嗪酰胺片，吡嗪酰胺胶囊

【主要作用】对人型结核分枝杆菌有较好的抗菌作用，在pH5~5.5时，杀菌作用最强，尤其对处于酸性环境中缓慢生长的吞噬细胞内的结核菌是目前最佳杀菌药物。

【适应证】与其他抗结核药联合用于治疗结核病。

【用法用量】口服　1.与其他抗结核药联合：成人，每日15~30mg/kg，顿服，或50~70mg/kg，每周2~3次；每日服用者最高每日2g，每周3次者最高每次3g，每周服2次者最高每次4g。2.间歇给药法：每周用药2次，每次50mg/kg。

【特别提醒】1.对乙硫异烟胺、异烟肼、烟酸过敏患者可能对本品也过敏。2.可引起急性痛风发作，须进行血清尿酸测定。3.本品可使环孢素的血药浓度减低，因此需监测血药浓度。

乙胺丁醇（片剂，胶囊）[甲]

【其他名称】盐酸乙胺丁醇片，盐酸乙胺丁醇胶囊

【主要作用】人工合成抗结核药。对生长繁殖期细菌具较强活性，对静止期细菌几乎无作用。对各型分枝杆菌具高度抗菌活性，结核分枝杆菌对本品与其他药物之间无交叉耐药现象。

【适应证】1.与其他抗结核药联合治疗结核分枝杆菌所致的肺结核。2.结核性脑膜炎及非典型分枝杆菌感染。

【用法用量】口服　1.结核初治：15mg/kg，每日1次顿服；或口服25~30mg/kg，最高2.5g，每周3次；或50mg/kg，最高2.5g，每周2次。2.结核复治：25mg/kg，每日1次顿服，连续60天，继以15mg/kg，每日1次顿服。3.非典型分枝杆菌感染：每日15~25mg/kg，一次顿服。

【特别提醒】1.一日剂量分次服用可能达不到有效血药浓度，因此本品一日剂量宜1次服用。2.如发生胃肠道刺激，本品可与食物同服。3.铝盐可减少本品的吸收，不宜同服。4.单用本品细菌可迅速产生耐药性，因此必须与其他抗结核药联合应用。

乙胺吡嗪利福异烟（片剂[乙]）

【其他名称】乙胺吡嗪利福异烟片，乙胺吡嗪利福异烟片（Ⅱ）

【主要作用】抗结核复方制剂，含利福平、异烟肼、吡嗪酰胺和乙胺丁醇。

【适应证】肺结核短程疗法最初2个月的强化治疗。

【用法用量】口服　每日1次，成人，一日0.45~0.60g（按利福平计），小儿每日10~20mg/kg，饭前1小时服用。

【特别提醒】1.服用本品时饮酒可导致肝毒性增加，故服用本品期间应戒酒。2.铝盐可减少本品的吸收，故应避免两者同时服用，或在口服制酸剂前至少1小时服用。

乙胺利福异烟（片剂^[乙]）

【其他名称】 乙胺利福异烟片

【主要作用】 抗结核复方制剂，含利福平、异烟肼和乙胺丁醇。

【适应证】 成人各类结核病复治痰菌涂片阳性患者继续期治疗。

【用法用量】 口服 每二日1次，共6个月，用药90次。成人，体重50kg以上的患者每次空腹顿服5片，体重不足50kg的患者根据医嘱酌减。

【特别提醒】 1. 饭前1小时或饭后2小时顿服。2. 服用本品时饮酒可导致肝毒性增加，故服用本品期间应戒酒。3. 铝盐可减少本品的吸收，故应避免两者同时服用，或在口服制酸剂前至少1小时服用本品。

异福（片剂，胶囊）^[乙]

【其他名称】 异福片，异福胶囊

【主要作用】 抗结核药，是利福平和异烟肼的复方制剂。两者合用可以加强抗菌活性，并减少耐药菌株的产生。

【适应证】 结核病的初治和非多重性耐药的结核病患者的4个月维持期治疗。

【用法用量】 口服 成人一日0.45~0.60g（按利福平计），小儿每日10~20mg/kg，疗程4个月。

【特别提醒】 1. 本品于饭前30分钟或饭后2小时服用。2. 服用本品时饮酒可导致肝毒性增加，故服用本品期间应戒酒。3. 铝盐可减少本品的吸收，故应避免两者同时服用，或在口服制酸剂前至少1小时服用本品。

异福酰胺（片剂，胶囊）^[乙]

【其他名称】 福酰胺片，异福酰胺胶囊

【主要作用】 抗结核药，是利福平、异烟肼和吡嗪酰胺的复方制剂。三者合用可显著加强抗菌活性，并且延缓耐药性的产生。

【适应证】 结核病短程化疗的强化期。

【用法用量】 口服 每日1次，成人一日0.45~0.60g（按利福平计），小儿每日10~20mg/kg。

【特别提醒】 1. 本品宜于饭前1~2小时顿服。3. 服用本品时饮酒可导致肝毒性增加，故服用本品期间应戒酒。4. 铝盐可减少本品的吸收，故应避免两者同时服用，或在口服制酸剂前至少1小时服用本品。

第十九节 治疗麻风病药

氨苯砜（片剂[甲]）

【其他名称】氨苯砜片

【主要作用】砜类抑菌剂，对麻风杆菌有较强的抑菌作用，大剂量时显示杀菌作用。

【适应证】1.麻风分枝杆菌引起的各种类型麻风和疱疹样皮炎。2.脓疱性皮肤病、类天疱疮、坏死性脓皮病、复发性多软骨炎、环形肉芽肿、系统性红斑狼疮的某些皮肤病变、放线菌性足菌肿、聚合型痤疮、银屑病、带状疱疹的治疗。3.与甲氧苄啶联合用于治疗卡氏肺孢子虫感染。4.与乙胺嘧啶联合用于预防氯喹耐药性疟疾，与乙胺嘧啶和氯喹联合用于预防间日疟。

【用法用量】口服　1.抑制麻风：成人，一次50~100mg，一日1次；或一次0.9~1.4mg/kg，一日1次，最高剂量每日200mg。小儿一次0.9~1.4mg/kg，一日1次。2.治疗疱疹样皮炎：成人起始一日50mg，如症状未完全抑制，每日剂量可增加至300mg，最高剂量每日500mg。小儿开始一次2mg/kg，一日1次。3.预防疟疾：本品100mg与乙胺嘧啶12.5mg联合，1次顿服，每7日服药1次。

【特别提醒】1.严重肝功能损害和精神障碍者禁用。2.治疗疱疹样皮炎时应服用无麸质饮食。3.与去羟肌苷合用时可减少本品的吸收，同用时应至少间隔2小时。

氯法齐明（软胶囊[乙]）

【其他名称】氯法齐明软胶囊

【主要作用】对麻风杆菌有缓慢杀菌作用，与其他抗分枝杆菌药合用对结核分枝杆菌、溃疡分枝杆菌亦有效。此外还具有抗炎作用，对治疗和预防Ⅱ型麻风反应结节性和多形性红斑等均有效。

【适应证】1.瘤型麻风。2.联合用于耐砜类药物菌株所致的感染。3.伴红斑结节性麻风反应和其他药物引起的急性麻风反应。

【用法用量】口服　1.耐氨苯砜的各型麻风：一次50~100mg，一日1次，与其他一种或几种抗麻风药合用。2.伴红斑结节性麻风反应的各型麻风：有神经损害或皮肤溃疡先兆者，每日100~300mg，待反应控制后，逐渐递减至每日100mg。成人每日最大量不超过300mg。

【特别提醒】1.应与食物或牛奶同时服用，可增加其吸收。2.为防止耐药性产生，本品应与一种或多种其他抗麻风药物合用。

第二十节　抗病毒药

阿昔洛韦（片剂[甲]，胶囊[甲]，颗粒剂[乙]，注射剂[乙]）

【特别名称】阿昔洛韦片，阿昔洛韦胶囊，阿昔洛韦颗粒，阿昔洛韦注射液，注射用阿昔洛韦

【主要作用】核苷类抗病毒药，体内和体外对单纯性疱疹病毒Ⅰ型、Ⅱ型及水痘－带状疱疹病毒均有抑制作用。

【适应证】带状疱疹病毒、单纯疱疹病毒引起的皮肤和黏膜感染。

【用法用量】口服　一次 0.2g，一日 5 次，疗程 5~10 日。**静脉滴注**　1. 成人　（1）重症生殖器疱疹初治：一次 5mg/kg，一日 3 次，隔 8 小时滴注 1 次，共 5 日。（2）免疫缺陷者皮肤黏膜单纯疱疹或严重带状疱疹：一次 5~10mg/kg，一日 3 次，隔 8 小时滴注 1 次，共 7~10 日。（3）单纯疱疹性脑炎：一次 10mg/kg，一日 3 次，隔 8 小时滴注 1 次，共 10 日。成人一日最高剂量 30mg/kg 或 $1.5g/m^2$。每 8 小时不超过 20mg/kg。2. 小儿　（1）重症生殖器疱疹初治：婴儿与 12 岁以下小儿，一次 $250mg/m^2$，一日 3 次，隔 8 小时滴注 1 次，共 5 日。（2）免疫缺陷者皮肤黏膜单纯疱疹：婴儿与 12 岁以下小儿，一次 $250mg/m^2$，一日 3 次，隔 8 小时滴注 1 次，共 7 日，12 岁以上按成人量。（3）单纯疱疹性脑炎：一次 10mg/kg，一日 3 次，隔 8 小时滴注 1 次，共 10 日。（4）免疫缺陷者合并水痘：一次 10mg/kg 或一次 $500mg/m^2$，一日 3 次，隔 8 小时滴注 1 次，共 10 日。小儿最高剂量为每 8 小时给予 $500mg/m^2$。

【特别提醒】1. 静脉滴注时宜缓慢，否则可发生肾小管内药物结晶沉淀，引起急性肾功能衰竭。2. 在给药期间应给予患者充足的水，防止本品在肾小管内沉淀。3. 本品呈碱性，与其他药物混合容易引起 pH 改变，应尽量避免配伍使用。

伐昔洛韦（片剂，胶囊）[乙]

【其他名称】维德思，盐酸伐昔洛韦片，盐酸伐昔洛韦胶囊，盐酸伐昔洛韦颗粒

【主要作用】阿昔洛韦的前体药物，口服后吸收迅速并在体内很快转化为阿昔洛韦，其抗病毒作用为母体阿昔洛韦的作用所致。

【适应证】水痘带状疱疹及Ⅰ型、Ⅱ型单纯疱疹病毒感染，包括初发和复发的生殖器疱疹病毒感染。

【用法用量】口服　一次 0.3g，一日 2 次。

【特别提醒】1. 饭前空腹服用。2. 服药期间应给予患者充足的水，防止阿昔洛韦在肾小管内沉淀。

泛昔洛韦（片剂，胶囊）[乙]

【其他名称】丽珠风，泛昔洛韦片，泛昔洛韦分散片，泛昔洛韦胶囊，泛昔洛韦缓释胶囊

【主要作用】在体内迅速转化为有抗病毒活性的化合物喷昔洛韦，后者对Ⅰ型单纯疱疹病毒，Ⅱ型单纯疱疹病毒以及水痘带状疱疹病毒有抑制作用。

【适应证】带状疱疹和原发性生殖器疱疹。

【用法用量】口服　1. 普通剂型：成人一次 0.25g，每 8 小时给药 1 次。2. 缓释剂型：成人每次 0.375g，每日 2 次，连用 7 天。

【特别提醒】1. 食物对生物利用度无明显影响。2. 缓释胶囊应整粒吞服，不得打开服用。

更昔洛韦（片剂，胶囊，注射剂）[乙]

【其他名称】更昔洛韦片，更昔洛韦分散片，更昔洛韦胶囊，注射用更昔洛韦，更昔洛韦氯化钠注射液，更昔洛韦葡萄糖注射液

【主要作用】抗病毒药，可抑制疱疹病毒的复制，对巨细胞病毒和单纯疱疹病毒所致的感染有效。

【适应证】1. 预防可能发生于有巨细胞病毒感染风险的器官移植受者的巨细胞病毒病。2. 治疗免疫功能缺陷患者发生的巨细胞病毒视网膜炎。

【用法用量】口服　每次 1000mg，一日 3 次。静脉滴注　5mg/kg，每 12 小时给药 1 次；维持剂量，5mg/kg，每日 1 次。

【特别提醒】1. 恒定速率静脉滴注，每次滴注时间 1 小时以上。2. 口服时应与食物同服。

利巴韦林（片剂，胶囊，颗粒剂，注射剂）[甲]

【其他名称】利巴韦林片，利巴韦林胶囊，利巴韦林颗粒，注射用利巴韦林，利巴韦林氯化钠注射液，利巴韦林葡萄糖注射液

【主要作用】利巴韦林为合成的核苷类抗病毒药，对呼吸道合胞病毒具有选择性的抑制作用。

【适应证】1. 呼吸道合胞病毒引起的病毒性肺炎与支气管炎。2. 皮肤疱疹病毒感染。

【用法用量】口服　病毒性呼吸道感染，成人一次 0.15g，一日 3 次，连用 7 天；皮肤疱疹病毒感染，成人一次 0.3g，一日 3~4 次，连用 7 天；小儿每日 10mg/kg，分 4 次服用，疗程 7 天。静脉滴注　成人一次 0.5g，一日 2 次，小儿一日 10~15mg/kg，分 2 次给药。疗程 3~7 日。

【特别提醒】1. 颗粒用温开水完全溶解后口服。2. 静脉滴注每次滴注 20 分钟以上，用氯化钠注射液或 5% 葡萄糖注射液稀释成 1mg/ml 溶液缓慢滴注。

金刚乙胺（片剂，颗粒剂，口服溶液，糖浆）[乙]

【其他名称】盐酸金刚乙胺片，盐酸金刚乙胺颗粒，盐酸金刚乙胺口服溶液，盐酸金刚乙胺糖浆

【主要作用】抗病毒药，主要对 A 型流感病毒具有活性。

【适应证】预防和治疗 A 型流感病毒感染。

【用法用量】口服　1. 预防用药：成人及 10 岁以上儿童，每次 100mg，每日 2 次；10 岁以下儿童，每日 1 次，每次 5mg/kg，但日总量不超过 150mg。2. 治疗用药：成人 100mg，每日 2 次。

【特别提醒】1. 颗粒用温开水完全溶解后口服。2. 口服溶液和糖浆后不宜马上喝水（图 64）。3. 尽早用药，呼吸道合胞病毒性肺炎病初 3 日内给药一般有效。

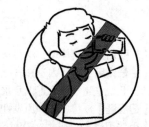

口服溶液和糖浆后不宜马上喝水
图64

膦甲酸钠（注射剂，氯化钠注射液，葡萄糖注射液）[乙]

【其他名称】可耐，注射用膦甲酸钠，膦甲酸钠氯化钠注射液，膦甲酸钠葡萄糖注射液

【主要作用】无机焦磷酸盐的有机类似物，可抑制包括巨细胞病毒、单纯疱疹病毒Ⅰ型和Ⅱ型等疱疹病毒的复制。

【适应证】1.艾滋病患者巨细胞病毒性视网膜炎。2.免疫功能损害患者耐阿昔洛韦单纯疱疹毒性皮肤黏膜感染。

【用法用量】静脉滴注 1.艾滋病患者巨细胞病毒性视网膜炎：诱导治疗，60mg/kg，每8小时给药1次，根据疗效连用2~3周。维持治疗，一日90~120mg/kg。2.免疫功能损害患者耐阿昔洛韦单纯疱疹病毒性皮肤黏膜感染：40mg/kg，每8小时或12小时给药1次，连用2~3周或直至治愈。

【特别提醒】1.本品不能采用快速静脉注射方式给药。2.本品不能与其他药物混合静脉滴注，仅能使用5%葡萄糖或生理盐水稀释，滴注时间不得少于1小时。3.避免与皮肤、眼接触，若不慎接触应立即用清水洗净。4.为减低膦甲酸钠的肾毒性，使用以前及使用期间患者应水化，并可适当使用噻嗪类利尿药。

奥司他韦（胶囊，颗粒剂）[乙]

【其他名称】达菲，磷酸奥司他韦胶囊，磷酸奥司他韦颗粒

【主要作用】药物前体，其活性代谢产物奥司他韦羧酸盐是强效选择性流感病毒神经氨酸酶抑制剂。

【适应证】1.成人和1岁及以上儿童的甲型和乙型流感治疗。2.成人和13岁及以上青少年的甲型和乙型流感的预防。

【用法用量】口服 1.流感的治疗：成人和13岁以上青少年，每次75mg，每日2次，共5天。1岁及以上儿童，体重≤15kg，每次30mg；体重>15~23kg，每次45mg；体重>23~40kg，每次60mg；体重>40kg，每次75mg，每日2次。2.流感的预防：每次75mg，每日1次，至少10天。

【特别提醒】1.本品可以与食物同服或分开服用，但对一些病人，进食同时服药可提高药物的耐受性。2.在无磷酸奥司他韦颗粒剂可用的情况下，对于不能吞咽胶囊的成人、青少年或儿童可用本品胶囊配制急用口服混悬剂。

帕拉米韦（注射剂[乙]）

【其他名称】力韦，帕拉米韦氯化钠注射液

【主要作用】强效选择性流感病毒神经氨酸酶抑制剂。

【适应证】甲型或乙型流行性感冒。

【用法用量】静脉滴注 1.成人：300mg，单次静脉滴注，滴注时间不少于30分钟。严重并发症患者，可用600mg，单次静脉滴注，滴注时间不少于40分钟。症状严重者，可每日1次，1~5天连续重复给药。2.儿童：每次10mg/kg体重，30分钟以上单次静脉滴注，

也可以根据病情，采用连日重复给药，不超过 5 天。单次给药量的上限为 600mg。

【特别提醒】1. 可能会抑制活疫苗病毒的复制，使用活疫苗 2 周内不应使用本品，在使用本品后 48 小时内不应使用减毒活疫苗。2. 不能取代流感疫苗，其使用不应影响每年接种流感疫苗。

阿德福韦酯（片剂，胶囊）[乙]

【其他名称】贺维力，阿德福韦酯片，阿德福韦酯分散片，阿德福韦酯胶囊

【主要作用】抗病毒药，在体内代谢成阿德福韦，在细胞激酶的作用下被磷酸化为有活性的代谢产物即阿德福韦二磷酸盐，抑制 HBV DNA 多聚酶。

【适应证】有乙型肝炎病毒活动复制证据，并伴有血清氨基酸转移酶持续升高或肝脏组织学活动性病变的肝功能代偿的成年慢性乙型肝炎患者。

【用法用量】口服 成人每日 1 次，每次 10mg，饭前或饭后口服均可。

【特别提醒】1. 患者应当定期监测乙型肝炎生化指标、病毒学指标和血清标志物，至少每 6 个月 1 次。2. 肾功能障碍或者潜在肾功能障碍风险的病人，必须密切监测肾功能并适当调整剂量。3. 停止乙型肝炎治疗已有报道发生肝炎的急性加重，停药后须严密监测肝功能数月。

恩替卡韦（片剂，胶囊）[乙]

【其他名称】博路定，恩替卡韦片，马来酸恩替卡韦片，恩替卡韦分散片，恩替卡韦胶囊

【主要作用】鸟嘌呤核苷类似物，对乙肝病毒多聚酶具有抑制作用。

【适应证】病毒复制活跃，ALT 持续升高或肝脏组织学显示有活动性病变的慢性成人乙型肝炎的治疗。

【用法用量】口服 成人和 16 岁及以上青少年，每次 0.5~1mg，每天 1 次。

【特别提醒】1. 空腹服用，餐前或餐后至少 2 小时。2. 本品并不能降低经性接触或污染血源传播乙肝病毒的危险，需要采取适当的防护措施。3. 高剂量用药有报道出现乳酸性酸中毒包括致死性病例，通常合并严重的肝肿大和肝脏脂肪变性，应予注意。

拉米夫定（片剂，胶囊）[乙]

【其他名称】贺普丁，拉米夫定片，拉米夫定胶囊

【主要作用】核苷类抗病毒药，能迅速抑制 HBV 复制，其抑制作用持续于整个治疗过程，同时使血清氨基转移酶降至正常。长期应用可显著改善肝脏坏死炎症性改变，并减轻或阻止肝脏纤维化的进展。

【适应证】乙型肝炎病毒复制的慢性乙型肝炎。

【用法用量】口服 成人一次 0.1g，一日 1 次。

【特别提醒】1. 本品可饭前或饭后服用。2. 高剂量用药有报道出现乳酸性酸中毒包括致死性病例，通常合并严重的肝肿大和肝脏脂肪变性。一旦发生乳酸性酸中毒应中止治疗。3. 停药后应对病人的临床情况和血清肝功能指标（ALT 和胆红素水平）进行定期监测至少 4 个月。

替比夫定（片剂[乙]）

【其他名称】素比伏，替比夫定片

【主要作用】合成的胸腺嘧啶核苷类似物，具有抑制乙型肝炎病毒脱氧核糖核酸聚合酶的活性。

【适应证】慢性乙型肝炎成人患者。

【用法用量】口服　成人，16 岁及以上青少年，一次 600mg，每天 1 次。

【特别提醒】1. 本品餐前或餐后均可，不受进食影响。2. 与聚乙二醇干扰素 α–2a 合用会增加周围神经病变的发生风险。3. 高剂量用药有报道出现乳酸性酸中毒包括致死性病例，通常合并严重的肝肿大和肝脏脂肪变性。

第二十一节　抗艾滋病毒感染药

恩夫韦肽（注射剂[乙]）

【其他名称】注射用恩夫韦肽

【主要作用】合成肽类 HIV 融合抑制药，可与病毒包膜糖蛋白结合，阻止病毒与细胞膜融合所必需的构象变化，从而抑制 HIV–1 的复制。

【适应证】与其他抗逆转录病毒药物联合，用于治疗 HIV–1 感染的患者。

【用法用量】皮下给药　成人每次 90mg，每日 2 次；6 岁以上儿童，每次 2mg/kg，不超过成人剂量，每日 2 次。

【特别提醒】1. 皮下注射可选择上臂、大腿前侧、腹部等处，不可注入瘢痕组织、痣、瘀伤、脐部或已发生注射反应的部位。2. 每次注射应选择不同部位。3. 本品溶解后如不能立即使用，必须保存于 2~8℃冰箱中，并在 24 小时内使用。4. 本品可致细菌性肺炎发生率增加，甚至有些是致命性的。应严密观察患者是否出现感染的体征或症状。

恩曲他滨（片剂，胶囊）[乙]

【其他名称】恩曲他滨片，恩曲他滨胶囊

【主要作用】化学合成类核苷胞嘧啶，通过体内多步磷酸化，形成活性三磷酸酯竞争性抑制 HIV–1 逆转录酶，同时通过与天然的 5- 磷酸胞嘧啶竞争性渗入到病毒 DNA 合成的过程中，最终导致其 DNA 链合成中断。

【适应证】1. 与其他抗病毒药物合用于成人 HIV–1 感染的治疗。2. 慢性乙型肝炎治疗。

【用法用量】口服　每次 200mg，每日 1 次。

【特别提醒】1. 本品可与食物同服。2. 本品主要经过肾脏排泄，肾功能不全者宜减量使用。

齐多夫定（口服液，注射剂）[乙]

【其他名称】立妥威，齐多夫定片，齐多夫定糖浆，齐多夫定口服溶液，齐多夫定注射液，注射用齐多夫定

【主要作用】天然胸腺嘧啶核苷的合成类似物，在细胞内转化为活性代谢物齐多夫定 5-三磷酸酯，抑制 HIV 逆转录酶。

【适应证】与其他抗逆转录病毒药物联合使用，治疗 HIV 感染。

【用法用量】口服、静脉滴注 1. 成人：静脉滴注，每次 1mg/kg，注射时间应超过 1 小时，每天 5~6 次；口服，每日 500~600mg，分 2~3 次给药。2. 儿童：口服，3 个月 ~12 岁儿童，每 6 小时给药 180mg/m²，不应超过每 6 小时给药 200mg/m²。3. 预防母婴传播：妊娠妇女（孕周 >14 周），每次 100mg，每日 5 次口服，至开始分娩；分娩期间，静脉滴注 2mg/kg，给药时间为 1 小时以上，随后 1mg/（kg·h）继续静脉滴注至脐带结扎。4. 婴儿：自出生起 12 小时内，一次 2mg/kg，每 6 小时口服 1 次，直到 6 周。对于不能口服给药的婴儿应静脉给药，每次 1.5mg/kg，每 6 小时 1 次，静脉滴注时间应超过 30 分钟。

【特别提醒】1. 本品不可肌内注射。2. 注射液应在使用前进行稀释，可用 5% 葡萄糖注射液稀释至浓度不高于 4mg/ml。3. 本品使用时应匀速滴注，且滴注时间应超过 1 小时，应避免滴注过快。

司他夫定（散剂）[乙]

【其他名称】司他夫定片，司他夫定胶囊，司他夫定散

【主要作用】胸苷类似物，可抑制 HIV 病毒在人体细胞内的复制。本品通过细胞激酶磷酸化，形成司他夫定三磷酸盐而发挥抗病毒活性。

【适应证】与其他抗病毒药物联合使用，用于治疗 I 型 HIV 感染。

【用法用量】口服 1. 成人：体重 ≥60kg，一次 40mg，每日 2 次；体重 <60kg，一次 30mg，每日 2 次。2. 儿童：体重 <30kg，每次 1mg/kg，每 12 小时给药 1 次；体重 ≥30kg，一次 30mg，每日 2 次。

【特别提醒】1. 用药间隔为 12 小时，服药与进餐无关。2. 本品口服散剂，服用前加纯净水至 100ml，振摇使粉末溶解即配成 1mg/ml 溶液，冰箱中冷藏保存并尽快服用，超过 30 天不可再用。

利匹韦林（片剂）[乙]

【其他名称】恩临，利匹韦林片

【主要作用】高活性的抗逆转录病毒治疗药物之一，属于非核苷类逆转录酶抑制剂，通过阻断 HIV 复制来发挥作用。

【适应证】与其他抗逆转录病毒药物联用治疗 HIV-1 感染。

【用法用量】口服 12 岁及以上且体重 ≥35kg，每次 25mg，每日 1 次。与利福布汀同时使用：每日 1 次，每次 50mg，随餐服用。

【特别提醒】1.本品宜餐后口服。2.本品不宜与卡马西平、奥卡西平、苯巴比妥、苯妥英钠、利福平、利福喷汀等合用。3.本品不宜与质子泵抑制剂合用。

恩曲他滨替诺福韦 （片剂^[乙]）

【其他名称】舒发泰，恩曲他滨替诺福韦片
【主要作用】恩曲他滨和富马酸替诺福韦二吡呋酯的复方制剂。恩曲他滨为胞嘧啶核苷类似物，抑制 HIV-1 逆转录酶的活性；富马酸替诺福韦二吡呋酯可水解转化成替诺福韦，然后通过细胞酶的磷酸化形成二磷酸替诺福韦，抑制 HIV-1 逆转录酶的活性。二者具有协同抗病毒效应。
【适应证】与其他抗逆转录病毒药物联用，治疗成人和 12 岁及以上儿童的 HIV-1 感染。
【用法用量】口服　成人和 12 岁及以上、体重 ≥ 35kg 儿童，每日 1 次，每次 1 片。
【特别提醒】1.本品随食物或单独服用均可。2.本品不宜作为三联核苷治疗方案的一个组分使用。3.不应与恩曲他滨、替诺福韦二吡呋酯、拉米夫定或含有三者的固定剂量复方合并使用。4.单独使用曾有发生乳酸性酸中毒和严重肝肿大伴脂肪变性的报道，包括出现致死病例。如果临床或实验室结果提示有乳酸性酸中毒或显著肝毒性，应暂停治疗。

替诺福韦二吡呋酯 （片剂，胶囊）^[乙]

【其他名称】韦瑞德，富马酸替诺福韦二吡呋酯片，富马酸替诺福韦二吡呋酯胶囊
【主要作用】经二酯水解转化为替诺福韦，然后通过细胞酶的磷酸化形成二磷酸替诺福韦，抑制 HIV-1 反转录酶和 HBV 反转录酶的活性。
【适应证】1.与其他抗逆转录病毒药物联用，治疗成人 HIV-1 感染。2.慢性乙肝成人和 ≥ 12 岁的儿童患者。
【用法用量】口服　每天 1 次，每次 300mg。
【特别提醒】1.可空腹或与食物同时服用。2.治疗 HIV-1 感染时，本品不应与含有替诺福韦的固定剂量复方制剂联用。3.本品与其他抗逆转录病毒药物联合用药治疗中，已经报道有乳酸性酸中毒和伴有脂肪变性的重度肝肿大现象。4.中止治疗已有报道发生重度肝炎急性加重，应在至少数月的临床和实验室随访中对肝功能进行密切监测。

齐多拉米双夫定 （片剂^[乙]）

【其他名称】双汰芝，齐多拉米双夫定片
【主要作用】含拉米夫定和齐多夫定，HIV-1 及 HIV-2 选择性抑制剂。两者具有强的协同作用，能抑制细胞培养中 HIV 的复制。
【适应证】HIV 感染的成人及 12 岁以上儿童。
【用法用量】口服　成人及 12 岁以上儿童，每天 2 次，每次 1 片。
【特别提醒】1.本品可与或不与食物同服。2.治疗期间可能会发生各种机会性感染和其他 HIV 感染的并发症，应密切临床观察。3.本品不可阻断经性接触或血液污染传染 HIV 的危险，应采取恰当预防措施。

第十章　免疫血清与免疫球蛋白

第一节　免疫血清

白喉抗毒素（注射剂[甲]）

【**主要作用**】含有特异性抗体，具有中和白喉毒素的作用，可用于白喉杆菌感染的预防和治疗。

【**适应证**】用于预防和治疗白喉。

【**用法用量**】皮下注射、肌内注射、静脉注射、静脉滴注　1. 预防：一次皮下或肌内注射 1000~2000 IU。2. 治疗：一次 8000~72000 IU。

【**特别提醒**】1. 注射前必须先做过敏试验并详细询问既往过敏史，阴性者才可全量注射，若皮试阳性应采用脱敏注射法。2. 过敏试验：0.1ml 本品加 0.9ml 氯化钠注射液，在前臂掌侧皮内注射 0.05ml，观察 30 分钟，注射部位无明显反应者即为阴性。3. 脱敏注射法：用氯化钠注射液将本品稀释 10 倍，小量分次皮下注射，每次注射后观察 30 分钟。第 1 次可注射 10 倍稀释的抗毒素 0.2ml，观察无发绀、气喘或显著呼吸短促、脉搏加速时，即可注射第 2 次 0.4ml，如仍无反应则可注射第 3 次 0.8ml，如仍无反应即可将安瓿中未稀释的抗毒素全量作皮下或肌内注射。4. 皮下注射在上臂三角肌附着处，如果同时注射类毒素，注射部位须分开。5. 只有经过皮下或肌内注射未发生反应者方可作静脉注射。6. 静脉注射应缓慢，开始不超过 1ml/min，以后不宜超过 4ml/min。一次静脉注射不应超过 40ml，儿童不应超过 0.8ml/kg。7. 静脉滴注：加入葡萄糖注射液、氯化钠注射液等液体中静脉滴注。8. 门诊病人注射后须观察 30 分钟方可离开。

多价气性坏疽抗毒素（注射剂[甲]）

【**主要作用**】含有特异性抗体，具有中和相应气性坏疽毒素的作用，可用于产气荚膜梭菌、诺维梭菌、脓毒梭菌、溶组织梭菌等感染所引起气性坏疽的预防和治疗。

【**适应证**】预防及治疗气性坏疽。

【**用法用量**】皮下注射、肌内注射、静脉注射、静脉滴注　1. 预防：一次皮下或肌内注射 1 万 IU，紧急情况下可酌增用量，亦可采用静脉注射。伤口感染的危险未消除者，可每隔 5~6 天反复注射 1 次。2. 治疗：第一次注射 3 万 ~5 万 IU 于静脉内，同时注射适量于伤口周围健康组织内，以后可根据病情，经适当的间隔时间反复注射。病情开始好转后，可酌情减量或延长间隔时间。

【**特别提醒**】参见白喉抗毒素。

抗狂犬病血清（注射剂[甲]）

【主要作用】特异性中和狂犬病毒，可用于狂犬病的预防。

【适应证】配合狂犬病疫苗对被疯动物严重咬伤者预防注射。

【用法用量】肌内注射　40 IU/kg，特别严重可酌情增至 80~100 IU/kg，1~2 日内分次注射。先在受伤部位进行浸润注射，余下的血清进行肌内注射。

【特别提醒】1.被动物咬伤后注射愈早愈好，48 小时内注射本品可减少发病率。2.注射前必须先做过敏试验并详细询问既往过敏史，阴性者才可全量注射，皮试阳性者应采用脱敏注射法。3.受伤部位应先进行处理，若伤口曾用其他化学药品处理过应冲洗干净。4.门诊病人注射后须观察 30 分钟方可离开。

抗蝮蛇毒血清（注射剂[甲]）

【主要作用】本品用蝮蛇毒素免疫的马血浆，经酶消化、盐析制成。含有特异性抗体，具有中和蝮蛇蛇毒的作用。

【适应证】用于蝮蛇、竹叶青蛇、龟壳花蛇等蝮蛇科毒蛇咬伤。

【用法用量】静脉注射　成人及儿童一次 6000~12000U，临用前用氯化钠注射液或 25% 葡萄糖注射液 20~40ml 稀释，缓慢静脉注射，注射速度 4ml/min。

【特别提醒】参见抗狂犬病血清。

抗五步蛇毒血清（注射剂[甲]）

【主要作用】本品系用五步蛇毒素免疫的马血浆，经酶消化、盐析制成。

【适应证】五步蛇及蝮蛇科蛇咬伤。

【用法用量】静脉注射　成人及儿童一次 4000~8000U，临用前用氯化钠注射液 40~80ml 稀释，缓慢静脉注射，注射速度 4ml/min。

【特别提醒】参见抗狂犬病血清。

抗眼镜蛇毒血清（注射剂[甲]）

【主要作用】本品系由眼镜蛇毒或脱毒眼镜蛇毒免疫马所得的血浆，经胃酶消化后纯化的冻干抗眼镜蛇毒球蛋白制剂。

【适应证】眼镜蛇咬伤。

【用法用量】静脉注射　成人及儿童一次 2500~10000U，缓慢静脉注射。

【特别提醒】参见抗狂犬病血清。

抗银环蛇毒血清（注射剂[甲]）

【主要作用】本品系用银环蛇毒素免疫马所得的血浆，经酶消化、盐析制成。

【适应证】银环蛇咬伤。

【用法用量】静脉注射　成人及儿童一次 10000U，临用前用氯化钠注射液 40ml 稀释，缓慢静脉注射。

【特别提醒】参见抗狂犬病血清。

破伤风抗毒素（注射剂[甲]）

【主要作用】含特异性抗体，具有中和破伤风毒素的作用，可用于破伤风梭菌感染预防。

【适应证】预防和治疗破伤风。

【用法用量】皮下注射、肌内注射、静脉注射、静脉滴注　1. 预防：一次皮下或肌内注射 1500~3000 IU，儿童与成人用量相同；伤势严重者可增加用量 1~2 倍。经 5~6 日如破伤风感染危险未消除，应重复注射。2. 治疗：第一次肌内或静脉注射 5 万 ~20 万 IU，儿童与成人用量相同；以后视病情决定注射剂量与间隔时间，同时还可以将适量的抗毒素注射于伤口周围的组织中。初生儿破伤风，24 小时内分次肌内或静脉注射 2 万 ~10 万 IU。

【特别提醒】参见白喉抗毒素。

肉毒抗毒素（注射剂[甲]）

【主要作用】含有特异性抗体，具有中和相应型肉毒毒素的作用，可用于 A、B、E 型肉毒中毒的预防和治疗。

【适应证】预防及治疗肉毒中毒。

【用法用量】皮下注射、肌内注射、静脉注射、静脉滴注　1. 预防：一次皮下注射或肌内注射 1000~20000 IU，若情况紧急，亦可酌情增量或采用静脉注射。2. 治疗：肌内注射或静脉滴注，第一次 1 万 ~2 万 IU，以后视病情决定，可每隔约 12 小时注射 1 次。

【特别提醒】1. 凡已出现肉毒中毒症状者应尽快使用本品治疗。2. 静脉注射前将安瓿在温水中加热至接近体温，注射中发生异常反应，应立即停止。3. 注射前必须做过敏试验并详细询问既往过敏史，阴性者才可全量注射，皮试阳性者应采用脱敏注射法。4. 门诊病人注射抗毒素后，需观察至少 30 分钟方可离开。

A 型肉毒毒素（注射剂[乙]）

【其他名称】保妥适，注射用 A 型肉毒毒素

【主要作用】能抑制周围运动神经末梢突触前膜乙酰胆碱释放，引起肌肉的松弛性麻痹。

【适应证】1. 眼睑痉挛、面肌痉挛及相关局灶性肌张力障碍。2. 暂时改善 65 岁及以下成人因皱眉肌或降眉间肌活动引起的中度至重度皱眉纹。

【用法用量】局部注射　1. 眼睑痉挛、面肌痉挛及相关局灶性肌张力障碍：每注射位点 1.25~2.5U，注射在上眼轮匝肌的内、外侧部和下眼轮匝肌的外侧部。复治疗时，可增加注射剂量至 2 倍，一个注射位点剂量不超过 5.0U，每眼初始治疗剂量应不超过 25U。2. 暂时改善皱眉纹：5 个注射位点各注射 4 IU，每侧皱眉肌有 2 个注射位点，降眉间肌有 1 个注射位点，总剂量为 20U。

【特别提醒】1.本品的推荐剂量不可与其他肉毒梭菌毒素制剂的剂量互换。2.注射前，拇指或食指应稍用力放在眼眶下侧以避免注射液向眼眶下渗透，在注射过程中针头保持向上向内侧的方向。3.避免在上睑提肌附近注射，尤其在降眉肌粗大患者中。4.注射皱眉肌时应在距骨性眶上嵴以上至少1cm。5.不要在眉毛中心上方1cm内注射。6.2~8℃冷藏或−5℃以下冷冻保存，配制后2~8℃冷藏保存，4小时内使用。

第二节　免疫球蛋白

静脉注射人免疫球蛋白（pH4）（注射剂[乙]）

【其他名称】伽玛莱士，蓉生静丙，静注人免疫球蛋白（pH4），冻干静注人免疫球蛋白（pH4）

【主要作用】含有广谱抗病毒、细菌或其他病原体的IgG抗体，具有免疫替代和免疫调节的双重治疗作用，能迅速提高血液中的IgG水平，增强机体的抗感染能力和免疫调节功能。

【适应证】1.原发性免疫球蛋白缺乏症。2.继发性免疫球蛋白缺陷病，如重症感染，新生儿败血症等。3.自身免疫性疾病，如原发性血小板减少性紫癜，川崎病。

【用法用量】静脉滴注　以5%葡萄糖注射液稀释1~2倍作静脉滴注，开始滴注速度为1.0ml/min，持续15分钟后若无不良反应，可逐渐加快速度，最快滴注速度不得超过3.0ml/min。1.原发性免疫球蛋白缺乏或低下症：首次400mg/kg；维持剂量200~400mg/kg，给药间隔时间视病人血清IgG水平和病情而定，一般每月1次。2.原发性血小板减少性紫癜：每日400mg/kg，连续5日。维持剂量每次400mg/kg，间隔时间视血小板计数和病情而定，一般每周1次。3.重症感染：每日200~300mg/kg，连续2~3日。④川崎病：发病10日内应用，儿童治疗剂量2.0g/kg，一次输注。

【特别提醒】1.本品专供静脉滴注用。2.如需要，可用5%葡萄糖溶液稀释本品，但糖尿病患者应慎用。3.本品应单独输注，不得与其他药物混合输用。4.2~8℃冷藏保存，避免冷冻。

人免疫球蛋白（注射剂[乙]）

【主要作用】含有大量抗体，输给受者后，由于抗体与抗原相互作用直接中和毒素与杀死细菌和病毒，对预防细菌、病毒性感染有一定的作用。

【适应证】预防麻疹和传染性肝炎。

【用法用量】肌内注射　1.预防麻疹：可在与麻疹患者接触7日内注射0.05~0.15ml/kg，5岁以下儿童1.5~3.0ml，6岁以上儿童不超过6ml。一次注射预防效果通常为2~4周。2.预防传染性肝炎：0.05~0.1ml/kg或成人每次3ml，儿童每次1.5~3ml，一次注射预防效果通常为一个月左右。

【特别提醒】1.只限于肌内注射，不得用于静脉滴注。2.应单独输注，禁止与其他药物混合输用。3.2~8℃冷藏保存，避免冷冻。

破伤风人免疫球蛋白（注射剂[乙]）

【其他名称】蓉生逸普，破伤风人免疫球蛋白

【主要作用】含高效价的破伤风抗体，能中和破伤风毒素，从而起到预防和治疗破伤风梭菌感染的作用。

【适应证】预防和治疗破伤风，尤其用于对破伤风抗毒素有过敏反应者。

【用法用量】肌内注射 1. 预防：儿童、成人一次 250 IU，创面严重或创面污染严重者可加倍。2. 治疗：3000~6000 IU，尽快用完，可多点注射。

【特别提醒】1. 供臀部肌内注射，不需作皮试，不得用作静脉注射。2. 应用本品作被动免疫的同时，可使用吸附破伤风疫苗进行自动免疫，但注射部位和用具应分开。3. 2~8℃冷藏保存，避免冷冻。

马破伤风免疫球蛋白（注射剂[乙]）

【其他名称】马破伤风免疫球蛋白 F（ab'）2

【主要作用】高效价的破伤风抗体，能特异中和破伤风毒素，起到被动免疫作用。

【适应证】预防和治疗破伤风梭菌感染的短期被动免疫。

【用法用量】皮下注射、肌内注射 一次 1500~3000 IU，儿童与成人用量相同；伤势严重者可增加用量 1~2 倍。经 5~6 日，如破伤风感染危险未消除，应重复注射。

【特别提醒】1. 仅供皮下或肌内注射，不得用作静脉注射。2. 皮下注射应在上臂三角肌附着处，肌内注射应在上臂三角肌中部或臀大肌外上部。3. 使用前必须先做过敏试验，过敏试验为阳性反应者慎用，如果必须使用可采用脱敏注射法。4. 2~8℃冷藏保存，避免冷冻。

狂犬病人免疫球蛋白（注射剂[乙]）

【主要作用】高效价狂犬病抗体，能特异中和狂犬病病毒，起到被动免疫作用。

【适应证】被狂犬或其他疯动物咬伤、抓伤患者的被动免疫。

【用法用量】肌内注射 受伤部位用本品总剂量的 1/2 作皮下浸润注射，余下 1/2 进行肌内注射，头部咬伤者可注射于背部肌肉。用量：20 IU/kg，一次注射，如所需总剂量大于10ml，可在 1~2 日内分次注射。

【特别提醒】1. 本品不得用作静脉注射。2. 注射本品后即可进行狂犬病疫苗注射，但两种制品的注射部位和器具要严格分开。3. 肌内注射不需做过敏试验。

第三节　疫　苗

抗炭疽血清（注射剂[甲]）

【主要作用】含有特异性抗体，具有中和炭疽杆菌的作用，可用于炭疽杆菌的治疗和预防。

【适应证】炭疽病人和有炭疽感染危险者。

【用法用量】1.预防：皮下或肌内注射，一次20ml。2.治疗：肌内注射或静脉滴注，第1天20~30ml，待体温恢复正常，水肿消退后，可根据病情给予维持量。

【特别提醒】1.注射前必须先做过敏试验并详细询问既往过敏史，阴性者才可全量注射，若皮试阳性应采用脱敏注射法。2.过敏试验：0.1ml本品加0.9ml氯化钠注射液，在前臂掌侧皮内注射0.05ml，观察30分钟，注射部位无明显反应者即为阴性。3.脱敏注射法：用氯化钠注射液将本品稀释10倍，小量分次皮下注射，每次注射后观察30分钟。第1次可注射10倍稀释的抗毒素0.2ml，观察无发绀、气喘或显著呼吸短促、脉搏加速时，即可注射第2次0.4ml，如仍无反应则可注射第3次0.8ml，如仍无反应即可将安瓿中未稀释的抗毒素全量作皮下或肌内注射。4.门诊病人注射后须观察30分钟方可离开。

人用狂犬病疫苗（注射剂[乙]）

【其他名称】人用狂犬病疫苗（Vero细胞），人用狂犬病疫苗（地鼠肾细胞），人用狂犬病疫苗（鸡胚细胞），冻干人用狂犬病疫苗（Vero细胞），冻干人用狂犬病疫苗（地鼠肾细胞），冻干人用狂犬病疫苗（人二倍体细胞）

【主要作用】接种本疫苗后，可刺激机体产生抗狂犬病病毒免疫力。

【适应证】预防狂犬病。

【用法用量】肌内注射　1.暴露后免疫：一般咬伤者于0天、3天、7天、14天、28天各注射本疫苗1剂，共5针，儿童用量相同。2.暴露前免疫：于0天、7天、28天接种，共接种3针。

【特别提醒】1.禁止臀部、皮下注射，不能进行血管内注射。2.本品应于上臂三角肌肌内注射，幼儿可在大腿前外侧区肌内注射。3.忌饮酒、浓茶等刺激性食物及剧烈运动等。4.2~8℃避光保存和运输，严禁冻结。

第十一章 抗肿瘤药及免疫调节药

第一节 烷化剂

氮芥（注射剂）[甲]

【其他名称】盐酸氮芥注射液

【主要作用】双功能烷化剂，与 DNA 交叉联结，或在 DNA 和蛋白质之间交叉联结，阻止 DNA 复制，造成细胞损伤或死亡，为细胞周期非特异性药物。

【适应证】用于恶性淋巴瘤，尤其是霍奇金病的治疗，腔内用药对控制癌性胸腔、心包腔及腹腔积液有较好疗效。外用治疗皮肤蕈样肉芽肿、白癜风。

【用法用量】静脉注射　每次 4~6mg/m^2（或 0.1mg/kg），加生理盐水 10ml 由输液小壶或皮管中冲入，并用生理盐水或 5% 葡萄糖注射液冲洗血管，每周 1 次，连用 2 次，休息 1~2 周重复。**腔内给药**　每次 5~10mg，加生理盐水 20~40ml 稀释，在抽液后即时注入，每周 1 次，可根据需要重复。

【特别提醒】1. 盐酸氮芥注射液严禁口服、皮下及肌内注射。2. 氮芥水溶液极易分解，故药物开封后应在 10 分钟内注入人体内。

环磷酰胺（片剂，注射剂）[甲]

【其他名称】安道生，环磷酰胺片，注射用环磷酰胺

【主要作用】广泛应用的抗癌药物，进入体内被肝脏或肿瘤内存在的过量的磷酰胺酶或磷酸酶水解，变为活化作用型的磷酰胺氮芥而起作用。其作用机制与氮芥相似。

【适应证】1. 白血病：急性或慢性淋巴细胞性和髓性白血病。2. 恶性淋巴瘤：霍奇金病、非霍奇金病、浆细胞瘤。3. 转移性和非转移性的恶性实体瘤：卵巢癌、睾丸癌、乳腺癌、小细胞肺癌、成神经细胞瘤、Ewings 肉瘤。4. 进行性自身免疫性疾病：类风湿性关节炎、系统性红斑狼疮、硬皮病、全身性脉管炎、某些类型的肾小球肾炎、重症肌无力、自身免疫性溶血性贫血、冷凝集素病。5. 器官移植时的免疫抑制治疗。6. 儿童横纹肌肉瘤及骨肉瘤。

【用法用量】口服　1. 成人：每日 2~4mg/kg，连用 10~14 天，休息 1~2 周重复。2. 儿童：每日 2~6mg/kg，连用 10~14 天，休息 1~2 周重复。**静脉滴注**　1. 持续治疗：成人或儿童，每日 3~6mg/kg（120~240mg/m^2）。2. 间断性治疗：10~15mg/kg（400~600mg/m^2），间隔 2~5 天。3. 大剂量间断性治疗和大剂量冲击治疗，20~40mg/kg（800~1600mg/m^2），间隔 21~28 天。

【特别提醒】1. 本品的代谢产物对尿路有刺激性，应用时应鼓励患者多饮水，大剂量应用

时应水化、利尿，同时给予尿路保护剂美司钠（图65）。2.接受环磷酰胺化疗期间，应禁忌饮酒及含乙醇饮料。3.由于葡萄柚内含有能与环磷酰胺相互作用的化合物而降低其效用，患者应避免进食葡萄柚或含有葡萄柚的饮料（图66）。

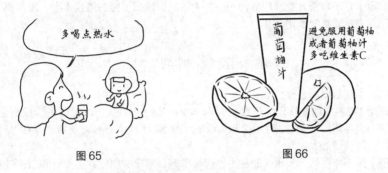

图65　　　　　　　　　　　图66

苯丁酸氮芥（片剂[乙]）

【其他名称】留可然，苯丁酸氮芥片

【主要作用】烷化剂，通过形成一高活性的乙撑亚胺基团产生烷基化作用，通过乙撑亚胺的衍生物在 DNA 的两条螺旋链上交联，进而破坏 DNA 的复制。

【适应证】用于霍奇金病、数种非霍奇金淋巴瘤、慢性淋巴细胞性白血病、瓦尔登斯特伦巨球蛋白血症、晚期卵巢腺癌。本品对于部分乳腺癌病人也有明显疗效。

【用法用量】口服　1.霍奇金病：一天 0.2mg/kg，持续治疗 4~8 周。2.非霍奇金淋巴瘤：起始每天 0.1~0.2mg/kg，4~8 周，此后进行维持治疗，可减少剂量或改为间歇用药。2.慢性淋巴细胞白血病：初始剂量每天 0.15mg/kg，用至全血白细胞降到 10000/μl，第一疗程结束后 4 周可再次用药，每天 0.1mg/kg，连续使用 5 天。3.瓦尔登斯特伦巨球蛋白血症：起始剂量每天 6~12mg，直至出现白细胞减少症，减至每天 2~8mg。4.卵巢癌：每天 0.2mg/kg，用药 4~6 周。5.晚期乳腺癌：每天 0.2mg/kg，用药 6 周。

【特别提醒】1.触摸药片者应遵照细胞毒类药品的使用指南操作。2.接触薄膜包衣完整的本品药片无害，本品药片不可分割。3.患者接受苯丁唑酮时需减少苯丁酸氮芥的标准用量，因苯丁唑酮加强苯丁酸氮芥的毒性。

美法仑（片剂[乙]）

【其他名称】爱克兰，美法仑片

【主要作用】烷化剂，与 DNA 中的鸟嘌呤第 7 位氮共价结合，产生烷基化作用，使 DNA 双链内交叉联接，从而阻止细胞复制。本品是苯丙氨酸氮芥的左旋体，其作用比苯丙氨酸氮芥混旋体强。

【适应证】用于治疗多发性骨髓瘤及晚期卵巢腺癌，对于部分晚期乳腺癌病人有显著疗效。

【用法用量】口服　1.多发性骨髓瘤：每日 0.15mg/kg，分次服用共 4 天，6 周后重复疗程。2.卵巢腺癌：每日 0.2mg/kg，共 5 天，每 4~8 周或当外周血象恢复时重复疗程。3.晚期乳腺癌：每日 0.15mg/kg 或 6mg/m²，共 5 日，每 6 周重复疗程。4.真性红细胞增多症：诱导缓解期，每日 6~10mg，共 5~7 天，之后每日 2~4mg 直至能满意控制症状，维持剂量可每周一次用 2~6mg。

【特别提醒】 1.不可掰开或弄碎后使用。2.为了确保达到可能的治疗水平，应谨慎增加剂量，直到出现骨髓抑制作用为止。

硝卡芥（注射剂^[乙]）

【其他名称】 注射用硝卡芥

【主要作用】 细胞周期非特异性药物，抑制 DNA 和 RNA 的合成，对 DNA 的合成更为显著。对癌细胞分裂各期均有影响，对增殖和非增殖细胞都有作用。对多种动物肿瘤有抑制作用。抗瘤谱广，毒性较低。

【适应证】 用于癌性胸，腹水；恶性淋巴瘤；肺癌；精原细胞瘤；多发骨髓瘤；鼻咽癌及食管癌。

【用法用量】 静脉注射、静脉滴注　每次 20~40mg，加生理盐水或 5% 葡萄糖注射液 40ml 静脉注射，或加 5% 葡萄糖注射液静脉滴注，每周 1~2 次，连续 2 周，休息 1~2 周为 1 疗程。胸腹腔注射：每次 40~60mg，加生理盐水 30ml，每周 1 次。

【特别提醒】 1.使用时应新鲜配制，腔内注射时应尽可能抽尽积液后注射。2.根据血常规、肝肾功能及病情调整治疗周期。

异环磷酰胺（注射剂^[乙]）

【其他名称】 和乐生，匹服平，注射用异环磷酰胺

【主要作用】 烷化剂，进入体内被肝脏或肿瘤内存在的磷酰胺酶或磷酸酶水解，变为活化作用型的磷酰胺氮芥而起作用。与 DNA 发生交叉联结，抑制 DNA 的合成，也可干扰 RNA 的功能，属细胞周期非特异性药物。

【适应证】 用于睾丸肿瘤、宫颈癌、乳腺癌、非小细胞肺癌、小细胞肺癌、软组织肉瘤、尤文肉瘤、非霍奇金淋巴瘤、霍奇金淋巴瘤。

【用法用量】 静脉注射　单药治疗，每次 1.2~2.5g/m²，连续 5 日为一疗程；联合用药，每次 1.2~2.0g/m²，连续 5 日为一疗程；每一疗程间隙 3~4 周。

【特别提醒】 1.西柚中有某种物质可能影响异环磷酰胺的活化而减弱其治疗效果，因此患者须避免食用或饮用西柚和西柚汁（图 67）。2.本品的代谢产物对尿路有刺激性，应用时应鼓励患者多饮水，大剂量应用时应水化、利尿，同时给予尿路保护剂美司钠。

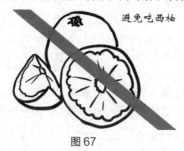

图 67

白消安（片剂^[甲]，注射剂^[乙]）

【其他名称】马利兰，白消安片，白舒非，白消安注射液

【主要作用】强效的细胞毒性药物，可在水溶液中水化并释放出磺化甲烷基团，由此产生活化的碳离子使 DNA 烷基化。

【适应证】用于治疗慢性粒细胞白血病及真性红细胞增多症、骨髓纤维化等。联合环磷酰胺，作为慢性髓性白血病同种异体的造血祖细胞移植前的预处理方案。

【用法用量】口服 1. 成人：每日总量 4~6mg/m²，每日 1 次。如白细胞数下降至 20×10^9/L 则需酌情停药。或给维持量每日或隔日 1~2mg，以维持白细胞计数在 10×10^9/L 左右。2. 儿童：每日 0.05mg/kg。**静脉给药** 一次 0.8mg/kg，每 6 小时给药 1 次，连续 4 天（共 16 次）。在骨髓移植前 3 天，本品第 16 次给药之后 6 小时，给予环磷酰胺，剂量为 60mg/kg，每次静脉注射 1 小时，每天 1 次，共 2 天。

【特别提醒】1. 病人应多摄入液体并碱化尿液，或服用别嘌醇以防止高尿酸血症及尿酸性肾病的产生。2. 可产生骨髓抑制，常见为粒细胞减少，血小板减少。发现粒细胞或血小板迅速大幅度下降时应立即停药或减量以防止出现严重骨髓抑制。3. 本品注射剂应通过中心静脉导管给药，每次给药需输注 2 小时，不推荐快速输注。4. 禁止将本品注入不含生理盐水或 5% 葡萄糖的静脉输液袋或大容量注射器中，不要使用聚碳酸酯注射器以及带有聚碳酸酯滤器的针头。5. 在每次输药前后用 0.9% 氯化钠注射液或 5% 葡萄糖注射液 5ml 冲洗输液管道，不要同时输注其他相容性未知的静脉注射溶液。6. 患者均应预防性给予苯妥英，因为本品可通过血脑屏障并诱发癫痫。

司莫司汀（胶囊^[甲]）

【其他名称】司莫司汀胶囊

【主要作用】细胞周期非特异性药物，对处于 G1-S 边界，或 S 早期的细胞最敏感，对 G2 期也有抑制作用。与其他烷化剂并无交叉耐药性。

【适应证】用于脑原发肿瘤及转移瘤、恶性淋巴瘤、胃癌、大肠癌、黑色素瘤。

【用法用量】口服 100~200mg/m²，顿服，每 6~8 周 1 次，睡前与止吐剂、安眠药同服。

【特别提醒】1. 应避免同时联合其他对骨髓抑制较强的药物。2. 本品可抑制身体免疫机制，使疫苗接种不能激发身体抗体产生，用药后 3 个月内不宜接种活疫苗。

福莫司汀（注射剂^[乙]）

【其他名称】武活龙，注射用福莫司汀

【主要作用】抑制细胞增殖的亚硝基脲类抗肿瘤药物，具有烷基化和氨甲酰化活性，及实验性的广谱抗肿瘤活性。在亚硝脲类药物中，其穿透力最强，但体内清除则较其他药慢。

【适应证】用于原发性恶性脑肿瘤和播散性恶性黑色素瘤（包括脑内部位）。

【用法用量】静脉滴注 1. 单用：100mg/m²，诱导治疗，每周 1 次，连续 3 次后，停止用药 4~5 周。2. 维持治疗：每 3 周治疗 1 次。3. 联合化疗：去掉诱导治疗中的第三次给药，剂

量维持 100mg/m^2。

【特别提醒】 1. 在使用前立即配制溶液，必须在避光条件下给予，静脉滴注控制在 1 小时以上。2. 不推荐将本品用于过去 4 周内接受过化疗（或 6 周内用过亚硝基脲类药物治疗）的患者。

卡莫司汀（注射剂[乙]）

【其他名称】 卡氮芥，卡莫司汀注射液

【主要作用】 本品及其代谢物可通过烷化作用与核酸交联，亦有可能因改变蛋白而产生抗癌作用。在体内能与 DNA 聚合酶作用，对增殖期细胞各期都有作用。

【适应证】 对脑瘤、脑转移瘤和脑膜白血病有效，对恶性淋巴瘤、多发性骨髓瘤，与其他药物合用对恶性黑色素瘤有效。

【用法用量】静脉注射 100mg/m^2，每日 1 次，连用 2~3 日；或 200mg/m^2，用一次，每 6~8 周重复。溶入 5% 葡萄糖或生理盐水 150ml 中快速滴注。

【特别提醒】 1. 本品可抑制身体免疫机制，使疫苗接种不能激发身体抗体产生，化疗结束后 3 个月内不宜接种活疫苗。2. 静脉注射部位可产生血栓性静脉炎。3. 大剂量可产生脑脊髓病，长期治疗可产生肺间质或肺纤维化。

洛莫司汀（胶囊[乙]）

【其他名称】 洛莫司汀胶囊

【主要作用】 细胞周期非特异性药，对处于 G2-S 边界，或 S 早期的细胞最敏感，对 G2 期亦有抑制作用。抗癌作用与化学特性类似卡莫司汀，与一般烷化剂无交叉耐药。

【适应证】 用于脑部原发肿瘤及继发性肿瘤；治疗实体瘤，如联合用药治疗胃癌、直肠癌及支气管肺癌、恶性淋巴瘤等。

【用法用量】口服 100~130mg/m^2，顿服，每 6~8 周一次，3 次为一疗程。

【特别提醒】 1. 宜睡前与止吐药、安眠药共服，用药当天不能饮酒。2. 以本品组成联合化疗方案时，应避免合用有严重降低白细胞和血小板的抗癌药。

尼莫司汀（注射剂[乙]）

【其他名称】 宁得朗，注射用盐酸尼莫司汀

【主要作用】 具有烷化作用，能抑制 DNA 和 RNA 合成，为细胞周期非特异性药物。本品在体内变成适度的脂溶性游离碱，可通过血脑脊液屏障。

【适应证】 用于脑肿瘤、消化道癌、肺癌、恶性淋巴瘤、慢性白血病。

【用法用量】静脉或动脉给药 5mg 溶于 1ml 注射用水，每次 2~3mg/kg，其后据血常规停药 4~6 周；或每次 2mg/kg，隔 1 周给药 1 次，给药 2~3 次后，据血常规停药 4~6 周。

【特别提醒】 1. 不得皮下给药或肌内注射。2. 静脉给药时，若药液漏于血管外，会引起注射部位硬结及坏死，故应慎重注射以免药液漏于血管外。

塞替派（注射剂^[甲]）

【其他名称】塞替派注射液

【主要作用】其化学结构中有乙撑亚胺基，能和参与细胞内 DNA 组成的核碱基加鸟嘌呤结合，改变 DNA 的功能，影响癌细胞分裂。

【适应证】用于乳腺癌、卵巢癌、癌性体腔积液的腔内注射以及膀胱癌的局部灌注等，也可用于胃肠道肿瘤等。

【用法用量】**静脉或肌内注射** 成人一次 10mg（0.2mg/kg），一日 1 次，连续 5 天后改为每周 3 次，一疗程总量 300mg；儿童每次 0.2~0.3mg/kg，一日 1 次，连用 5 次后改为一周 1 次，25~40mg 为一疗程。胸腹腔或心包腔内注射：一次 10~30mg，每周 1~2 次。**膀胱腔内灌注** 每次排空尿液后，将导尿管插入膀胱内向腔内注入 50~100mg（溶于 50~100ml 氯化钠注射液中），每周 1~2 次，10 次为一疗程。**动脉注射** 每次 10~20mg。**瘤内注射** 开始按体重 0.6~0.8mg/kg 向瘤体内直接注射；维持治疗，根据患者情况按体重 0.07~0.8mg/kg 注射，每 1~4 周重复。

【特别提醒】1. 尽量减少与其他烷化剂联合使用，或同时接受放射治疗。2. 在白血病、淋巴瘤病人中为防止尿酸性肾病或高尿酸血症，可给予大量补液或别嘌醇。

达卡巴嗪（注射剂^[乙]）

【其他名称】氮烯咪胺，注射用达卡巴嗪

【主要作用】烷化剂类抗肿瘤药，进入体内后由肝微粒体去甲基形成单甲基化合物，具有直接细胞毒作用。主要作用于 G_2 期，抑制嘌呤、RNA 和蛋白质的合成，也影响 DNA 的合成。

【适应证】用于治疗黑色素瘤，也用于软组织瘤和恶性淋巴瘤等。

【用法用量】**静脉注射** 2.5~6mg/kg 或 200~400mg/m²，一日 1 次。连用 5~10 日为 1 疗程，一般间歇 3~6 周重复给药。单次大剂量：650~1450mg/m²，每 4~6 周 1 次。**静脉滴注** 一次 200mg/m²，一日 1 次，连用 5 日，每 3~4 周重复给药。用生理盐水 10~15ml，溶解后用 5% 葡萄糖溶液 250~500ml 稀释后滴注 30 分钟以上。**动脉灌注** 位于四肢的恶性黑色素瘤，一次 200mg/m²。

【特别提醒】1. 防止药物外漏，避免对局部组织刺激。2. 因本品对光和热极不稳定、遇光或热易变红，在水中不稳定，放置后溶液变浅红色，需临时配制，溶解后立即注射并尽量避光。

替莫唑胺（胶囊^[乙]）

【其他名称】泰道，蒂清，替莫唑胺胶囊

【主要作用】在生理 pH 条件下经快速非酶催化转变为活性化合物，主要通过 DNA 鸟嘌呤上的烷基化发挥细胞毒作用。

【适应证】用于多形性胶质母细胞瘤或间变性星形细胞瘤。

【用法用量】**口服** 一次 150mg/m²，一日 1 次，在 28 天为一治疗周期内连续服用 5 天。

下一周期一次 200mg/m^2，一日 1 次，在 28 天的治疗周期内连续服用 5 天。

【特别提醒】1. 应空腹（进餐前至少 1 小时）服用，服用本品前后可使用止吐药。2. 本品胶囊不能打开或咀嚼，应用一杯水整粒吞服。3. 如果胶囊有破损，应避免皮肤或黏膜与胶囊内粉状内容物接触。

第二节　抗代谢药

甲氨蝶呤（片剂[甲]，注射剂[乙]）

【其他名称】甲氨蝶呤片，甲氨蝶呤注射液，注射用甲氨蝶呤

【主要作用】抑制二氢叶酸还原酶而使二氢叶酸不能还原成有生理活性的四氢叶酸，导致 DNA 的生物合成受到抑制。主要作用于细胞周期的 S 期，对 G$_1$/S 期的细胞也有延缓作用，对 G$_1$ 期细胞的作用较弱。

【适应证】1. 乳腺癌、妊娠性绒毛膜癌、恶性葡萄胎或葡萄胎。2. 急性白血病、Burkitts 淋巴瘤、晚期淋巴肉瘤和晚期蕈样肉芽肿。3. 治疗脑膜转移癌。4. 成骨肉瘤、急性白血病、支气管肺癌或头颈部表皮癌。5. 银屑病化疗。

【用法用量】口服　成人一次 5~10mg，一日 1 次，每周 1~2 次，一疗程安全量 50~100mg。急性淋巴细胞白血病维持治疗，一次 15~20mg/m^2，每周 1 次。肌内注射、静脉或鞘内注射　1. 绒毛膜癌及类似滋养细胞疾病：每日 15~30mg，肌内注射 5 天。2. 乳腺癌：40mg/m^2，于第 1 天和第 8 天静脉给药。3. 白血病：每次 30mg/m^2，每周 2 次，或每 14 天 2.5mg/kg。4. 脑膜白血病：鞘内注射，每次 6mg/m^2，最大 12mg，一日 1 次，5 天为一疗程。预防脑膜白血病，每日 10~15mg，一日 1 次，每隔 6~8 周 1 次。5. 淋巴瘤：0.625~2.5mg/（kg·d）。6. 蕈样肉芽肿：50mg，每周 1 次；或 25mg，每周 2 次，肌内注射。7. 银屑病化疗：10~25mg，每周肌内注射或静脉注射 1 次。

【特别提醒】1. 放射治疗与甲氨蝶呤治疗同时进行会增加软组织坏死和骨坏死的风险。2. 大剂量使用必须给予亚叶酸钙。3. 有光敏反应的可能性，治疗期间应该避免无防护下过度的接受阳光或太阳灯的照射。

培美曲塞（注射剂[乙]）

【其他名称】力比泰，注射用培美曲塞二钠

【主要作用】抗叶酸制剂，通过破坏细胞内叶酸依赖性的正常代谢过程，抑制细胞复制从而抑制肿瘤的生长。

【适应证】联合顺铂用于治疗无法手术的恶性胸膜间皮瘤。

【用法用量】静脉滴注　本品每 21 天 500mg/m^2，顺铂 75mg/m^2，应在本品给药结束 30 分

钟后再给予顺铂滴注。

【特别提醒】1. 只能用于静脉滴注，滴液配好后应用 0.9% 氯化钠注射液稀释至 100ml，静脉滴注超过 10 分钟。2. 接受本品治疗同时应接受叶酸和维生素 B_{12} 的补充治疗，可以预防或减少治疗相关的血液学或胃肠道不良反应。

巯嘌呤（片剂[甲]）

【其他名称】巯嘌呤片

【主要作用】抑制嘌呤合成途径的细胞周期特异性药物，在细胞内由磷酸核糖转移酶转为 6- 巯基嘌呤核糖核苷酸后才具有活性。

【适应证】用于绒毛膜上皮癌，恶性葡萄胎，急性淋巴细胞白血病及急性非淋巴细胞白血病，慢性粒细胞白血病的急变期。

【用法用量】口服 1. 绒毛膜上皮癌：成人每日 6~6.5mg/kg，一日 2 次，以 10 日为一疗程，疗程间歇为 3~4 周；2. 白血病：开始，每日 2.5mg/kg 或 80~100mg/m²，一日 1 次或分次服用；维持，每日 1.5~2.5mg/kg 或 50~100mg/m²，一日 1 次或分次口服。

【特别提醒】1. 由于老年患者对化疗药物的耐受性差，服用本品时，需加强支持疗法，并严密观察症状、体征及周围血管等的动态改变。2. 高尿酸血症：多见于白血病治疗初期，严重的可发生尿酸性肾病。3. 别嘌呤可抑制本品代谢，使本品效能与毒性明显增加。4. 与对肝细胞有毒性的药物同时服用时，有增加肝细胞毒性的危险。

硫鸟嘌呤（片剂[乙]）

【其他名称】硫鸟嘌呤片

【主要作用】嘌呤类抗代谢药，作用原理同 6- 巯基嘌呤，且能阻止嘌呤核苷酸互相转变。作用于 S 期，影响 DNA 的功能，从而抑制核酸的生物合成。

【适应证】1. 急性淋巴细胞白血病及急性非淋巴白血病的诱导缓解期及继续治疗期。2. 慢性粒细胞白血病的慢性期及急变期。

【用法用量】口服 1. 成人：开始每日 2mg/kg 或 100mg/m²，一日 1 次或分次服用，如 4 周后临床未改进，可增至 3mg/kg。维持量每日 2~3mg/kg 或 100mg/m²，一次或分次口服。联合化疗中 75~200mg/m²，一次或分次服，连用 5~7 日。2. 小儿：每日 2.5mg/kg，一日 1 次或分次口服。

【特别提醒】1. 服用本品时，应适当增加水的摄入量，并使尿液保持碱性，或同时服用别嘌呤醇以防止患者血清尿酸含量的增高及尿酸性肾病的形成。2. 开始治疗的白血病及淋巴瘤患者可出现高尿酸血症，严重者可发生尿酸性肾病。

氟达拉滨（片剂，注射剂）[乙]

【其他名称】福达华，磷酸氟达拉滨片，注射用磷酸氟达拉滨

【主要作用】为阿糖腺苷的氟化核酸衍生物，某些药理作用与阿糖胞苷相似。阿糖腺苷很快被腺苷脱氨酶作用而失活，而本品却不被这种酶灭活。

【适应证】用于 B 细胞性慢性淋巴细胞白血病（CLL）患者的治疗。

【用法用量】口服 40mg/m^2，每 28 天连续服用 5 天。**静脉给药** 25mg/m^2，每 28 天静脉给药连续 5 天。静脉给药前用 2ml 注射用水配制，如果静脉注射，需再用 0.9% 生理盐水 10ml 稀释；如果静脉滴注，用 0.9% 生理盐水 100ml 稀释，输注时间 30 分钟。

【特别提醒】1. 可以空腹服用或伴随食物服用，必须以水吞服，不应嚼服或把药片弄碎后服用。2. 健康状况差的患者应谨慎。3. 治疗期间或治疗后应避免接种活疫苗。4. 不可与其他药物混合使用。5. 操作和配制注射剂时应谨慎，推荐使用乳胶手套和防护眼镜以避免因小瓶破损或其他偶然的溢出而引起的暴露；如果溶液接触到皮肤或黏膜，应该用水和肥皂彻底清洗该部位；如果接触到眼睛，应该用大量的水彻底清洗。

阿糖胞苷（注射剂[甲]）

【其他名称】赛德萨，阿糖胞苷注射液，注射用阿糖胞苷，注射用盐酸阿糖胞苷

【主要作用】细胞 S 增殖期的嘧啶类抗代谢药物，通过抑制细胞 DNA 的合成，干扰细胞的增殖。

【适应证】用于成人和儿童急性非淋巴细胞性白血病的诱导缓解和维持治疗。

【用法用量】1. 急性白血病：（1）诱导缓解治疗，每天 100~200mg/m^2，连续静脉滴注或快速输液 5~10 天。（2）维持治疗，每天 70~200mg/m^2，快速静脉注射或皮下注射 5 天，每间隔 4 周进行一次。2. 非霍奇金淋巴瘤：（1）成人，多采用联合化疗方案，300mg/m^2，在每个治疗周期的第 8 天给药。（2）儿童，按病期及组织学类型采用不同的治疗方案及不同剂量。3. 高剂量治疗：通常需用 1~3g/m^2，1~3 小时静脉滴注，每 12 小时 1 次，持续 4~6 天。4. 鞘内注射：每次 5~30mg/m^2，每 2~7 天一次，间隔不应低于 3~5 天。

【特别提醒】1. 本品口服无活性，可供静脉滴注、静脉注射、皮下注射或鞘内注射。2. 肌内注射和皮下注射一般仅在维持治疗时使用。3. 与缓慢静脉滴注相比，给予快速静脉注射时患者能耐受更高的剂量。4. 应避免任何与皮肤或黏膜（特别是眼睛）的接触。5. 用本品治疗期间不能接种活菌疫苗。

氟尿嘧啶（片剂[甲]，注射剂[甲]，氯化钠注射液[乙]，葡萄糖注射液[乙]）

【其他名称】5- 氟尿嘧啶，氟尿嘧啶片，氟尿嘧啶注射液，注射用氟尿嘧啶，氟尿嘧啶葡萄糖注射液，氟尿嘧啶氯化钠注射液

【主要作用】尿嘧啶的同类物，在细胞内转化为有效的氟尿嘧啶脱氧核苷酸，通过阻断脱氧核糖尿苷酸受细胞内胸苷酸合成酶转化为胸苷酸而干扰 DNA 的合成。

【适应证】1. 恶性葡萄胎，绒毛膜上皮癌的主要化疗药物。2. 乳腺癌、消化道肿瘤、卵巢癌和原发性支气管肺癌的辅助化疗和姑息治疗。

【用法用量】口服 成人一日 0.15~0.3g，分 3~4 次服用。疗程总量 10~15g。**静脉注射** 一日 10~20mg/kg，连用 5~10 日，每疗程 5~7g（甚至 10g）。**静脉滴注** 一日 300~500mg/m^2，连用 3~5 天，每次静脉滴注时间不得少于 6~8 小时；静脉滴注时可用输液泵连续给药维持 24 小时。**腹腔内注射** 一次 500~600mg/m^2，每周 1 次，2~4

次为 1 疗程。

【特别提醒】1. 由于本品具有神经毒性，不可用作鞘内注射。2. 当伴发水痘或带状疱疹时禁用。3. 用本品时不宜饮酒或同用阿司匹林类药物，以减少消化道出血的可能。

替加氟（片剂[甲]，胶囊[甲]，注射剂[乙]，氯化钠注射液[乙]，栓剂[乙]）

【其他名称】替加氟片，替加氟胶囊，替加氟注射液，替加氟氯化钠注射液，替加氟栓

【主要作用】氟尿嘧啶的衍生物，在体内经肝脏活化逐渐转变为氟尿嘧啶而起抗肿瘤作用，化疗指数为氟尿嘧啶的 2 倍，毒性仅为氟尿嘧啶的 1/4~1/7。

【适应证】1. 治疗消化道肿瘤，对胃癌、结肠癌、直肠癌有一定疗效。2. 治疗乳腺癌、支气管肺癌和肝癌等。还可用于膀胱癌、前列腺癌、肾癌等。

【用法用量】口服 成人每日 800~1200mg，分 3~4 次服用，总量 30~50g 为一疗程。小儿一次 4~6mg/kg，一日 4 次。**静脉滴注** 成人一次 800~1000mg 或 15~20mg/kg，一日 1 次，溶于 5% 葡萄糖注射液或 0.9% 氯化钠注射液 500ml 中，静脉滴注，总量 20~40g 为一疗程。**直肠用药** 一次 500mg，一日 1~2 次。

【特别提醒】1. 注射剂若遇冷析出结晶，遇热可使溶解并摇匀后使用。2. 本品呈碱性且含碳酸盐，避免与含钙、镁离子及酸性较强的药物配伍合用。

卡莫氟（片剂[乙]）

【其他名称】卡莫氟片

【主要作用】嘧啶类抗代谢药，系氟尿嘧啶潜型衍生物，在体内缓缓释出氟尿嘧啶，干扰或阻断 DNA、RNA 及蛋白质合成而发挥抗肿瘤作用。

【适应证】用于消化道癌（食管癌、胃癌、结肠癌、直肠癌），乳腺癌亦有效。

【用法用量】口服 成人一次 200mg，一日 3~4 次；或一日 140mg/m²，分 3 次口服。联合化疗一次 200mg，一日 3 次。

【特别提醒】1. 服药后避免摄入乙醇性饮料。2. 用药期间定期检查白细胞、血小板，若出现骨髓抑制，应酌情减量或停药。

地西他滨（注射剂[乙]）

【其他名称】达珂，注射用地西他滨

【主要作用】磷酸化后直接掺入 DNA，抑制 DNA 甲基化转移酶，引起 DNA 低甲基化和细胞分化或凋亡来发挥抗肿瘤作用。非增殖期细胞不敏感。

【适应证】用于骨髓增生异常综合征（MDS）。

【用法用量】静脉滴注 首次给药周期，15mg/m²，连续滴注 3 小时以上，每 8 小时给药 1 次，连续 3 天；后续给药周期，每 6 周重复一个周期。

【特别提醒】1. 应当在无菌条件下用 10ml 注射用水复溶，配制成 5.0mg/ml 溶液，pH6.7~7.3；立即用 0.9% 氯化钠注射液、5% 葡萄糖注射液或乳酸林格液进一步稀释成终溶度为 0.1~1.0mg/ml 的溶液，静脉滴注。2. 建议即配即用，如复溶后 15 分钟未能使用，

稀释液必须用 2~8℃的冷输液配制，2~8℃保存最多不超过 7 小时。

吉西他滨（注射剂[乙]）

【其他名称】健择，注射用盐酸吉西他滨

【主要作用】嘧啶类抗代谢物，在细胞内经核苷激酶的作用被代谢为具有活性的二磷酸及三磷酸核苷，抑制 DNA 合成，从而实现细胞毒作用。

【适应证】1.用于局部晚期或已转移的非小细胞肺癌。2.局部晚期或已转移的胰腺癌。3.与紫杉醇联合用于治疗经辅助 / 新辅助化疗后复发，不能切除的、局部复发或转移性乳腺癌。

【用法用量】静脉滴注　1.成人非小细胞肺癌　单药化疗：1000mg/m²，每周 1 次，治疗 3 周后休息 1 周。联合治疗：与顺铂联合治疗 3 周疗法和 4 周疗法。3 周疗法：1250mg/m²，第 21 天治疗周期的第 1 天和第 8 天给药。4 周疗法：1000mg/m²，每 28 天治疗周期的第 1 天、第 8 天和第 15 天给药。2.胰腺癌：1000mg/m²，每周 1 次，连续 7 周，随后休息 1 周。随后的治疗周期改为 4 周疗法：每周 1 次给药，连续治疗 3 周，随后休息 1 周。3.乳腺癌：与紫杉醇联合给药。在每 21 天治疗周期的第 1 天给予紫杉醇 175mg/m²，随后在第 1 天和第 8 天给予吉西他滨 1250mg/m²。

【特别提醒】1.推荐用无防腐剂的 0.9％氯化钠溶液作为溶解剂，本品应避免与其他药物混合配置。2.本品 200mg 应用 0.9％氯化钠溶液至少 5ml，完全溶解后再用 0.9％氯化钠溶液稀释。3.依据药物溶解性，稀释后的药物浓度不应超过 40mg/ml，否则可能会导致药物溶解不完全，应避免。

卡培他滨（片剂[乙]）

【其他名称】希罗达，卡培他滨片

【主要作用】本身无细胞毒性，但可转化为具有细胞毒性的氟尿嘧啶发挥作用。

【适应证】用于结肠癌辅助化疗、结肠直肠癌、乳腺癌联合化疗或单药化疗、胃癌。

【用法用量】口服　1250mg/m²，每日 2 次。治疗 2 周后停药 1 周，3 周为一个疗程。

【特别提醒】1.本品应在餐后 30 分钟内用水吞服。2.必须预防脱水，并且在脱水出现时及时纠正。

去氧氟尿苷（片剂，胶囊）[乙]

【其他名称】去氧氟尿苷片，去氧氟尿苷分散片，去氧氟尿苷胶囊

【主要作用】氟化嘧啶类药物，为氟尿嘧啶的前体药物，服用后在体内被嘧啶核苷磷酸化酶转换成游离的氟尿嘧啶而发挥其抗肿瘤作用。

【适应证】用于胃癌、结肠癌、直肠癌、乳腺癌、宫颈癌、膀胱癌。

【用法用量】口服　一天 0.8~1.2g，分 3~4 次给药。

【特别提醒】1.合并使用其他抗恶性肿瘤药物时，可能加重骨髓抑制等不良反应。2.抗病毒药索立夫定可阻碍本品代谢，导致血液中浓度升高，显著抑制骨髓，出现严重血

液毒性可导致死亡，故严禁合用。3.用药期间须定期进行临床检查，发现异常时减量或停药。

替吉奥（片剂，胶囊）[乙]

【其他名称】爱斯万，替吉奥片，替吉奥胶囊

【主要作用】是由替加氟、吉美嘧啶、奥替拉西钾组成的复方制剂。替加氟在体内缓慢转变为氟尿嘧啶而发挥抗肿瘤作用；吉美嘧啶对氟尿嘧啶分解代谢酶 DPD 具有选择性拮抗作用，从而使氟尿嘧啶的浓度增加；奥替拉西钾对乳清酸磷酸核糖基转移酶有选择性拮抗作用，从而抑制氟尿嘧啶转变为 5-FUMP。上述作用的结果使本品口服后抗肿瘤作用增强，但消化道毒性降低。

【适应证】用于不能切除的局部晚期或转移性胃癌。

【用法用量】口服　1.单独用药：体表面积 $<1.25m^2$，一次 40mg；体表面积 $<1.5m^2$，一次 50mg；体表面积 $>1.5m^2$，一次 60mg。一日 2 次，于早饭后和晚饭后各服 1 次，连服 28 天，之后停药 14 天。2.联合用药：一天 $80mg/m^2$，一日 2 次，于早饭后和晚饭后各服 1 次，连服 14 天，停药 7 天；顺铂：$75mg/m^2$，分三天静脉滴注（第 1、2、3 天）。每 3 周为 1 个周期，应至少进行 2 个周期的治疗。

【特别提醒】1.本品应饭后服用。2.本品停药后，至少间隔 7 天才能服用其他氟尿嘧啶类抗肿瘤药或氟胞嘧啶抗真菌药。

第三节　植物生物碱及其他天然药物

长春新碱（注射剂[甲]）

【其他名称】注射用硫酸长春新碱

【主要作用】夹竹桃科植物长春花中提取的有效成分。抗肿瘤作用靶点是微管，主要抑制微管蛋白的聚合而影响纺锤体微管的形成，使有丝分裂停止于中期。还可干扰蛋白质代谢及抑制 RNA 多聚酶的活力，并抑制细胞膜类脂质的合成和氨基酸在细胞膜上的转运。

【适应证】用于急性白血病，霍奇金病、恶性淋巴瘤，也用于乳腺癌、支气管肺癌、软组织肉瘤、神经母细胞瘤等。

【用法用量】静脉注射　1.成人：一次 $1\sim1.4mg/m^2$ 或 $0.02\sim0.04mg/kg$，一次量不超过 2mg，每周一次，一个疗程总量 20mg。2.小儿：一次 $0.05\sim0.075mg/kg$，每周一次。

【特别提醒】1.本品不能作为肌内注射、皮下注射或鞘内注射。2.注射时药液漏至血管外，应立即停止注射，以氯化钠注射液稀释局部，或以 1% 普鲁卡因注射液局封，温湿敷或冷敷，

发生皮肤破溃后按溃疡处理。3. 防止药液溅入眼内，一旦发生应立即用大量生理盐水冲洗，之后应用地塞米松眼膏保护。

长春地辛（注射剂[乙]）

【其他名称】西艾克，注射用硫酸长春地辛

【主要作用】细胞周期特异性抗肿瘤药物，抑制细胞内微管蛋白的聚合，阻止增殖细胞有丝分裂中的纺锤体形成，使细胞分裂停于有丝分裂中期，本品对移植性动物肿瘤的抗瘤谱较广，与长春碱和长春新碱无完全的交叉耐药。

【适应证】对非小细胞肺癌、小细胞肺癌、恶性淋巴瘤、乳腺癌、食管癌及恶性黑色素瘤等恶性肿瘤有效。

【用法用量】静脉给药　单一用药每次 $3mg/m^2$，每周 1 次，联合化疗时剂量酌减。通常连续用药 4~6 次完成疗程。生理盐水溶解后缓慢静脉注射，亦可溶于 5% 葡萄糖注射液 500~1000ml 中缓慢静脉滴注 6~12 小时。

【特别提醒】1. 静脉滴注时应小心，防止外漏，以免漏出血管外造成疼痛，皮肤坏死，溃疡，一旦出现应立刻冷敷，并用 0.5% 普鲁卡因封闭。

长春瑞滨（软胶囊，注射剂）[乙]

【其他名称】诺维本，盖诺，酒石酸长春瑞滨软胶囊，酒石酸长春瑞滨注射液，注射用酒石酸长春瑞滨，注射用重酒石酸长春瑞滨

【主要作用】长春碱半合成衍生物，细胞周期特异性广谱抗肿瘤药，主要通过抑制着丝点微管蛋白的聚合，使细胞分裂停止于有丝分裂的中期。

【适应证】用于 Ⅲ B~Ⅳ 期非小细胞肺癌，伴肺外转移，且不能耐受静脉给药的患者。

【用法用量】口服　单药治疗，前三个疗程 $60mg/m^3$，每周 1 次；之后增至 $80mg/m^3$，每周 1 次，但嗜中性粒细胞若曾有一次低于 $500/mm^3$ 或不止一次低至 $500~1000/mm^3$ 间的病人仍用 $60mg/m^3$ 剂量。静脉给药　单药治疗每周 $25~30mg/m^2$。

【特别提醒】1. 本品口服须用水送服，禁止咀嚼或吮吸胶囊；若不慎咀嚼或吮吸了胶囊，应立即用生理盐水或清水漱口。2. 本品胶囊剂表面融化或破损，里面的刺激性液体流出并接触到皮肤、口腔黏膜或眼睛，会产生有害作用，如果不慎发生接触须立即用生理盐水或清水冲洗接触部位。表面被损坏的胶囊不能再被服用。3. 本品胶囊剂建议在用餐时服用。4. 本品注射剂须先用生理盐水稀释，于短时间（6~10 分钟）内输入，然后用 250~500ml 生理盐水冲洗静脉。5. 若药物渗出静脉将引起局部强烈刺激反应，一旦药液外漏应立即停止注药，尽量吸出渗出的药液，渗出部位局部皮下注射玻璃酸钠和采用热敷措施有助于减轻严重刺激症状。6. 本品注射剂勿用碱性溶液稀释以免引起沉淀。

依托泊苷（软胶囊[乙]，注射剂[甲]）

【其他名称】拉司太特，依托泊苷软胶囊，依托泊苷注射液，注射用依托泊苷，注射用磷酸依托泊苷

【主要作用】细胞周期特异性抗肿瘤药物，作用于DNA拓扑异构酶Ⅱ，形成药物－酶－DNA稳定的可逆性复合物，阻碍DNA修复。

【适应证】治疗小细胞肺癌，恶性淋巴瘤，恶性生殖细胞癌，白血病，对神经母细胞瘤，横纹肌肉瘤，卵巢癌，非小细胞肺癌，胃癌和食管癌等有一定疗效。

【用法用量】**口服**　成人每日175~200mg，连续服用5天，停药3周，或每日50~75mg，连续服用21天，停药一周为一个疗程。**静脉滴注**　1.实体瘤：一日60~100mg/m²，连续3~5天，每隔3~4周重复用药。2.白血病：一日60~100mg/m²，连续5天。3.小儿：每日100~150mg/m²，连用3~4日。

【特别提醒】1.本品口服剂应在空腹时服用（图68）。2.本品注射剂不宜静脉注射，不得作胸腔、腹腔和鞘内注射。3.将本品注射剂需用氯化钠注射液稀释，浓度不超过0.25mg/ml，稀释后应立即使用。4.静脉滴注速度不宜过快，静脉滴注时间不少于30分钟。5.本品注射剂含有苯甲醇，禁止用于儿童肌内注射。

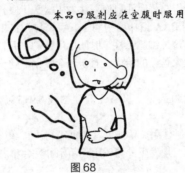

本品口服剂应在空腹时服用

图68

替尼泊苷（注射剂[乙]）

【其他名称】卫萌，替尼泊苷注射液

【主要作用】周期特异性细胞毒药物。主要作用于细胞周期S期和G2期，使细胞不能进行有丝分裂。其作用机制主要与抑制拓扑异构酶Ⅱ从而导致DNA单链或双链断裂有关，与依托泊苷有交叉耐药性。

【适应证】用于治疗恶性淋巴瘤、中枢神经系统肿瘤和膀胱癌。

【用法用量】**静脉滴注**　单药治疗，每次60mg/m²，加生理盐水500ml，静脉滴注30分钟以上，每日1次，连用5日，3周重复。联合用药，每日60mg，一般连用3日。

【特别提醒】1.本品不应静脉注射或静脉快速输注，不能通过动脉内、胸腔内或腹腔内给药。2.肝素溶液可引起本品沉淀，在给药前后须用5%葡萄糖注射液或0.9%氯化钠注射液彻底冲洗输液管路。

托泊替康（胶囊，注射剂）[乙]

【其他名称】和美新，盐酸托泊替康胶囊，注射用盐酸托泊替康

【主要作用】抑制拓扑异构酶Ⅰ活性的抗肿瘤药物，通过与拓扑异构酶Ⅰ和松开的DNA

链形成的共价复合物结合，从而阻碍断裂的 DNA 单链重新连接。

【适应证】用于小细胞肺癌和卵巢癌的治疗。

【用法用量】口服 与顺铂联用，每次 1.4mg/m²，每日 1 次，连续服用 5 天，在第 5 天给予顺铂（75mg/m²）静脉滴注，每 21 天为一个疗程。**静脉滴注** 每日 1 次，每次 1.25mg/m²，静脉滴注 30 分钟，连续用药 5 日，每 21 日为一个疗程。

【特别提醒】1. 可根据患者耐受性调整剂量，出现 4 度粒细胞减少合并严重感染性发热则中止治疗；胆红素异常者推迟两周，如仍未恢复则停止用药。2. 本品注射剂不含抗菌防腐剂，配制后的溶液应立即使用，配制好注射液在 30℃以下可稳定保存 24 小时。

伊立替康（注射剂[乙]）

【其他名称】开普拓，盐酸伊立替康注射液，注射用盐酸伊立替康

【主要作用】能特异性抑制 DNA 拓扑异构酶 I，可诱导单链 DNA 损伤，从而阻断 DNA 复制，由此产生细胞毒性。这种细胞毒性是时间依赖性的，并特异性作用于 S 期。

【适应证】用于成人转移性大肠癌的治疗，对于经含氟尿嘧啶化疗失败的患者，本品可作为二线治疗。

【用法用量】静脉滴注 350mg/m²，用 5％葡萄糖或 0.9％氯化钠注射液稀释后，滴注 30~90 分钟，每三周 1 次。

【特别提醒】1. 本品不能静脉注射，静脉滴注时间不得少于 30 分钟或超过 90 分钟。2. 静脉滴注需要注意防止外渗，一旦发生外渗，用无菌水冲洗并推荐给予冰敷。3. 每次用药前应预防性使用止吐药。

紫杉醇（注射剂[甲]）

【其他名称】泰素，安素泰，紫杉醇注射液，注射用紫杉醇（白蛋白结合型），注射用紫杉醇脂质体

【主要作用】抗微管药物，通过促进微管蛋白聚合抑制解聚，保持微管蛋白稳定，抑制细胞有丝分裂。

【适应证】1. 与铂制剂联合应用治疗卵巢癌。2. 常规治疗失败后的转移性乳腺癌的治疗。3. 非小细胞肺癌。4. 与多柔比星、环磷酰胺联合治疗结节阳性乳腺癌。

【用法用量】静脉滴注 1. 初治卵巢癌：135mg/m²，然后给予顺铂 75mg/m²，第 3 周重复一次。2. 转移性卵巢癌或转移性乳腺癌：175mg/m²，在患者可耐受情况下，每 3 周重复一次。3. 非小细胞肺癌：175mg/m²，每 3 周重复一次。4. 结节阳性乳腺癌：175mg/m²，联合应用多柔比星、环磷酰胺，每三周重复，4 个疗程。

【特别提醒】1. 为了防止发生严重的过敏反应，接受紫杉醇的所有患者应事先进行预防用药，可采用地塞米松 20mg 口服，通常在用紫杉醇之前 12 小时及 6 小时给予，苯海拉明 50mg 在紫杉醇之前 30~60 分钟静脉注射，以及在注射紫杉醇之前 30~60 分钟给予静脉注射西咪替丁 300mg 或雷尼替丁 50mg。2. 与铂化合物联合使用时，应先用紫杉醇。3. 不宜将未经稀释的药液接触 PVC，稀释的溶液应贮藏在玻璃瓶、聚丙烯瓶中，滴注时采用聚乙

烯衬里的给药设备。

多西他赛（注射剂^[乙]）

【其他名称】泰索帝，多帕菲，多西他赛注射液

【主要作用】紫杉醇类抗肿瘤药，通过干扰细胞有丝分裂和分裂间期细胞功能所必需的微管网络而起抗肿瘤作用。

【适应证】用于局部晚期或转移性乳腺癌的治疗，局部晚期或转移性非小细胞肺癌的治疗，包括以顺铂为主的化疗失败后。

【用法用量】静脉滴注　每三周 75mg/m²，滴注 1 小时。

【特别提醒】1. 本品只能用于静脉滴注。2. 为减轻体液潴留，在治疗前均必须预服药物，包括口服糖皮质激素类地塞米松，在应用本品一天前服用，每天 16mg，持续 3 天。3. 细胞毒类药物，药物配制只能由受过培训的人员在指定地点操作，如果药液接触了皮肤应立即用肥皂和水彻底清洗；如果接触了眼睛或黏膜应立即用水彻底清洗。

高三尖杉酯碱（注射剂^[甲]，氯化钠注射液^[乙]）

【其他名称】高三尖杉酯碱注射液，注射用高三尖杉酯碱，高三尖杉酯碱氯化钠注射液

【主要作用】从三尖杉属植物提出有抗癌作用的生物酯碱，能抑制真核细胞蛋白质的合成，使多聚核糖体解聚，干扰蛋白核糖体功能。本品对细胞内 DNA 的合成亦有抑制作用。

【适应证】用于各型急性非淋巴细胞白血病的诱导缓解期及继续治疗阶段。

【用法用量】静脉滴注　1. 成人，每日 1~4mg，可连续滴注 40~60 日，或每日 1~4mg，4~6 日为一疗程，间歇 1~2 周再重复用药。2. 小儿，每日 0.08~0.1mg/kg，40~60 日为一疗程；或间歇给药，每日 0.1~0.15mg/kg，5~10 日为一疗程，停药 1~2 周再重复用药。

【特别提醒】1. 使用本品时加 5% 葡萄糖注射液 250~500ml，缓慢滴入 3 小时以上，以免产生各种心脏毒性。2. 使用本品及联合化疗方案时适当增加患者的液体摄入量，以防止血清尿酸含量的增高及尿酸性肾病的发生。3. 严重或频发的心律失常及器质性心血管疾病患者禁用。

羟喜树碱（注射剂^[甲]，氯化钠注射液^[乙]）

【其他名称】喜素，羟喜树碱注射液，注射用羟喜树碱，羟基喜树碱氯化钠注射液

【主要作用】细胞周期特异性药物，对 S 期的作用较 G1 和 G2 期明显，较高浓度时对核分裂有抑制作用，阻止细胞进入分裂期。还可以选择性地抑制拓扑异构酶，因而干扰 DNA 的复制。与其他常用的抗癌药无交叉耐药。

【适应证】用于原发性肝癌、胃癌、头颈部癌、膀胱癌及直肠癌。

【用法用量】静脉注射　每次 10~30mg，以氯化钠注射液溶解，每日 1 次，每周 3 次，6~8 周为一个疗程，联合用药本品剂量可适量减少。膀胱灌注　每次 10mg，以氯化钠注射液 10ml 溶解，排尽尿液后灌注，保持 2~4 小时左右，每周 1 次，10 次为一个疗程。胸

腹腔注射 恶性胸腹水放净后，10~20mg 以氯化钠注射液 20ml 溶解，胸腹腔内注入，每周 1~2 次。

【**特别提醒**】1.本品呈碱性，与其他药物混合容易引起 pH 改变，应尽量避免配伍使用。2.不宜用葡萄糖等酸性药液溶解和稀释。3.为避免膀胱刺激及血尿发生，用药期间应鼓励患者多饮水。

斑蝥酸钠维生素 B₆（注射剂^[乙]）

【**其他名称**】艾易舒，斑蝥酸钠维生素 B₆ 注射液

【**主要作用**】抑制肿瘤细胞蛋白质和核酸的合成，继而影响 RNA 和 DNA 的生物合成，最终抑制癌细胞的生成和分裂。

【**适应证**】用于原发性肝癌、肺癌及白细胞低下症，亦可用于肝炎、肝硬化及乙型肝炎携带者。

【**用法用量**】**静脉滴注** 每次 10~50ml，一日 1 次，以 0.9%氯化钠或 5%~10%葡萄糖注射液适量稀释后滴注。

【**特别提醒**】肾功能不全者慎用，泌尿系统出现刺激症状，应暂停用药。

榄香烯（口服乳剂，注射剂）^[乙]

【**其他名称**】榄香烯口服乳，榄香烯注射液，榄香烯乳状注射液

【**主要作用**】从姜科植物温郁金中提取的抗癌有效成分，其主要生物学活性为降低肿瘤细胞有丝分裂能力，诱发肿瘤细胞凋亡，抑制肿瘤细胞的生长。

【**适应证**】合并放、化疗常规方案用于肺癌、肝癌、食管癌、鼻咽癌、脑瘤、骨转移癌等恶性肿瘤。并可用于介入、腔内化疗及癌性胸腹水的治疗。

【**用法用量**】**口服** 一次 0.2g，每日 3 次。饭前空腹小口吞咽，连服 4~8 周为一个疗程。**静脉注射** 一次 0.4~0.6g，一日 1 次，2~3 周为一疗程。**胸腔内或腹腔内注射** 用于恶性胸腹水，一般 200~400mg/m²，抽胸腹水后胸腔内或腹腔内注射，每周 1~2 次。

【**特别提醒**】1.腔内注射时可致少数病人疼痛，使用前应根据患者的具体情况使用局麻药，可减轻或缓解疼痛，使病人能够耐受。2.部分病人初次用药后可有轻微发热，给药之前 30 分钟口服泼尼松或解热镇痛药可预防或减轻发热。

三尖杉酯碱（注射剂^[乙]）

【**其他名称**】三尖杉酯碱注射液

【**主要作用**】细胞周期非特异性药物，但对 S 期作用较明显，对 G1 期细胞增加，S 期和 G2+M 期细胞减少。其作用机制为抑制蛋白质合成的起始阶段，抑制 DNA 聚合酶活性，导致 DNA 合成下降，对蛋白质合成有严重抑制作用。

【**适应证**】用于急性髓细胞性白血病，对骨髓增生异常综合征、真性红细胞增多症，慢性髓细胞白血病亦有一定的疗效。

【用法用量】静脉滴注 成人一日 1~4mg，儿童一日 0.05~0.1mg/kg，加 5% 或 10% 葡萄糖注射液 200~500ml 缓慢滴注（30~40 滴 /min），一日 1 次，5~7 天为一疗程，疗程间隔 14~21 日。

【特别提醒】1. 高白细胞血症的白血病，采用本品时由于大量白细胞破坏，血液及尿液的尿酸浓度可能增高，应充分水化并同时服用别嘌醇片。2. 慎与碱性药物配伍。

第四节 细胞毒类抗生素及相关药物

放线菌素 D（注射剂[甲]）

【其他名称】更生霉素，注射用放线菌素 D

【主要作用】为细胞周期非特异性药物，主要作用于 RNA，高浓度时则同时影响 RNA 与 DNA 合成。

【适应证】1. 对霍奇金病及神经母细胞瘤疗效突出。2. 无转移的绒癌初治。3. 对睾丸癌有效，一般均与其他药物联合应用。4. 与放疗联合治疗儿童肾母细胞瘤，对尤文肉瘤和横纹肌肉瘤亦有效。

【用法用量】静脉注射 成人每日 300~400μg（6~8μg/kg），溶于 0.9% 氯化钠注射液 20~40ml 中，每日 1 次，10 日为一疗程，间歇期 2 周，一疗程总量 4~6mg。儿童每日 0.45mg/m^2，连用 5 日，3~6 周为一疗程。

【特别提醒】1. 本品漏出血管外应即用 1% 普鲁卡因局部封闭，或用 50~100mg 氢化可的松局部注射及冷湿敷。2. 水痘病史者忌用。

多柔比星（注射剂[甲]）

【其他名称】楷莱，注射用盐酸多柔比星，盐酸多柔比星注射液，盐酸多柔比星脂质体注射液

【主要作用】抗有丝分裂的细胞毒性药物，可穿透进入细胞，与染色体结合，严重干扰 DNA 合成、DNA 依赖性 RNA 合成和蛋白质合成。可以引发拓扑异构酶 II 裂解 DNA，从而破坏 DNA 三级结构。

【适应证】用于急性白血病、淋巴瘤、软组织和骨肉瘤、儿童恶性肿瘤及成人实体瘤，尤其用于乳腺癌和肺癌。

【用法用量】静脉滴注 单一用药时，60~75mg/m^2，每 3 周一次，2~3 分钟；与其他有重叠毒性的抗肿瘤制剂合用时，30~40mg/m^2，每 3 周一次。膀胱灌注 在膀胱内的浓度应为 50mg/50ml。

【特别提醒】1. 膀胱灌注时，为了避免尿液被不适当的稀释，患者灌注前 12 小时不要服用任何液体，尿量应限制在 50ml/h 左右。2. 静脉滴注发生外渗会导致局部疼痛、严重组

织损伤和坏死，应立即停止用药。3.本品应避免与碱性溶液长期接触。4.因会产生沉淀，不可与肝素混合，亦不得与其他药物混合。

柔红霉素（注射剂[甲]）

【其他名称】注射用盐酸柔红霉素

【主要作用】为周期非特异性抗肿瘤药，能直接与DNA结合，阻碍DNA合成和依赖DNA的RNA合成反应。

【适应证】1.急性粒细胞白血病，亦用于治疗早幼粒细胞性白血病。2.急性淋巴细胞性白血病。3.其他肿瘤：对神经母细胞瘤及横纹肌肉瘤有良好的疗效。

【用法用量】静脉注射　单一剂量0.5~3mg/kg；或0.5~1mg/kg，须间隔1天或以上才可重复注射；2mg/kg须间隔4天或以上才可重复注射；2.5~3mg/kg的剂量须间隔7~14天才可重复注射。总剂量不超过20mg/kg。

【特别提醒】1.本品只能用于静脉注射。2.静脉注射尽可能慢以防引起血管疼痛、静脉炎和形成血栓。3.静脉注射时应注意防止药液漏出血管外，以免引起组织损坏和坏死。4.不可与肝素混合，因互相配伍可产生沉淀物。

阿柔比星（注射剂[乙]）

【其他名称】注射用盐酸阿柔比星

【主要作用】新蒽环类抗肿瘤抗生素，对各种移植性动物肿瘤均有较强的抗瘤活性。本品能抑制癌细胞的生物大分子合成，特别对RNA合成的抑制作用强。

【适应证】用于急性白血病、恶性淋巴瘤，也可试用于其他实体恶性肿瘤。

【用法用量】静脉注射或静脉滴注　临用前加氯化钠注射液或5%葡萄糖注射液溶解。1.白血病与淋巴瘤：一日15~20mg，连用7~10日，间隔2~3周后可重复。2.实体瘤：一次30~40mg，一周2次，连用4~8周。

【特别提醒】1.本品注射若漏于血管外，会引起局部坏死。2.应注意累积剂量与心脏毒性的关系。

吡柔比星（注射剂[乙]）

【其他名称】注射用盐酸吡柔比星

【主要作用】半合成的蒽环类抗癌药，进入细胞核内迅速嵌入DNA核酸碱基对间，干扰转录过程，阻止mRNA合成，抑制DNA聚合酶及DNA拓扑异构酶Ⅱ活性，干扰DNA合成。

【适应证】用于乳腺癌、恶性淋巴瘤、急性白血病、头颈部恶性肿瘤、胃癌、泌尿生殖系统肿瘤等。

【用法用量】静脉注射　一次25~40mg/m^2。动脉给药：一次7~20mg/m^2，一日1次，共用5~7日，亦可每次14~25mg/m^2，每周1次。膀胱内给药：一次15~30mg/m^2，稀释为500~1000μg/ml浓度，注入膀胱腔内保留1~2小时，每周3次为一疗程，可用2~3个疗程。

【特别提醒】1.溶解本品只能用5%葡萄糖注射液或注射用水，以免pH的原因影响效价或发生浑浊。2.注射时严格避免渗漏至血管外。

表柔比星（注射剂^[乙]）

【其他名称】法玛新，注射用盐酸表柔比星，盐酸表柔比星注射液

【主要作用】细胞周期非特异性药物。主要作用部位是细胞核，作用机制和能与DNA结合有关。

【适应证】1.治疗恶性淋巴瘤、乳腺癌、肺癌、软组织肉瘤、食管癌、胃癌、肝癌、胰腺癌、黑色素瘤、结肠直肠癌、卵巢癌、多发性骨髓瘤、白血病。2.膀胱内给药有助于浅表性膀胱癌、原位癌的治疗和预防经尿道切除术后的复发。

【用法用量】**静脉注射** 单独用药时成人一次 $60\sim120mg/m^2$；联合化疗时，起始剂量 $100\sim120mg/m^2$，可以一次单独给药或者连续 $2\sim3$ 天分次给药。高剂量可用于治疗肺癌和乳腺癌，单独用药时成人一次 $135mg/m^2$，在每疗程的第1天一次给药或在每疗程的第1、2、3天分次给药，$3\sim4$ 周1次；联合化疗时，$120mg/m^2$，在每疗程的第1天给药，$3\sim4$ 周1次。
膀胱内给药 浅表性膀胱癌，$50mg$ 溶于 $25\sim50ml$ 生理盐水中，每周1次，灌注8次。

【特别提醒】1.不可肌内注射和鞘内注射。静脉给药，用注射用生理盐水或者注射用水稀释，使其终浓度不超过 $2mg/ml$。2.联合用药时，不得在同一注射器内使用。3.溢出静脉会造成组织的严重损伤甚至坏死，小静脉注射或反复注同一血管会造成静脉硬化，建议中心静脉滴注。4.不可与肝素混合注射，因为两者在一定浓度时会发生沉淀反应。

米托蒽醌（注射剂，葡萄糖注射液）^[乙]

【其他名称】盐酸米托蒽醌注射液，注射用盐酸米托蒽醌，盐酸米托蒽醌葡萄糖注射液，盐酸米托蒽醌氯化钠注射液

【主要作用】细胞周期非特异性药物。通过和DNA分子结合，抑制核酸合成而导致细胞死亡。与蒽环类药物没有完全交叉耐药性。

【适应证】用于恶性淋巴瘤、乳腺癌和急性白血病。对肺癌、黑色素瘤、软组织肉瘤、多发性骨髓瘤、肝癌、大肠癌、肾癌、前列腺癌、子宫内膜癌、睾丸肿瘤、卵巢癌和头颈部癌也有一定疗效。

【用法用量】**静脉滴注** 单用，一次 $12\sim14mg/m^2$，每 $3\sim4$ 周一次；或一次 $4\sim8mg/m^2$，一日1次，连用 $3\sim5$ 天，间隔 $2\sim3$ 周。联合用药，一次 $5\sim10mg/m^2$。

【特别提醒】1.静脉滴注时，将本品溶于 $50ml$ 以上的氯化钠注射液或5%葡萄糖注射液中，滴注时间不少于30分钟。2.用药时应注意避免药液外溢，如发现外溢应立即停止，再从另一静脉重新进行。3.本品不宜与其他药物混合注射。

伊达比星（注射剂^[乙]）

【其他名称】善唯达，盐酸伊达比星胶囊，注射用盐酸伊达比星

【主要作用】DNA嵌入剂，作用于拓扑异构酶Ⅱ，抑制核酸合成。与柔红霉素相比，伊

达比星具有更高的活性。

【适应证】用于成人急性非淋巴细胞性白血病的一线治疗，以及复发和难治患者的诱导缓解治疗。作为二线治疗药物用于成人和儿童急性淋巴细胞性白血病。

【用法用量】口服　1.成人急性非淋巴细胞性白血病：单独用药，每日 30mg/m²，给药 3 天；与其他药物合用，每日 15~30mg/m²，给药 3 日。2.晚期乳腺癌：单独用药，一次 45mg/m²，每日 1 次，或每日 15mg/m²，连续使用 3 日，根据血常规的恢复情况每 3~4 周重复应用；与其他药物合用，一次 35mg/m²，每日 1 次。**静脉注射**　1.成人急性非淋巴细胞性白血病：与阿糖胞苷合用，每日 12mg/m²，连续使用 3 日，或每日 8mg/m²，连续使用 5 日。2.急性淋巴细胞性白血病：单独用药，成人每日 12mg/m²，连续使用 3 日；儿童 10mg/m²，连续使用 3 日。

【特别提醒】1.本品仅限于静脉注射。2.小静脉注射或者反复注射同一静脉可能造成静脉硬化。3.静脉注射时发生外渗会导致局部疼痛、严重组织损伤和坏死。一旦发生药液外渗应立即停止注射。4.本品应避免与碱性溶液长期接触，以免引起药物降解。5.不可与肝素混合应用，因会产生沉淀，亦不得与其他药物混合。

平阳霉素（注射剂[甲]）

【其他名称】注射用盐酸平阳霉素

【主要作用】由平阳链霉菌产生的博来霉素类抗肿瘤抗生素，能抑制癌细胞 DNA 的合成和切断 DNA 链，影响癌细胞代谢功能，促进癌细胞变性坏死。

【适应证】用于唇癌、舌癌、齿龈癌、鼻咽癌等头颈部鳞癌。亦可用于治疗皮肤癌、乳腺癌、宫颈癌、食管癌、阴茎癌、外阴癌、恶性淋巴癌和坏死性肉芽肿等。对肝癌也有一定疗效。对翼状胬肉有显著疗效。

【用法用量】静脉注射　成人每次 8mg，每周 2~3 次。显示疗效的剂量一般为80~160mg。一个疗程的总剂量为 240mg。用生理盐水或葡萄糖注射液等 5~20ml 溶解成浓度 4~15mg/ml。**肌内注射**　成人每次 8mg，每周 2~3 次。显示疗效的剂量一般为80~160mg。一个疗程的总剂量为 240mg。用生理盐水 5ml 以下溶解成浓度 4~15mg/ml。**动脉内注射**　4~8mg，用 3~25ml 添加有抗凝血剂的生理盐水溶解，一次注射。**瘤体内注射**　淋巴管瘤：每次 4~8mg，用注射用水 2~4ml 溶解，有囊者尽可能抽尽囊内液后给药，间歇期至少 1 个月，5 次为 1 个疗程。血管瘤：每次 4~8mg，用生理盐水或利多卡因注射液 3~5ml 稀释，注入瘤体内。鼻息肉：每次 8mg，用生理盐水 4ml 溶解，注入息肉内。

【特别提醒】1.给药后如患者出现发热现象，可给予退热药。对出现高热的患者，在以后的治疗中应减少剂量，缩短给药时间，并在给药前后给予解热药或抗过敏药。2.患者如出现咳嗽、咳痰、呼吸困难等肺炎样症状，同时胸部 X 线片出现异常，应停止给药并给予甾体激素和适当的抗生素。

丝裂霉素（注射剂[甲]）

【其他名称】注射用丝裂霉素

【主要作用】细胞周期非特异性药物。对肿瘤细胞的G1期、特别是晚G1期及早S期最敏感，在组织中经酶活化后，可与DNA发生交叉反应抑制DNA合成，对RNA及蛋白合成也有一定的抑制作用。

【适应证】用于胃癌、肺癌、乳腺癌，也用于肝癌、胰腺癌、结直肠癌、食管癌、卵巢癌及癌性腔内积液。

【用法用量】静脉注射 每次6~8mg，每周1次。也可一次给予10~20mg，每6~8周重复治疗。动脉注射 剂量与静脉注射相同。腔内注射 每次6~8mg。

【特别提醒】1.不可肌内注射或皮下注射。2.应避免注射于静脉外，如静脉注射时有烧灼感或刺痛应立即停止注射，以1%普鲁卡因注射液局封。3.有延迟性及累积性骨髓抑制，一般较大剂量应用时应间隔6周以上。4.用药期间禁止接种活病毒疫苗和避免口服脊髓灰质炎疫苗。

博来霉素（注射剂[乙]）

【其他名称】争光霉素，注射用盐酸博来霉素

【主要作用】可引起DNA单链和双链断裂，阻碍DNA合成。

【适应证】用于皮肤癌，头颈部癌，食管癌，肺癌，恶性淋巴瘤，网状细胞肉瘤，霍奇金病，子宫颈癌。

【用法用量】肌内注射或皮下注射 15~30mg，用注射用水、生理盐水、葡萄糖注射液5ml溶解后给药。动脉内注射 5~15mg，溶解后缓慢注射。静脉注射 15~30mg，溶解后缓慢静脉滴入。胸腔内注射 治癌性胸膜炎：60mg，溶解后缓慢注入胸腔内，保留4~6小时后，抽出残留积液。

【特别提醒】1.避免药物接触眼睛，用手涂黏膜附近病变后，应立即洗手。2.与抗肿瘤药物、放射治疗合并使用时应注意有诱发间质性肺炎、肺纤维化的可能。

第五节 其他抗肿瘤药

顺铂（注射剂[甲]，氯化钠注射液[乙]）

【其他名称】顺铂注射液，注射用顺铂，顺铂氯化钠注射液

【主要作用】金属铂类络合物，属细胞周期非特异性抗肿瘤药。具有抗瘤谱广、对乏氧细胞有效的特点。本品在细胞内低氧环境中迅速解离，以水合阳离子的形式与细胞内DNA结合，形成链间、链内或蛋白质DNA交联，从而破坏DNA的结构和功能。

【适应证】用于非精原细胞性生殖细胞癌、晚期顽固性卵巢癌、晚期顽固性膀胱癌、顽固

性头颈鳞状细胞癌的姑息治疗。

【用法用量】静脉滴注 单药治疗，成人与儿童 50~100mg/m^2，每 3~4 周 1 次，或每天 15~20mg/m^2，连用 5 天，3~4 周重复用药。

【特别提醒】 1. 在用药前及在 24 小时内病人应充分水化，以保证良好的尿排出量，减少肾毒性。2. 输注时间长至 6~8 小时可减低胃肠及肾毒性。3. 可与铝相互作用生成黑色沉淀，应避免接触铝金属（如铝金属注射器等）。

卡铂（注射剂$^{[甲]}$）

【其他名称】 伯尔定，卡铂注射液，注射用卡铂

【主要作用】 细胞周期非特异性抗肿瘤药，具有与顺铂同样的生化特性，主要引起 DNA 链间交叉联结，从而影响其合成，以抑制癌细胞。

【适应证】 用于治疗晚期上皮来源的卵巢癌。

【用法用量】静脉滴注 成人 400mg/m^2，滴注 15~60 分钟。两次用药间隔 4 周和（或）中性粒细胞计数 ≥ 2000/mm^3；血小板计数 ≥ 100000/mm^3 方可进行下一疗程治疗。

【特别提醒】 1. 本品只做静脉给药，应避免漏于血管外。2. 本品与铝会产生沉淀和（或）降低效价，不能接触含铝的针头或器械。

奥沙利铂（注射剂$^{[乙]}$）

【其他名称】 乐沙定，奥沙利铂注射液，注射用奥沙利铂

【主要作用】 铂类衍生物，通过产生烷化结合物作用于 DNA，形成链内和链间交联，从而抑制 DNA 的合成及复制。

【适应证】 一线应用治疗转移性结直肠癌；辅助治疗原发肿瘤完全切除后的 III 期结肠癌。

【用法用量】静脉滴注 85mg/m^2，每 2 周重复，共 12 个周期，与氟尿嘧啶和亚叶酸联合应用，本品应在输注氟尿嘧啶前给药。先溶于注射用水或 5% 葡萄糖注射液，使其浓度达到 5.0mg/ml，5% 葡萄糖注射液 250~500ml 稀释成 0.2mg/ml 以上浓度，持续静脉滴注 2~6 小时。

【特别提醒】 1. 如有外渗发生，应立即终止滴注并采取局部处理措施以改善症状。2. 不得使用含铝的注射材料。3. 未稀释不能使用。4. 不得用盐溶液配制或稀释本品。5. 不要与其他任何药物混合或经同一个输液通道同时使用，特别是氟尿嘧啶、碱性溶液、氨丁三醇和含辅料氨丁三醇的亚叶酸类药品，本品输完后需冲洗输液管道。6. 本品与亚叶酸可通过 Y 型输液管连接器同时给予，置 Y 形管宜紧靠静脉穿刺段，但是两种药物不能混入同一个输液袋中。亚叶酸必须用等渗溶液，如 5% 葡萄糖配制输注液，不要用盐或碱溶液。

洛铂（注射剂$^{[乙]}$）

【其他名称】 注射用洛铂

【主要作用】 具有烷化作用，与顺铂的抑瘤作用相似，作用较强，对耐顺铂的细胞株有一定的细胞毒作用。

【适应证】 用于治疗乳腺癌、小细胞肺癌及慢性粒细胞白血病。

【**用法用量**】静脉注射 一次 50mg/m²，间歇 3 周。

【**特别提醒**】1. 不能用氯化钠注射液溶解，以免降解。2. 本品对骨髓有毒性，血小板严重减少和重度贫血患者，特别在罕见的出血病例可能需要输血。3. 定期监测血液（包括血小板、白细胞和血色素）和血生化（包括转氨酶）指标。

奈达铂（注射剂^[乙]）

【**其他名称**】鲁贝，奥先达，注射用奈达铂

【**主要作用**】顺铂类似物，与顺铂作用相同，与 DNA 结合并抑制 DNA 复制，从而产生抗肿瘤活性。

【**适应证**】用于头颈部癌、小细胞肺癌、非小细胞肺癌、食管癌等实体瘤。

【**用法用量**】静脉滴注 每次给药 80~100mg/m²，每疗程给药 1 次，用生理盐水溶解稀释至 500ml，滴注时间不应少于 1 小时，滴完后需继续点滴输液 1000ml 以上。间隔 3~4 周后方可进行下一个疗程。

【**特别提醒**】1. 只作静脉滴注应用，应避免漏于血管外。2. 配制时不可与其他抗肿瘤药混合滴注，也不宜使用氨基酸输液、pH5 以下的酸性输液如电解质补液、5% 葡萄糖注射液或葡萄糖氯化钠注射液等。3. 本品不得与含铝器皿接触。

吉非替尼（片剂^[乙]）

【**其他名称**】易瑞沙，吉非替尼片

【**主要作用**】EGFR 酪氨酸激酶抑制剂，可增加人肿瘤细胞衍生系的凋亡并抑制血管生成因子的侵入和分泌。

【**适应证**】用于治疗既往接受过化学治疗的局部晚期或转移性非小细胞肺癌。

【**用法用量**】口服 每次 250mg，一日 1 次，空腹或与食物同服。

【**特别提醒**】1. 对于吞咽困难的患者，可将片剂分散于半杯饮用水中（非碳酸饮料），即刻饮下药液，也可通过鼻–胃管给予。2. CYP3A4 抑制剂伊曲康唑可使本品的 AUC 明显升高，CYP3A4 诱导剂利福平可使本品的 AUC 显著降低。

伊马替尼（片剂，胶囊）^[乙]

【**其他名称**】格列卫，甲磺酸伊马替尼片，甲磺酸伊马替尼胶囊

【**主要作用**】可在细胞水平上抑制 Bcr–Abl 酪氨酸激酶，能选择性抑制 Bcr–Abl 阳性细胞系细胞、费城染色体阳性的慢性粒细胞性白血病和急性淋巴细胞白血病病人的新鲜细胞的增殖和诱导其凋亡。

【**适应证**】1. 费城染色体阳性的慢性髓性白血病的慢性期、加速期或急变期。2. 不能切除和（或）发生转移的恶性胃肠道间质瘤的成人患者。

【**用法用量**】口服 1. 慢性髓性白血病：成人每日 400mg，急变期和加速期 600mg；3 岁以上儿童及青少年，慢性期 260mg/m²（最大剂量 400mg），加速期和急变期 340mg/m²（最大剂量 600mg）。2. 恶性胃肠道间质瘤：成人每日 400mg，必要时可增至 600mg 或

800mg。

【特别提醒】1. 应在进餐时服用，并饮一大杯水。2. 不能吞咽胶囊的患者（包括儿童），可以将胶囊内药物分散于水或苹果汁中应用。3. 孕期和哺乳期妇女在打开胶囊时，避免药物与皮肤或眼睛接触或者吸入。

埃克替尼（片剂^[乙]）

【其他名称】凯美纳，盐酸埃克替尼片

【主要作用】高选择性的表皮生长因子受体（EGFR）激酶抑制剂，可抑制多种人肿瘤细胞株的增殖。

【适应证】用于局部晚期或转移性非小细胞肺癌（NSCLC）。

【用法用量】口服 每次 125mg，每天 3 次。

【特别提醒】1. 可空腹或与食物同服，高热量食物可能明显增加药物的吸收。2. 密切监测间质性肺病发生的迹象，如果患者出现新的急性发作或进行性加重的呼吸困难、咳嗽，应中断治疗立即进行相关检查。当证实有间质性肺病时，应停止用药并对患者进行相应的治疗。

达沙替尼（片剂^[乙]）

【其他名称】施达赛，达沙替尼片

【主要作用】强效 BCR-ABL 激酶抑制剂，抑制 BCR-ABL 激酶和 SRC 家族激酶以及许多其他选择性的致癌激酶。在表达各种伊马替尼敏感和耐药疾病的白血病细胞系中具有活性。

【适应证】用于对伊马替尼耐药或不耐受的费城染色体阳性（Ph$^+$）慢性髓细胞白血病慢性期、加速期和急变期成年患者。

【用法用量】口服 1. 慢性期：起始剂量 100mg，每日 1 次。服用时间应当一致，早上或晚上均可。如未缓解，剂量增加至 140mg，每日 1 次。2. 加速期、急变期：起始剂量 70mg，每日 2 次，分别于早晚口服。如未缓解，剂量增加至 90mg，每日 2 次。

【特别提醒】1. 片剂不得压碎或切割，必须整片吞服，可与食物同服或空腹服用。1. 在开始本品治疗前，伊马替尼应停用至少 7 天。2. 强效 CYP3A4 抑制剂可增加本品暴露，强效 CYP3A4 诱导剂利福平等可降低本品血浆浓度，应避免合用。3. H$_2$ 受体拮抗剂、质子泵抑制剂可能会降低本品的暴露，不推荐同时使用 H$_2$ 受体拮抗剂和质子泵抑制剂，氢氧化铝/氢氧化镁制剂应在本品给药前至少 2 小时或 2 小时后给药。

门冬酰胺酶（注射剂^[甲]）

【其他名称】欧文，埃希，注射用门冬酰胺酶

【主要作用】周期特异性抗癌药，用于细胞 G1 增殖周期。能将血清中的门冬酰胺水解，使肿瘤细胞既不能从血中取得足够的门冬酰胺亦不能自身合成，使其蛋白质合成受障碍，增殖受抑制，达到抗肿瘤的作用。

【适应证】用于治疗急性淋巴细胞性白血病、急性粒细胞性白血病、急性单核细胞性白血病、慢性淋巴细胞性白血病、霍奇金病及非霍奇金病淋巴瘤、黑色素瘤等。

【用法用量】静脉滴注、静脉注射或肌内注射 一日 500~2000U/m², 以 10~20 日为一疗程。静脉注射前，本品 1 万 IU 用灭菌注射用水或氯化钠注射液 5ml 稀释，经正在输注的氯化钠或葡萄糖注射液的侧管注入，静脉注射时间不得短于半小时。静脉滴注，本品用等渗液如氯化钠或 5% 葡萄糖注射液稀释，然后加入氯化钠或 5% 葡萄糖注射液中滴入。肌内注射，本品 1 万 IU 加氯化钠注射液 2ml 稀释，每个注射部位每次注射量不应超过 2ml。

【特别提醒】1. 首次用药或已停药一周及以上者，在注射本品前须做皮试，皮试阴性才能接受本品治疗。2. 皮试方法：本品 1 万 IU 加 5ml 的灭菌注射用水或氯化钠注射液溶解，抽取 0.1ml 注入 9.9ml 稀释液即得皮试液（20 IU/ml），用 0.1ml 皮试液做皮试，至少观察 1 小时，如有红斑或风团即为皮试阳性反应。3. 应从静脉大量补充液体、碱化尿液、口服别嘌醇，以预防白血病或淋巴瘤患者发生高尿酸血症和尿酸性肾病。4. 应用本品后会很快产生抗药性，故本品不宜用作急性淋巴细胞白血病等患者缓解后的维持治疗方案。

羟基脲（片剂，胶囊）[甲]

【其他名称】羟基脲片，羟基脲胶囊

【主要作用】核苷二磷酸还原酶抑制剂，可阻止核苷酸还原为脱氧核苷酸，干扰嘌呤及嘧啶碱基生物合成，选择性阻碍 DNA 合成，对 RNA 及蛋白质合成无阻断作用。周期特异性药，S 期细胞敏感。

【适应证】用于慢性粒细胞白血病；对黑色素瘤、肾癌、头颈部癌有一定疗效，与放疗联合对头颈部及宫颈鳞癌有效。

【用法用量】口服 1. 慢性粒细胞白血病：一般开始每日 20~30mg/kg，1 次或分 2 次口服，当白细胞下降至 10×10^9/L 以下时，减至每日 20mg/kg，口服维持或改用歇服用。2. 头颈癌、卵巢癌：每次 60~80mg/kg，或 2000~3000mg/m²，每周 2 次，单独服用或与放疗合用；亦可每日 20~30mg/kg，每日 1 次。

【特别提醒】1. 服用本品时应适当增加液体的摄入量，以增加尿量及尿酸的排泄。2. 对羟基脲的处理过程应谨慎，需戴手套，在接触含有羟基脲的药瓶或者胶囊（片）前后都要洗手。3. 治疗前后及治疗期要严密定期随访血常规、血小板计数、血尿素氮、尿酸、肌酐浓度，若出现显著的粒细胞或血小板减低，应暂停服用本品并予相应处理。

维 A 酸（片剂，胶囊）[甲]

【其他名称】维 A 酸片，维 A 酸胶囊

【主要作用】肿瘤细胞诱导分化剂，能维持正常上皮细胞的分化作用，可使白血病细胞分化为具有正常表现型功能的血细胞，可抑制癌细胞增殖。

【适应证】1. 急性早幼粒细胞白血病，并可作为维持治疗药物。2. 痤疮、扁平苔藓、白斑、毛发红糠疹和面部糠疹等。3. 可作为银屑病、鱼鳞病的辅助治疗，也可用于治疗多发性寻常疣以及角化异常类的各种皮肤病。

【用法用量】口服 1. 急性早幼粒细胞白血病：每天 45mg/m²，每日不超过 0.12g，分 2~4 次服用，疗程 4~8 周。2. 皮肤疾病：每次 10mg，每日 2~3 次。

【特别提醒】1. 口服出现不良反应时，应控制剂量或与谷维素、维生素 B_1、维生素 B_6 等同服。

2. 育龄妇女及其配偶在口服本品期间及服药前 3 个月及服药后一年内应严格避孕。3. 治疗严重皮肤病时，可与皮质激素、抗生素等合并使用以增加疗效。4. 本品应避免与维生素 A 及四环素同服。

安吖啶（注射剂[乙]）

【其他名称】安吖啶注射液

【主要作用】具有广谱抗肿瘤活性，作用机制似蒽环类药物，和 DNA 结合，对腺嘌呤、胸腺嘧啶碱基对的配对有影响。主要抑制 DNA 合成，对 S 和 G2 期细胞抑制作用较明显，对 RNA 的合成影响较小。

【适应证】用于急性白血病和恶性淋巴瘤。

【用法用量】静脉注射或静脉滴注　1. 急性白血病：一次 75mg/m^2，一日 1 次，连用 7 天，最大耐受剂量 150mg/m^2。2. 实体瘤：一次 75~120mg/m^2，3~4 周一次。

【特别提醒】1. 为避免静脉炎，应将每次剂量稀释到 150ml 以上的溶液中，缓慢静脉滴注。2. 骨髓抑制及心、肝、神经系统疾病的患者应慎用或适当减少剂量。

雌莫司汀（胶囊[乙]）

【其他名称】艾去适，磷酸雌莫司汀胶囊

【主要作用】抗有丝分裂剂，水解后代谢物介导释放的雌激素发挥抗促性腺激素作用，还具有轻微的雌激素和抗性腺激素性质。

【适应证】用于晚期前列腺癌，尤其是激素难治性前列腺癌。

【用法用量】口服　每日 7~14mg/kg，分 2~3 次服用。

【特别提醒】1. 应至少在餐前 1 小时或餐后 2 小时以一杯水吞服。2. 本品与多价金属离子可形成不溶性的盐。牛奶、奶制品及含钙、镁、铝的药物则可能影响本品的吸收，故应避免同时服用。

甘氨双唑钠（注射剂[乙]）

【其他名称】希美纳，注射用甘氨双唑钠

【主要作用】肿瘤放疗增敏剂，可将射线对肿瘤乏氧细胞 DNA 的损伤固定，抑制其 DNA 损伤的修复，从而提高肿瘤乏氧细胞对辐射的敏感性。

【适应证】用于头颈部肿瘤、食管癌、肺癌等实体肿瘤进行放射治疗的病人。

【用法用量】静脉滴注　每次 800mg/m^2，于放射治疗前加入到 100ml 生理盐水中充分摇匀后，30 分钟内滴完。给药后 60 分钟内进行放疗。放疗期间隔日 1 次，每周 3 次。

【特别提醒】1. 本品必须伴随放射治疗使用，单独使用无抗癌作用。2. 肝功能、肾功能和心脏功能严重异常者禁用。

甲异靛（片剂[乙]）

【其他名称】甲异靛片

【**主要作用**】靛玉红的类似物，可抑制 DNA 聚合酶，影响 DNA 聚合过程，从而使 DNA 合成受抑制。

【**适应证**】用于慢性粒细胞白血病。

【**用法用量**】口服 成人一次 50mg，一日 2~3 次。饭后服用，日治疗量不宜超过 150mg。

【**特别提醒**】1. 治疗期间应定期监测白细胞及血小板数量。2. 个别患者可能出现严重肢体疼痛或骨髓抑制，停药后可恢复。

六甲蜜胺（片剂，胶囊）[乙]

【**其他名称**】六甲蜜胺片，六甲蜜胺肠溶片，六甲蜜胺胶囊

【**主要作用**】嘧啶类抗代谢药物，主要抑制二氢叶酸还原酶，干扰叶酸代谢，选择性抑制 DNA、RNA 和蛋白质的合成。为周期特异性药，与烷化剂无交叉耐药。

【**适应证**】用于卵巢癌、小细胞肺癌、恶性淋巴瘤、子宫内膜癌的联合化疗，对卵巢癌及 SCLC 疗效尤佳。

【**用法用量**】口服 每日 10~16mg/kg，分 4 次服，21 天为一疗程；或每日 6~8mg/kg，90 日为一疗程。联合方案中，推荐总量为 150~200mg/m^2，连用 14 天。

【**特别提醒**】1. 饭后 1~1.5 小时或睡前服用能减少胃肠道反应。2. 用药期间应定期查血常规及肝功能。严重骨髓抑制和神经毒性患者忌用。3. 与 MAOI、抗抑郁药合用可导致严重的直立性低血压，应慎用。4. 与维生素 B$_6$ 同用可减轻周围神经毒性。

亚砷酸，三氧化二砷（注射剂，氯化钠注射液）[乙]

【**其他名称**】伊泰达，注射用三氧化二砷，亚砷酸氯化钠注射液

【**主要作用**】抗肿瘤药物，能引起 NB4 人急性早幼粒细胞白血病细胞的形态学变化、DNA 断裂和凋亡。也可以引起早幼粒细胞白血病 / 维 A 酸受体融合蛋白（PML/RAR-α）的损伤和退化。

【**适应证**】用于急性早幼粒细胞白血病、原发性肝癌晚期。

【**用法用量**】静脉滴注 1. 白血病：成人每次 10mg（或每次 7mg/m^2），每日 1 次，用 5% 葡萄糖注射液或 0.9%氯化钠注射液 500ml 稀释后静脉滴注 3~4 小时。4 周为一疗程，间歇 1~2 周，也可连续用药。儿童每次 0.16mg/kg，用法同上。2. 肝癌：每次 7~8mg/m^2，每日 1 次，2 周为一疗程，间歇 1~2 周可进行下一疗程。

【**特别提醒**】1. 本品为医疗用毒性药品，请在专科医生指导下使用。2. 在本品的使用过程中，避免使用含硒药品及食用含硒食品。3. 使用本品期间不宜同时使用能延长 Q-T 间期的药物或导致电解质异常的药物。4. 发生本品急性中毒可用二巯基丙醇等药物解救。

第六节 激素类及激素拮抗剂

丙氨瑞林（注射剂[乙]）

【其他名称】注射用醋酸丙氨瑞林

【主要作用】人工合成的促性腺激素释放激素的类似物，重复用药可抑制垂体释放 LH 和 FSH，使血中的雌二醇水平下降。

【适应证】用于子宫内膜异位症。

【用法用量】皮下或肌内注射　一次 150μg，月经来潮的第 1~2 天开始，每天 1 次。临用前用 2ml 灭菌生理盐水溶解，3~6 月为一疗程。

【特别提醒】1. 除因子宫内膜异位症引起的不孕症患者可采用突然停药外，其余均需逐步撤药。2. 用药期间应采取有效的避孕措施，但禁用激素类避孕药。

戈那瑞林（注射剂[乙]）

【其他名称】注射用戈那瑞林

【主要作用】按天然促黄体激素释放激素人工合成的十肽激素类药物。具有降低卵巢维生素 C 含量和诱发排卵的作用，显示促垂体性腺激素释放的功能。

【适应证】鉴别诊断男性或女性由于下丘脑或垂体功能低下所引起的生育障碍、性腺萎缩性的性腺功能不足、乳溢性闭经、原发和继发性闭经、绝经和早熟绝经、垂体肿瘤、垂体的器官损伤和事实上的下丘脑功能障碍等。

【用法用量】静脉注射　用 2ml 生理盐水溶解后，女性一次 25μg，男性一次 100μg。在注入 0 分钟、25 分钟、45 分钟、90 分钟、180 分钟各抽血 3ml，取血清保存，采用放射免疫测定法测定 LH 及 FSH 值，从而进行鉴别诊断。

【特别提醒】1. 在正常经期的卵泡期给药，应做好避孕措施。2. 使用本品的患者，不宜同时接受直接影响垂体分泌促性腺激素的药物。

戈舍瑞林（缓释植入剂[乙]）

【其他名称】诺雷得，醋酸戈舍瑞林缓释植入剂

【主要作用】天然促性腺激素释放激素的一种合成类似物，长期使用本品抑制脑垂体促性腺激素的分泌，从而引起男性血清睾丸素和女性血清雌二醇的下降。

【适应证】用于前列腺癌、乳腺癌、子宫内膜异位症。

【用法用量】皮下注射　腹前壁皮下注射本品 3.6mg，每 28 天 1 次。子宫内膜异位症的治疗不应超过 6 个月。

【特别提醒】1. 本品不得用于儿童。2. 给药初期，前列腺癌症病人可能有骨骼疼痛暂时性加重，应对症处理。3. 治疗初期乳腺癌的病人会有症状的加剧，应对症处理。

亮丙瑞林（微球注射剂[乙]）

【其他名称】抑那通，注射用醋酸亮丙瑞林微球，注射用醋酸亮丙瑞林缓释微球

【主要作用】高活性 GnRH 衍生的类似物。给药后能立即产生一过性的垂体–性腺系统兴奋作用，然后抑制垂体生成和释放促性腺激素。还进一步抑制卵巢和睾丸对促性腺激素的反应，从而降低雌二醇和睾酮的生成。

【适应证】用于子宫内膜异位症、子宫肌瘤、雌激素受体阳性的绝经前乳腺癌、前列腺癌、中枢性性早熟。

【用法用量】皮下注射　1. 子宫内膜异位症：成人每次 3.75mg，每 4 周 1 次。2. 子宫肌瘤：成人每次 1.88mg，每 4 周 1 次。3. 前列腺癌、雌激素受体阳性的绝经前乳腺癌：成人每次 3.75mg，每 4 周 1 次。4. 中枢性性早熟症：30~180μg/kg，每 4 周 1 次。

【特别提醒】1. 本品只作为皮下注射用，静脉注射可能会引起血栓形成。2. 注射部位应选择上臂、腹部或臀部，每次注射时应改变注射部位，避免注射针头刺入血管内，注射后不得按摩注射部位。

曲普瑞林（注射剂[乙]）

【其他名称】达菲林，达必佳，醋酸曲普瑞林注射液，注射用曲普瑞林，注射用醋酸曲普瑞林

【主要作用】合成的促性腺激素释放激素相似物，其结构的改良增强了它和垂体受体的亲和性并且减缓靶组织的钝化作用。

【适应证】前列腺癌、性早熟、生殖器内外的子宫内膜异位症、女性不孕症、手术前子宫肌瘤。

【用法用量】肌内注射　1. 前列腺癌：一次 3.75mg。每 4 周注射 1 次。2. 性早熟：一次 50μg/kg，每 4 周注射 1 次。3. 子宫内膜异位症：一次 3.75mg，在月经周期的 1~5 天开始治疗，每 4 周注射一次。一个疗程 4~6 个月。4. 女性不孕症：在月经周期第 2 天注射 3.75mg，15 天后开始联合使用促性腺激素治疗。5. 手术前子宫肌瘤的治疗：每次 3.75mg，每 4 周注射 1 次，疗程 3 个月。皮下注射　通常每天一次 0.5mg，连续 7 天；然后每天一次 0.1mg 作为维持剂量。

【特别提醒】1. 本品不同厂家产品给药途径不同。2. 注射用醋酸曲普瑞林（达菲林）仅可肌内注射，用所附溶剂复溶后立即注射。复溶后得到的悬浮液不得与其他药品混合。3. 注射用曲普瑞林（达必佳）加所附溶剂配制的药物混悬液，既可通过皮下注射也可深部肌肉注射，每次注射应选择不同的部位。4. 使用抗凝剂的患者需特别注意避免注射部位血肿。5. 本品不能与升高泌乳素浓度的药物同时使用。

他莫昔芬（片剂[甲]）

【其他名称】枸橼酸他莫昔芬片，枸橼酸他莫昔芬口服溶液

【主要作用】抗雌激素类药物，在人体内主要通过拮抗雌激素发挥作用。

【适应证】用于治疗女性复发转移性乳腺癌及乳腺癌手术后转移的辅助治疗，预防复发。

【用法用量】口服　一日 20~40mg，可单次服用，也可分成两个相等剂量服用。

【特别提醒】1. 骨转移的患者在治疗初期可能发生高钙血症，所以这些患者开始治疗时应该密切监测。2. 有眼底疾病者禁用。3. 雌激素可影响本品治疗效果。

阿那曲唑（片剂[乙]）

【其他名称】瑞宁得，阿那曲唑片

【主要作用】强效、选择性雌激素受体调节剂。可抑制绝经后患者肾上腺中生成的雄烯二酮转化为雌酮，从而明显降低血浆雌激素水平，产生抑制乳腺肿瘤生长的作用。

【适应证】1.绝经后妇女的晚期乳腺癌。雌激素受体阴性病人，若对他莫昔芬呈现阳性的临床反应，可考虑使用本品。2.绝经后妇女雌激素阳性的早期乳腺癌的辅助治疗。

【用法用量】口服　每次1mg，每日1次。对于早期乳腺癌，推荐的疗程为5年。

【特别提醒】1.食物轻度影响吸收速度，但不影响吸收程度和血浆稳态浓度。2.孕妇或哺乳期妇女，严重肾功能损害的病人，中到重度肝病患者禁用。3.雌激素、他莫昔芬可能降低本品的药理作用，故不应同本品合用。

比卡鲁胺（片剂，胶囊）[乙]

【其他名称】康士得，比卡鲁胺片，比卡鲁胺胶囊

【主要作用】非甾体类抗雄激素药物，没有其他内分泌作用，它与雄激素受体结合而不激活基因表达，从而抑制了雄激素的刺激，导致前列腺肿瘤的萎缩。

【适应证】与LHRH类似物或外科睾丸切除术联合应用于晚期前列腺癌的治疗。

【用法用量】口服　1.成年男性晚期前列腺癌：一次50mg，一天1次，应与LHRH类似物或外科睾丸切除术治疗同时开始。2.局部晚期、无远处转移的前列腺癌：不适宜或不愿接受外科去势术或其他内科治疗，一次50mg，一天1次。

【特别提醒】1.本品不可与特非那定，阿司咪唑或西沙必利联合使用。2.禁用于妇女和儿童。

氟他胺（片剂，胶囊）[乙]

【其他名称】福至尔，氟他胺片，氟他胺胶囊

【主要作用】非类固醇的乙酰苯胺类口服抗雄性激素，能阻止雄性激素在靶细胞的吸收和（或）阻止雄性激素与细胞核的结合，显示强力的抗雄性激素作用。

【适应证】用于以前未经治疗，或对激素控制疗法无效或失效的晚期前列腺癌症病人，它可被单独使用或与LHRH激动剂合用。

【用法用量】口服　每次250mg，每日3次，间隔8小时。

【特别提醒】1.本品仅用于男性患者。2.与LHRH激动剂联合用药时，两者可同时开始使用，或者在开始使用LHRH激动剂前24小时使用本品。3.本品必须在放疗前8周开始使用，且在放疗期间持续使用。

来曲唑（片剂[乙]）

【其他名称】弗隆，来曲唑片

【主要作用】选择性非甾体类的芳香化酶抑制剂，它可以竞争性地与CYP450酶的亚单位

的血红素结合，从而抑制芳香化酶，导致雌激素在所有组织中的生物合成减少。

【适应证】用于抗雌激素治疗无效的晚期乳腺癌绝经后患者。

【用法用量】口服　每次 2.5mg，每天 1 次。

【特别提醒】1.进食可轻度降低本品吸收率，但对其吸收程度无影响。因此，可在进食前、后或同时服用。2.本品不得与其他含雌激素的药物同时使用，因为雌激素会抵消本品的药理作用。

托瑞米芬（片剂[乙]）

【其他名称】法乐通，枸橼酸托瑞米芬片

【主要作用】非类固醇类三苯乙烯衍生物，与雌激素受体结合，可产生雌激素样或抗雌激素作用，或同时产生两种作用。

【适应证】用于绝经后妇女雌激素受体阳性，或不详的转移性乳腺癌。

【用法用量】口服　每次 60mg，每日 1 次。

【特别提醒】1.治疗前进行妇科检查，严谨检查是否已预先患有子宫内膜异常，之后最少每一年进行一次妇科检查。2.有严重的血栓栓塞史患者一般不服用。3.与华法林等抗凝血药物有协同作用，引起出血时间严重增长，应避免同时服用。

依西美坦（片剂，胶囊）[乙]

【其他名称】阿诺新，依西美坦片，依西美坦胶囊

【主要作用】不可逆的甾体类芳香化酶抑制剂，其结构与天然雄烯二酮底物相似，可以通过抑制芳香化酶从而阻断体内雌激素的生成。

【适应证】用于他莫昔芬治疗后病情进展的绝经后晚期乳腺癌患者。

【用法用量】口服　一次 25mg，一日 1 次，饭后口服。早期乳腺癌患者应持续服用本品，直至完成 5 年的联合序贯辅助内分泌治疗（即他莫昔芬序贯依西美坦），或服用本品直至出现肿瘤复发；晚期乳腺癌患者应持续服用本品直至出现肿瘤进展。

【特别提醒】1.患者同时接受 CYP 3A4 诱导剂如利福平、苯妥英时，本品的推荐剂量为 50 mg，每日 1 次，餐后服用。2.不应与其他含雌激素的药物联合使用。

第七节　免疫兴奋剂

重组人粒细胞刺激因子（316）
聚乙二醇化重组人粒细胞刺激因子（316）
重组人粒细胞巨噬细胞刺激因子（316）
重组人干扰素 α1b（317）
重组人干扰素 α2a（317）

聚乙二醇干扰素 α2a（318）
重组人干扰素 α2b（318）
聚乙二醇干扰素 α2b（319）
重组人白介素 -11（319）
重组人白介素 -2（319）
肌苷（320）
氨肽素（320）

草分枝杆菌 F.U.36（320）
鲨肝醇（321）
维生素 B₄（321）
乌苯美司（321）
胸腺法新（322）

重组人粒细胞刺激因子（注射剂^[乙]）

【其他名称】惠尔血，重组人粒细胞刺激因子注射液，注射用重组人粒细胞刺激因子（CHO细胞）

【主要作用】粒细胞刺激因子（G-CSF）与造血细胞的表面受体结合，从而刺激增生和阻止功能活化细胞增生。

【适应证】1.促进骨髓移植后中性粒细胞计数增加。2.癌症化疗引起的中性粒细胞减少症。3.骨髓增生异常综合征伴发的中性粒细胞减少症。4.再生障碍性贫血伴发的中性粒细胞减少症。5.先天性、特发性中性粒细胞减少症。

【用法用量】静脉滴注、静脉注射或皮下注射　1.促进骨髓移植后中性粒细胞计数增加：静脉滴注，成人和儿童，$300\mu g/m^2$，骨髓移植后次日至第 5 日给予，每日 1 次。2.癌症化疗后引起的中性粒细胞减少症：皮下注射，成人及儿童，$50\mu g/m^2$，每日 1 次，化疗次日后开始给药。3.急性白血病：静脉注射，成人及儿童，$200\mu g/m^2$，每日 1 次。4.骨髓增生异常综合征伴发的中性粒细胞减少症：静脉滴注，$100\mu g/m^2$，每日 1 次。5.再生障碍性贫血伴发的中性粒细胞减少症：静脉滴注，$400\mu g/m^2$，每日 1 次。6.先天性、特发性中性粒细胞减少症：皮下注射，$50\mu g/m^2$，每日 1 次。

【特别提醒】1.静脉滴注时，与5%葡萄糖溶液或生理盐水混合后注射，勿与其他药物混用。2.静脉注射时，速度应尽量缓慢。3.对癌症化疗引起的中性粒细胞减少症患者，在给予癌症化疗药物的前 24 小时内以及给药后的 24 小时内应避免使用本品。4.2℃~10℃，禁止冻结。

聚乙二醇化重组人粒细胞刺激因子（注射剂^[乙]）

【其他名称】津优力，新瑞白，聚乙二醇化重组人粒细胞刺激因子注射液

【主要作用】长效粒细胞刺激因子。与 rhG-CSF 相比，PEG-rhG-CSF 能降低血浆清除率，延长 $t_{1/2}$。

【适应证】非骨髓性恶性肿瘤患者在接受会发生有临床意义发热性中性粒细胞减少的抑制骨髓的抗肿瘤药物治疗时，使用本品可降低发热性中性粒细胞减少引起的感染发生率。

【用法用量】皮下注射　一次 100mg/kg，每个化疗周期注射 1 次。

【特别提醒】1.本品应在化疗药物给药结束 48 小时后使用。2.不可在间隔 14 天内及细胞毒化疗后 24 小时使用。3.于 2~8℃避光保存和运输。

重组人粒细胞巨噬细胞刺激因子（注射剂^[乙]）

【其他名称】吉姆欣，金磊赛源，注射用重组人粒细胞巨噬细胞集落刺激因子

【主要作用】作用于造血祖细胞，促进其增殖和分化，其重要作用是刺激粒细胞、单核巨噬细胞成熟，促进成熟细胞向外周血释放，并能促进巨噬细胞及嗜酸性粒细胞的多种功能。

【适应证】1.预防和治疗肿瘤放疗或化疗后引起的白细胞减少症。2.治疗骨髓造血功能障碍及骨髓增生异常综合征。3.预防白细胞减少可能潜在的感染并发症。4.使感染引起的中性粒细胞减少的恢复加快。

【用法用量】1. 白细胞减少症：皮下注射，一日 3~10μg/kg，持续 5~7 天。2. 骨髓移植：静脉滴注，5~10μg/kg，每日 1 次，滴注 4~6 小时。3. 骨髓增生异常综合征／再生障碍性贫血：皮下注射，一日 3μg/kg。

【特别提醒】1. 肿瘤放化疗后 24~48 小时后方可使用本品，本品停药后至少 48 小时方可进行下一疗程的放、化疗。2. 注射丙种球蛋白者，应间隔 1 个月以上再接种本品。

重组人干扰素 α1b（注射剂[乙]）

【其他名称】运德素，赛若金，重组人干扰素 α1b 注射液，注射用重组人干扰素 α1b

【主要作用】具有广谱的抗病毒、抗肿瘤及免疫调节功能。可抑制病毒在细胞内的复制；通过调节免疫功能增强巨噬细胞、淋巴细胞对靶细胞的特异细胞毒作用，有效遏制病毒侵袭和感染的发生；增强自然杀伤细胞活性，抑制肿瘤细胞生长，清除早期恶变细胞等。

【适应证】用于病毒性疾病和某些恶性肿瘤。

【用法用量】皮下注射、肌内注射或病灶注射 1. 慢性乙型肝炎：一次 30~60μg，隔日 1 次，疗程 4~6 个月，可延长至 1 年。2. 慢性丙型肝炎：一次 30~60μg，隔日 1 次，治疗 4~6 个月，可延长至 18 个月。3. 慢性粒细胞性白血病：一次 30~60μg，每日 1 次，连续用药 6 个月以上，缓解后可改为隔日注射。4. 毛细胞白血病：一次 30~60μg，每日 1 次，连续用药 6 个月以上，缓解后可改为隔日注射。5. 尖锐湿疣：一次 10~30μg，或一次 10μg 疣体下局部注射，隔日 1 次，连续 3 周为 1 个疗程。6. 肿瘤：一次 30~60μg，每日 1 次或隔日 1 次，连续用药 6 个月以上。

【特别提醒】1. 本品溶解后应一次用完，不得分次使用。2. 使用本品时应慎用安眠药及镇静药。3. 2~8℃避光保存。

重组人干扰素 α2a（注射剂[乙]）

【其他名称】罗荛愫，重组人干扰素 α2a 注射液，注射用重组人干扰素 α2a，注射用重组人干扰素 α2a（酵母）

【主要作用】具有广谱抗病毒、抑制细胞增殖以及提高免疫功能等作用。提高免疫功能包括增强巨噬细胞的吞噬作用，增强淋巴细胞对靶细胞的细胞毒性和天然杀伤性细胞的功能。

【适应证】1. 淋巴或造血系统肿瘤：毛状细胞白血病、多发性骨髓瘤、低度恶性非霍奇金淋巴瘤、慢性髓性白血病。2. 实体肿瘤：卡波西肉瘤、复发性或转移性肾细胞癌、转移性恶性黑色素瘤。3. 病毒性疾病：成年慢性活动性乙型肝炎、成年急性慢性丙型肝炎、尖锐湿疣。

【用法用量】皮下注射或肌内注射 1. 毛状细胞白血病：初始每日 300 万 IU，16~24 周。维持剂量每次 300 万 IU，每周 3 次。2. 多发性骨髓瘤：300 万 IU，每周 3 次。可逐周增加至最大耐受量 900 万 IU，每周 3 次。3. 低度恶性非霍奇金淋巴瘤：常规化疗结束后，每次 300 万 IU，每周 3 次，至少维持治疗 12 周。4. 慢性髓性白血病：第 1~3 天，每日 300 万 IU，第 4~6 天，每日 600 万 IU，第 7~84 天，每日 900 万 IU。5. 慢性髓性白血病中的血小板增多：第 1~3 天，每日 300 万 IU，第 4~6 天，每日 600 万 IU，第 7~84 天，每日 900 万 IU。6. 慢性髓性白血病以外的骨髓增生性血小板增多：第 1~3 天，每日 300 万 IU，第 4~30 天，每日 600 万 IU。7. 与艾滋病相关的卡波西肉瘤：第 1~3 天，每日 300 万

IU，第 4~6 天，每日 900 万 IU，第 7~9 天，每日 1800 万 IU，如耐受良好可增至第 10~84 天，每日 3600 万 IU。8. 恶性黑色素瘤：1800 万 IU，每周 3 次，共用 8~12 周。9. 慢性活动性乙型肝炎：500 万 IU，每周 3 次，皮下注射，共用 6 个月。10. 急慢性丙型肝炎（非甲非乙型肝炎）：起始剂量 300 万 ~500 万 IU，每周 3 次，3 个月作为诱导治疗。维持剂量 300 万 IU，每周 3 次，注射 3 个月作为完全缓解的巩固治疗。11. 尖锐湿疣：100 万 ~300 万 IU，每周 3 次，共 1~2 个月；或于患处基底部隔日注射 100 万 IU，连续 3 周。

【特别提醒】1. 本品粉针剂以注射用水溶解时应沿瓶壁注入，以免产生气泡。2. 严重心脏疾病或病史者，严重肝、肾或骨髓功能不正常者，癫痫及中枢神经系统功能损伤者，伴有晚期失代偿性肝病或肝硬化的肝炎患者禁用。

聚乙二醇干扰素 α2a（注射剂[乙]）

【其他名称】派罗欣，聚乙二醇干扰素 α2a 注射液

【主要作用】本品是聚乙二醇与重组干扰素 α2a 结合形成的长效干扰素。可与细胞表面的特异性 α 受体结合，触发细胞内复杂的信号传递途径并激活基因转录，调节多种生物效应。

【适应证】1. 成人慢性乙型肝炎。2. 之前未接受过治疗的慢性丙型肝炎成年患者。

【用法用量】皮下注射　每次 180μg，每周 1 次。

【特别提醒】1. 本品皮下注射部位应限于腹部和大腿。2. 不得将本品与其他药物混合使用。3. 自身免疫性慢性肝炎、严重肝功能障碍或失代偿性肝硬化、有严重心脏疾病史、抑郁患者禁用。4. 本产品含有苯甲醇，新生儿和 3 岁以下儿童禁用。5. 密封、避光、2~8℃保存和运输，不得冷冻。

重组人干扰素 α2b（注射剂[乙]）

【其他名称】甘乐能，重组人干扰素 α-2b 注射液，注射用重组人干扰素 α2b，重组人干扰素 α2b 注射液（假单胞菌），注射用重组人干扰素 α2b（假单胞菌），注射用重组人干扰素 α2b（酵母）

【主要作用】具有广谱抗病毒、抗肿瘤、抑制细胞增殖以及提高免疫功能等作用。干扰素与细胞表面受体结合，诱导细胞产生多种抗病毒蛋白，抑制病毒在细胞内繁殖，提高免疫功能包括增强巨噬细胞的吞噬作用，增强淋巴细胞对靶细胞的细胞毒性和天然杀伤性细胞功能。

【适应证】1. 病毒性疾病，如急慢性病毒性肝炎、带状疱疹、尖锐湿疣。2. 肿瘤。

【用法用量】皮下注射、肌内注射和病灶注射　1. 慢性乙型肝炎、急慢性丙型肝炎：一日 300 万 ~600 万 IU，连用 4 周后改为每周 3 次，连用 16 周以上。2. 带状疱疹：肌内注射，一日 100 万 IU，连用 6 天。3. 尖锐湿疣：肌内注射，一日 100 万 ~300 万 IU，连用 4 周。与激光或电灼等合用，一般采用疣体基底部注射，一次 100 万 IU。4. 毛细胞白血病：一日 200 万 ~800 万 IU/m²，连用至少 3 个月。5. 慢性粒细胞白血病：一日 300 万 ~500 万 IU/m²，肌内注射。6. 多发性骨髓瘤：肌内注射，300 万 ~500 万 IU/m²，每周 3 次，并与 VMCP 等化疗方案合用。7. 恶性黑色素瘤：肌内注射，每次 600 万 IU，每周 3 次，与

化疗药物合用。8.非霍奇金淋巴瘤：肌内注射，300 万~500 万 IU/m²，每周 3 次，并与 CHVP 等化疗方案合用。9.肾细胞癌：肌内注射，600 万 IU，每周 3 次，与化疗药物合用。10.艾滋病相关性卡波西肉瘤：一日 5000 万 IU/m²，连续 5 天。11.基底细胞癌：500 万 IU，瘤灶内注射，每周 3 次。12.卵巢癌：500 万~800 万 IU，肌内注射，每周 3 次，与化疗药物合用。

【特别提醒】1.本品为无色透明液体，如遇有浑浊或沉淀等异常现象、药瓶或预灌装玻璃注射器有损坏、药品过期失效则不得使用。2.为避免可能的污染，使用前方可开启内包装。对于任何已开启的药瓶或预灌装玻璃注射器，在抽取所需剂量药液或注射后应弃去。3.本品应在 2~8℃保存，不宜冷冻。

聚乙二醇干扰素 α2b（注射剂[乙]）

【其他名称】佩乐能，聚乙二醇干扰素 α-2b 注射剂

【主要作用】本品是聚乙二醇与重组干扰素 α-2b 结合形成的长效干扰素。可与细胞表面的特异性 α 受体结合，触发细胞内复杂的信号传递途径并激活基因转录，调节多种生物效应。

【适应证】用于成人的慢性丙型肝炎，也可用于治疗 HBeAg 阳性的慢性乙型肝炎。

【用法用量】皮下注射 1.慢性丙型肝炎：体重 65kg 以下者，每次 40μg；体重 65kg 以上者，每次 50μg。每周 1 次。2.慢性乙型肝炎：1.0μg/kg，每周 1 次，疗程 24 周。

【特别提醒】1.本品在溶解时，应将溶剂沿瓶壁缓慢注入，注入速度不要太快以免产生很多气泡，轻轻转动使完全溶解，不要用力摇动。2.须贮存在 2~8℃条件下，不可冷冻。3.配制后的溶液在 2~8℃条件下可储存 24 小时。

重组人白介素 -11（注射剂[乙]）

【其他名称】巨和粒，特尔康，注射用重组人白介素 -11

【主要作用】应用基因重组技术生产的促血小板生长因子，可直接刺激造血干细胞和巨核祖细胞的增殖，增加体内血小板的生成，从而提高血液血小板计数，而血小板功能无明显改变。

【适应证】用于实体瘤、非髓性白血病化疗后Ⅲ、Ⅳ度血小板减少症的治疗。

【用法用量】皮下注射 25~50μg/kg，每日 1 次，于化疗结束后 24~48 小时开始或发生血小板减少症后使用，疗程一般 7~14 天。

【特别提醒】1.本品应在化疗后 24~48 小时开始使用，不宜在化疗前或化疗过程中使用。2.使用期间应注意毛细血管渗漏综合征的监测，如体重、浮肿、胸腹腔积液等。

重组人白介素 -2（注射剂[乙]）

【其他名称】注射用重组人白介素 -2，注射用重组人白细胞介素 -2（125Ala），注射用重组人白介素 -2（125Ser）

【主要作用】淋巴因子，可使细胞毒性 T 细胞、自然杀伤细胞和淋巴因子活化的杀伤细胞增殖，并使其杀伤活性增强，还可以促进淋巴细胞分泌抗体和干扰素。

【适应证】1. 肿瘤，尤其肾癌、恶性黑色素瘤及癌性胸、腹腔积液。2. 其他恶性肿瘤和免疫功能低下病人的综合治疗。

【用法用量】**静脉滴注或皮下注射**　用于癌症治疗，每日 20 万 ~100 万 IU，每日 1 次，每周连用 4 日，4 周为一疗程。**癌性胸、腹水腔内注射**　应尽量排出胸、腹水后，每次 50 万 ~100 万 IU，每周 1~2 次，注射 1~3 周。

【特别提醒】1. 从小剂量开始逐渐增大剂量，低剂量、长疗程可降低毒性，并且可维持抗肿瘤活性。2. 药物过量可引起毛细血管渗漏综合征，表现为低血压、末梢水肿、暂时性肾功能不全等，应立即停用，对症处理。

肌苷（注射剂[甲]）

【其他名称】肌苷注射液，注射用肌苷

【主要作用】为人体正常成分，参与体内核酸代谢、蛋白质合成和能量代谢，可提高辅酶 A 与丙酮酸氧化酶的活性，从而使细胞在缺氧状态下进行正常代谢。

【适应证】1. 各种原因所致的白细胞减少和血小板减少、心力衰竭、心绞痛、肝炎等辅助治疗。2. 视神经萎缩、中心性浆液性脉络膜视网膜病变的辅助治疗。

【用法用量】**肌内注射**　每次 100~200mg，每日 1~2 次。**静脉注射或滴注**　每次 200~600mg，每日 1~2 次。

【特别提醒】1. 使用前应详细检查，如有下列情况之一者，切勿使用：药液浑浊、瓶身或瓶口有细微破裂、有棉絮状菌丝团、封口。2. 建议应用时缓慢滴注并严密观察生命指征变化及有无过敏反应。3. 本品禁与氯霉素、洛贝林、阿托品、东莨菪碱、氯丙嗪、异丙嗪、普鲁卡因等注射液配伍。

氨肽素（片剂[乙]）

【其他名称】氨肽素片

【主要作用】从动物脏器提取的活性物质。能增强机体代谢和抗病能力，有助于血细胞增殖、分化、成熟与释放，对提升白细胞和血小板均有较好的作用。

【适应证】用于原发性血小板减少性紫癜、再生障碍性贫血、白细胞减少症。亦可用于银屑病。

【用法用量】**口服**　一次 1g，一日 3 次。

【特别提醒】当药品性状发生改变时禁止使用。

草分枝杆菌 F.U.36（注射剂[乙]）

【其他名称】乌体林斯，草分枝杆菌 F.U.36 注射液

【主要作用】灭活的草分枝杆菌进入人体后，T 淋巴细胞受到刺激，释放出多种淋巴因子，持久地介入人体的免疫过程，不断调节细胞及体液免疫系统发挥免疫功能，从而增强机体

免疫能力。

【适应证】用于肺和肺外结核的辅助治疗。

【用法用量】深部肌内注射 一般从 0.172μg 开始，逐步向低浓度、中浓度、高浓度过渡。0.172μg（极低浓度）或 1.72μg（低浓度）每周 1 支，17.2μg（中浓度）每 2~3 周 1 支，172μg（高浓度）每 8~12 周 1 支。疗程 6~9 个月。

【特别提醒】1. 注射本品时患者应平卧。2. 每次注射前需仔细观察注射部位症状，如出现红肿、硬结应暂停注射。3. 高烧病人或病人较虚弱时禁用。

鲨肝醇（片剂[乙]）

【其他名称】鲨肝醇片

【主要作用】体内固有物质，在骨髓造血组织中含量较多，有促进白细胞增生及抗放射线的作用，还可对抗由于苯中毒和细胞毒类药物引起的造血系统抑制。

【适应证】各种原因引起的白细胞减少症，如放射性、抗肿瘤药物等所致的白细胞减少症。

【用法用量】口服 成人，一日 50~150mg，分 3 次服，4~6 周为一疗程；儿童，一次 1~2mg/kg，一日 3 次。

【特别提醒】1. 临床疗效与剂量相关，过大或过小均影响效果，故应寻找最佳剂量。2. 用药期间应经常检查外周血常规。

维生素 B_4（片剂[乙]）

【其他名称】腺嘌呤，维生素 B_4 片

【主要作用】核酸的组成部分，在体内参与 RNA 和 DNA 合成，当白细胞缺乏时，能促进白细胞增生。

【适应证】各种原因引起的白细胞减少症，急性粒细胞减少症，尤其是对肿瘤化学和放射治疗以及苯中毒等引起的白细胞减少症。

【用法用量】口服 成人，每次 10~20mg，每日 3 次；小儿，每次 5~10mg，每日 2 次。

【特别提醒】本品为核酸前体，应考虑是否有促进肿瘤发展的可能性，权衡利弊后选用。

乌苯美司（片剂，胶囊）[乙]

【其他名称】乌苯美司片，乌苯美司胶囊

【主要作用】可增强 T 细胞的功能，使 NK 细胞的杀伤活力增强，可使集落刺激因子合成增加而刺激骨髓细胞的再生及分化。能干扰肿瘤细胞的代谢，并激活人体细胞免疫功能，促进抗肿瘤效应细胞的产生和增殖。

【适应证】1. 抗癌化疗、放疗的辅助治疗，老年性免疫功能缺陷等。2. 可配合化疗、放疗及联合应用于白血病、多发性骨髓瘤、骨髓增生异常综合征及造血干细胞移植后，以及其他实体瘤患者。

【用法用量】口服 成人，一日 30mg，早晨 1 次空腹口服或分 3 次口服；如症状缓解，可每周服用 2~3 次。

【特别提醒】日剂量超过 200mg 可使 T 细胞减少。

胸腺法新（注射剂[乙]）

【其他名称】日达仙，注射用胸腺法新

【主要作用】促使致有丝分裂原激活后的外周血淋巴细胞的 T 细胞成熟作用，增加 T 细胞在各种抗原或致有丝分裂原激活后产生各种淋巴因子。通过对 T4 细胞的激活作用来增强异体自体的人类混合的淋巴细胞反应。

【适应证】用于慢性乙型肝炎及作为免疫损害病者的疫苗免疫应答增强剂。

【用法用量】皮下注射 1. 慢性乙型肝炎：每次 1.6mg，每周 2 次，两次相隔 3~4 天，连续给药 6 个月。2. 免疫损害病者的疫苗免疫应答增强剂：每次 1.6mg，每周 2 次，两次相隔 3~4 天。连续 4 周，第一针应在给疫苗后立即皮下注射。

【特别提醒】1. 本品不应作肌内注射或静脉注射。2. 本品不应与任何其他药物混合后注射。

第八节　免疫抑制剂

来氟米特（片剂，胶囊）[乙]

【其他名称】爱若华，来氟米特片，来氟米特胶囊

【主要作用】具有抗增殖活性的异噁唑类免疫抑制剂，可抑制二氢乳清酸脱氢酶的活性，从而影响活化淋巴细胞的嘧啶合成。

【适应证】用于成人类风湿关节炎及狼疮性肾炎。

【用法用量】口服 1. 成人类风湿关节炎：最初三天给予负荷剂量，一日 50mg，维持剂量一日 10~20mg，一日 1 次。2. 狼疮性肾炎：一次 20~40mg，一日 1 次。

【特别提醒】1. 服药期间不应使用免疫活疫苗。2. 可引起一过性的 ALT 升高和白细胞下降，服药初始阶段应定期检查 ALT 和白细胞。

吗替麦考酚酯（片剂，胶囊，干混悬剂）[乙]

【其他名称】骁悉，吗替麦考酚酯片，吗替麦考酚分散片，吗替麦考酚酯胶囊，吗替麦考酚酯干混悬剂，注射用吗替麦考酚酯

【主要作用】麦考酚酸的 2– 乙基酯类衍生物，麦考酚酸是高效、选择性、非竞争性、可逆性的次黄嘌呤单核苷酸脱氢酶抑制剂，可抑制鸟嘌呤核苷酸的经典合成途径。

【适应证】用于接受同种异体肾脏或肝脏移植的患者中预防器官的排斥反应，应与环孢素或他克莫司和皮质激素同时应用。

【用法用量】口服 1.肾脏移植：成人，每次 1g，每天 2 次；儿童，每次 600mg/m²（最大 1g），每天 2 次。2.肝脏移植：成人，每次 0.5~1g，每天 2 次。**静脉用药** 一次 1g，一日 2 次。首次剂量应在肾移植后 24 小时内使用，持续 14 日。

【特别提醒】1.注射液不得通过静脉快速注射或注射给药。2.食物对 AUC 无影响，但使 C_{max} 下降，因此本品应空腹服用；但稳定的肾脏移植患者可以和食物同服。3.由于免疫抑制作用，本品可增加感染机会，发生淋巴瘤及其他恶性肿瘤的危险性增加，尤其是皮肤，患者应穿防护衣或含高防护因子的防晒霜来减少暴露于阳光和紫外线下。4.可能生育的女性患者使用本品必须采取避孕措施。5.免疫反应损伤的患者不应使用活疫苗，对其他疫苗的抗体反应也可能会减少。

麦考酚钠（肠溶片[乙]）

【其他名称】米芙，麦考酚钠肠溶片

【主要作用】麦考酚酸的钠盐，是一种选择性、非竞争性、可逆的次黄嘌呤单磷酸脱氢酶抑制剂，能够抑制鸟嘌呤核苷酸的经典合成途径而不损伤 DNA 的合成。

【适应证】用于接受同种异体肾移植成年患者急性排斥反应的预防。

【用法用量】口服 起始剂量每日 2 次，每次 720mg，在进食前 1 小时或进食后 2 小时空腹服用。可根据临床表现进行剂量调整。

【特别提醒】1.不要碾碎、咀嚼或切割本品，应整片吞服以保持片剂肠溶衣的完整性。2.本品与吗替麦考酚酯片剂或胶囊吸收的速度不同，两者不可互换。3.由于免疫抑制作用，本品可增加感染机会，发生淋巴瘤及其他恶性肿瘤的危险性增加，尤其是皮肤，患者应穿防护衣或含高防护因子的防晒霜来减少暴露于阳光和紫外线下。4.可能生育的女性患者使用本品必须采取避孕措施。5.免疫反应损伤的患者不应使用活疫苗，对其他疫苗的抗体反应也可能会减少。

西罗莫司（片剂，胶囊，口服溶液）[乙]

【其他名称】雷帕鸣，西罗莫司片，西罗莫司胶囊，西罗莫司口服溶液

【主要作用】免疫抑制剂，通过抑制 T 淋巴细胞对抗原和细胞因子刺激的应答反应，而抑制 T 淋巴细胞的活化和增殖。

【适应证】用于 13 岁或以上的接受肾移植的患者，预防器官排斥。

【用法用量】口服 首日负荷剂量 6mg，2 周内每天 2mg，2 周后每天 1~2mg，每日 1 次。

【特别提醒】1.固定地与或不与食物同服。2.片剂不推荐压碎、咀嚼或切割后服用，不能服用片剂的患者应使用口服溶液。3.所有患者应进行治疗药物血药浓度监测。4.西柚汁可减缓本品经 CYP3A4 的代谢，因而不可用于送服或稀释本品口服溶液。

抗人 T 细胞兔免疫球蛋白（注射剂[乙]）

【其他名称】注射用抗人 T 细胞兔免疫球蛋白

【主要作用】抑制经抗原识别后的淋巴细胞激活过程，特异性破坏淋巴细胞。

【适应证】1.临床器官移植的免疫排斥预防及治疗、骨髓移植的移植物抗宿主反应预防、重型再生障碍性贫血、纯红再生障碍性贫血等病的治疗。2.自身免疫性溶血性贫血、原发性血小板减少性紫癜以及其他免疫病也可试用。

【用法用量】**静脉滴注**　一次 20~30mg/kg，每隔 1~3 日滴注 1 次，开始速度为 5~10 滴/分，如 10 分钟后无反应，再逐渐加速，全量在 1~2 小时内输完，共 5 次。

【特别提醒】1. 本品专供静脉输注用。2. 在使用前或 1 个疗程完毕至少 1~2 周后需要再用药时，均需进行皮试，皮试阴性者方可使用。两次注射间隔尽可能不超过 4~5 天。3. 在输注本品时，应避免同时输注血液、血液制品。

兔抗人胸腺细胞免疫球蛋白（注射剂[乙]）

【其他名称】即复宁

【主要作用】作用于 T 淋巴细胞的选择性免疫抑制剂，可识别器官排异反应时出现的绝大多种 T 细胞表面的活性物质，能够衰竭 T 细胞，还可以激发其他引起免疫抑制活性的淋巴细胞功能。

【适应证】1.预防和治疗器官排斥反应。2.预防造血干细胞移植术后的急性和慢性移植物抗宿主病。3.治疗激素耐受的移植物抗宿主病、再生障碍性贫血。

【用法用量】**静脉滴注**　1. 预防急性器官排异：肾脏、胰脏、肝脏移植后一日 1~1.5mg/kg，2~9 日，心脏移植后 2~5 日。2.治疗急性器官排异：一日 1.5mg/kg，3~14 日。3.预防急性和慢性移植物抗宿主病：移植术后，从提前 2~4 天或者提前 1 天，剂量一日 2.5mg/kg，或相应累计剂量 7.5~10mg/kg。4.激素耐受的急性移植物抗宿主病治疗：通常一日 2.5mg/kg，共 5 日。5. 再生障碍性贫血：一日 2.5~3.5mg/kg，连续 5 日。

【特别提醒】1.不可与其他药品混合输注。2.选择大静脉缓慢滴注，调节静脉滴注速度，使总滴注时间不短于 4 小时。3.用药前应使用需要量的静脉皮质醇和抗组胺类药物。

重组人 II 型肿瘤坏死因子受体－抗体融合蛋白（注射剂[乙]）

【其他名称】益赛普，注射用重组人 II 型肿瘤坏死因子受体－抗体融合蛋白

【主要作用】竞争性与血中 TNF-α 结合，阻断其和细胞表面 TNF 受体结合，降低其活性。

【适应证】1.中度及重度活动性类风湿关节炎。2. 18 岁及以上成人中度至重度斑块状银屑病。3.活动性强直性脊柱炎。

【用法用量】**皮下注射**　成人每次 25mg，每周 2 次，每次间隔 3~4 天。注射前用 1ml 注射用水溶解。

【特别提醒】1.注射部位可为大腿、腹部或上臂。2.本品溶解后密闭环境可于 2~8℃冷藏 72 小时。3.本品可调节炎症及细胞免疫反应，因此在使用本品时，应充分考虑到可能会影响患者的抗感染及恶性肿瘤的作用。

巴利昔单抗（注射剂[乙]）

【其他名称】舒莱，注射用巴利昔单抗

【主要作用】鼠人嵌合的单克隆抗体，能定向拮抗 IL-2 的受体 α 链（CD25 抗原），特异性与激活的 T 淋巴细胞上的 CD25 抗原高亲和性地结合，从而阻断 IL-2 与 IL-2 受体结合，亦即阻断了 T 细胞增殖信息的传导。

【适应证】用于预防肾移植术后的早期急性器官排斥。

【用法用量】静脉注射或静脉滴注　1. 成人：40mg，分 2 次给予，首次应于移植术前 2 小时内给予，第二次应于移植术后 4 天给予。可一次性静脉注射，亦可在 20~30 分钟内静脉滴注。2. 儿童：体重 35kg 以下，总剂量为 20mg，分 2 次给药；体重 35kg 及以上，剂量同成人。

【特别提醒】1. 不应与其他药物 / 物质混合使用，且通常应使用单独的输液系统给药。2. 本品 20mg 应加入 5ml 注射用水，轻摇溶解。3. 本品可一次性经静脉小壶注入，也可用生理盐水或 5% 葡萄糖稀释至 25~50ml 静脉滴注。4. 配制的溶液应立即使用，2~8℃保存不超过 24 小时或在室温下保存 4 小时。5. 本品需冷藏条件下（2~8℃）运输和贮存。

环孢素（胶囊，软胶囊，口服溶液，注射剂）[甲]

【其他名称】山地明，新山地明，环孢素胶囊，环孢素软胶囊，环孢素口服溶液，环孢素注射液

【主要作用】强效免疫抑制剂，能抑制淋巴因子包括白细胞介素 -2 的产生和释放；还可阻断细胞生长周期，使静止淋巴细胞停留在 G0 或 G1 期，抑制抗原激活的 T 细胞释放淋巴因子。

【适应证】1. 器官移植：预防肾、肝、心脏、心肺联合、肺和胰腺移植的排斥反应；治疗既往接受其他免疫抑制剂治疗但出现排斥反应的患者。2. 骨髓移植：预防移植物排斥反应及移植物抗宿主病的初期预防和治疗。3. 经其他免疫抑制剂治疗无效的狼疮肾炎、难治性肾病综合征等自身免疫性疾病。

【用法用量】口服　1. 成人：开始每日 12~15mg/kg，1~2 周后逐渐减量，维持量每日 5~10mg/kg。对做移植术的患者，在移植前 4~12 小时给药。2. 小儿：初始每日 6~11mg/kg，维持量每日 2~6mg/kg。静脉滴注　1. 一般 3~5mg/kg，根据药物浓度监测结果调整剂量。2. 器官移植与其他免疫抑制剂联合应用时：每日 1~2mg/kg 静脉滴注，然后每天 3~6mg/kg 口服。3. 骨髓移植前一天及术后最初阶段：静脉滴注 3~5mg/kg。

【特别提醒】1. 应对血中药物水平进行日常监测，并依此调整剂量。2. 本品浓缩液应用生理盐水或 5% 葡萄糖按 1：20 或 1：100 比例稀释，然后缓慢静脉输注，时间为 2~6 小时。一经稀释，溶液必须于 24 小时内使用。3. 由于存在过敏的风险，只有在不能口服或是胃肠吸收受损的情况下才进行静脉输注，并尽可能快地转为口服制剂治疗。4. 本品不能与他克莫司同时服用。5. 与葡萄柚汁同时服用可增加本品的生物利用度。

硫唑嘌呤（片剂）[甲]

【其他名称】依木兰，硫唑嘌呤片

【主要作用】在体内几乎全部转变成 6- 巯基嘌呤而起作用。由于其转变过程较慢，因而发挥作用缓慢。可通过对 RNA 代谢的干扰而具有免疫抑制作用。

【适应证】1.防止器官移植病人发生的排斥反应。2.严重的类风湿性关节炎、系统性红斑狼疮、皮肌炎、自身免疫性慢性活动性肝炎、自发性血小板减少性紫癜。

【用法用量】口服 1.器官移植：成人与儿童首日 5mg/kg，维持剂量一般每日 1~4mg/kg。2.其他疾病：成人与儿童起始剂量每日 1~3mg/kg，维持剂量 1~3mg/kg。

【特别提醒】1.本品须在饭后以足量水吞服。2.本品不可掰开或弄碎，手持膜衣完整的本品无害，无须另外采取其他保护措施。3.器官移植后，应长期维持治疗，否则将会出现预期的排斥反应。4.本品的免疫抑制活性对活疫苗能够引起非典型潜在性损害，接受本品治疗的患者禁止接种活疫苗；本品很可能对无活性疫苗有减灭作用。

吡非尼酮（胶囊[乙]）

【其他名称】艾思瑞，吡非尼酮胶囊

【主要作用】细胞因子抑制剂，通过调节或抑制某些因子，抑制成纤维细胞的生物学活性，减少细胞增殖和基质胶原合成。还可抑制炎性介质分泌、减少脂质过氧化等，发挥其抗炎和抗氧化作用。

【适应证】用于确诊或疑似特发性肺纤维化的治疗。

【用法用量】口服 初始每次 200mg，每日 3 次，维持剂量每次 600mg。

【特别提醒】1.本品应按剂量递增原则逐渐增加用量。2.空腹服用，本品在血液中浓度会明显升高，因而餐后服用为宜。3.可能导致严重的光敏反应，长期暴露在光线下有导致皮肤癌的可能，应使用防晒霜，尽量避免暴露接触紫外线（图 69）。4.吸烟可减低本品疗效。

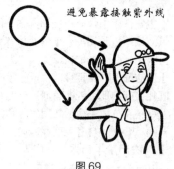

避免暴露接触紫外线

图 69

咪唑立宾（片剂[乙]）

【其他名称】布累迪宁，咪唑立宾片

【主要作用】竞争性抑制嘌呤合成系统中的次黄嘌呤核苷酸至鸟苷酸途径，抑制核酸合成，但不摄入高分子核酸中。

【适应证】用于抑制肾移植时的排斥反应。

【用法用量】口服 初始每日 2~3mg/kg，维持量每日 1~3mg/kg，分 1~3 次口服。

【特别提醒】1.可引起骨髓抑制等严重不良反应，应频繁进行血液检查、肝功能及肾功能检查，出现异常应减量或停药等适当处置。2.白细胞数 3000/mm³ 以下的患者，有可能加重骨髓功能抑制，出现严重感染症、出血倾向，应禁用。3.骨髓功能抑制的患者，合并细菌、病毒、真菌等感染症患者，有出血因素的患者，肾损害的患者慎用。

沙利度胺（片剂，胶囊）[乙]

【其他名称】反应停，沙利度胺片，沙利度胺胶囊

【主要作用】有免疫抑制、免疫调节作用，通过稳定溶酶体膜，抑制中性粒细胞趋化性，产生抗炎作用。尚有抗前列腺素、组胺及 5-HT 作用等。

【适应证】用于控制瘤型麻风反应症。

【用法用量】口服　一次 25~50mg，一日 100~200mg。

【特别提醒】1. 本品有严重的致畸作用，孕妇及哺乳期妇女禁用。2. 患者在服用本品期间不可以献血。

第十二章　肌肉－骨骼系统药物

第一节　抗炎和抗风湿药

双氯芬酸（片剂，胶囊，缓释片，缓释胶囊）[甲]

【其他名称】扶他林，双氯芬酸钠肠溶片，双氯芬酸钠肠溶胶囊，双氯芬酸钠缓释片，双氯芬酸钠缓释胶囊

【主要作用】具有明显的抗风湿、消炎、镇痛及解热作用。主要机制是抑制前列腺素合成。

【适应证】用于炎性和退行性风湿病、非关节性风湿性病、痛风急性发作、创伤后及术后炎症性疼痛、妇科中出现的疼痛或炎症，对耳、鼻、喉的严重痛性感染可作为辅助治疗药，对成年和儿童的发热有解热作用。

【用法用量】口服　1.普通剂型：成人，每日100~150mg，轻度或需长期治疗的患者每日75~100mg，分2~3次服用；1岁及以上的儿童及青少年，每日0.5~2mg/kg，分2~3次服用。2.缓释剂型：成人，每次75mg，一日1次；最大剂量150mg，分2次服用。

【特别提醒】1.本品宜于饭前服用。2.本品肠溶片应完整吞服，以液体送下，不可分割或咀嚼。3.长期服用本品应监测肝脏功能，进行血细胞计数。

吲哚美辛（片剂[乙]，胶囊[乙]，缓释片[乙]，缓释胶囊[乙]，栓剂[甲]）

【其他名称】吲哚美辛片，吲哚美辛胶囊，吲哚美辛缓释片，吲哚美辛缓释胶囊，吲哚美辛栓

【主要作用】本品为非甾体抗炎药，具有抗炎、解热及镇痛作用。通过对环氧合酶的抑制而减少前列腺素的合成，阻止炎症组织痛觉神经冲动的形成，抑制炎性反应。

【适应证】关节炎，可缓解疼痛和肿胀；软组织损伤和炎症；解热；治疗偏头痛、痛经、手术后痛、创伤后痛等。

【用法用量】口服　1.普通剂型：成人，抗风湿、镇痛，一次25~50mg，一日2~3次，一日不超过150mg；退热，一次6.25~12.5mg，一日不超过3次。小儿，一日1.5~2.5mg/kg，分3~4次给药。2.缓释制剂：一次25mg，一日2次；或一次75mg，一日1次。**直肠给药**　一次50~100mg，一日1次。

【特别提醒】1. 为减少药物对胃肠道的刺激，本品宜于饭后服用或与食物或制酸药同服。2. 本品解热作用强，应防止大汗和虚脱，补充足量液体。3. 栓剂使用前先洗净肛门，取栓剂 1 枚用食指轻轻将栓粒推入肛门，使栓粒尾端距肛门口约 2cm。

氨糖美辛（肠溶片，肠溶胶囊）[乙]

【其他名称】氨糖美辛肠溶片，氨糖美辛肠溶胶囊

【主要作用】由吲哚美辛和盐酸氨基葡萄糖按 1∶3 的比例制成，在体内发挥吲哚美辛和氨基葡萄糖的作用。

【适应证】强直性脊椎炎、颈椎病，亦可用于肩周炎、风湿性或类风湿性关节炎等。

【用法用量】口服　一次 1~2 片，一日 1~2 次，于进食或饭后即服。

【特别提醒】1. 肾功能不全、孕妇、精神病、癫痫、活动性胃十二指肠溃疡患者及小儿禁用。2. 本品为肠溶制剂，应整粒吞服，以防药物在胃中被破坏。

醋氯芬酸（片剂，胶囊）[乙]

【其他名称】醋氯芬酸片，醋氯芬酸胶囊，醋氯芬酸分散片，醋氯芬酸肠溶片，醋氯芬酸肠溶胶囊

【主要作用】非甾体抗炎药，具有抗炎、镇痛作用。通过抑制环加氧酶活性从而使前列腺素合成减少。

【适应证】骨关节炎、类风湿性关节炎和强直性脊椎炎等引起的疼痛和炎症的症状治疗。

【用法用量】口服　成人每次 50~100mg，每日 2 次，每日最大剂量 200mg。用至少半杯水送下，可与食物同服。

【特别提醒】1. 本品肠溶衣片、肠溶胶囊，应整粒吞服，分散片用温水分散后口服或直接口服。2. 长期服用应经常检查肝肾功能和血细胞计数。

舒林酸（片剂，胶囊）[乙]

【其他名称】舒林酸片，舒林酸胶囊

【主要作用】选择性的环氧化酶抑制剂，可减少前列腺素的合成，还能抑制 5–HT 的释放，以及抑制胶原诱发的血小板聚集作用，延长出血时间。

【适应证】类风湿关节炎，退行性关节病。

【用法用量】口服　成人，一次 0.2g，一日早晚各 1 次，用于镇痛时可 8 小时后重复，2 岁以上儿童，一次 2.25mg/kg，一日 2 次，每日剂量不超过 6mg/kg。

【特别提醒】1. 活动性消化性溃疡者或曾有溃疡出血或穿孔史者禁用。2. 用药期间应定期监测大便潜血、血常规、肝肾功能。3. 与抗凝药华法林同时服用时可致凝血酶原时间延长。

酮咯酸氨丁三醇（注射剂[乙]）

【其他名称】酮咯酸氨丁三醇注射液，酮咯酸氨丁三醇片，酮咯酸氨丁三醇分散片，酮咯

酸氨丁三醇胶囊

【主要作用】 NSAIDs，能抑制前列腺素生物合成，生物活性与其 S– 型有关。

【适应证】 用于需要阿片水平镇痛药的急性较严重疼痛的短期治疗，通常用于手术后镇痛。

【用法用量】 静脉注射、肌内注射 成人 1. 单次给药：65 岁以下，一次 60mg；65 岁或以上、肾损伤或体重低于 50kg，一次 30mg。2. 多次给药：65 岁以下，每 6 小时给药 30mg，最大日剂量不超过 120mg。65 岁或以上、肾损伤或体重低于 50kg，每 6 小时给药 15mg，最大日剂量不超过 60mg。小儿（2~16 岁） 1. 静脉滴注：一次 0.5mg/kg，最大剂量不超过 15mg。2. 肌内注射：一次 1mg/kg，最大剂量不超过 30mg。口服 65 岁以下首次 20mg，65 岁或以上、肾损伤或体重小于 50kg 的首次 10mg，之后每 4~6 小时口服 10mg，最大日剂量 40mg。

【特别提醒】 1. 本品注射剂含乙醇成分，禁用于鞘内或硬膜外给药。2. 本品静脉注射时间不少于 15 秒。3. 本品肌内注射缓慢给药，并注射于肌内较深部位。4. 仅以单次静脉注射或肌内注射给药方式用于儿童，不推荐用于 2 岁以下儿童。

吡罗昔康（片剂，胶囊）[乙]

【其他名称】 吡罗昔康片，吡罗昔康胶囊。

【主要作用】 NSAIDs，具有镇痛、抗炎及解热作用。本品通过抑制环氧合酶使组织局部前列腺素的合成减少，抑制白细胞的趋化性和溶酶体酶的释放而发挥药理作用。

【适应证】 缓解各种关节炎及关节周围炎软组织病变的疼痛和肿胀的症状。

【用法用量】 口服 成人一次 20mg，一日 1 次；或一次 10mg，一日 2 次，饭后服用；急性痛风，每日 40mg，连续 4~6 天；急性肌肉骨骼痛，首日 40mg，以后每日 20mg，连续 7~14 天。

【特别提醒】 1. 饭后给药或与食物或抗酸药、抗溃疡病药同服，以减少胃肠刺激。2. 饮酒或与其他抗炎药同时服用时，胃肠道不良反应增加。3. 长期用药者应定期复查肝、肾功能及血常规。

氯诺昔康（注射剂）[乙]

【其他名称】 可塞风，氯诺昔康片，氯诺昔康分散片，注射用氯诺昔康

【主要作用】 非甾体抗炎药，具有较强的镇痛和抗炎作用。通过抑制环氧化酶活性进而抑制前列腺素合成，激活阿片神经肽系统，发挥中枢型镇痛作用。

【适应证】 手术后急性中度疼痛的短期治疗。

【用法用量】 口服 1. 急性轻度或中度疼痛：每日 8~16mg，分 2~3 次服用，每日最大剂量为 16mg。2. 风湿性疾病引起的关节疼痛和炎症：每日剂量为 12mg，分 2~3 次服用，服用剂量不得超过 16mg。肌内注射或静脉注射 起始剂量 8mg，如不能充分缓解疼痛可加用一次 8mg。其后本品的剂量为 8mg，每日 2 次，每日剂量不应超过 16mg。

【特别提醒】 1. 肌内注射应大于 5 秒，静脉注射应大于 15 秒。2. 在注射前须将本品用 2ml 注射用水溶解，静脉注射时用 0.9% 氯化钠注射液 2ml 稀释。3. 有活动性消化道溃疡 / 出血及病史者禁用。

美洛昔康（片剂，胶囊）[乙]

【其他名称】莫比可，美洛昔康片，美洛昔康分散片，美洛昔康胶囊

【主要作用】NSAIDs，通过抑制已知的炎症介质前列腺素的生物合成，有消炎、止痛和退热的性质。

【适应证】骨关节炎症状加重时的短期症状治疗，类风湿性关节炎和强直性脊柱炎的长期症状治疗。

【用法用量】口服 1. 骨关节炎症状加重时：一次 7.5mg，一日 1 次。需要时，剂量可增至一次 15mg，一日 1 次。2. 类风湿性关节炎和强直性脊柱炎：一次 15mg，一日 1 次，剂量可减至一次 7.5mg，一日 1 次。

【特别提醒】1. 每天的总剂量应一次性服用，用水或其他流体与食物一起送服。2. 患者应补充足够的水，在治疗开始前还应监控肾功能。3. 对活动性消化性溃疡患者或有消化性溃疡再发史的患者禁用。4. 不推荐和口服抗凝剂合用，如果无法避免合用，则需仔细监测INR。

布洛芬（片剂[甲]，胶囊[甲]，缓释片[乙]，缓释胶囊[乙]，干混悬剂[乙]，颗粒剂[乙]，乳膏剂[乙]）

【其他名称】布洛芬片，布洛芬胶囊，布洛芬口服溶液，布洛芬干混悬剂，布洛芬缓释片，布洛芬缓释胶囊，布洛芬颗粒，布洛芬乳膏

【主要作用】能抑制前列腺素的合成，具有镇痛、解热和抗炎的作用。

【适应证】1. 缓解轻至中度疼痛，如头痛、关节痛、偏头痛、牙痛、肌肉痛、神经痛、痛经。2. 普通感冒或流行性感冒引起的发热。3. 外用缓解局部软组织疼痛。

【用法用量】口服 1. 成人：常释剂型，一次 0.2g，可间隔 4~6 小时重复用药 1 次；缓释剂型，一次 0.3g，一日 2 次。2. 1~12 岁儿童：发热，一次 20mg/kg，一日 3 次；镇痛，一次 30mg/kg，一日 3 次。外用 本品适量轻轻揉搓，一日 3~4 次。

【特别提醒】1. 本品为对症治疗药，用于止痛不得超过 5 天，用于解热不得超过 3 天。2. 最好在餐中或餐后服用。3. 本品缓释胶囊必须整粒吞服，不得打开或溶解后服用。4. 服用本品期间不得饮酒或含有乙醇的饮料。5. 本品软膏剂避免接触眼睛及黏膜，不得用于皮肤破损处及感染性创口，且不宜大面积使用。

小儿布洛芬（栓剂[甲]）

【其他名称】小儿布洛芬栓

【主要作用】能抑制前列腺素的合成，具有解热、镇痛和抗炎的作用。

【适应证】1. 儿童普通感冒或流行性感冒引起的发热。2. 缓解儿童轻至中度疼痛。

【用法用量】直肠给药 1~3 岁小儿，一次 50mg，症状不缓解，间隔 4~6 小时重复 1 次，24 小时不超过 200mg。

【特别提醒】1. 本品不宜长期或大量使用，用于止痛不得超过 5 天，用于解热不得超过 3 天。2. 使

用前先洗净肛门，取栓剂 1 枚，用示指轻轻将栓粒推入肛门，须使栓粒尾端距肛门口约 2cm。

右旋布洛芬（混悬液）^[乙]

【其他名称】右旋布洛芬混悬液

【主要作用】布洛芬的有效成分，作用较布洛芬强，起效快。

【适应证】1. 感冒等疾病引起的发热、头痛。2. 减轻或消除轻、中度疼痛或炎症。

【用法用量】口服　成人，一次 200~400mg，一日 2~3 次；超过 6 岁儿童，每次 150mg，每天 2~3 次；体重未超过 30kg 儿童，每天不应超过 300mg。

【特别提醒】1. 本品为对症治疗药，用于止痛不得超过 5 天，用于解热不得超过 3 天。2. 最好在餐中或餐后服用。3. 服用本品期间不得饮酒或含有乙醇的饮料。

精氨酸布洛芬（片剂，颗粒剂，散剂）^[乙]

【其他名称】精氨酸布洛芬片，精氨酸布洛芬颗粒，精氨酸布洛芬散

【主要作用】为布洛芬精氨酸盐，提高布洛芬的溶解度，比布洛芬的吸收速度更快，服药后 15~30 分钟即达到止痛作用，并能发挥止痛和抗炎的作用，治疗效果良好。

【适应证】牙痛、痛经、因创伤引起的疼痛、关节和韧带痛、背痛、头痛，以及流感引起的发热。

【用法用量】口服　成人和 12 岁以上患者，一次 0.2g，一日 3~4 次；或者一次 0.4g，一日 2 次。

【特别提醒】1. 本品颗粒剂使用时放入水杯中，加入适量的温水，混合到药液完全溶解后即可服用。2. 本品不宜长期或大量使用，用于止痛不得超过 5 天，用于解热不得超过 3 天。3. 空腹服用本品起效更为迅速。

氟比洛芬（注射剂，凝胶贴膏）^[乙]

【其他名称】凯纷，氟比洛芬酯注射液，氟比洛芬凝胶贴膏

【主要作用】对于疼痛、急性炎症及慢性炎症，有优良的镇痛抗炎作用。

【适应证】用于下列疾病及症状的镇痛、消炎：骨关节炎、肩周炎、肌腱及腱鞘炎、腱鞘周围炎、肱骨外上髁炎、肌肉痛、外伤所致肿胀、疼痛。

【用法用量】静脉注射　成人每次 50mg，尽可能缓慢给药 1 分钟以上，根据需要使用镇痛泵，必要时可重复应用。**外用**　一日 2 次，贴于患处。

【特别提醒】1. 本品注射剂应静脉注射，不可以肌内注射。2. 本品贴膏勿应用于受损的皮肤及黏膜以及皮疹部位。3. 伴有感染的炎症时应合用适当抗菌药及抗真菌药。

洛索洛芬（片剂，胶囊，贴剂，贴膏剂）^[乙]

【其他名称】洛索洛芬钠片，洛索洛芬钠胶囊，洛索洛芬钠分散片，洛索洛芬钠贴剂，洛索洛芬钠凝胶膏

【主要作用】前体药物，经消化道吸收后在体内转化为活性代谢物，通过抑制前列腺素的

合成而发挥镇痛、抗炎及解热作用。

【适应证】类风湿性关节炎、骨性关节炎、腰痛、肩周炎、颈肩腕综合征，以及手术后、外伤后及拔牙后的镇痛消炎，急性上呼吸道炎症的解热镇痛。

【用法用量】口服　慢性炎症疼痛，成人每次 60mg，每日 2 次；急性炎症疼痛，60~120mg 顿服，一日最大剂量不超过 180mg。**外用**　一日 1 次，贴于患处。

【特别提醒】1. 本品不宜空腹服用。2. 本品分散片服用时可加入适量水中，搅拌均匀后服用。

萘普生（片剂，胶囊，缓释片，缓释胶囊）[乙]

【其他名称】萘普生片，萘普生分散片，萘普生钠胶囊，萘普生缓释片，萘普生缓释胶囊

【主要作用】NSAIDs，可抑制前列腺素的合成而发挥抗炎镇痛作用。

【适应证】缓解轻至中度疼痛，如关节痛、神经痛、肌肉痛、偏头痛、头痛、痛经、牙痛。

【用法用量】口服　1. 常释剂型：成人，首次 0.5g，以后一次 0.25g，必要时每 6~8 小时给药 1 次。2. 缓释制剂：成人一次 0.5g，一日 1 次。

【特别提醒】1. 本品不宜长期或大量使用，用于止痛不得超过 5 天。2. 有消化道溃疡或消化道溃疡史的患者禁用。3. 不能同时服用其他含有解热镇痛药的药物。

氯芬那酸（片剂[乙]）

【其他名称】氯芬那酸片，单氯芬那酸片

【主要作用】NSAIDs，为邻氨苯甲酸衍生物，能抑制环氧合酶减少前列腺素的合成，具有抗炎、镇痛及解热作用。

【适应证】类风湿性关节炎、风湿性关节炎等。

【用法用量】口服　一次 0.2~0.4g，一日 3 次。

【特别提醒】1. 宜用一满杯水送服，以免药品停留在食管引起局部刺激。2. 需镇痛时可空腹服，吸收快；长期用药宜与食物同服。

艾瑞昔布（片剂[乙]）

【其他名称】恒扬，艾瑞昔布片

【主要作用】NSAIDs，通过抑制环氧合酶发挥镇痛作用，对 COX-2 的抑制作用强于COX-1。

【适应证】缓解骨关节炎的疼痛症状。

【用法用量】口服　成人每次 0.1g，每日 2 次，疗程 8 周。

【特别提醒】1. 本品应餐后用药。2. 长期使用的患者，应定期进行全血细胞计数和血生化检查。

帕瑞昔布（注射剂[乙]）

【其他名称】特耐，注射用帕瑞昔布钠

【主要作用】伐地昔布的前体药物，选择性 COX-2 抑制剂。

【适应证】手术后疼痛的短期治疗。

【用法用量】**静脉注射或肌内注射**　一次 40mg，随后视需要间隔 6~12 小时给予 20mg 或 40mg，每天总剂量不超过 80mg。

【特别提醒】1. 可直接进行快速静脉注射，或通过已有静脉通路给药。2. 肌内注射应选择深部肌内缓慢注射。3. 严禁与其他药物混合，如与其他药物使用同一条静脉通路，注射前后须充分冲洗静脉通路。4. 使用乳酸林格液或含 5% 葡萄糖的乳酸林格液配制会发生沉淀。

塞来昔布（胶囊[乙]）

【其他名称】西乐葆，塞来昔布胶囊

【主要作用】NSAIDs，通过抑制 COX-2 来抑制前列腺素生成，具有抗炎、镇痛和退热的作用。

【适应证】1. 缓解骨关节炎的症状和体征。2. 缓解成人类风湿关节炎的症状和体征。3. 治疗成人急性疼痛。

【用法用量】**口服**　1. 骨关节炎：200mg，每日 1 次，或 100mg，每日 2 次。2. 类风湿性关节炎：100~200mg，每日 2 次。3. 急性疼痛：首剂 400mg，必要时可再服 200mg；随后每日 2 次，每次 200mg。

【特别提醒】1. 本品可能使严重心血管血栓事件、心肌梗死和中风的风险增加，其风险可能是致命的，禁用于冠状动脉搭桥术围手术期的疼痛治疗。2. 长期使用，应定期进行全血细胞计数和血生化检查。3. 不推荐在重度肝功能损害的患者中使用。

依托考昔（片剂[乙]）

【其他名称】安康信，依托考昔片

【主要作用】NSAIDS，具有抗炎、镇痛和解热作用。本品是具有口服活性的、选择性 COX-2 抑制剂。

【适应证】1. 治疗骨关节炎急性期和慢性期的症状和体征。2. 治疗急性痛风性关节炎。

【用法用量】**口服**　1. 骨关节炎：每次 30mg，每日 1 次，可以增加至 60mg，每日 1 次。2. 急性痛风性关节炎：120mg，每日 1 次，最长使用 8 天。

【特别提醒】1. 有活动性消化道溃疡 / 出血，或者既往曾复发溃疡或出血的患者禁用。2. 本品可掩盖感染的体征——发热，尤其给正在进行抗感染治疗的患者。

萘丁美酮（片剂，胶囊）[甲]

【其他名称】萘丁美酮片，萘丁美酮胶囊，萘丁美酮分散片，萘丁美酮颗粒，萘丁美酮干混悬剂

【主要作用】非酸性 NSAIDs。经胃肠道吸收，经肝脏迅速代谢成主要代谢物而起解热、镇痛、抗炎作用。

【适应证】1. 骨关节炎和类风湿性关节炎。2. 软组织风湿病。3. 运动性软组织损伤、扭伤

和挫伤等。4. 其他如手术后疼痛、外伤后疼痛、牙痛、拔牙后痛、痛经等。

【用法用量】 口服　成人每次 1.0g，每日 1 次，睡前服。严重或持续症状，可另外增加 0.5~1.0g，清晨给药。一日最大剂量为 2g，分 2 次服用。

【特别提醒】 1. 用餐中服用本品的吸收率可增加，应在餐后或晚间服药。2. 不推荐孕妇及哺乳期妇女使用；老年人使用本品应维持最低的有效剂量。3. 冠状动脉搭桥手术围手术期疼痛、有应用非甾体抗炎药后发生胃肠道出血或穿孔病史、活动性消化道溃疡／出血及病史者禁用。

尼美舒利（片剂，胶囊）[甲]

【其他名称】 尼美舒利片，尼美舒利胶囊，尼美舒利缓释片，尼美舒利缓释胶囊，尼美舒利凝胶

【主要作用】 NSAIDs，具有抗炎、镇痛、解热作用。作用机制与抑制前列腺素的合成、白细胞的介质释放和多形核白细胞的氧化反应有关。

【适应证】 1. 慢性关节炎症。2. 手术和急性创伤后的疼痛。3. 耳鼻咽部炎症引起的疼痛。4. 痛经。5. 上呼吸道感染引起的发热症状等。

【用法用量】 口服　1. 普通剂型：成人，一次 50~100mg，每日 2 次，餐后服用，可以增加到一次 200mg，日服 2 次；儿童，每日 5mg/kg，分 2~3 次服用。2. 缓释剂型：一次 200mg，每日 1 次，餐后服用。疗程不能超过 15 天。**外用**　一次 2~4g，涂于患处，每日 3~4 次。

【特别提醒】 1. 本品缓释剂型应整粒吞服，不得嚼碎。2. 胃肠道出血或消化性溃疡活动期患者禁用，禁用于冠状动脉搭桥手术围手术期疼痛的治疗。3. 建议使用最小的有效剂量、最短的疗程，以减少药品不良反应的发生。

艾拉莫德（片剂[乙]）

【其他名称】 艾得辛，艾拉莫德片

【主要作用】 可以抑制核因子 –κB 活性，进而抑制炎性细胞因子的生成；还可以与 B 细胞直接发生作用，抑制免疫球蛋白的生成。抑制 COX–2 的活性但对 COX–1 的活性无影响。

【适应证】 活动性类风湿性关节炎。

【用法用量】 口服　一次 25mg，饭后服用，一日 2 次，早、晚各 1 次。

【特别提醒】 1. 服药初始阶段应定期检查血液 ALT 和 AST。2. 有活动性消化道溃疡或出血，或者既往曾复发溃疡或出血的患者禁用。3. 服药期间不应使用免疫活疫苗。

氨基葡萄糖（片剂，胶囊）[乙]

【其他名称】 维固力，盐酸氨基葡萄糖片，硫酸氨基葡萄糖片，硫酸氨基葡萄糖泡腾片，盐酸氨基葡萄糖胶囊，硫酸氨基葡萄糖胶囊

【主要作用】 天然的氨基单糖，是蛋白多糖合成的前体物质，可以刺激软骨细胞产生有正常多聚体结构的蛋白多糖，提高软骨细胞的修复能力，抑制损伤软骨的酶如胶原酶和磷脂酶 A2，并可防止损伤细胞的超氧化自由基的产生。

【**适应证**】治疗和预防全身各部位的骨关节炎，包括膝关节、肩关节、髋关节、手腕关节、颈及脊椎关节和踝关节等。

【**用法用量**】口服 一次 0.75g，一日 2 次；或一次 0.24~0.48g，一日 3 次。6 周为一个疗程，间隔 2 个月可重复使用。

【**特别提醒**】1. 本品宜在饭时或饭后服用，可减少胃肠道不适，特别是有胃溃疡的患者。2. 泡腾片应放入温开水中完全溶解后方可饮用，直接口服可因释放大量 CO_2 导致窒息甚至死亡。3. 孕妇和哺乳期妇女慎用，怀孕头 3 个月应避免使用。

白芍总苷（胶囊[乙]）

【**其他名称**】帕夫林，白芍总苷胶囊

【**主要作用**】抗炎免疫调节药。能改善类风湿性关节炎患者的病情，减轻患者的症状和体征，并能调节患者的免疫功能。

【**适应证**】类风湿性关节炎。

【**用法用量**】口服 一次 0.6g，一日 2~3 次。

【**特别提醒**】服用后偶有软便，不需处理可以自行消失。

草乌甲素（片剂，软胶囊）[乙]

【**其他名称**】草乌甲素片，草乌甲素软胶囊

【**主要作用**】有较强的镇痛及明显的抗炎作用，本品的镇痛作用是中枢性的，并与脑内 5-HT 水平密切相关，起效时间比吗啡慢，但维持时间长，无成瘾性；其抗炎作用与抑制 PG 水平有关；有解热和局部麻醉作用。

【**适应证**】风湿性及类风湿性关节炎、腰肌劳损、肩周炎、四肢扭伤、挫伤等。

【**用法用量**】口服 一次 0.4g，一日 2~3 次。

【**特别提醒**】1. 两次用药相隔时间不宜少于 6 小时。2. 本品胶丸内含淡黄色油状液体，不可打开服用。3. 心脏病患者、孕妇及哺乳期妇女、对本品过敏者禁用。

青霉胺（片剂[甲]）

【**其他名称**】青霉胺片

【**主要作用**】有改善淋巴细胞功能，明显降低血清和关节囊液中的 IgM 类风湿因子和免疫复合物的水平，能络合铜、铁、汞、铅、砷等重金属，形成稳定和可溶性复合物由尿排出。

【**适应证**】1. 重金属中毒、肝豆状核变性、胱氨酸尿及其结石。2. 其他药物无效的严重活动性类风湿性关节炎。

【**用法用量**】口服 1. 肝豆状核变性病：每日 20mg/kg，分 3 次服用。2. 慢性铅、汞中毒：每日 1g，分 3~4 次服用，5~7 日为 1 疗程，停药 2 天后开始下一疗程，一般用 1~3 个疗程。3. 免疫性疾病：每日 1.5g，分 3~4 次服用。

【**特别提醒**】1. 青霉素过敏患者，对本品可能有过敏反应。2. 应定期检查白细胞计数和分类、血红蛋白、血小板、尿常规、肝功能等。3. 口服铁剂患者，本品宜在服铁剂前 2 小时

口服，以免减弱本品疗效。4. 本品可加重免疫抑制剂对造血系统和肾脏的不良反应。

羟氯喹（片剂[乙]）

【其他名称】赛能，硫酸羟氯喹片

【主要作用】4- 氨基喹啉类，作用机制尚不清楚，目前认为有可能与其免疫抑制与抗炎作用有关。

【适应证】类风湿性关节炎，青少年慢性关节炎，盘状和系统性红斑狼疮，以及由阳光引发或加剧的皮肤病变。

【用法用量】口服　1. 成年人：每日 400mg，分次服用，当疗效不再进一步改善时，剂量可减至 200mg 维持。2. 儿童：应使用最小有效剂量，不应超过 6.5mg（kg·d）或 400mg/d，甚至更小量，每次服药应同时进食或饮用牛奶。

【特别提醒】1. 抗酸药可能减少羟氯喹的吸收，因此建议本品和抗酸药使用间隔 4 小时。2. 银屑病患者及卟啉症患者使用本品均可使原病症加重，不应使用。3. 服用本品开始以及每 3 个月应进行眼科检查，包括视敏度、输出裂隙灯、检眼镜以及视野检查。

第二节　关节和肌肉痛局部用药

汉防己甲素（片剂，注射剂）[乙]

【其他名称】汉防己甲素片，汉防己甲素注射液

【主要作用】通过降低过氧化物释放和吞噬细胞的活性而起到镇痛作用；还能通过抑制肿瘤耐药细胞表面 P- 糖蛋白的过度表达功能，增加化疗药物在肿瘤细胞内的积聚，增强肿瘤细胞对化疗药物的敏感性。

【适应证】1. 风湿痛、关节痛、神经痛。2. 与小剂量放射合并用于肺癌。3. 单纯硅肺Ⅰ、Ⅱ、Ⅲ期及各期煤硅肺病。

【用法用量】口服　1. 抗风湿及镇痛：每次 20~40mg，一日 3 次。2. 抗肺癌：每次 40~60mg，一日 3 次。3. 抗硅肺：每次 60~100mg，一日 3 次，服用 6 天，停药 1 天，疗程 3 个月。**肌内注射**　抗风湿及镇痛，一次 30mg，一日 1 次。**静脉注射或静脉滴注**　抗硅肺，一日 200~300mg，用 5% 葡萄糖或 0.9% 氯化钠注射液稀释后，缓慢静脉注射或滴注。用药 6 天，停药 1 天，疗程为 3 个月。

【特别提醒】1. 服药期间每 3 个月复查肝功能、心电图等。2. 本品能减轻化疗药物引起的消化道反应与肢体麻木症状，并对化疗引起的血红蛋白与白细胞的损害有保护作用。3. 本品可使口服环孢素的 C_{max} 增高。

双氯芬酸二乙胺（乳胶剂，凝胶）[乙]

【其他名称】扶他林，双氯芬酸二乙胺乳胶剂，双氯芬酸二乙胺凝胶

【**主要作用**】前列腺素合成抑制剂，具有抗炎、镇痛作用。局部应用其有效成分可穿透皮肤达到炎症区域，缓解急、慢性炎症反应，使炎性肿胀减轻、疼痛缓解。

【**适应证**】1. 缓解肌肉、软组织和关节的轻至中度疼痛等。2. 用于骨关节炎的对症治疗。

【**用法用量**】外用　适量，一日 3~4 次。

【**特别提醒**】1. 按照痛处面积大小，使用本品适量，轻轻揉搓，使本品渗透皮肤。2. 不得用于破损皮肤或感染性创口。3. 避免接触眼睛和其他黏膜（如口、鼻等）。4. 对异丙醇或丙二醇过敏者禁用。

樟脑（软膏剂，搽剂，醋剂）[乙]

【**其他名称**】樟脑软膏，樟脑搽剂，樟脑醋

【**主要作用**】皮肤刺激药，可增进局部血液循环以缓解肿胀，并有止痛、止痒作用。

【**适应证**】肌肉痛、关节痛及神经痛及皮肤瘙痒。

【**用法用量**】外用　用温水洗净患处，轻轻擦干，取本品适量涂于患处，一日 1~2 次。

【**特别提醒**】1. 不得用于皮肤破溃处。2. 避免接触眼睛和其他黏膜（如口、鼻等）。

第三节　肌肉松弛药

苯磺顺阿曲库铵（注射剂）[乙]

【**其他名称**】赛机宁，苯磺顺阿曲库铵注射液，注射用苯磺顺阿曲库铵

【**主要作用**】中效、非去极化的骨骼肌松弛剂。在运动终板上与胆碱能受体结合，以拮抗乙酰胆碱的作用，从而产生竞争性的神经肌肉传导拮抗作用。

【**适应证**】作为全麻的辅助用药或在重症监护病房起镇静作用。

【**用法用量**】1. **静脉注射**　气管插管，成人，0.15mg/kg；2~12 岁儿童，0.1mg/kg，5~10 秒内进行。2. **静脉滴注**　成人和 2~12 岁儿童，首先以 3μg/（kg·min）的速度输注，一旦达到稳定状态后，以 1~2μg/（kg·min）的速度连续输注维持。

【**特别提醒**】1. 本品只可静脉注射，肌内注射可引起肌肉组织坏死。2. 一次剂量不宜太大，因可致肌张力增高。3. 本品使用时必须备有完善的气管插管、人工呼吸设备以及充足的氧气供应。

罗库溴铵（注射剂）[乙]

【**其他名称**】爱可松，罗库溴铵注射液

【**主要作用**】起效迅速、中时效的非去极化肌松药，通过与运动终板处 N 型乙酰胆碱受体竞争性结合产生作用。

【适应证】常规诱导麻醉期间气管插管，以及维持术中骨骼肌松弛。

【用法用量】静脉注射或静脉滴注　1.气管插管：常规麻醉中标准插管剂量为 0.6mg/kg，60 秒内提供满意的插管条件。2.维持剂量：0.15mg/kg，在长时间吸入麻醉时可适当减少至 0.075~0.1mg/kg。3.连续输注：先静脉注射负荷剂量 0.6mg/kg，当肌松开始恢复时再行连续滴注，成人静脉麻醉下 5~10μg/（kg·min），吸入麻醉下 5~6μg/（kg·min）。

【特别提醒】1.能诱发局部和全身的组胺释放，应注意注射部位发生瘙痒、红斑和（或）发生全身类组胺反应。2.可引起呼吸肌麻痹，使用本品的病人必须采用人工呼吸支持，直至病人的自主呼吸充分恢复。3.2~8℃下避光贮存。

维库溴铵（注射剂[甲]）

【其他名称】万可松，仙林，注射用维库溴铵

【主要作用】单季铵中效非去极化肌松药，结构与泮库溴铵相似，通过与乙酰胆碱竞争位于横纹肌运动终板的烟碱样受体而阻断神经末梢与横纹肌之间的传导。

【适应证】辅助全身麻醉，易化气管插管及手术中骨骼肌松弛。

【用法用量】静脉注射　1.插管剂量：0.08~0.1mg/kg。2.用琥珀酰胆碱行气管插管后所需的首次剂量：0.03~0.05mg/kg。3.维持剂量：0.02~0.03mg/kg。

【特别提醒】1.仅供静脉注射使用，不可肌内注射。2.可导致呼吸肌麻痹，必须进行通气支持，直至患者恢复足够的自主呼吸。

米库氯铵（注射剂[乙]）

【其他名称】美维松，米库氯铵注射液

【主要作用】短效非去极化骨骼肌松弛药物，与运动神经终板膜上的胆碱能受体竞争性结合，导致神经肌肉信号传递的阻滞。

【适应证】常规诱导麻醉期间气管插管，以及维持术中骨骼肌松弛。

【用法用量】静脉注射　成人剂量范围 0.07~0.25mg/kg，气管插管时推荐使用下列剂量方案：0.2mg/kg，注射时间 30 秒以上，在 2~2.5 分钟内可以产生良好的气管插管条件；0.25mg/kg，分次给药（先用 0.15mg/kg，30 秒后再注射 0.1mg/kg），在完成第 1 次注射给药后的 1.5~2.0 分钟内可产生良好的气管插管条件。

【特别提醒】1.本品溶液为酸性（pH 约 4.5），不能与强碱性溶液（如巴比妥盐溶液）在同一个注射器中混合或通过同一个针头同时用药。2.应根据患者对外周神经刺激的反应和临床标准，调整输注给药速度，每次增加约 1μg/（kg·min）。

哌库溴铵（注射剂[乙]）

【其他名称】阿端，注射用哌库溴铵

【主要作用】非去极化型神经肌肉阻断剂。通过与递质乙酰胆碱竞争性结合横纹肌运动终板区的烟碱样受体，阻断运动神经和横纹肌间的信号传递过程。

【适应证】全身麻醉过程中肌肉松弛，多用于时间较长的手术（20~30 分钟以上）的麻醉。

【用法用量】静脉给药　1. 诱导插管：0.06~0.08mg/kg。2. 在与琥珀酰胆碱合用时：0.04~0.06mg/kg。3. 儿科手术与地西泮、氯胺酮、芬太尼等合用：0.08~0.09mg/kg。4. 新生儿：0.05~0.06mg/kg。

【特别提醒】1. 不推荐将本品与其他溶液或药物在同一注射器或输液袋中混合。2. 由于本品可引起呼吸肌松弛，用药者需要人工呼吸支持直至自主呼吸恢复。

氯化琥珀胆碱（注射剂[甲]）

【其他名称】氯化琥珀胆碱注射液

【主要作用】去极化型骨骼肌松弛药，本品与烟碱样受体结合后，产生稳定的除极作用，引起骨骼肌松弛。

【适应证】全身麻醉时气管插管和术中维持肌松。

【用法用量】静脉或深部肌内注射　1. 气管插管：1~1.5mg/kg，最高 2mg/kg；小儿 1~2mg/kg，用 0.9%氯化钠注射液稀释至 10mg/ml，静脉或深部肌内注射，肌内注射一次不可超过150mg。2. 维持肌松：一次 150~300mg，溶于 5%~10%葡萄糖注射液或 1%盐酸普鲁卡因注射液混合溶液 500ml 中静脉滴注。

【特别提醒】1. 忌在患者清醒下给药。2. 为了解除本品肌松作用引起的短暂纤维颤动，可预先静脉注射小剂量非去极化肌松药。3. 预先给予阿托品可防止本品对心脏的作用。4. 出现长时间呼吸停止，必须用人工呼吸，亦可输血，注射干血浆或其他拟胆碱酯酶药，但不可用新斯的明。

巴氯芬（片剂[乙]）

【其他名称】力奥来素，巴氯芬片

【主要作用】作用于脊髓部位的肌肉松弛剂，通过刺激 GABA 受体抑制兴奋性氨基酸谷氨酸和天门冬氨酸的释放，抑制脊髓内的单突触反射和多突触反射。

【适应证】1. 多发性硬化症所引起的严重但可逆的肌肉痉挛。2. 因感染、退行性病变、外伤或肿瘤引起的脊髓痉挛状态。

【用法用量】口服　成人日最佳剂量为 30~75mg，分 3~5 次服用；儿童一日 0.3mg/kg，至少分 4 次服用。

【特别提醒】1. 本品应在进餐时间以少量液体送服。2. 服药期间应特别注意避免饮酒。3. 心肺疾病或呼吸肌无力患者，需要密切监测呼吸和心血管功能。

复方氯唑沙宗（片剂，胶囊）[乙]

【其他名称】复方氯唑沙宗片，复方氯唑沙宗胶囊，复方氯唑沙宗分散片

【主要作用】对乙酰氨基酚和氯唑沙宗组成的复方制剂。氯唑沙宗为一种中枢性骨骼肌松弛剂，抑制致肌肉痉挛有关的多突触反射而产生肌松作用，缓解痉挛所致疼痛并增加受累肌肉的灵活性；对乙酰氨基酚为非甾体类解热镇痛药，通过抑制前列腺素的合成而产生镇痛、解热作用。

【适应证】各种急性骨骼肌损伤。

【用法用量】口服　一次 2 粒，一日 3~4 次，疗程 10 日。

【特别提醒】1. 本品分散片可加入适量水中搅拌均匀后服用，也可直接用水送服。2. 与吩噻嗪类、巴比妥类中枢抑制药及 MAOI 合用时，应减少本品用量。

替扎尼定（片剂[乙]）

【其他名称】凯莱通，盐酸替扎尼定片，盐酸替扎尼定口腔崩解片

【主要作用】中枢性 α_2 受体激动剂，可能是通过增强运动神经元的突触前抑制作用而降低强直性痉挛状态。

【适应证】降低脑和脊髓外伤、脑出血、脑炎以及多发性硬化病等所致的骨骼肌张力增高、肌痉挛和肌强直。

【用法用量】口服　开始每次 2~4mg，6~8 小时给药 1 次。单剂用量一般不宜超过 8mg，一日用量不超过 24mg。

【特别提醒】1. 因本品口服有较强的首过效应，使用时应注意剂量个体化。2. 食物可使本品 C_{max} 增加，T_{max} 缩短，但不影响总吸收。3. 乙醇使本品的吸收和 C_{max} 增加，不良反应增加，中枢神经系统抑制作用有相加作用。

乙哌立松（片剂[乙]）

【其他名称】妙纳，贝格斯，盐酸乙哌立松片，盐酸乙哌立松颗粒

【主要作用】中枢性骨骼肌松弛剂，具有多种药理作用。

【适应证】1. 改善颈肩臂综合征、肩周炎、腰痛症的肌紧张状态。2. 脑血管障碍、痉挛性脊髓麻痹、颈椎症、手术后遗症、外伤后遗症及其他脑脊髓疾病等引起的痉挛性麻痹。

【用法用量】口服　成人一次 50mg，一日 3 次，饭后口服。

【特别提醒】1. 服用本品时，有时会出现四肢无力、站立不稳、困倦等症状，应减少用量或停止用药。2. 哺乳期妇女应避免用药，必须用药时应停止哺乳。

第四节　抗痛风药

别嘌醇（片剂[甲]，缓释片[乙]，缓释胶囊[乙]）

【其他名称】奥迈必利，别嘌醇片，别嘌醇缓释片，别嘌醇缓释胶囊

【主要作用】抑制尿酸合成药。别嘌醇及其代谢产物氧嘌醇均能抑制黄嘌呤氧化酶，阻止次黄嘌呤和黄嘌呤代谢为尿酸，从而减少了尿酸的生成。

【适应证】1. 原发性和继发性高尿酸血症，尤其是尿酸生成过多而引起的高尿酸血症。2. 反复发作或慢性痛风者。3. 痛风石。4. 尿酸性肾结石、尿酸性肾病。5. 有肾功能不全的高尿

酸血症。

【用法用量】口服　1. 成人：常释剂型，初始一次 50mg，一日 1~2 次，每周可递增 50~100mg，至一日 200~300mg，分 2~3 次服，一日最大量不得大于 600mg；缓释剂型，每次 250mg，每日 1 次。2. 儿童：治疗继发性高尿酸血症，6 岁以内每次 50mg，一日 1~3 次；6~10 岁，一次 100mg，一日 1~3 次。

【特别提醒】1. 缓释剂型应整粒吞服，不得嚼碎。2. 本品必须在痛风性关节炎的急性炎症症状消失后方开始应用。3. 服药期间应多饮水，并使尿液呈中性或碱性以利尿酸排泄。4. 用药前及用药期间要定期检查血尿酸及 24 小时尿尿酸水平，以此作为调整药物剂量的依据。5. 饮酒可增加血清中尿酸含量。

秋水仙碱（片剂[甲]）

【其他名称】秋水仙碱片

【主要作用】可以抑制中性粒细胞的趋化、黏附和吞噬作用；抑制磷脂酶 A，减少单核细胞和中性粒细胞释放前列腺素和白三烯；抑制局部细胞产生白介素等，从而达到控制关节局部的疼痛、肿胀及炎症反应。

【适应证】1. 治疗痛风性关节炎的急性发作。2. 预防复发性痛风性关节炎的急性发作。

【用法用量】口服　1. 急性期：成人每 1~2 小时服 0.5~1mg，直至关节症状缓解或出现腹泻或呕吐，治疗量一般为 3~5mg，24 小时内不宜超过 6mg，分次服用，共 7 天。2. 预防：一日 0.5~1mg，分次服用。

【特别提醒】1. 用药期间应定期检查血常规及肝、肾功能，骨髓增生低下及肾和肝功能不全者禁用。2. 如发生呕吐、腹泻等反应，应减小用量，严重者应立即停药。3. 本品可导致可逆性的维生素 B_{12} 吸收不良。

苯溴马隆（片剂，胶囊）[乙]

【其他名称】立加利仙，苯溴马隆片，苯溴马隆胶囊

【主要作用】促尿酸排泄药，作用机制主要通过抑制肾小管对尿酸的重吸收，从而降低血中尿酸浓度。

【适应证】原发性高尿酸血症，痛风性关节炎间歇期及痛风结节肿等。

【用法用量】口服　成人每次 50mg，每日 1 次，早餐后服用。

【特别提醒】1. 不能在痛风急性发作期服用，因为开始治疗阶段随着组织中尿酸溶出有可能加重病症。2. 治疗期间需大量饮水以增加尿量，以免在排泄的尿中由于尿酸过多导致尿酸结晶。3. 定期测量尿液的酸碱度，为促进尿液碱化，可酌情给予碳酸氢钠或枸橼酸合剂，并注意酸碱平衡。

丙磺舒（片剂[乙]）

【其他名称】丙磺舒片

【主要作用】抑制尿酸盐在肾小管的主动重吸收，增加尿酸盐的排泄，降低血中尿酸盐的

浓度，从而减少尿酸沉积。可以竞争性抑制弱有机酸在肾小管的分泌，从而可以增加这些抗生素的血浓度和延长它们的作用时间。

【适应证】高尿酸血症伴慢性痛风性关节炎及痛风石以及抗生素治疗的辅助用药。

【用法用量】口服　1. 慢性痛风的高尿酸血症：成人一次 0.25g，一日 2 次，一周后可增至一次 0.5g，一日 2 次。2. 增强青霉素类的作用：成人一次 0.5g，一日 4 次；2~14 岁或体重在 50kg 以下儿童，首剂 0.025g/kg 或 0.7g/m^2，以后每次 0.01g/kg 或 0.3g/m^2，一日 4 次。

【特别提醒】1. 服用本品时应保持摄入足量水分，防止形成肾结石，必要时同时服用碱化尿液的药物。2. 定期检测血和尿 pH 值、肝肾功能及血尿酸和尿尿酸等。

非布司他（片剂[乙]）

【其他名称】瑞扬，优立通，非布司他片

【主要作用】黄嘌呤氧化酶抑制剂，通过抑制尿酸合成降低血清尿酸浓度。

【适应证】痛风患者高尿酸血症的长期治疗。

【用法用量】口服　40mg 或 80mg，每日 1 次。

【特别提醒】1. 不推荐用于无临床症状的高尿酸血症。2. 在服用初期经常出现痛风发作频率增加。

第五节　治疗骨病药

阿仑膦酸钠（片剂[乙]）

【其他名称】福善美，阿仑膦酸钠片，阿仑膦酸钠肠溶片

【主要作用】骨代谢调节剂，能进入骨基质羟磷灰石晶体中，能抑制破骨细胞活性，并通过成骨细胞间接起抑制骨吸收作用。抗骨吸收活性强，无骨矿化抑制作用。

【适应证】1. 绝经后妇女的骨质疏松症，以预防髋部和脊柱骨折。2. 男性骨质疏松以增加骨量。

【用法用量】口服　1. 绝经后妇女骨质疏松症：每周 1 次，一次 70mg；或每天 1 次，一次 10mg。2. 男性骨质疏松症：每天 1 次，一次 10mg；或者每周 1 次，一次 70mg。

【特别提醒】1. 若每周一次，本品应该只能在每周固定的一天晨起时使用。2. 每天第一次进食、喝饮料或应用其他药物治疗之前至少 30 分钟用一满杯白水送服，其他饮料、食物和一些药物有可能会降低本品的吸收，服药后患者应避免躺卧。3. 不应咀嚼或吮吸药片，以防口咽部溃疡。

利塞膦酸钠（片剂，胶囊）[乙]

【其他名称】吉威，利塞膦酸钠片，利塞膦酸钠胶囊

【主要作用】能与骨中羟磷灰石结合，具有抑制骨吸收的作用。在细胞水平，本品抑制破骨细胞，同时可减少骨转换和骨再塑部位的吸收。

【适应证】治疗和预防绝经后妇女的骨质疏松症。

【用法用量】口服　一次 5mg，一日 1 次。

【特别提醒】1.需至少餐前 30 分钟直立位服用，一杯清水送服，服药后 30 分钟内不宜卧床。2.应整粒吞服，勿嚼碎或吸吮本品，以防口咽部溃疡。3.服药后 2 小时内，避免食用高钙食品以及服用补钙剂或含铝、镁等的抗酸药物。4.饮食中钙、维生素 D 摄入不足者，应加服这些药品。

氯膦酸二钠（片剂，胶囊，注射剂）^[乙]

【其他名称】固令，氯膦酸二钠胶囊，氯膦酸二钠片，氯膦酸二钠注射液，注射用氯膦酸二钠

【主要作用】天然焦磷酸盐的类似物。对矿化组织如骨具有强烈的亲和性，可抑制磷酸钙沉积和转化为羟磷灰石，延缓磷灰石晶体聚集成更大的结晶体并减慢其分解。

【适应证】治疗恶性肿瘤引起的高钙血症及骨质溶解。

【用法用量】口服　1.恶性肿瘤所致的高钙血症：起始剂量每日 2400mg 或 3200mg，逐渐减至每日 1600mg 维持。2.恶性肿瘤所致的骨质溶解：推荐起始剂量为每日 1600mg，可增加剂量，每天不超过 3200mg。静脉滴注　每日 300mg，连续治疗不超过 7 天。

【特别提醒】1.本品片剂、胶囊应整粒吞服，不得嚼碎。2.单次日剂量或两次用药的首剂量最好于早晨空腹以一杯水送服，随后 1 小时内禁止进食、饮水（白水除外）及口服其他药物。3.如果一日两次用药，应按上述方法服用第一个剂量。第二个剂量应在两餐之间服用，时间应安排在进食、饮水（白水除外）或口服其他任何药物 2 小时之后、1 小时之前。4.静脉滴注仅用于短期治疗，注射剂用盐水或 5% 葡萄糖溶液 500ml 稀释。5.治疗过程中要维持足够的水分摄入。

帕米膦酸二钠（注射剂，葡萄糖注射液）^[乙]

【其他名称】注射用帕米膦酸二钠，帕米膦酸二钠注射液，帕米膦酸二钠葡萄糖注射液

【主要作用】强效破骨细胞性骨吸收抑制剂。可与骨矿物质结合，对破骨细胞性骨吸收具有一定的抑制作用。

【适应证】1.肿瘤引起的高钙血症。2.乳腺癌溶骨性骨转移和多发性骨髓瘤骨质溶解。

【用法用量】静脉滴注　1.肿瘤引起的高钙血症：总剂量范围 15~90mg，单次滴注或在 2~4 日内分次滴注。每疗程总剂量取决于患者治疗前血清钙水平，每疗程最大剂量为 90mg。浓度不应超过 90mg/500ml，滴注时间应超过 4 小时。2.乳腺癌溶骨性骨转移和多发生骨髓瘤骨质溶解：90mg，每 4 周 1 次。对 3 周接受一次化疗的骨转移患者，也可 90mg，每 3 周给药 1 次。

【特别提醒】1.本品不应静脉注射，应使用无钙注射液稀释并缓慢滴注，滴注速度不超过 60mg/h，最大浓度 90mg/250ml 滴注液，应滴注 2 小时以上。2.为减少注射部位局部反应，应选择相对较粗的静脉。3.由于与二价阳离子形成复合物，因此不应加入含钙的静脉注射

溶液中。4.给予本品前须确保患者有足够的补液量。

羟乙膦酸钠，依替膦酸二钠（片剂，胶囊）[乙]

【其他名称】邦特林，羟乙膦酸钠片，依替膦酸二钠片，依替膦酸二钠胶囊
【主要作用】骨代谢调节剂，能进入骨基质羟磷灰石晶体中，当破骨细胞溶解晶体，药物被释放，能抑制破骨细胞活性，并通过成骨细胞间接起抑制骨吸收效应，防止骨质的丢失。
【适应证】原发性骨质疏松症和绝经后骨质疏松症。
【用法用量】口服　一次 0.2g，一日 2 次，两餐间服用。
【特别提醒】1.需间歇、周期性服药，服药 2 周后需停药 11 周再开始第二周期，停药期间需补充钙剂及维生素 D₃。2. 在服用本品 2 小时内避免食用高钙食品和含矿物质的维生素或抗酸药。3. 抗酸药和导泻剂因常含钙或其他金属离子如镁、铁等，会影响本品吸收。4. 与氨基糖苷类合用会诱发低钙血症。

伊班膦酸（注射剂[乙]）

【其他名称】邦罗力，伊班膦酸钠注射液
【主要作用】双膦酸盐类骨吸收抑制剂，主要通过与骨内羟磷灰石结合，抑制羟磷灰石的溶解和形成，从而产生抗骨吸收的作用。
【适应证】肿瘤引起的病理性血钙升高（高钙血症）。
【用法用量】静脉滴注　重度高血钙患者，单剂量给予 4mg；中度高血钙患者，单剂量 2mg。将本品用不含钙离子的 0.9% 生理盐水或 5% 葡萄糖溶液 500~750ml 稀释，静脉缓慢滴注，滴注时间不少于 2 小时。
【特别提醒】1. 一般情况下本品只做一次使用。2. 为避免配伍禁忌，不能与含钙溶液混合静脉滴注。3. 接受本品治疗前必须给患者用生理盐水充分水化。4. 使用本品过程中应注意监测血清钙、磷、镁等电解质水平及肝、肾功能。

因卡膦酸二钠（注射剂[乙]）

【其他名称】茵福，注射用因卡膦酸二钠，英卡膦酸二钠片，注射用英卡膦酸二钠
【主要作用】双膦酸盐类药物，能抑制骨吸收，抑制尿液中脱氧吡啶磷酸盐浓度的升高，降低血中游离钙离子的浓度。
【适应证】恶性肿瘤引起的骨转移疼痛。
【用法用量】口服　成人每日早餐前服用 5mg，清水送服。静脉滴注　一次 10mg，65 周岁以上患者一次 5mg。用生理盐水溶解后稀释于 500~1000ml 生理盐水中，静脉滴注 2~4 小时。
【特别提醒】1.使用本品后，需做肾功能检查，注意观察与高钙血症相关的一些指标。2.如果出现低血钙症状（手足抽搐、双手麻木等），滴入钙剂即可有效缓解。3.与抗酸剂和含二价阳离子药物及食物合用，会降低本品生物活性。

唑来膦酸（注射剂[乙]）

【其他名称】密固达，唑来膦酸注射液，注射用唑来膦酸，注射用唑来膦酸浓溶液

【主要作用】含氮双膦酸化合物，主要作用于人体骨骼，通过对破骨细胞的抑制，从而抑制骨吸收。

【适应证】1. 绝经后妇女的骨质疏松症。2. 治疗 Paget 病（变形性骨炎）。

【用法用量】静脉滴注　骨质疏松症：一次 5mg，每年 1 次。Paget 病：一次 5mg。

【特别提醒】1. 本品通过输液管以恒定速度滴注，时间不得少于 15 分钟。2. 本品给药前患者必须进行适当的补水，特别是同时接受利尿剂治疗的患者。3. 对于骨质疏松症女性患者，若饮食摄入量不足，有必要适当补充钙剂和维生素 D。4. 本品不能与其他钙制剂或其他二价离子注射剂同时使用，不能与其他药物混合或静脉给药。

胆维丁（乳剂[乙]）

【其他名称】胆维丁乳，胆维丁片

【主要作用】维生素 D_3 与胆固醇等克分子的分子加成物。作用同维生素 D_3，具有促进钙、磷吸收以及骨骼正常钙化的作用。

【适应证】婴幼儿缺维生素 D 性佝偻病。

【用法用量】口服　1. 预防：一次 15mg，隔 3 个月可再服一次。2. 治疗：一次 15mg，隔一个月可再服一次，一年总量不超过 60mg。

【特别提醒】1. 本品乳剂倒入适量（3~5 倍）的含糖牛奶、豆浆或温开水中服用。2. 应在胃肠道功能正常时服用。3. 用药初期每周监测血钙水平，剂量稳定后 2~4 周监测一次。

第六节　其他肌肉－骨骼系统疾病用药

骨肽（注射剂[乙]）

【其他名称】骨肽注射液，注射用骨肽，复方骨肽注射液，注射用复方骨肽，骨肽氯化钠注射液

【主要作用】含多种骨代谢的活性肽类。具有调节骨代谢，刺激成骨细胞增殖，促进新骨形成，以及调节钙、磷代谢，增加骨钙沉积的作用，防治骨质疏松作用。

【适应证】促进骨折愈合，也可用于增生性骨关节疾病及类风湿和风湿性关节炎等症状改善。

【用法用量】肌内注射　每次 10mg，一日 1 次，20~30 日为一疗程，亦可在痛点和穴位注射。**静脉滴注**　每次 50~100mg，每日 1 次，溶于 0.9%氯化钠注射液 250ml，15~30 天为一疗程。

【特别提醒】1. 本品不可与其他类药物同时使用。2. 严重肾功能不全者禁用，孕妇及哺乳期妇女禁用。

玻璃酸钠（注射剂[乙]）

【其他名称】 阿尔治，透明质酸钠，玻璃酸钠注射液

【主要作用】 可覆盖和保护关节组织、改善润滑功能、通过渗入变性的软骨，本品可抑制软骨的变性变化并改善变性软骨中的软骨代谢；本品通过抑制滑膜上疼痛介质的作用而显示缓解疼痛的效果。

【适应证】 变形性膝关节病、肩关节周围炎。

【用法用量】 关节腔注射　成人一次 25mg，一周 1 次，连续 5 次注入膝关节腔内或肩关节内。

【特别提醒】 1. 药液漏于关节腔外会引起疼痛，故必须准确注入关节腔内。2. 不得注入血管内，不得用于眼科。3. 变形性膝关节病，当关节有较严重的炎症时注入本品有时会加重局部炎症反应，故应消除炎症后再用。4. 本品勿与含苯扎氯铵的药物接触以免产生混浊。

第十三章　神经系统药物

第一节　麻醉剂

一、全身麻醉剂

异氟烷（液体剂，吸入剂，吸入麻醉剂，溶液剂）[甲]

【其他名称】艾思美

【主要作用】吸入性麻醉药，诱导和苏醒迅速。

【适应证】全身麻醉的诱导和维持。

【用法用量】麻醉诱导　建议起始吸入浓度为0.5%，7~10分钟内逐渐增至1.5%~3.0%，即进入麻醉期。

【特别提醒】1.本品可与干粉状的二氧化碳吸附剂反应生成一氧化碳，从而提高一些患者的碳氧血红蛋白水平。2.麻醉后的2~3天，可引起智力功能轻微降低。

七氟烷（吸入用溶液剂，吸入溶液剂，液体剂）[乙]

【其他名称】喜保福宁，奇弗美，吸入用七氟烷

【主要作用】吸入性麻醉剂，气管刺激性较小，麻醉诱导和觉醒平稳而迅速，麻醉深度容易调节。

【适应证】全身麻醉。

【用法用量】吸入　诱导浓度0.5%~5.0%；维持浓度4.0%以下。

【特别提醒】1.麻醉中和麻醉后保持呼吸道通畅，注意呼吸及循环变化。2.麻醉深度须控制在手术或检查所需的最低限度。3.本品在封闭麻醉系统回路中接触二氧化碳吸收剂时会分解。

恩氟烷（液体剂[甲]）

【其他名称】易使宁

【主要作用】全麻效能高，强度中等。

【适应证】全身麻醉的诱导和维持，剖宫产。

【用法用量】吸入　1. 诱导：初始剂量 0.5%，在呼吸抑制后逐渐增加 0.5%，直至达到手术所需的麻醉深度，浓度应小于 4.0%。2. 维持：浓度 0.5%~2.0%。3. 苏醒：浓度降至 0.5%。

【特别提醒】1. 如果恩氟烷与未完全湿润的氢氧化钠或氢氧化钡过滤器作用可产生一氧化碳，吸入一氧化碳可导致患者一氧化碳结合的血红蛋白浓度升高。2. 避免钠石灰过滤器脱水。

地氟烷（溶液剂^[乙]）

【其他名称】优宁，吸入用地氟烷

【主要作用】挥发性卤化麻醉新药，比其他卤化的挥发性麻醉药更迅速进入人体。本品的刺激味及其呼吸道应激性减慢了本品的吸入。

【适应证】成人手术时诱导和维持麻醉；对婴儿和儿童只可作维持麻醉。

【用法用量】吸入　成人，2.5%~8.5%；儿童，5.2%~10%，单用或加用一氧化二氮。

【特别提醒】1. 维持麻醉时应控制本品吸入量，以免过深发生血压过低。2. 婴儿或儿童不宜通过面罩作全身诱导麻醉。

芬太尼（注射剂^[甲]，贴剂^[乙]）

【其他名称】舒芬尼，多瑞吉，枸橼酸芬太尼注射液，芬太尼透皮贴剂

【主要作用】阿片受体激动剂，属强效麻醉性镇痛药，药理作用与吗啡相似，其镇痛效力为吗啡的 80 倍。

【适应证】1. 麻醉前、中、后的镇静与镇痛。2. 治疗中度到重度慢性疼痛以及难消除的疼痛。

【用法用量】静脉注射　体外循环手术初剂量 0.02~0.05mg/kg，维持量为初剂量的一半；自控镇痛用量为 0.19~2.0mg/d。外用　每次 1 贴，可持续贴用 72 小时。

【特别提醒】1. 静脉注射太快时可能出现呼吸抑制。2. 本品贴剂不能切割或以任何其他方式损坏。3. 应在躯干或上臂未受刺激及未受照射的平整皮肤表面贴用。如有毛发，应在使用前剪除，但勿用剃须刀剃除。4. 在使用本品前可用清水清洗贴用部位，不能使用肥皂、油剂、洗剂或其他可能会刺激皮肤或改变皮肤性状的用品。在使用本贴剂前皮肤应完全干燥。5. 在更换贴剂时应更换粘贴部位。

瑞芬太尼（注射剂^[乙]）

【其他名称】瑞捷，注射用盐酸瑞芬太尼

【主要作用】μ 型阿片受体激动剂，镇痛作用起效快，维持时间短。可引起呼吸抑制、骨骼肌强直、恶心呕吐、低血压和心动过缓等。

【适应证】全麻诱导和全麻中维持镇痛。

【用法用量】静脉给药　1. 麻醉诱导：成人 0.5~1μg/kg 持续静脉滴注，也可在静脉滴注前给予 0.5~1μg/kg 的初始剂量静脉注射，静脉注射时间应大于 60 秒。2. 气管插管患者的麻醉维持：给药速率可以每 2~5 分钟增加 25%~100% 或减小 25%~50%。患者反应麻醉

过浅时，每隔 2~5 分钟给予 0.5~1μg/kg 静脉注射。

【特别提醒】1. 处方中含有甘氨酸，不能于硬膜外和鞘内给药，只能用于静脉给药，特别用于静脉持续滴注给药。2. 单剂量注射时应缓慢给药，给药时间应不低于 60 秒。3. 给药前须用以下注射液之一溶解并定量稀释成 25μg/ml、50μg/ml 或 250μg/ml 浓度的溶液：灭菌注射用水、5% 葡萄糖注射液、0.45% 或 0.9% 氯化钠注射液、5% 葡萄糖氯化钠注射液。4. 不能单独用于全麻诱导，即使大剂量使用也不能保证使意识消失。

舒芬太尼（注射剂^[乙]）

【其他名称】舒芬尼，枸橼酸舒芬太尼注射液

【主要作用】强效的阿片类镇痛药，特异性 μ 受体激动剂，对 μ 受体的亲和力比芬太尼强 7~10 倍，有良好的血流动力学稳定性，可同时保证足够的心肌氧供应。

【适应证】1. 气管内插管，使用人工呼吸的全身麻醉。2. 作为复合麻醉的镇痛用药。3. 作为全身麻醉大手术的麻醉诱导和维持用药。

【用法用量】静脉内快速注射或静脉滴注　1. 作为复合麻醉的一种镇痛成分进行诱导：0.1~5.0μg/kg 静脉注射或者加入输液管中，在 2~10 分钟内滴完。当临床显示镇痛效应减弱时可按 0.15~0.7μg/kg 追加维持剂量。2. 以本品为主的全身麻醉：8~30μg/kg，当临床显示镇痛效应减弱时可按 0.35~1.4μg/kg 追加维持剂量。2~12 岁儿童 10~12μg/kg，如果临床镇痛效应降低时，可给予额外的剂量 1~2μg/kg。

【特别提醒】1. 避免对有脑血流量减少的患者应用快速的静脉注射方法给予阿片类药物。2. 使用本品后不能饮用含乙醇饮料。3. 有呼吸抑制疾病的患者禁用，分娩期间或实施剖宫产手术期间婴儿剪断脐带之前禁用。

丙泊酚（注射剂^[甲]）

【其他名称】得普利麻，丙泊酚乳状注射液

【主要作用】烷基酚类短效静脉麻醉药，通过激活 GABA 受体 – 氯离子复合物发挥镇静催眠作用。

【适应证】1. 成人和 1 个月以上儿童的全身麻醉诱导和维持。2. 成人外科手术及诊断时的清醒镇静。3. 16 岁以上重症监护患者辅助通气治疗时的镇静。

【用法用量】静脉注射或静脉滴注　1. 麻醉诱导：成人每 10 秒 20~40mg，并根据患者反应进行滴注；8 岁以上儿童，2.5mg/kg；8 岁以下初始剂量 3mg/kg，必要时每次以 1mg/kg 的剂量逐次追加。2. 麻醉维持：成人 4~12mg/kg/h，应激小手术过程可将维持剂量减至 4mg/kg/h；儿童，9~15mg/kg/h 维持麻醉，麻醉的最长持续时间一般不应超过 60 分钟左右。3. 重症监护成人患者的镇静：成人，连续静脉滴注，0.3~4.0mg（kg·h），给药速度不能超过 4.0mg（kg·h）。4. 诊断和手术过程中成人患者的镇静：成人，开始 1~5 分钟内 0.5~1.0mg/kg，镇静维持阶段，一般 1.5~4.5mg（kg·h）。如果需要快速强化镇静，可以附加单次静脉注射给药 10~20mg。

【特别提醒】1. 输注本品可以不用稀释，也可在玻璃输液瓶中用 5% 葡萄糖或 0.9% 氯化钠稀释后滴注。2. 本品不得与其他溶液混合进行输液或注射，但是 5% 葡萄糖溶液、0.9%

氯化钠溶液或0.18%氯化钠与4%葡萄糖溶液可以在留置针处用适当的输液器具用药。3.稀释比例，最低浓度为2mg/ml。4.为减少注射部位疼痛，可在使用本品前立即注射利多卡因。

丙泊酚中／长链脂肪乳（注射剂^[乙]）

【其他名称】竟安，丙泊酚中／长链脂肪乳注射液

【主要作用】烷基酚类短效静脉麻醉药，通过激活GABA受体–氯离子复合物发挥镇静催眠作用。

【适应证】1.全身麻醉诱导和维持。2.重症监护患者辅助通气治疗时的镇静。3.单独或与局部麻醉药联合使用，用于诊断和手术过程中的镇静。

【用法用量】静脉注射或静脉滴注　1.麻醉诱导：成人每10秒20~40mg，并根据患者反应进行滴注；8岁以上儿童，2.5mg/kg；8岁以下，初始剂量3mg/kg，必要时每次以1mg/kg的剂量逐次追加。2.麻醉维持：成人4~12mg（kg·h），应激小手术过程可将维持剂量减至4mg/（kg·h）；儿童，9~15mg（kg·h）维持麻醉，麻醉的最长持续时间一般不应超过60分钟。3.重症监护成人患者的镇静：连续静脉输注，0.3~4.0mg/（kg·h），给药速度不能超过4.0mg（kg·h）。4.诊断和手术过程中成人患者的镇静：开始1~5分钟内0.5~1.0mg/kg，镇静维持阶段，一般1.5~4.5mg（kg·h）。如果需要快速强化镇静，可以附加单次静脉注射给药10~20mg。

【特别提醒】参见丙泊酚。

氯胺酮（注射剂^[甲]）

【其他名称】盐酸氯胺酮注射液

【主要作用】选择性抑制丘脑的内侧核，阻滞脊髓至网状结构的上行传导，兴奋边缘系统，并对中枢神经和脊髓中的阿片受体有亲和力。

【适应证】各种表浅、短小手术麻醉、不合作小儿的诊断性检查麻醉及全身复合麻醉。

【用法用量】静脉注射或静脉滴注　1.成人全麻诱导：静脉注射1~2mg/kg，维持可采用连续静脉滴注，不超1~2mg/min，即10~30μg/kg。2.成人镇痛：静脉注射0.2~0.75mg/kg，2~3分钟注完，然后连续静脉滴注5~2μg/（kg·min）。**肌内注射**　小儿基础麻醉4~5mg/kg，必要时追加1/3~1/2量。

【特别提醒】1.静脉注射切忌过快，否则易致一过性呼吸暂停。2.苏醒期间可出现恶梦幻觉，预先应用镇静药如苯二氮䓬类可减少此反应。3.失代偿的休克患者或心功能不全患者可引起血压剧降，甚至心搏骤停。

羟丁酸钠（注射剂^[乙]）

【其他名称】羟丁酸钠注射液

【主要作用】对中枢神经活动的抑制主要是由于兴奋GABA受体所致，产生催眠作用。

【适应证】静脉全麻药，常与全麻药或麻醉辅助药合用，用于复合全麻的诱导和维持。

【用法用量】静脉注射　1.成人　（1）全麻诱导：一次60~80mg/kg，注射速度约1g/min。

成人诱导量 2~5g，手术时间长者每隔 1~2 小时追加 1~2g。（2）全麻维持：一次 12~80mg/kg。（3）基础麻醉：50~60mg/kg。（4）极量：一次总量 300mg/kg。2. 儿童　（1）全麻诱导：最高 100mg/kg。（2）基础麻醉：60~80mg/kg。

【特别提醒】1. 快速、大剂量静脉注射可引起心率减慢。2. 用药后呼吸分泌物增加，本品能抑制呼吸，出现呼吸频率减慢。3. 与阿托品并用可减少本品对副交感神经兴奋作用，防止心率减慢发生。

氧化亚氮（气休剂型[乙]）

【其他名称】笑气

【主要作用】诱导迅速，镇痛作用较强，麻醉力较弱，仅为乙醚的 1/7，只能维持浅麻醉，骨骼肌松弛作用亦差。停药后苏醒快，对呼吸和循环系统无抑制作用，也不影响肝、肾功能。

【适应证】各种手术患者以及休克和重危患者的麻醉等。

【用法用量】吸入　与氧混合后吸入，吸气内浓度不超过 80%（ml/ml）。

【特别提醒】1. 高浓度吸入（>80%）有引起缺氧的危险。2. 弥散性强，容易进入体内密封性腔室使其容积与压力增大。3. 肠胀气患者禁用。

依托咪酯（注射剂[乙]）

【其他名称】宜妥利，依托咪酯注射液，依托咪酯乳状注射液

【主要作用】非巴比妥类静脉短效催眠药，无镇痛作用。静脉注射后作用迅速而短暂，入睡快，苏醒快，对中枢神经有较强的抑制作用。

【适应证】全麻诱导，也可用于短时手术麻醉。

【用法用量】静脉注射　一次 0.15~0.3mg/kg，于 30~60 秒内注射完毕。

【特别提醒】1. 本品不宜稀释使用。2. 不能与其他注射液混合使用，也不能和其他注射液经同一管路同时给药。3. 乙醇可增加依托咪酯的催眠效果。

二、局部麻醉剂

丁卡因（注射剂[甲]，凝胶剂[乙]）

【其他名称】注射用盐酸丁卡因，盐酸丁卡因凝胶，盐酸丁卡因胶浆

【主要作用】长效酯类局麻药，脂溶性比普鲁卡因高，渗透力比普鲁卡因强，局麻作用及毒性较普鲁卡因大 10 倍。

【适应证】1. 硬膜外阻滞、蛛网膜下隙阻滞、神经传导阻滞、黏膜表面麻醉。2. 腔道表面润滑麻醉剂，用作尿道、食管、阴道、肛门、直肠等插管镜检或手术时的局部润滑麻醉。

【用法用量】局部浸润或神经阻滞麻醉，口腔内黏膜下注射　1. 硬膜外阻滞：0.15%~0.3%溶液，与盐酸利多卡因合用，最高浓度为 0.3%，一次常用量为 40~50mg，极量为 80mg。2. 蛛网膜下隙阻滞：常用其混合液（1% 盐酸丁卡因 1ml 与 10% 葡萄糖注射液 1ml、3% 盐酸麻黄碱 1ml 混合使用），一次常用量为 10mg，15mg 为限量，20mg 为极量。3. 神经传

导阻滞：常用浓度 0.1% ~0.2%，一次常用量为 40~50mg，极量为 100mg。4. 黏膜表面麻醉：常用浓度 1%，眼科用 1% 等渗溶液，耳鼻咽喉科用 1% ~2%溶液，一次限量为 40mg。**外用**　1. 胃镜检查或食管扩张、喉或声带检查：2g 滴于患者舌根部，令患者做吞咽动作，立即起麻醉作用；同时将本品适量涂于胃镜管或扩张器的表面即可操作。2. 男性、女性尿道检查：先将尿道口洗净消毒，将软管插入尿道，将本品约 5g 挤入，2 分钟后即可插入膀胱镜等器械，进行镜检或手术。3. 妇科阴道检查：将软管插入阴道，挤入本品约 3g，同时可在扩张器或其他器械上涂上本品少许以增加润滑减少阴道损伤。4. 人工流产：将本品 2~5g 挤在宫颈口上，2 分钟左右宫颈松弛即可手术。5. 直肠镜检：可将软管插入肛门，挤出本品约 3g，同时在扩张器或其他器械上涂上本品少许，即可进行检查。6. 肛门或肛裂：直接将本品 2~5g 涂在肛门。

【特别提醒】1. 本品注射液不得注入血管内，注射时需反复抽吸，不可有回血。2. 注射器械不可用碱性物质如肥皂、煤酚皂溶液等洗涤消毒。3. 注射部位不能遇碘，以防引起本品沉淀。4. 本品注射剂与普鲁卡因、肥皂、碘化钾、硼砂、碳酸、碳酸氢盐、碳酸盐、氧化物、枸橼酸盐、磷酸盐和硫酸盐配伍禁忌。5. 本品注射剂禁用于浸润局麻、静脉注射和静脉滴注。6. 胶浆剂在皮肤或黏膜表面损伤、感染严重的部位需慎用。

普鲁卡因（注射剂[甲]）

【其他名称】盐酸普鲁卡因注射液
【主要作用】酯类局麻药，能暂时阻断神经纤维的传导而具有局部麻醉作用。
【适应证】浸润麻醉、阻滞麻醉、腰椎麻醉、硬膜外麻醉及封闭疗法等。
【用法用量】**局部浸润或神经阻滞麻醉，黏膜下注射**　1. 浸润麻醉：0.25% ~0.5%溶液，不超过 1.5g/h。2. 阻滞麻醉：1% ~2%溶液，不超过 1.0g/h。3. 硬膜外麻醉：2%溶液，不超过 0.75g/h。
【特别提醒】1. 给药前必须作皮内敏感试验，遇周围有较大红晕时应谨慎。2. 药液不得注入血管内，给药时应反复抽吸，不得有回血。3. 本品对皮肤、黏膜穿透力弱，不适于表面麻醉。4. 注射器械不可用碱性物质如肥皂、煤酚皂溶液等洗涤消毒。5. 注射部位应避免接触碘，否则会引起沉淀。

氯普鲁卡因（注射剂[乙]）

【其他名称】注射用盐酸氯普鲁卡因，盐酸氯普鲁卡因注射液，盐酸普鲁卡因氯化钠注射液
【主要作用】苯甲酸酯类的局部麻醉药，通过提高神经产生电冲动的阈值和减慢神经冲动的生成速度及降低动作电位的生成率，阻碍神经冲动的产生和传递而起作用。
【适应证】浸润麻醉、神经阻滞麻醉、骶管和硬膜外麻醉。
【用法用量】**局部浸润或神经阻滞麻醉，黏膜下注射**　1. 浸润和外周神经阻断：1%或 2% 的溶液。2. 骶管和腰部硬膜外麻醉：2%或 3%的溶液。
【特别提醒】1. 应用本品时注射要慢，注射前和注射时要经常回抽，避免注入血管内。2. 每次注射给药后，对心血管和呼吸生命体征以及患者意识状态应持续监测。3. 禁与碱性药物

及碳酸盐、肥皂、银盐、碘和碘化物合用。

利多卡因（吸入剂，凝胶剂，胶浆剂）[乙]

【其他名称】利多卡因气雾剂，利多卡因气雾剂（Ⅱ），利多卡因凝胶贴膏，盐酸利多卡因胶浆（Ⅰ）

【主要作用】酰胺类局麻药，血液吸收后对中枢神经系统有明显的兴奋和抑制双相作用，且可无先驱的兴奋。

【适应证】1. 皮肤和黏膜的局部麻醉，可用于口、鼻腔黏膜小手术、口腔科拔牙手术、脓肿切开术，可使咽喉气管等部位表面麻醉以降低反应性，使气管镜、喉镜、胃镜的导管易于插入。2. 上消化道内镜检查时的局部麻醉。

【用法用量】喷雾 1. 口、鼻腔、咽喉部小手术，局部喷雾 2 次，两次间隔 1~2 分钟，每次 3 揿，1~2 分钟后施术。2. 胃镜、喉镜镜检插管：咽喉部喷雾 2 次，二次间隔 3 分钟，每次 2 揿。3. 气管镜镜检插管：咽喉部喷雾 2 次，两次间隔 1~2 分钟，每次 2 揿。**外用** 1. 膀胱镜检查术，膀胱镜下的活检、插管、取异物、激光、电灼及碎石治疗术等，胶浆用量 20ml。2. 尿道扩张术、留置导尿术及拔除导尿管术等，胶浆用量 10~15ml。**口服** 胃镜检查前 5~10 分钟将本品胶浆含于咽喉部片刻后慢慢咽下，2~3 分钟后可将胃镜插入进行检查。成人一次常用量 10g。

【特别提醒】1. 本品毒性较大且易于扩散，严格掌握用药总量，超量可引起惊厥及心搏骤停。2. 用药期间应注意检查血压及监测心电图，并备有抢救设备。3. 本品气雾剂为压力容器，切勿受热，并避免撞击或自行拆启以防危险。

布比卡因（注射剂[甲]）

【其他名称】盐酸布比卡因注射液

【主要作用】酰胺类长效局部麻醉药，麻醉时间比盐酸利多卡因长 2~3 倍，弥散度与盐酸利多卡因相仿。对循环和呼吸的影响较小，对组织无刺激性。

【适应证】局部浸润麻醉、外周神经阻滞和椎管内阻滞。

【用法用量】局部浸润或神经阻滞麻醉，黏膜下注射 1. 臂丛神经阻滞：0.25% 溶液，20~30ml 或 0.375% 溶液，20ml。2. 骶管阻滞：0.25% 溶液，15~30ml，或 0.5% 溶液，15~20ml。3. 硬脊膜外间隙阻滞时：0.25%~0.375% 可以镇痛，0.5% 可用于一般的腹部手术等。4. 局部浸润：总用量一般以 175~200mg 为限，24 小时内分次给药，一日极量 400mg。5. 交感神经节阻滞：总用量 50~125mg。6. 蛛网膜下隙阻滞：常用量 5~15mg，并加 10% 葡萄糖成高密度液或用脑脊液稀释成近似等密度液。

【特别提醒】1. 与碱性药物配伍会产生沉淀失去作用。2. 过量或误入血管可产生严重的毒性反应。3. 本品毒性较利多卡因大 4 倍，心脏毒性尤应注意，其引起循环衰竭和惊厥比值较小，心脏毒性症状出现较早，往往循环衰竭与惊厥同时发生，一旦心脏停搏复苏甚为困难。

左布比卡因（注射剂[乙]）

【其他名称】速卡，盐酸左布比卡因注射液

【主要作用】酰胺类局部麻醉药，为布比卡因的左旋体。

【适应证】外科硬膜外阻滞麻醉。

【用法用量】**神经阻滞或浸润麻醉**　成人一次最大剂量150mg，药液浓度0.5%~0.75%。

【特别提醒】1.本品不宜静脉内注射用药，注射给药中应回抽吸血液以确认不是血管内注射。2.如果出现严重低血压或心动过缓，可静脉注射麻黄碱或阿托品。3.如出现肌肉震颤、痉挛可给予巴比妥类药。

复方阿替卡因（注射剂[乙]）

【其他名称】必兰，阿替卡因肾上腺素注射液

【主要作用】组分为阿替卡因和肾上腺素。阿替卡因为局部麻醉剂，可以在注射部位阻断神经冲动沿神经纤维的传导，起局部麻醉作用；肾上腺素可延缓麻醉剂进入全身循环，维持活性组织浓度，同时亦可获得出血极少的手术野。

【适应证】口腔用局部麻醉剂，特别用于涉及切骨术及黏膜切开的外科手术过程。

【用法用量】**局部浸润或神经阻滞麻醉，口腔内黏膜下注射**　成人0.5~1支，最大用量不超过7mg/kg；4岁以上儿童，体重（kg）×1.33，最大用量不超过5mg/kg。

【特别提醒】1.严禁注射于血管中，注射前必须反复做抽回血检查。2.缓慢注射，注射速度不超过1ml/min。3.请勿将注射液与其他产品合用。4.避免注射于感染及炎症部位。

罗哌卡因（注射剂[乙]）

【其他名称】耐乐品，盐酸罗哌卡因注射液，甲磺酸罗哌卡因注射液，注射用盐酸罗哌卡因

【主要作用】左旋体长效酰胺类局麻药，有麻醉和镇痛双重效应，大剂量可产生外科麻醉，小剂量时则产生感觉阻滞（镇痛）仅伴有局限的非进行性运动神经阻滞。

【适应证】1.外科手术麻醉：硬膜外麻醉、区域阻滞。2.急性疼痛控制：持续硬膜外输注或间歇性单次用药如术后或分娩镇痛，区域阻滞。

【用法用量】1.外科手术麻醉：腰椎硬膜外给药，一般7.5mg/ml，15~25ml。2.急性疼痛控制：腰椎硬膜外给药，单次给药量2.0mg/ml，10~20ml。区域阻滞1~100ml。

【特别提醒】1.在pH6.0以上难溶，所以在碱性环境中会导致沉淀。2.接受其他局麻药或与酰胺类结构相关的药物治疗的患者，同时使用罗哌卡因注射液应小心谨慎，因为毒性作用是可以累加的。3.有些局部麻醉如头颈部区域的注射，严重不良反应的发生率较高，有Ⅱ度或Ⅲ度房室传导阻滞的患者要谨慎，老年患者和伴有严重肝病、严重肾功能损害或全身状况不佳的患者要特别注意。

达克罗宁（胶浆剂[乙]）

【其他名称】达己苏，盐酸达克罗宁胶浆

【主要作用】局部麻醉药，对黏膜有表面麻醉作用，穿透力强，作用持久。

【适应证】上消化道内镜检查时的喉头麻醉和润滑，同时祛除腔道内泡沫，使视野清晰。

【用法用量】口服 胃镜检查前将本品 8~10ml 含于咽喉部，片刻后慢慢吞下，10~15 分钟后可行胃镜检查。

【特别提醒】1. 急性病患者及消化道黏膜严重损伤患者应酌情减少剂量。2. 勿与碘造影剂合用，因为碘沉淀物干扰视野。

辣椒碱（软膏剂[乙]）

【其他名称】劲朗，辣椒碱凝胶

【主要作用】主要通过影响神经肽 P 物质的释放合成和贮藏而起镇痛和止痒作用。

【适应证】短期缓解由风湿引起的肌肉和关节的疼痛，以及背部疼痛和扭伤，拉伤引起的疼痛。

【用法用量】外用 成人及 2 岁以上的儿童，均匀涂抹于疼痛部位，每次 1~2 个黄豆粒大小用量，每日 3~4 次。

【特别提醒】1. 本品仅可用于完整皮肤，不用于皮肤损伤部位。2. 使用本品后请用肥皂将手洗净，勿与眼睛及黏膜接触。3. 偶有在用药部位产生烧灼感和刺激感，随时间的延长和反复用药会减轻或消失。

第二节 镇痛药

一、阿片类

吗啡（片剂[甲]，缓释片[乙]，口服溶液[乙]，注射剂[甲]，栓剂[乙]）

【其他名称】盐酸吗啡片，硫酸吗啡片，硫酸吗啡缓释片，盐酸吗啡缓释片，硫酸吗啡口服溶液，盐酸吗啡注射液

【主要作用】阿片受体激动剂，有强大的镇痛作用，同时也有明显的镇静作用，并有镇咳作用；对呼吸中枢有抑制作用；兴奋平滑肌，增加肠道平滑肌张力引起便秘，并使胆道、输尿管、支气管平滑肌张力增加。

【适应证】1. 其他镇痛药无效的急性锐痛。2. 心肌梗死而血压尚正常者，应用本品可使患者镇静，并减轻心脏负担。3. 心源性哮喘。4. 麻醉和手术前给药。5. 平滑肌兴奋作用较强，用于内脏绞痛（如胆、肾绞痛）。

【用法用量】口服 1. 常释剂型：常用量一次 5~15mg，一日 15~60mg；极量一次 30mg，一日 100mg。重度癌痛患者应按时口服，个体化给药。2. 缓释剂型：成人每隔 12 小时服用 1 次，用量应根据疼痛严重程度、年龄及服用镇痛药史决定用药剂量。最初应用者，宜从每 12 小时服用 10mg 或 20mg 开始，根据镇痛效果调整剂量。**皮下注射** 成人常用量：一次 5~15mg，一日 15~40mg；极量：一次 20mg，一日 60mg。**静脉注射** 成人常用量 5~10mg；用作静脉全麻不得超过 1mg/kg。手术后镇痛注入硬膜外间隙：成人一次极限 5mg，胸脊部位应减为 2~3mg，按一定的间隔可重复给药多次。注入蛛网膜下隙，一次 0.1~0.3mg，原则上不再重复给药。**肛门给药** 成人常用量为一次 10~20mg，4 小时给药 1 次，可根据患者情况逐渐增量调整，一次用量一般应不超过 30mg，一日用量应不超过 100mg。

【特别提醒】1. 本品属于特殊管理麻醉药品，连用 3~5 天即产生耐药性，1 周以上可成瘾。2. 本品缓释剂型须整片吞服，不可掰开、碾碎或咀嚼。3. 过量使用可致急性中毒，成人中毒量为 60mg，致死量为 250mg。4. 栓剂使用前先洗净肛门，取栓剂 1 枚，用食指轻轻将栓粒推入肛门，须使栓粒尾端距肛门口约 2cm。5. 本品栓剂应防止因受热、受潮而变形、发霉、变质。

可待因（注射剂）[乙]

【其他名称】磷酸可待因片，磷酸可待因缓释片，磷酸可待因糖浆，磷酸可待因注射液

【主要作用】中枢性止咳药，镇咳作用强劲而迅速。也有镇痛作用，其镇痛作用为吗啡的 1/12~1/7，抑制呼吸、便秘、耐受性及成瘾性等作用均较吗啡弱。

【适应证】1. 镇痛：用于中度以上的疼痛。2. 镇静：用于局麻或全麻。3. 镇咳：用于剧烈、阵发性、痉挛性干咳。

【用法用量】口服 1. 成人：一次 15~30mg，一日 30~90mg；极量：一次 100mg，一日 250mg。2. 小儿：镇痛，一次 0.5~1mg/kg，一日 3 次；镇咳，为上述的 1/2~1/3。**皮下注射** 成人一次 15~30mg，一日 30~90mg。

【特别提醒】1. 特殊管理的麻醉药品。2. 重复给药可产生耐药性，久用有成瘾性。3. 能抑制支气管腺体的分泌，可使痰液黏稠，难以咳出，故不宜用于多痰黏稠的患者。

羟考酮（片剂，缓释片，注射剂）[乙]

【其他名称】奥施康定，盐酸羟考酮片，盐酸羟考酮胶囊，盐酸羟考酮缓释片，盐酸羟考酮注射液

【主要作用】阿片类镇痛药，为纯阿片受体激动剂，其主要治疗作用为镇痛。

【适应证】缓解持续的中度到重度疼痛。

【用法用量】口服 初始用药剂量一般为 5mg，每 12 小时服用 1 次。继后，根据病情制定滴定剂量，直至理想止痛。大多数患者的最高用药剂量为 200mg/12h。**静脉注射** 将药液以 0.9% 生理盐水、5% 葡萄糖或水稀释至 1mg/ml。在 1~2 分钟内缓慢推注给药 1~10mg。给药频率不应短于每 4 小时 1 次。**静脉滴注** 将药液以 0.9% 生理盐水、5% 葡萄糖或水稀释至 1mg/ml，推荐起始给药剂量为 2mg/h。**静脉（PCA 泵）** 将药液以 0.9%

生理盐水、5%葡萄糖或水稀释至 1mg/ml。每次给药量为 0.03mg/kg，给药间隔不应短于 5 分钟。**皮下注射** 使用浓度为 10mg/ml 的溶液，推荐起始剂量为 5mg。如有必要每 4 小时重复给药一次。**皮下输注** 如有必要以 0.9%生理盐水、5%葡萄糖或水稀释。对未使用过阿片类药物的患者推荐的起始给药剂量为每天 7.5mg。

【特别提醒】1. 特殊管理的麻醉药品，主要危险为呼吸抑制，长期使用可能导致躯体依赖性的发生，若突然停药可能出现戒断症状。2. 缓释片必须整片吞服，不得掰开、咀嚼或研磨。如果掰开、嚼碎或研磨药片，会导致羟考酮的快速释放与潜在致死量的吸收。3. 长期连续使用可能产生耐受性，需要逐渐增加给药剂量而维持对疼痛的控制。4. 手术前或手术后 24 小时内不宜使用。

氢吗啡酮（注射剂^[乙]）

【其他名称】锐宁，盐酸氢吗啡酮注射液
【主要作用】纯粹的阿片受体激动剂，有强大的镇痛作用，同时也有明显的镇静作用，并有镇咳作用。
【适应证】需使用阿片类药物镇痛的患者。
【用法用量】**皮下注射或肌内注射** 起始剂量为每 2~3 小时给予 1~2mg，根据患者疼痛程度、不良事件的严重程度以及患者年龄和潜在疾病情况，调整用药剂量。**静脉注射** 起始剂量为每 2~3 小时给予 0.2~1mg，缓慢静脉注射至少 2~3 分钟。
【特别提醒】1. 特殊管理的麻醉药品，长期使用会产生药物依赖性。2. 本品有极高的药物滥用可能，药物过量导致呼吸抑制的风险也极大。3. 乙醇、其他阿片类药物、其他中枢神经系统镇静药均能加大本品的呼吸抑制、其他不良反应甚至死亡的风险。4. 服用吗啡的患者，其药物剂量不能转换成等剂量的本品。

双氢可待因（片剂^[乙]）

【其他名称】酒石酸双氢可待因片
【主要作用】作用于中枢神经系统产生镇痛作用，镇痛强度介于吗啡和可待因之间。
【适应证】缓解中度以上疼痛。
【用法用量】**口服** 饭后口服，每次 30~60mg，每日 3 次，依据临床症状调节用量，如全日用量超过 240 mg 镇痛不佳时，请改用其他更强效的镇痛药。
【特别提醒】1. 特殊管理的麻醉药品，长期使用会产生药物依赖性。2. 以下情况禁用：呼吸抑制，呼吸道阻塞性疾病，诊断不明确的急腹症，休克、昏迷或心力衰竭患者，抽搐状态，急性乙醇中毒，失血性大肠炎及细菌性痢疾。

氨酚待因 I（II）（片剂^[乙]）

【其他名称】博那痛，安度芬，氨酚待因片（I），氨酚待因片（II）
【主要作用】含对乙酰氨基酚和可待因，两药通过不同的作用机制发挥镇痛作用，并有一定的解热、镇咳作用。

【适应证】各种手术后疼痛、骨折、中度癌症疼痛、骨关节疼痛、牙痛、头痛、神经痛、全身痛、软组织损伤及痛经等。

【用法用量】口服 成人，一次1~2片，一日3次；中度癌症疼痛一次2片，一日3次；7~12岁儿童，一次1/2~1片，一日3次，一日不超过4片。

【特别提醒】1.特殊管理的第二类精神药品。2.长期大量应用本品应定期测定肝功能及血常规，特别是肝功能异常者。3.连续使用一般不超过2周。4.呼吸抑制及有呼吸道梗阻性疾病，尤其是哮喘发作的患者，多痰患者禁用。

洛芬待因（片剂，缓释片）[乙]

【其他名称】可普芬，洛芬待因片，洛芬待因缓释片

【主要作用】含布洛芬和可待因。布洛芬为NSAIDs，具有抗炎和解热、镇痛作用；可待因通过作用于中枢神经系统的阿片受体而发挥镇痛作用，其镇痛效果弱于吗啡，并有镇咳作用。

【适应证】术后痛和中度癌痛止痛。

【用法用量】口服 成人首次剂量2片。如需再服，每4~6小时给药1~2片。最大剂量每日6片。

【特别提醒】1.缓释片必须整片吞服，不得掰开、咀嚼或研磨。2.有胃炎、胃肠道溃疡者不宜经常服用。3.饮酒或与其他非甾体抗炎药同用时增加胃肠道副作用，并有致溃疡的危险。

氨酚双氢可待因（片剂[乙]）

【其他名称】路盖克，氨酚双氢可待因片

【主要作用】含对乙酰氨基酚和双氢可待因，对乙酰氨基酚具有镇痛和解热作用，双氢可待因为阿片受体的弱激动剂，镇痛作用约为可待因的2倍，不易成瘾。

【适应证】各种疼痛，还可用于各种剧烈咳嗽，尤其是非炎性干咳以及感冒引起的头痛、发热和咳嗽症状。

【用法用量】口服 成人及12岁以上儿童，每4~6小时给予1~2片，每次不得超过2片，每日最大剂量为8片。

【特别提醒】1.服用本品期间应忌酒。2.有颅脑损伤者、孕妇禁用，有呼吸抑制及有呼吸道梗阻性疾病，尤其是哮喘发作的患者禁用。3.使用过量可引起肝损害，严重时可出现脑部症状、昏迷、肝肾功能衰竭。

纳美芬（注射剂[乙]）

【其他名称】抒纳，盐酸纳美芬注射液

【主要作用】阿片受体拮抗剂，能抑制或逆转阿片药物的呼吸抑制、镇静和低血压作用。无阿片受体激动活性，不产生呼吸抑制、致幻效应或瞳孔缩小。

【适应证】完全或部分逆转阿片类药物的作用，包括由天然的或合成的阿片类药物引起的

呼吸抑制。

【用法用量】静脉滴注、肌内注射、皮下注射 初始剂量为 0.25μg/kg，2~5 分钟后可增加剂量 0.25μg/kg，当达到了预期的阿片类药物逆转作用后立即停药。累积剂量大于 1.0μg/kg 不会增加疗效。

【特别提醒】1. 长期使用阿片类药物可能延长呼吸抑制。2. 本品会出现急性戒断反应症状，对阿片类药物出现躯体依赖或手术中使用了大剂量阿片类药物的患者用药时应格外谨慎。

哌替啶（注射剂[甲]）

【其他名称】杜冷丁，盐酸哌替啶片，盐酸哌替啶注射液

【主要作用】阿片受体激动剂，是目前最常用的人工合成强效镇痛药，作用为吗啡的 1/10~1/8，与吗啡在等效剂量下可产生同样的镇痛、镇静及呼吸抑制作用，无吗啡的镇咳作用。

【适应证】1. 各种剧痛。2. 对内脏绞痛应与阿托品配伍应用。3. 用于分娩止痛时，须监护本品对新生儿的抑制呼吸作用。4. 麻醉前给药、人工冬眠时，常与氯丙嗪、异丙嗪组成人工冬眠合剂应用。5. 心源性哮喘。

【用法用量】1. 镇痛：（1）口服：成人一次 50~100mg，一日 200~400mg；极量，一次 150mg，一日 600mg。（2）肌内注射：成人常用量，一次 25~100mg，一日 100~400mg；极量，一次 150mg，一日 600mg。（3）静脉注射：成人一次以 0.3mg/kg 为限。2. 分娩镇痛：肌内注射，常用量 25~50mg，每 4~6 小时按需重复；极量，一次 50~100mg。3. 麻醉前用药：肌内注射 1.0~2.0mg/kg。麻醉维持中，1.2mg/kg 计算 60~90 分钟总用量，配成稀释液，成人一般静脉滴注 1mg/min，小儿滴速相应减慢。4. 手术后镇痛：硬膜外间隙注药，24 小时总用量 2.1~2.5mg/kg 为限。5. 晚期癌症患者解除中重度疼痛：个体化给药，剂量可较常规为大。

【特别提醒】1. 特殊管理的麻醉药品，久用易成瘾。2. 不宜用于 PCA（自控镇痛），特别不能做皮下 PCA。3. 注意勿将药液注射到外周神经干附近，否则产生局麻或神经阻滞。4. 慢性重度疼痛的晚期癌症病人不宜长期使用本品。5. 本品务必在 MAOI 停用 14 天以上方可给药，否则会发生难以预料的、严重的并发症甚至循环虚脱而死亡。

布托啡诺（注射剂[乙]）

【其他名称】诺扬，酒石酸布托啡诺注射液，酒石酸布托啡诺鼻喷剂

【主要作用】本品及其主要代谢产物激动 κ 阿片肽受体，对 U 受体则具激动和拮抗双重作用，发挥镇痛作用，减少呼吸系统自发性的呼吸、咳嗽、兴奋呕吐中枢、缩瞳、镇静等作用。

【适应证】治疗各种癌性疼痛、手术后疼痛。

【用法用量】肌内注射 1~2mg，如需要，每 3~4 小时可重复给药 1 次，单剂量不超过 4mg。**喷鼻** 每次 1~2 喷，每日 3~4 次。一般情况下，初始剂量为 1mg。

【特别提醒】1. 本品可致呼吸抑制，尤其是同时服用中枢兴奋药或患有中枢疾病或呼吸功能缺陷的患者慎用。2. 服用本品时禁止饮酒。3. 肝肾疾病患者初始剂量时间时隔应延长到

6~8 小时。4.重复使用麻醉止痛药且对阿片耐受的患者慎用，脑损害和颅内压升高的患者慎用或不用，心肌梗死、心室功能障碍、冠状动脉功能不全的患者慎用。

纳布啡（注射剂[乙]）

【其他名称】瑞静，盐酸纳布啡注射液

【主要作用】强效镇痛剂，镇痛效果与吗啡基本相当。

【适应证】缓解中至重度的疼痛，也可作为复合麻醉时辅助用药，用于术前、术后镇痛和生产、分娩过程中的产科镇痛。

【用法用量】皮下、肌内注射或静脉注射 每次 10mg，必要时 3~6 小时重复。最大剂量每次 20mg，每天 160mg。

【特别提醒】1.作为全麻辅助用药，应事先备好盐酸纳洛酮注射液、复苏和插管装置、给氧装置等。2.哺乳期妇女应慎用。

布桂嗪（片剂[甲]，注射剂[乙]）

【其他名称】强痛定，盐酸布桂嗪片，盐酸布桂嗪注射液

【主要作用】速效镇痛药，镇痛作用为吗啡的 1/3，但比解热镇痛药强，对皮肤、黏膜、运动器官的疼痛有明显抑制作用，对内脏器官疼痛的镇痛效果较差。无抑制肠蠕动作用，对平滑肌痉挛的镇痛效果差。

【适应证】偏头痛、三叉神经痛、牙痛、炎症性疼痛、神经痛、月经痛、关节痛、外伤性疼痛、手术后疼痛以及癌痛等。

【用法用量】口服 成人每次 30~60mg，一日 90~180mg；疼痛剧烈时用量可酌增。皮下或肌内注射 成人每次 50~100mg，一日 1~2 次。疼痛剧烈时用量可酌增。

【特别提醒】1.特殊管理的麻醉药品，与吗啡相比不易成瘾，但有不同程度的耐受性。2.少数患者可见有恶心、眩晕或困倦、黄视、全身发麻感等，停药后可消失。3.严重肾功能不全者及婴幼儿禁用。

曲马多（片剂，胶囊，缓释片，缓释胶囊，注射剂）[乙]

【其他名称】舒敏，盐酸曲马多片，盐酸曲马多胶囊，盐酸曲马多缓释片，盐酸曲马多缓释胶囊，盐酸曲马多注射液，注射用盐酸曲马多，盐酸曲马多栓

【主要作用】非吗啡类强效镇痛药，作用于中枢神经系统与疼痛相关的特异受体。无致平滑肌痉挛和明显呼吸抑制作用，具有轻度的耐药性和依赖性。

【适应证】癌症疼痛、骨折或术后疼痛等各种急、慢性疼痛。

【用法用量】口服 一般成人及 14 岁以上中度疼痛，一次 50~100mg，必要时 4~6 小时后可重复使用，每日最高剂量不超过 400mg；体重 ≥ 25kg 的 1 岁以上儿童，1~2mg/kg，必要时 4~6 小时后可重复使用，每日最高剂量不超过 400mg。静脉注射、静脉滴注、肌内注射、皮下注射 成人及 12 岁以上，一次 100mg，必要时可重复，日剂量不超过 400mg。直肠给药 成人一次 0.1g，一日 2 次，日剂量不超过 0.4g。

【特别提醒】1. 长期使用本品，应注意耐药性或药物依赖性的形成，疗程不应超过治疗所需。2. 本品缓释制剂须整片吞服。3. 与乙醇合用时可加强本品的镇静作用，特别是呼吸抑制作用。

氨酚曲马多（片剂，胶囊）[乙]

【其他名称】及通安，氨酚曲马多片，氨酚曲马多胶囊
【主要作用】含曲马多和对乙酰氨基酚，曲马多为中枢性镇痛剂，对乙酰氨基酚是解热镇痛药。
【适应证】中度至重度急性疼痛的治疗。
【用法用量】口服　成人和超过 16 岁儿童，每 4~6 小时服用 1~2 片，每天最多不得超过 6 片。
【特别提醒】1. 突然停用可能会出现戒断症状，逐渐减少药量可减轻戒断症状。2. 不应用于对阿片依赖的患者。3. 有呼吸抑制危险的患者、颅内压升高或脑部创伤的患者慎用。

丁丙诺啡（透皮贴剂[乙]）

【其他名称】若思本，丁丙诺啡透皮贴剂，盐酸丁丙诺啡舌下片
【主要作用】μ 受体激动 – 拮抗药。镇痛作用强于哌替啶、吗啡。起效慢，持续时间长。对呼吸有抑制作用，能减慢心率、使血压轻度下降，药物依赖性近似吗啡。
【适应证】各种术后疼痛、癌性疼痛、烧伤、肢体痛、心绞痛等。也可作为戒瘾的维持治疗。
【用法用量】舌下含服　每次 0.2~0.8mg，每隔 6~8 小时给药 1 次。外用　5μg/h 贴剂，贴于前臂外侧、前胸上部、后背上部、胸部侧方，每贴用 7 天。
【特别提醒】1. 国家特殊管理的第一类精神药品。2. 与乙醇合用，会导致低血压、深度镇静、昏迷、呼吸抑制。

二、其他解热镇痛药

复方阿司匹林（片剂[乙]）

【其他名称】复方阿司匹林片
【主要作用】阿司匹林、非那西丁、咖啡因复方制剂。其中阿司匹林和非那西丁均具有解热镇痛作用，阿司匹林起镇痛、抗炎和抗风湿作用，阿司匹林还有抑制血小板聚集作用；咖啡因为中枢神经兴奋药，有收缩脑血管，加强前两药缓解头痛的效果。
【适应证】发热、头痛、神经痛、牙痛、月经痛、肌肉痛、关节痛。
【用法用量】口服　成人一次 1~2 片，一日 3 次，饭后服。
【特别提醒】1. 长期大量应用时应定期检查血细胞比容、肝功能及血清水杨酸含量。2. 须警惕交叉过敏的可能性。3. 血友病、活动性消化性溃疡及其他原因所致消化道出血者禁用，有出血倾向者慎用。

小儿复方阿司匹林（片剂[乙]）

【其他名称】小儿复方阿司匹林片

【主要作用】阿司匹林、非那西丁、咖啡因复方制剂。其中阿司匹林和非那西丁均具有解热镇痛作用，阿司匹林起镇痛、抗炎和抗风湿作用，阿司匹林还有抑制血小板聚集作用；咖啡因为中枢神经兴奋药，有收缩脑血管，可加强前两药缓解头痛的效果。

【适应证】发热、头痛及感冒等。

【用法用量】口服　2~3 岁一次 1 片，4~6 岁一次 1.5 片，7~12 岁一次 2 片，一日 3 次。

【特别提醒】1.发热及脱水者，易出现毒性反应，急性发热性疾病，尤其是流感及水痘患儿应用本品，可能发生瑞夷综合征。2.须警惕交叉过敏的可能性。3.血友病、活动性消化性溃疡及其他原因所致消化道出血者禁用，有出血倾向者慎用。

赖氨匹林（注射剂[乙]）

【其他名称】注射用赖氨匹林，赖氨匹林散，赖氨匹林肠溶片，赖氨匹林肠溶胶囊

【主要作用】为阿司匹林和赖氨酸复盐，能抑制环氧合酶，减少前列腺素的合成，具有解热、镇痛、抗炎作用。

【适应证】发热及轻、中度的疼痛。

【用法用量】口服　一日 0.1~0.3g，一次或分次服用。**肌内注射或静脉注射**　成人一次 0.9~1.8g，一日 2 次；儿童一日 10~25mg/kg，分 2 次给药。以 4ml 注射用水或 0.9%氯化钠注射液溶解后注射。

【特别提醒】1.对各种创伤性剧痛和内脏平滑肌绞痛无效。2.年老体弱或体温达 40℃以上者应严格掌握给药剂量，以免出汗过多引起虚脱。3.活动性消化性溃疡、消化道出血，血友病或血小板减少者禁用。

去痛片（片剂[甲]）

【主要作用】复方解热镇痛药。氨基比林和非那西丁起退热作用、镇痛、抗炎作用；咖啡因为中枢神经兴奋药，可加强前两药缓解头痛的效果；苯巴比妥具有镇静、催眠、抗惊厥作用，可增强镇痛作用并预防发热所致惊厥。

【适应证】发热及轻、中度的疼痛。

【用法用量】口服　需要时服用，一次 1~2 片，一日 1~3 次。

【特别提醒】1.对各种创伤性剧痛和内脏平滑肌绞痛无效。2.长期服用可造成依赖性并产生耐受。3.本品长期服用，可导致肾脏损害，严重者可致肾乳头坏死或尿毒症，甚至可能诱发肾盂癌和膀胱癌。4.可发生中性粒细胞缺乏，用药超过 1 周要定期检查血常规。

安乃近（片剂，滴鼻剂）[乙]

【其他名称】安乃近片，安乃近滴鼻剂，安乃近滴剂

【主要作用】氨基比林和亚硫酸钠相结合的化合物，易溶于水，解热、镇痛作用较氨基比

林快而强。

【适应证】高热时的解热，也可用于头痛、偏头痛、肌肉痛、关节痛、痛经等。

【用法用量】口服 成人一次 0.5~1g，需要时服 1 次，最多一日 3 次；小儿一次 10~20mg/kg，一日 2~3 次。**滴鼻** 3 个月以下婴儿，每次 2~3 滴；3 个月 ~1 岁婴儿，每次 4~5 滴；1~3 岁幼儿，每次 5~6 滴，必要时过 15 分钟可再滴一次；3 岁以上小儿适当增加滴数。第二次可于 4 小时后给药。

【特别提醒】1.本品与阿司匹林有交叉过敏反应。2.一般不作首选用药，仅在急性高热、病情急重，又无其他有效解热药可用的情况下用于紧急退热。3.不宜长期应用，用药超过 1 周时应定期检查血常规，一旦发生粒细胞减少，应立即停药。4.滴鼻时，小儿取平卧位，头稍低，将药液按规定滴数滴入鼻腔，滴后用手轻捏鼻翼以防止药液外流和在鼻内迅速分布。

米格来宁（片剂[乙]）

【其他名称】米格来宁片

【主要作用】主要成分为安替比林和咖啡因。安替比林具有解热、镇痛、消炎及抗风湿作用，咖啡因作用于大脑皮层的高位中枢，促使精神兴奋。

【适应证】神经衰弱及癫痫等。

【用法用量】口服 一次 1 片，必要时服用 2 片，一日 1~3 次。

【特别提醒】可能引起皮疹、发绀、虚脱、粒细胞减少。

对乙酰氨基酚（片剂[甲]，胶囊[甲]，颗粒[甲]，口服溶液[乙]，干混悬剂[乙]，糖浆剂[乙]，滴剂[乙]，缓释片[乙]，栓剂[乙]）

【其他名称】对乙酰氨基酚片，对乙酰氨基酚胶囊，对乙酰氨基酚颗粒，对乙酰氨基酚干混悬剂，对乙酰氨基酚糖浆，对乙酰氨基酚滴剂，对乙酰氨基酚缓释片，对乙酰氨基酚栓

【主要作用】解热镇痛药。镇痛作用较阿司匹林弱，仅对轻、中度疼痛有效，无明显抗炎作用。

【适应证】儿童普通感冒或流行性感冒引起的发热，也用于缓解轻至中度疼痛如头痛、关节痛、偏头痛、牙痛、肌肉痛、神经痛、痛经。

【用法用量】口服 1.常释剂型：（1）成人 一次 0.5~1g，若持续发热或疼痛，可间隔 4~6 小时重复用药一次，24 小时内不超过 4 次。（2）12 岁以下儿童 若持续发热或疼痛，可间隔 4~6 小时重复用药一次，24 小时内不超过 4 次。1~3 岁，体重 10~15kg，一次 0.1~0.15g；4~6 岁，体重 16~21kg，一次 0.15~0.2g；7~9 岁，体重 22~27kg，一次 0.2~0.3g；10~12 岁，体重 28~32kg，一次 0.3~0.35g。2.缓释制剂：12~18 岁儿童及成人，一次 0.65g，每 8 小时 1 次，24 小时内不超过 3.9g。**直肠给药** 1~6 岁儿童一次 1 粒，塞入肛门内，若持续发热或疼痛，可间隔 4~6 小时重复用药 1 次，24 小时内不超过 4 粒。

【特别提醒】1.本品泡腾片应放入温开水中完全溶解后方可饮用，直接口服可因释放大量 CO_2 导致窒息甚至死亡。2.本品缓释制剂须整粒吞服，不可掰开、碾碎或咀嚼。3.本品为对症治疗药，用于解热连续使用不超过 3 天，用于止痛不超过 5 天。4.服用本品期间不得

饮酒或含有乙醇的饮料。5. 栓剂使用前先洗净肛门，取栓剂 1 枚用食指轻轻推入肛门，使栓粒尾端距肛门口约 2cm。6. 栓剂应防止因受热、受潮而变形、发霉、变质。

小儿对乙酰氨基酚（片剂[甲]）

【其他名称】小儿对乙酰氨基酚片，小儿对乙酰氨基酚灌肠液

【主要作用】解热镇痛药。镇痛作用较阿司匹林弱，仅对轻、中度疼痛有效，无明显抗炎作用。

【适应证】小儿发热、疼痛等。

【用法用量】口服　小儿每次 1~15mg/kg，每 4~6 小时给药 1 次，12 岁以下每 24 小时不超过 5 次量，疗程不超过 5 天。**直肠用药**　灌肠液一次 5mg/kg，一日 2~3 次。

【特别提醒】1. 严重肝肾功能不全患者禁用，长期治疗应定期检查血常规及肝功能。2. 灌肠液如有少量结晶析出，可以加温溶解后使用。

氨酚羟考酮（片剂[乙]）

【其他名称】泰勒宁，氨酚羟考酮片。

【主要作用】由解热镇痛药对乙酰氨基酚和止痛药羟考酮组成的复方制剂。

【适应证】各种原因引起的中、重度急、慢性疼痛。

【用法用量】口服　成人每 6 小时服用 1 片，可根据疼痛程度和给药后反应来调整剂量。

【特别提醒】1. 本品会掩盖急腹症患者的症状，须诊断明确后方可给药。2. 长期使用可产生身体依赖，不应突然停用。3. 严重呼吸抑制、急性或严重支气管哮喘、高碳酸血症、麻痹性肠梗阻者禁用。

复方对乙酰氨基酚（片剂[乙]）

【其他名称】复方对乙酰氨基酚片

【主要作用】含阿司匹林、对乙酰氨基酚、咖啡因。阿司匹林和对乙酰氨基酚均能抑制前列腺素合成，具有解热镇痛作用；咖啡因为中枢兴奋药，能增强前两药的解热镇痛作用。

【适应证】普通感冒或流行性感冒引起的发热，也用于缓解轻至中度疼痛如头痛、关节痛、偏头痛、牙痛、肌肉痛、神经痛、痛经。

【用法用量】口服　成人一次 1 片，若持续发热或疼痛，可间隔 4~6 小时重复用药 1 次，24 小时内不超过 4 次。

【特别提醒】1. 本品为对症治疗药，用于解热连续使用不超过 3 天，用于止痛不超过 5 天。2. 本品可用水或饮料送服，但服用本品期间不得饮酒或含有乙醇的饮料。

罗通定（片剂，注射剂）[乙]

【其他名称】罗通定片，盐酸罗通定片，罗通定口腔崩解片，硫酸罗通定注射液

【主要作用】本品为非麻醉性镇痛药，具有镇痛、镇静、催眠作用，镇痛作用较一般解热

镇痛药强，对于失眠尤其是因疼痛引起的失眠更为适宜，醒后无后遗效应。

【适应证】1.镇痛：用于消化系统疾病引起的内脏痛、一般性头痛、月经痛、分娩后宫缩痛。2.镇静、催眠：适用于紧张性疼痛或因疼痛所致的失眠病人。

【用法用量】口服　1.镇痛：成人一次60~120mg。2.助眠：成人一次30~90mg；一日3次。肌内注射：成人常用量一次60~90mg。

【特别提醒】1.本品为对症治疗药，用于止痛不超过5天。2.本品虽为非成瘾性镇痛药，但具有一定的耐受性。

普瑞巴林（胶囊[乙]）

【其他名称】乐瑞卡，普瑞巴林胶囊

【主要作用】与中枢神经系统中 α2-δ 位点有高度亲和力，具有镇痛及抗惊厥作用。

【适应证】治疗带状疱疹后神经痛。

【用法用量】口服　每次75mg或150mg，每日2次；或者每次50mg或100mg，每日3次。可与食物同时服用，也可单独服用。

【特别提醒】1.一些患者短时间内出现超敏反应，包括皮肤发红、水泡、荨麻疹、皮疹、呼吸困难及喘息，应立即停用。2.停用时至少用1周时间逐渐减停，使癫痫患者发作频率增加的风险最小化。

三、抗偏头痛药

麦角胺咖啡因（片剂[甲]）

【其他名称】麦角胺咖啡因片

【主要作用】麦角胺通过对平滑肌的直接收缩作用，使扩张的颅外动脉收缩，从而使头痛减轻。与咖啡因合用疗效比单用麦角胺好，副作用也较轻。

【适应证】偏头痛。

【用法用量】口服　一次1~2片，如无效，隔0.5~1小时后再服1~2片，每次发作一日总量不超过6片。

【特别提醒】1.本品为第二类精神药品。2.能减轻偏头痛症状，无预防和根治作用，只适宜头痛发作时短期使用。3.麦角胺有催产作用，孕妇禁用。

利扎曲普坦（片剂，胶囊）[乙]

【其他名称】苯甲酸利扎曲普坦片，苯甲酸利扎曲普坦胶囊

【主要作用】对 5-HT$_{1B}$ 和 5-HT$_{1D}$ 具有高度的亲和力，激动偏头痛发作时扩张的脑外、颅内血管以及三叉神经末梢上的 5-HT$_{1B/1D}$，导致颅内血管收缩，抑制三叉神经疼痛通路中神经肽的释放和传递，发挥其治疗偏头痛的作用。

【适应证】成人有或无先兆的偏头痛发作的急性治疗。

【用法用量】口服　一次5~10mg，每次用药的时间间隔至少为2小时，一日最高剂量不

得超过 30mg。

【特别提醒】1. 只用于治疗确诊的偏头痛，不用于预防偏头痛、半身不遂或基底部偏头痛患者。2. 偏头痛一次性发作，若患者对本品的首次剂量没有反应，应在第二次给药前进行重新诊断。

舒马普坦（片剂，胶囊）[乙]

【其他名称】琥珀酸舒马普坦片，琥珀酸舒马普坦胶囊

【主要作用】血管 5-HT$_{1D}$ 受体的选择性激动剂，作用于人基底动脉和脑脊硬膜血管系统，引起血管收缩，可能与其偏头疼缓解作用有关。

【适应证】成人有先兆或无先兆偏头痛的急性发作。

【用法用量】口服　单次 50mg，用水送服，若服用 1 次后无效，不必再加服。如果在首次服药后有效，但症状仍持续发作者可于 2 小时后再加服 1 次。若服用后症状消失，但之后又复发者，应待前次给药 24 小时后方可再次用药。单次口服的最大推荐剂量为100mg，24 小时内的总剂量不得超过 200mg。

【特别提醒】1. 不得用于偏瘫所致头痛和椎基底动脉病变所致的头痛。2. 长期使用本品有使人类角膜上皮细胞产生混浊和瑕疵等影响视力的可能性。3. 本品不得用于存在缺血性心脏病、缺血性脑血管病和缺血性外周血管病等疾病病史、症状和体征的患者，严重肝功能损害及未经控制的高血压患者。4. 正在使用或两周内使用过 MAOI 者禁用。5. 24 小时内用过任何麦角胺类药物或包含麦角胺药物者禁用，本品亦不得与其他 5-HT$_1$ 受体激动剂并用。

佐米曲普坦（片剂，口腔崩解片，胶囊）[乙]

【其他名称】佐米格，佐米曲普坦片，佐米曲普坦分散片，佐米曲普坦口腔崩解片，佐米曲普坦胶囊，佐米曲普坦鼻喷雾剂

【主要作用】选择性 5-HT$_{1B/1D}$ 受体激动剂。通过激动颅内血管和三叉神经系统交感神经上的 5-HT$_{1B/1D}$ 受体，引起颅内血管收缩并抑制前炎症神经肽的释放。

【适应证】成人伴或不伴先兆症状的偏头痛的急性治疗。

【用法用量】口服　一次 2.5mg。如果 24 小时内症状持续或复发，再次服药仍有效。如需二次服药，时间应与首次服药时间最少相隔 2 小时。反复发作时，建议 24 小时内服用总量不超过 15mg。

【特别提醒】1. 偏瘫性或基底动脉性偏头痛患者不推荐使用。2. 血压未经控制的患者不应使用。3. 症状性帕金森综合征患者与其他心脏旁路传导有关的心律失常者不应使用。

第三节　抗癫痫药

苯巴比妥（片剂，注射剂）[甲]

【其他名称】鲁米那，苯巴比妥片，苯巴比妥钠注射液，注射用苯巴比妥钠

【主要作用】长效巴比妥类镇静催眠药、抗惊厥药。对中枢的抑制作用随着剂量加大，表现为镇静、催眠、抗惊厥及抗癫痫。可产生依赖性，包括精神依赖和身体依赖。

【适应证】1.治疗焦虑、失眠、癫痫及运动障碍。2.也可用作抗高胆红素血症药及麻醉前用药。3.癫痫全身性及部分性发作、癫痫持续状态。4.其他疾病引起的惊厥及麻醉前用药。

【用法用量】口服 1.成人 （1）催眠：30~100mg，晚上一次顿服。（2）镇静：一次 15~30mg，每日 2~3 次。（3）抗惊厥：每日 90~180mg，可在晚上一次顿服，或每次 30~60mg，每日 3 次；极量一次 250mg，一日 500mg。（4）抗高胆红素血症：一次 30~60mg，每日 3 次。2.小儿 （1）镇静：每次 2mg/kg 或 60mg/m^2，每日 2~3 次。（2）抗惊厥：每次 3~5mg/kg。（3）抗高胆红素血症：每次 5~8mg/kg，分次口服，3~7 天见效。**肌内注射** 1.抗惊厥与癫痫持续状态：成人一次 100~200mg，必要时可 4~6 小时重复 1 次。2.麻醉前给药：术前 0.5~1 小时肌内注射 100~200mg。

【特别提醒】1.本品为肝药酶诱导剂，长期用药不但加速自身代谢，还可加速其他药物代谢；作抗癫痫药应用时，可能需 10~30 天才能达到最大效果，需计算药量，如有可能应定期测定血药浓度，以达最大疗效。2.长期用药可产生精神或躯体的药物依赖性，停药需逐渐减量，以免引起撤药症状。3.可能引起微妙的情感变化，出现认知和记忆的缺损。4.长期用药偶见叶酸缺乏和低钙血症，大剂量时可产生眼球震颤、共济失调和严重的呼吸抑制。

扑米酮（片剂[乙]）

【其他名称】扑痫酮，去氧巴比妥

【主要作用】抗癫痫药，在体内代谢为苯巴比妥共同发挥作用。降低谷氨酸的兴奋作用、加强 γ‑氨基丁酸的抑制作用，使发作阈值提高，还可以抑制致病灶放电的传播。

【适应证】1.癫痫强直阵挛性发作，单纯部分性发作和复杂部分性发作的单药或联合用药治疗。2.特发性震颤和老年性震颤。

【用法用量】口服 1.成人：50mg 开始，睡前服用，逐渐加量；维持量一次 250mg，每日 3 次。总量不超过每日 1.5g。2.儿童：8 岁以下，每日睡前服 50mg，根据情况可以增加至 125~250mg，每日 3 次；或每日 10~25mg/kg，分次服用；8 岁以上同成人。

【特别提醒】1.个体间血药浓度差异很大，用药需个体化，定期测定扑米酮及其代谢产物苯巴比妥的血药浓度。2.停药时用量应递减，防止重新发作。3.治疗期间需按时服药，发现漏服应尽快补服，但距下次给药前 1 小时内则不必补服，勿一次服用双倍量。4.服用本品应避免饮酒。

苯妥英钠（片剂[甲]）

【其他名称】大仑丁，苯妥英钠片

【主要作用】抗癫痫药、抗心律失常药，治疗剂量不引起镇静催眠作用。

【适应证】1.全身强直-阵挛性发作、复杂部分性发作、单纯部分性发作和癫痫持续状态。2.三叉神经痛，隐性营养不良性大疱性表皮松解，发作性舞蹈手足徐动症，发作性控制障碍，肌强直症及三环类抗抑郁药过量时心脏传导障碍等。3.洋地黄中毒所致的室性及室上性心律失常。

【用法用量】口服　1.抗癫痫：成人每日 250~300mg，开始时 100mg，每日 2 次，1~3 周内增加至 250~300mg，分三次口服，极量一次 300mg，一日 500mg；小儿开始每日 5mg/kg，分 2~3 次服用，按需调整，每日不超过 250mg。维持量为 4~8mg/kg 或 250mg/m²，分 2~3 次服用。2.抗心律失常：成人 100~300mg，一次服或分 2~3 次服用；小儿开始 5mg/kg，分 2~3 次口服，根据病情调整每日量不超过 300mg，维持量 4~8mg/kg 或 250mg/m²，分 2~3 次口服。3.胶原酶合成抑制剂：成人开始每日 2~3mg/kg，分 2 次服用，在 2~3 周内增加到患者能够耐受的用量，一般每日 100~300mg。

【特别提醒】1.长期应用常见齿龈增生，儿童发生率高，注意口腔卫生。2.与含镁、铝或碳酸钙等合用时可能降低本品的生物利用度，两者应相隔 2~3 小时服用。3.与降糖药或胰岛素合用时，因本品可使血糖升高，需调整后者用量。

氯硝西泮（片剂[甲]，注射剂[乙]）

【其他名称】氯硝安定，氯硝西泮片，氯硝西泮注射液
【主要作用】苯二氮䓬类抗癫痫、抗惊厥药。对各种类型的癫痫有抑制作用。
【适应证】控制各型癫痫，尤用于失神发作、婴儿痉挛症、肌阵挛性、运动不能性发作及 Lennox-Gastaut 综合征。
【用法用量】口服　1.成人：开始每次 0.5mg，每日 3 次，每 3 天增加 0.5~1mg，直到发作被控制或出现不良反应为止；用量应个体化，每日不超过 20mg，疗程不超过 3~6 个月。2. 10 岁或体重 30kg 以下儿童：开始每日 0.01~0.03mg/kg，分 2~3 次服用，以后每 3 日增加 0.25~0.5mg，至达到每日 0.1~0.2mg/kg 或出现不良反应为止，疗程不超过 3~6 个月。**静脉注射**　用量应个体化，控制癫痫持续状态，成人 1~4mg，30 秒左右缓慢注射完毕，如持续状态仍未控制，每隔 20 分钟后可重复原剂量 1~2 次，每日不超过 20mg。
【特别提醒】1.避免长期大量使用而成瘾，如长期使用应逐渐减量，不宜骤停；癫痫患者突然停药可引起癫痫持续状态。2.可使严重的精神抑郁患者病情加重，甚至产生自杀倾向，应采取预防措施。3.饮酒会增加本品的中枢抑制作用，服药期间避免饮酒。

卡马西平（片剂[甲]，胶囊[甲]，缓释胶囊[乙]）

【其他名称】卡马西平片，卡马西平胶囊，卡马西平缓释胶囊
【主要作用】抗惊厥药和抗癫痫药，可稳定过度兴奋的神经细胞膜，抑制反复的神经放电，并减少突触对兴奋冲动的传递。具有抗惊厥、抗癫痫、抗神经性疼痛、抗躁狂-抑郁症、改善某些精神疾病的症状、抗中枢性尿崩症的作用。
【适应证】1.癫痫：简单部分性发作、复杂部分性发作、原发或继发性全身强直-阵挛性发作。2.三叉神经痛和舌咽神经痛发作，脊髓痨和多发性硬化、糖尿病性周围性神经痛、患肢痛和外伤后神经痛以及疱疹后神经痛。3.预防或治疗躁狂-抑郁症。4.中枢性部分性

尿崩症。5. 某些精神疾病。6. 不宁腿综合征，偏侧面肌痉挛。7. 乙醇癖的戒断综合征。

【用法用量】口服 用餐时、用餐后或两餐之间少量液体送服。（1）抗惊厥：初始剂量每次 0.1~0.2g，每天 1~2 次，逐渐增加剂量直至最佳疗效。（2）镇痛：成人，开始一次 0.1g，一日 2 次；第二日后每隔一日增加 0.1~0.2g，直到疼痛缓解，维持量每日 0.4~0.8g，分次服用；最高剂量每日不超过 1.2g。（3）尿崩症：成人，单用时一日 0.3~0.6g，如与其他抗利尿药合用，每日 0.2~0.4g，分 3 次服。（4）抗躁狂或抗精神病：成人，开始每日 0.2~0.4g，每周逐渐增加至最大剂量 1.6g，分 3~4 次服用。通常成人限量为 1.2g，12~15 岁每日不超过 1g，少数人需用至 1.6g。作止痛用每日不超过 1.2g。（5）抗癫痫：初始剂量每次 100~200mg，每天 1~2 次；逐渐增加剂量直至最佳疗效，通常为每次 400mg，每天 2~3 次。某些病人需增至每天 1600mg 甚至每天 2000mg。

【特别提醒】 1. 饭后服用可减少胃肠反应。2. 本品缓释胶囊须整粒吞服。3. 漏服时应尽快补服，不可一次服双倍量，可一日内分次补足。4. 癫痫患者不能突然撤药。

奥卡西平（片剂，混悬液）[乙]

【其他名称】 曲莱，奥卡西平片，奥卡西平口服混悬液

【主要作用】 主要通过其代谢物单羟基衍生物发挥药理作用。

【适应证】 治疗原发性全面性强直 - 阵挛发作和部分性发作，伴有或不伴有继发性全面性发作。

【用法用量】口服 1. 成人：起始剂量每日 600mg，分 2 次给药。每日维持剂量 600~2400mg，绝大多数患者每日 900mg。2. 2 岁及以上儿童：起始剂量每日 8~10mg/kg，分 2 次给药。联合治疗中，平均维持剂量 30mg/（kg·d），最大剂量为 46mg/（kg·d）。

【特别提醒】 1. 本品可以空腹或与食物一起服用。2. 本品避免突然停药，应逐渐减少剂量以避免诱发癫痫性发作。3. 接受本品治疗的患者，应避免饮酒以免发生累加的镇静作用。4. 口服混悬液可供无法吞咽片剂或片剂无法满足处方剂量的幼儿服用，服用前应先摇匀，可直接经取药器口服，亦可与少量水混合后立即服用。

丙戊酸钠（片剂[甲]，糖浆[乙]，口服溶液剂[乙]，缓释片[乙]，注射剂[乙]）

【其他名称】 丙戊酸钠片，丙戊酸钠糖浆，丙戊酸钠口服溶液，丙戊酸钠缓释片，注射用丙戊酸钠

【主要作用】 抗癫痫药，能增加 GABA 的合成和减少 GABA 的降解，从而升高抑制性神经递质 γ- 氨基丁酸的浓度，降低神经元的兴奋性而抑制发作。

【适应证】 1. 癫痫 （1）全面性癫痫：失神发作、肌阵挛发作、强直阵挛发作、失张力发作及混合型发作；（2）部分性癫痫：局部癫痫发作，伴有或不伴有全面性发作。2. 躁狂症：用于治疗与双相情感障碍相关的躁狂发作。

【用法用量】口服 1. 常释剂型：成人，每日 15mg/kg 或 600~1200mg 分次 2~3 次服。每日最大量不超过 30mg/kg 或 1.8~2.4g；小儿，每日 20~30mg/kg，分 2~3 次服用或每日 15mg/kg。2. 缓释剂型：抗癫痫，成人，每日 20~30mg/kg，儿童，每日 30mg/kg，分 1~2 次服用；躁狂症，成人，起始剂量 500mg/d，分 2 次服用，早晚各 1 次。**静脉注射** 1. 成

人，癫痫持续状态：一次 400mg，每日 2 次。2. 临时替代口服：溶于 0.9%氯化钠注射液中，按照之前接受的治疗剂量（通常平均日剂量 20~30mg/kg），末次口服给药 4~6 小时后静脉给药，或持续静脉滴注 24 小时，或每日分 4 次静脉滴注，每次约 1 小时。

【特别提醒】 1. 本品注射剂应严格用静脉给药途径给药，不可肌内注射。2. 本品缓释片应该整片吞服，可以对半掰开服用，但不能研碎或咀嚼。3. 用药期间避免饮酒。4. 停药应逐渐减量以防再次出现发作。

丙戊酸镁（缓释片^[乙]）

【其他名称】 丙戊酸镁片，丙戊酸镁缓释片

【主要作用】 抗癫痫作用可能与竞争性抑制 GABA 转移酶，使其代谢减少而提高脑内 GABA 含量有关。对各种不同因素引起的惊厥均有不同程度的对抗作用。

【适应证】 治疗各型癫痫，也可用于治疗双相情感障碍的躁狂发作。

【用法用量】 口服 1. 普通片：（1）抗癫痫，一次 250mg，一日 2~3 次，逐渐增加至一次 300~400mg，一日 2~3 次。（2）抗躁狂，一次 200mg，一日 2~3 次，逐渐增加至一次 300~400mg，一日 2~3 次。最高剂量不超过一日 1.6g。6 岁以上儿童，一日 20~30mg/kg，分 3~4 次服用。2. 缓释片：每次 250mg，每日 2 次。

【特别提醒】 1. 本品缓释片需整片吞服。2. 本品不良反应与血药浓度过高（>120mg/ml）有关，建议进行血药浓度监测。3. 白细胞减少与严重肝脏疾病患者禁用。4. 用药期间应定期检查肝功能与血常规。

加巴喷丁（片剂，胶囊）^[乙]

【其他名称】 迭力，加巴喷丁片，加巴喷丁胶囊

【主要作用】 有抗惊厥作用，可抑制癫痫发作。

【适应证】 1. 成人疱疹后神经痛的治疗。2. 癫痫：成人和 12 岁以上儿童伴或不伴继发性全身发作的部分性发作的辅助治疗，也可用于 3~12 岁儿童的部分性发作的辅助治疗。

【用法用量】 口服 1. 疱疹感染后神经痛：第一天单次服用 0.3g；第二天 0.6g，分 2 次服；第三天服用 0.9g，分 2 次服。随后可逐渐增加至每天 1.8g，分 3 次服用。2. 癫痫：（1）12 岁以上，一次 0.3g，第一天 1 次，第二天 2 次，第三天以后 3 次；（2）3~12 岁患者，开始 10~15mg/（kg·d），每日 3 次，在大约 3 天达到有效剂量；（3）5 岁以上，有效剂量为 25~35mg/（kg·d），每日 3 次；（4）3~4 岁，有效剂量 40mg/（kg·d），每日 3 次。如有必要，剂量可增为 50mg/（kg·d）。

【特别提醒】 1. 对于原发性全身发作如失神发作的患者无效。2. 不应突然停药，因为可能增加癫痫发作的频率。

拉莫三嗪（片剂^[乙]）

【其他名称】 利必通，拉莫三嗪片，拉莫三嗪分散片

【主要作用】封闭电压应用依从性的钠通道阻滞剂，电压依从性阻滞持续的反复放电，同时抑制病理性谷氨酸释放，也抑制谷氨酸诱发的动作电位的爆发。

【适应证】癫痫：简单部分性发作，复杂部分性发作，继发性全身强直-阵挛性发作，原发性全身强直-阵挛性发作；合并有 Lennox-Gastaut 综合征的癫痫发作。

【用法用量】口服　1. 成人：（1）单药治疗。初始剂量 25mg，每日 1 次，连服 2 周；随后用 50mg，每日 1 次，连服 2 周。此后每 1~2 周增加剂量 50~100mg，维持剂量 100~200mg/d，1 次或分 2 次给药。（2）添加疗法。合用丙戊酸钠的患者，不论其是否服用其他抗癫痫药，本品的初始剂量为 25mg，隔日服用，连服 2 周；随后每日 1 次，每次 25mg，连服 2 周。之后每 1~2 周增加 25~50mg，维持剂量每日 100~200mg，1 次或分 2 次服用。2. 2~12 岁儿童：初始剂量 0.15mg/（kg·d），每日 1 次，连服 2 周；随后两周每日 1 次，每次 0.3mg/kg；此后每 1~2 周增加剂量，最大增加剂量为 0.3mg/kg，直至达到最佳的疗效。通常达到最佳疗效的维持剂量为 1~5mg/（kg·d），单次或分 2 次服用。

【特别提醒】1. 本品需整粒吞服。2. 与其他抗癫痫药合用时，突然停用本品可引起癫痫反弹发作，本品的剂量应该在 2 周内逐渐减少至停药。

托吡酯（片剂，胶囊）[乙]

【其他名称】妥泰，托吡酯片，托吡酯胶囊

【主要作用】新型抗癫痫药，可阻断神经元持续去极化导致的反复电位发放，增加 γ-氨基丁酸激活 GABAA 受体的频率，降低谷氨酸 AMPA 受体的活性，降低兴奋性中枢神经递质的作用。

【适应证】成人及 2~16 岁儿童部分性癫痫发作的加用治疗。

【用法用量】口服　1. 成人：每日 400mg，分 2 次服用，治疗从每日 50mg 开始，逐渐调整到有效剂量。2. 2~16 岁儿童：每日 5~9mg/kg，分 2 次服用，剂量调整从 25mg 开始，每间隔 1~2 周加量 1~3mg/（kg·d）。

【特别提醒】1. 应逐渐停药以使发作频率增加的可能性减至最低。2. 服用时应保持足够的饮水量，以减少肾结石发生的风险。3. 不要与乙醇或其他中枢神经抑制剂同服。

左乙拉西坦（片剂，口服溶液）[乙]

【其他名称】开浦兰，左乙拉西坦片，左乙拉西坦口服溶液

【主要作用】抑制海马癫痫样突发放电，而对正常神经元兴奋性无影响，提示本品可能选择性抑制癫痫样突发放电的超同步性和癫痫发作的传播。

【适应证】成人及 4 岁以上儿童癫痫患者部分性发作的加用治疗。

【用法用量】口服　1. 成人和 12~17 岁青少年：体重 ≥ 50kg：起始剂量为每次 500mg，每日 2 次，根据临床效果及耐受性可增至每次 1500mg，每日 2 次。2. 4~11 岁的儿童和 12~17 岁青少年：体重 ≤ 50kg，起始剂量 10mg/kg，每日 2 次，根据临床效果及耐受性可增至 30mg/kg，每日 2 次。

【特别提醒】1. 如需停止服用，建议逐渐停药。2. 没有必要进行血药浓度监测。

第四节　抗帕金森病药

苯海索（片剂[甲]）

【其他名称】盐酸苯海索片

【主要作用】中枢抗胆碱抗帕金森病药，选择性阻断纹状体的胆碱能神经通路，对外周作用较小，有利于恢复帕金森病患者脑内多巴胺和乙酰胆碱的平衡，改善患者的帕金森病症状。

【适应证】帕金森病、帕金森综合征。也可用于药物引起的锥体外系疾病。

【用法用量】口服　1.帕金森病、帕金森综合征：开始一日1~2mg，以后每3~5日增加2mg，一般一日不超过10mg，分3~4次服用，极量一日20mg。2.药物诱发的锥体外系疾病：第一日2~4mg，分2~3次服用，以后视需要及耐受情况逐渐增加至5~10mg。

【特别提醒】1.与乙醇合用可使中枢抑制作用加强，用药期间不宜饮酒。2.青光眼、尿潴留、前列腺肥大患者禁用。3.与金刚烷胺、抗胆碱药合用时，可加强抗胆碱作用并可发生麻痹性肠梗阻。4.与制酸药或吸附性止泻剂合用时，可减弱本品的效应。

左旋多巴（片剂，胶囊）[甲]

【其他名称】左旋多巴片，左旋多巴胶囊，左旋多巴注射液

【主要作用】拟多巴胺类抗帕金森病药，左旋多巴为体内合成多巴胺的前体物质，通过血-脑脊液屏障进入中枢，经多巴脱羧酶作用转化成多巴胺而发挥药理作用，改善帕金森病症状。

【适应证】帕金森病及帕金森综合征。

【用法用量】口服　开始一次250mg，一日2~4次，饭后服用。以后视患者耐受情况，每隔3~7日增加125~750mg，每日最大量6g，分4~6次服用。静脉滴注　每日0.2~0.3g，用5%~10%葡萄糖注射液稀释后使用。

【特别提醒】1.接受MAOI者，需停药2周后方能使用本品。2.本品不宜长期连续（一年以上）使用。3.严重精神疾病、严重心律失常、心力衰竭、青光眼、消化性溃疡和有惊厥史者禁用。

多巴丝肼（片剂[甲]，胶囊[甲]，缓释胶囊[乙]）

【其他名称】美多芭，多巴丝肼片，多巴丝肼胶囊

【主要作用】左旋多巴和苄丝肼组成的复方制剂。苄丝肼为外周脱羧酶抑制剂，抑制外周左旋多巴转化为多巴胺，使进入中枢的左旋多巴量增多，左旋多巴在脑内经多巴脱羧酶作

用转化为多巴胺而改善帕金森病症状。

【适应证】帕金森病以及脑炎后、动脉硬化性或中毒性帕金森综合征。

【用法用量】口服 一次 125mg，一日 2 次，之后每隔一周，每日增加 125mg，一般每日不超过 1g，分 3~4 次服用。

【特别提醒】1. 禁止与非选择性 MAOI 合用，以免引起高血压危象。2. 制酸药特别是含有钙、镁或碳酸氢钠的药，可增加本品的吸收，尤其是胃排空缓慢的患者。3. 本品禁与维生素 B_6 同用。

卡比多巴（片剂[乙]）

【其他名称】卡比多巴片

【主要作用】外周脱羧酶抑制剂，不易进入中枢，仅抑制外周左旋多巴转化为多巴胺，使循环中左旋多巴含量增加，从而进入中枢的左旋多巴量也增多。

【适应证】与左旋多巴联合应用，用于帕金森病和帕金森综合征。

【用法用量】口服 一次 10mg，一日 3~4 次。每隔 1~2 日增加每日剂量，一日最大剂量 100mg。

【特别提醒】1. 严重精神病、严重心律失常、心力衰竭、青光眼、消化性溃疡、有惊厥史者禁用。2. 用药期间需检查血常规、肝肾功能及心电图。

屈昔多巴（胶囊[乙]）

【其他名称】善为，屈昔多巴胶囊

【主要作用】本品是一合成儿茶酚胺，通过脱羧直接转化为去甲肾上腺素，使得中枢和外周神经系统去甲肾上腺素水平升高。

【适应证】改善由帕金森引起的步态僵直和直立性头晕；改善由 Shy-Drager 综合征或家族性淀粉样多神经病所致的直立性低血压、直立性头晕和昏厥；改善血液透析患者由于直立性低血压引发的头晕和乏力。

【用法用量】口服 1. 改善步态僵直和直立性头晕：起始剂量 100mg，每日 1 次，每隔一天剂量递增 100mg，直至适宜的维持剂量，标准维持剂量为每次 200mg，一日 3 次，每日剂量不超过 900mg。2. 改善血液透析患者由于直立性低血压引发的头晕和乏力：血液透析前 30~60 分钟口服 200~400mg，最大剂量不超过 400mg。

【特别提醒】1. 从低剂量开始，密切观察患者的药物反应，谨慎增至维持剂量。2. 闭角型青光眼患者、血液透析患者伴严重血管损伤者禁用。

左旋多巴／卡比多巴（片剂，缓释片）[乙]

【其他名称】息宁，复方卡比多巴片，卡左双多巴缓释片

【主要作用】卡比多巴是芳香氨基酸脱羧酶抑制剂，仅抑制外周左旋多巴转化为多巴胺，使循环中左旋多巴含量增加，因而进入中枢的左旋多巴量增多。

【适应证】1. 原发性帕金森病。2. 脑炎后帕金森综合征。3. 症状性帕金森综合征。4. 服用

含维生素 B$_6$ 制剂的帕金森病或帕金森综合征的患者。

【用法用量】口服 1. 普通片剂：开始每次 100mg（按左旋多巴计），每日 3 次，逐日增加 100mg，维持量每日 400mg，疗程 20~40 周。2. 缓释片：起始剂量一次 100~400mg，每天 2 次，大多数病人的适宜剂量为 400~1600mg，分数次服用，白天服药间隔为 4~12 小时。

【特别提醒】 1. 本品缓释片可整片服用以维持药片控释释放特性，不能咀嚼和碾碎药片。2. 正在接受左旋多巴单一治疗的患者，必须在停用左旋多巴至少 8 小时后，才可开始服用本品治疗。3. 非选择性 MAOI 类药物不能与本品同时服用。

金刚烷胺（片剂，胶囊）[甲]

【其他名称】 盐酸金刚烷胺片，盐酸金刚烷胺胶囊，盐酸金刚烷胺颗粒，盐酸金刚烷胺糖浆

【主要作用】 为抗病毒药及抗帕金森病，促进纹状体多巴胺的合成和释放，减少神经细胞对多巴胺的再摄取，并有抗乙酰胆碱作用，从而改善帕金森病患者的症状。

【适应证】 1. 帕金森病、帕金森综合征、药物诱发的锥体外系疾病，一氧化碳中毒后帕金森综合征及老年人合并有脑动脉硬化的帕金森综合征。2. 防治 A 型流感病毒引起的呼吸道感染。

【用法用量】口服 1. 成人：帕金森病、帕金森综合征，一次 100mg，一日 1~2 次，一日最大剂量为 400mg；抗病毒，一次 200mg，一日 1 次，或一次 100mg，一日 2 次。2. 儿童：1~9 岁，一次 1.5~3mg/kg，8 小时给药 1 次，或一次 2.2~4.4mg/kg，12 小时给药 1 次；9~12 岁，每 12 小时给予 100mg；12 岁及以上用量同成人。

【特别提醒】 1. 治疗帕金森病时不应突然停药。2. 每日最后一次服药时间应在下午 4 时前，以避免失眠。3. 服药时应避免饮酒，以免严重的中枢抑制。

吡贝地尔（缓释片[乙]）

【其他名称】 泰舒达，吡贝地尔缓释片

【作用特点】 为周围血管舒张剂及抗帕金森病药，多巴胺能激动剂，能刺激多巴胺受体和大脑多巴胺能通路，增加股动脉血流量。

【适应证】 1. 老年患者慢性病理性认知和感觉神经障碍。2. 下肢慢性阻塞性动脉病所致间歇性跛行。3. 眼科的缺血性症状。4. 帕金森病。

【用法用量】口服 1. 帕金森病：作为单一用药，一天 150~250mg，分 3~5 次服用；作为多巴胺治疗的补充，一天 50~150mg（每 250mg 左旋多巴大约需 50mg 吡贝地尔）。2. 除帕金森病之外的适应证：每日 50mg 于正餐结束时服用，病情较严重者每日 100mg，分别于 2 次正餐结束时服用。

【特别提醒】 1. 药片应于进餐结束时，用半杯水吞服，不要咀嚼。2. 剂量必须逐渐增加，每三天增加 50mg。3. 本品和精神安定类药品之间存在着拮抗作用，不宜合用。

罗匹尼罗（片剂，缓释片）[乙]

【其他名称】 力备，罗匹尼罗片，盐酸罗匹尼罗缓释片

【主要作用】非麦角碱类多巴胺受体激动剂，对多巴胺受体有高度选择性，对多巴胺 D_2、D_3 受体有内在活性。

【适应证】帕金森病。

【用法用量】口服　1. 普通片：起始剂量，每次 0.25mg，一日 3 次，然后根据每个患者的反应逐渐增加剂量，直至日剂量 24mg。2. 缓释片：起始剂量为第一周一次 2mg，一日 1 次；从治疗第 2 周开始将剂量上调至一次 4mg，每日 1 次。如果症状控制不佳可继续上调剂量，每日增加剂量 2~4mg，调整间隔为 2 周。每日最大剂量为 24mg。

【特别提醒】1. 先从低剂量开始逐渐增至治疗量，可以单独或与食物一起服用。2. 停药时需缓慢，撤药、突然减量或改变治疗时会发生类似恶性神经综合征。3. 缓释片必须整片吞服，不得嚼碎、碾碎或掰开。

普拉克索（片剂，缓释片）[乙]

【其他名称】森福罗，盐酸普拉克索片，盐酸普拉克索缓释片

【主要作用】多巴胺受体激动剂，与多巴胺受体 D_2 亚家族结合有高度选择性和特异性，并具有完全的内在活性，对其中的 D_3 受体有优先亲和力。

【适应证】治疗特发性帕金森病的体征和症状，单独或与左旋多巴联用。

【用法用量】口服　用水吞服，伴随或不伴随进食均可。初始治疗，每日 0.375mg，然后每 5~7 天增加一次剂量；维持治疗，每天 0.375~4.5mg。普通制剂一日 3 次，缓释制剂一日 1 次。

【特别提醒】1. 突然中止治疗会导致神经阻滞剂恶性综合征发生，应该以每天减少 0.75mg 的速度逐渐停用，直到日剂量降至 0.75mg，此后应每天减少 0.375mg。2. 由于多巴胺能治疗与体位性低血压发生有关，建议监测血压，尤其在治疗初期。3. 应避免与抗精神病药物同时应用。

司来吉兰（片剂，胶囊）[乙]

【其他名称】咪多吡，盐酸司来吉兰片，盐酸司来吉兰胶囊

【主要作用】B 型单胺氧化酶不可逆性抑制剂，经转化后其活性部分与单胺氧化酶的活性中心和（或）其辅酶异咯嗪黄素腺嘌呤二核苷酸不可逆性结合，抑制单胺氧化酶活性。

【适应证】原发性帕金森病。

【用法用量】口服　开始每天 5mg，早晨一次服用，可增至每天 10mg，早晨一次服用或分早、中 2 次服用。

【特别提醒】1. 用药时服用高酪胺食品可能引发高血压。2. 应在早晨、中午服用，勿在傍晚或晚上服用，以免引起失眠。3. 本品与氟西汀同时服用可产生严重反应，氟西汀停药最少 5 周后才开始服用本品。

恩他卡朋（片剂[乙]）

【其他名称】珂丹，恩他卡朋片

【**主要作用**】可逆的、特异性的、主要作用于外周的 COMT 抑制剂，与左旋多巴制剂同时使用。本品通过抑制 COMT 酶减少左旋多巴代谢为 3-*O*- 甲基多巴。

【**适应证**】作为左旋多巴 / 苄丝肼或左旋多巴 / 卡比多巴的辅助用药，用于治疗以上药物不能控制的帕金森病及剂末现象。

【**用法用量**】口服 每次服用左旋多巴 / 多巴脱羧酶抑制剂时给予本品 0.2g，最大推荐剂量 0.2g，每天 10 次。

【**特别提醒**】1. 应与左旋多巴 / 苄丝肼或左旋多巴 / 卡比多巴同时服用，可和食物同时或不同时服用。2. 禁忌与非选择性 MAOI、选择性 MAO-A 抑制剂或选择性 MAO-B 抑制剂合用。3. 与左旋多巴联合使用时，可致头晕和其他与直立体位相关的症状。

第五节 抗精神病药

一、吩噻嗪类

氯丙嗪（片剂，注射剂）^[甲]

【**其他名称**】盐酸氯丙嗪片，盐酸氯丙嗪注射液

【**主要作用**】吩噻嗪类抗精神病药。其作用机制主要与其阻断中脑边缘系统及中脑皮层通路的多巴胺受体有关。

【**适应证**】1. 精神分裂症、躁狂症或其他精神病性障碍。2. 各种原因所致的呕吐或顽固性呃逆。

【**用法用量**】口服 1. 精神分裂症或躁狂症：一次 25~50mg，一日 2~3 次，每隔 2~3 日缓慢逐渐递增至一次 25~50mg，治疗剂量一日 400~600mg。2. 止呕：一次 12.5~25mg，一日 2~3 次。**静脉滴注** 25~50mg 稀释于 500ml 葡萄糖氯化钠注射液中缓慢静脉滴注，一日 1 次，每隔 1~2 日缓慢增加 25~50mg，治疗剂量一日 100~200mg。

【**特别提醒**】1. 帕金森病、帕金森综合征、骨髓抑制、青光眼患者禁用。2. 本品注射剂不宜静脉推注。3. 对晕动症引起的呕吐效果差，不用于有意识障碍的精神异常者。4. 用药期间不宜饮酒。

奋乃静（片剂，注射剂）^[甲]

【**其他名称**】奋乃静片，奋乃静注射液

【**其他作用**】哌嗪衍生物，药理作用与氯丙嗪相似，抗精神病作用、镇吐作用较强，镇静

作用较弱。

【适应证】1.精神分裂症或其他精神病性障碍。2.各种原因所致的呕吐或顽固性呃逆。

【用法用量】口服　1.精神分裂症：一次 2~4mg，一日 2~3 次。以后每隔 1~2 日增加 6mg，逐渐增至常用治疗剂量一日 20~60mg，维持剂量一日 10~20mg。2. 止呕：一次 2~4mg，一日 2~3 次。肌内注射　一次 5~10mg，一日 2 次。静脉注射　一次 5mg，用 0.9% 氯化钠注射液稀释成 0.5mg/ml，注射速度不超过 1mg/min。

【特别提醒】1.基底神经节病变、帕金森病、帕金森综合征、骨髓抑制、青光眼、昏迷者禁用。2.应定期检查肝功能与白细胞计数。3.服药期间避免饮酒。

三氟拉嗪（片剂[甲]）

【其他英文】盐酸三氟拉嗪片

【主要作用】吩噻嗪类抗精神病药。抗精神病作用与其阻断脑内多巴胺受体有关，抑制延脑催吐化学感受区的多巴胺受体及直接抑制呕吐中枢，产生强大镇吐作用，镇静作用和抗胆碱作用较弱。

【适应证】各型精神分裂症，适用于紧张型的木僵症状及单纯型与慢性精神分裂症的情感淡漠及行为退缩症状。

【用法用量】口服　一次 5mg，一日 2~3 次。每隔 3~4 日逐渐增至一次 5~10mg，一日 2~3 次。日剂量 15~30mg，最高日剂量 45mg。

【特别提醒】1.基底神经节病变、帕金森病、帕金森综合征、骨髓抑制、青光眼、昏迷者禁用。2.与抗高血压药合用易致体位性低血压。3.与乙醇合用中枢抑制作用加强，服药期间避免饮酒。

氟奋乃静（片剂，注射剂）[乙]

【其他名称】氟奋乃静片，盐酸氟奋乃静注射液

【作用特点】哌嗪类抗精神病药，抗精神病作用主要与其阻断脑内的多巴胺受体有关，抑制网状结构上行激活系统而有镇静作用，止吐和降低血压作用较弱。

【适应证】各型精神分裂症，有振奋和激活作用，用于单纯型、紧张型及慢性精神分裂症，缓解情感淡漠及行为退缩等症状。

【用法用量】口服　每次 2mg，一日 2~3 次。逐渐增至一日 10~20mg，最高剂量为一日不超过 30mg。肌内注射　每次 2~5mg，一日 1~2 次。

【特别提醒】1.基底神经节病变、帕金森病、帕金森综合征、骨髓抑制、青光眼、昏迷者禁用。2.与乙醇合用中枢抑制作用加强，服药期间避免饮酒。3.本品与抗高血压药合用易致体位性低血压。

癸氟奋乃静（注射剂[乙]）

【其他名称】癸氟奋乃静注射液

【主要作用】氟奋乃静的长效酯类化合物，止吐和降低血压作用较弱。

【适应证】急、慢性精神分裂症。

【用法用量】肌内注射 首次剂量12.5~25mg，每2~4周注射1次。以后逐渐增加至25~75mg，2~4周注射1次。

【特别提醒】1.基底神经节病变、帕金森病、帕金森综合征、骨髓抑制、青光眼、昏迷禁用。2.本品与乙醇合用，中枢抑制作用加强，服药期间避免饮酒。3.本品与抗高血压药合用易致体位性低血压。

硫利哒嗪（片剂[乙]）

【其他名称】盐酸硫利哒嗪片

【主要作用】可通过抑制精神运动功能有效降低患者的兴奋、多动、始动性异常，情绪紧张及激越等症状。止吐活性和锥体外系反应较小，很少引起帕金森症状。

【适应证】治疗精神躯体障碍所致焦虑和紧张状态、儿童行为问题。

【用法用量】口服 1.成人：（1）治疗精神病，每次50~100mg，每天3次；严重病例日剂量可达800mg。（2）治疗焦虑和紧张，日剂量为30~100mg，老年人应减少剂量。2.儿童：治疗行为问题，日剂量1mg/kg，可分次服用。

【特别提醒】1.合用乙醇或其他中枢神经系统抑制药，可能导致过度镇静。2.可能导致皮肤光敏性，服药期间注意防晒。3.可能出现尿液颜色改变，尿液呈粉红到红棕色。

哌泊塞嗪（注射剂[乙]）

【其他名称】尼蒙舒，棕榈哌泊塞嗪注射液

【主要作用】具有强力的中枢活性，具有长效抗精神病作用，对心血管及呼吸系统无明显影响。

【适应证】慢性或急性非激越型精神分裂症，对具有妄想和幻觉症状的精神分裂症有较好疗效。

【用法用量】肌内注射 每隔2~4周注射50~200mg。开始使用时，应事先停用先前使用的抗精神病药物，从小剂量开始给药，对55岁以上的老年患者应从更小的剂量开始。

【特别提醒】1.循环衰竭、意识障碍、严重抑郁、恶血质、肝病、肾功能不全、嗜铬细胞瘤、青光眼、严重心血管疾病患者禁用。2.定期测定肝功能和血常规，注意血压及心电图变化。

二、丁酰苯衍生物

氟哌啶醇（片剂，注射剂）[甲]

【其他名称】氟哌啶醇片，氟哌啶醇注射液

【主要作用】丁酰苯类抗精神病药，有很好的抗幻觉妄想和抗兴奋躁动作用，阻断锥体外系多巴胺的作用较强，镇吐作用亦较强，镇静、阻断α受体及胆碱受体作用较弱。

【适应证】1.急、慢性各型精神分裂症、躁狂症、抽动 – 秽语综合征。2.脑器质性精神障碍和老年性精神障碍。

【用法用量】口服 1.精神分裂症：起始剂量一次 2~4mg，一日 2~3 次。逐渐增加至一日 10~40mg，维持量一日 4~20mg。2.抽动 – 秽语综合征：一次 1~2mg，一日 2~3 次。**肌内注射** 兴奋躁动和精神运动性兴奋，成人一次 5~10mg，一日 2~3 次。安静后改为口服给药。**静脉滴注** 10~30mg，加入 250~500ml 葡萄糖注射液中静脉滴注。

【特别提醒】1.与乙醇合用中枢抑制作用增强，用药期间避免饮酒。2.饮茶或咖啡可减低本品的吸收，降低疗效。3.初次用药应使用防晒霜，避免太多阳光或过多使用日光灯。

氟哌利多（注射剂[乙]）

【其他名称】氟哌利多注射液

【主要作用】丁酰苯类抗精神病药，体内代谢快，作用维持时间短，还具有安定和增强镇痛作用。

【适应证】精神分裂症和躁狂症兴奋状态。神经安定镇痛术，用于大面积烧伤换药、各种内镜检查。

【用法用量】**肌内注射** 一日 5~10mg。**静脉注射** 用于神经安定镇痛，本品 5mg 加枸橼酸芬太尼 0.1mg，在 2~3 分钟内缓慢静脉注射。

【特别提醒】1.基底神经节病变、帕金森病、帕金森综合征、严重中枢神经抑制状态、抑郁症患者禁用。2.与抗高血压药合用时，可产生严重低血压。3.与乙醇合用中枢抑制作用增强，用药期间避免饮酒。

三、吲哚衍生物

齐拉西酮（片剂，胶囊，注射剂）[乙]

【其他名称】卓乐定，盐酸齐拉西酮片，盐酸齐拉西酮胶囊，甲磺酸齐拉西酮注射液，注射用甲磺酸齐拉西酮

【主要作用】通过拮抗 D_2 和 $5-HT_2$ 受体发挥抗精神分裂症作用，对其他相似亲和力受体的拮抗作用可导致其他治疗作用和副作用。

【适应证】治疗精神分裂症。

【用法用量】口服 1.初始治疗：一次 20mg，一日 2 次，餐时口服。视病情可逐渐增至一次 80mg，一日 2 次。2.维持治疗：一次 20~80mg，一日 2 次。**肌内注射** 每日 10~20mg，根据需要最高剂量可达 40mg。每隔 2 小时可注射 10mg，每隔 4 小时可注射 20mg，最高剂量可达每日 40mg。

【特别提醒】1.Q-T 间期延长、急性心肌梗死和非代偿性心衰者禁用。2.与痴呆有关的老年精神病患者服用后死亡率有增加的风险，不得用于治疗痴呆相关的精神病。3.慎与其他作用于中枢的药物合用，包括乙醇及作用于多巴胺和 5-HT 药物。

四、噻吨衍生物

氯普噻吨（片剂，注射剂）[乙]

【其他名称】氯普噻吨片，盐酸氯普噻吨注射液

【作用特点】硫杂蒽类抗精神病药，可通过阻断脑内神经突触后多巴胺受体而改善精神障碍，也可抑制脑干网状结构上行激活系统引起镇静作用，还可抑制延脑化学感受区而发挥止吐作用，并有抗抑郁及抗焦虑作用。

【适应证】急性和慢性精神分裂症，用于伴有精神运动性激越、焦虑、抑郁症状的精神障碍。

【用法用量】口服 1. 成人：首次 25~50mg，一日 2~3 次，以后逐渐增至一日 0.4~0.6g，维持量一日 0.1~0.2g。2. 6 岁以上儿童：开始一次 25mg，一日 3 次，逐渐增至一日 0.15~0.3mg，维持量一日 0.05~0.15g。**肌内注射** 一次 30mg，一日 2~3 次。

【特别提醒】1. 合用抑制胃酸药或泻药时，可减少本品的吸收。2. 定期检查肝功能与白细胞计数。3. 本品可降低惊厥阈值，使抗惊厥药作用减弱，不宜用于癫痫病人。

五、二苯丁基哌啶衍生物

五氟利多（片剂[甲]）

【其他名称】五氟利多片

【主要作用】长效抗精神病药，抗精神病作用与其阻断脑内多巴胺受体有关，抗精神病作用强而持久，亦有镇吐作用，但镇静作用较弱，对心血管功能影响较轻。

【适应证】治疗各型精神分裂症，用于病情缓解者的维持治疗。

【用法用量】口服 一次 20~120mg，一周 1 次。宜从每周 10~20mg 开始，逐渐增量以减少锥体外系反应。通常治疗量为一周 30~60mg，维持剂量一周 10~20mg。

【特别提醒】1. 基底神经节病变、帕金森病、帕金森综合征、骨髓抑制患者禁用。2. 服药期间应定期检查肝功能与白细胞计数。3. 与乙醇合用中枢抑制作用增强，服药期间避免饮酒。4. 与抗高血压药合用，有增加直立性低血压的危险。

六、二氮䓬类

喹硫平（片剂[甲]）

【其他名称】思瑞康，富马酸喹硫平片，富马酸喹硫平缓释片

【主要作用】抗精神病药物，为脑内多种神经递质受体拮抗剂。其抗精神病作用机制可能是主要阻断中枢多巴胺 D_2 受体和 $5-HT_2$ 受体。

【适应证】治疗精神分裂症和双相情感障碍的躁狂发作。

【用法用量】口服 1. 普通片：成人起始剂量一次 25mg，一日 2 次。每隔 1~3 日每次增加 25mg，逐渐增至治疗剂量一日 300~600mg，分 2~3 次服用。2. 缓释片：成人一日 1 次，睡前 3~4 小时服用。起始日剂量 300mg，可根据患者个体疗效和耐受性调整，每日剂量增

加不得超过 300mg。维持剂量 400~800mg。

【特别提醒】1. 服药与进食与否无关，可饭前或饭后服用。2. 用药期间避免饮酒或饮用含乙醇的饮料。3. 缓释片应整片吞服，不能掰开、咀嚼或碾碎。4. 如果缓释片停用不超过 1 周，可不必从初始剂量开始逐渐增加剂量，可重新开始维持剂量。5. 突然停用可能出现精神病症状复发，建议逐步撤药。

氯氮平（片剂[甲]，口腔崩解片[乙]）

【其他名称】氯氮平片，氯氮平分散片，氯氮平口腔崩解片

【主要作用】苯二氮䓬类抗精神病药。对脑内 5–HT 受体和多巴胺 D1 受体的拮抗作用较强，还有抗胆碱、抗组胺及抗 α 受体作用，能直接抑制脑干网状结构上行激活系统，具有强大镇静催眠作用。

【适应证】急性与慢性精神分裂症的各个亚型，对幻觉妄想型、青春型效果好。

【用法用量】口服　首剂 25mg，一日 2~3 次，逐渐缓慢增至一日 200~400mg，高量可达一日 600mg。维持量一日 100~200mg。

【特别提醒】1. 定期检查白细胞计数、肝功能、心电图、血糖。2. 应避免与含乙醇的饮料合用。3. 与抗高血压药合用，有诱发直立性低血压的危险。

奥氮平（片剂[乙]）

【其他名称】再普乐，奥氮平片，奥氮平口崩片

【主要作用】抗精神病药，作用于多种受体系统，显示出广泛的药理学活性。

【适应证】1. 治疗精神分裂症。2. 治疗中、重度躁狂发作。

【用法用量】口服　1. 精神分裂症：起始剂量每日 10mg，每日 1 次，可以根据患者的临床状态调整为每日 5~20mg。2. 躁狂发作：单独用药时起始剂量为每日 15mg，合并治疗时每日 10mg。3. 预防双相情感障碍复发：起始剂量每日 10mg。

【特别提醒】1. 给药不用考虑进食因素，食物不影响吸收。2. 停用应逐渐减少剂量。3. 痴呆相关精神疾病的老年患者用药可能死亡率增加，本品不得用于治疗痴呆相关的精神病。

七、苯甲酰胺类

舒必利（片剂，注射剂）[甲]

【其他名称】舒必利片，舒必利注射液

【主要作用】苯甲酰胺类抗精神病药，选择性阻断中脑边缘系统的多巴胺受体，对其他递质受体影响较小，抗胆碱作用较轻，无明显镇静和抗兴奋躁动作用，还具有强止吐和抑制胃液分泌作用。

【适应证】1. 精神分裂症单纯型、偏执型、紧张型及慢性精神分裂症的孤僻、退缩、淡漠症状。2. 对抑郁症状有一定疗效。3. 止呕。

【用法用量】口服　1. 治疗精神分裂症：开始一次 100mg，一日 2~3 次，逐渐增至一日

600~1200mg，维持剂量一日 200~600mg。2. 止呕：一次 100~200mg，一日 2~3 次。**肌内注射**　治疗精神分裂症：一次 100mg，一日 2 次。**静脉滴注**　100~200mg 稀释于 250~500ml 葡萄糖氯化钠注射液中，缓慢滴注，一日 1 次，可逐渐增量至一日 300~600mg，一日量不超过 800mg。滴注时间不少于 4 小时。

【特别提醒】 1. 嗜铬细胞瘤、高血压、严重心血管疾病和严重肝病患者禁用。2. 出现过敏性皮疹及恶性症状群应立即停药并进行相应的处理。

氨磺必利（片剂^[乙]）

【其他名称】 索里昂，氨磺必利片

【主要作用】 苯胺替代物类精神抑制药，选择性与边缘系统的 D_2、D_3 多巴胺能受体结合。

【适应证】 治疗精神疾病，尤其是伴有阳性症状、阴性症状的急性或慢性精神分裂症，以阴性症状为主的精神病。

【用法用量】 口服　1. 阴性症状占优势阶段：一日 50~300mg，最佳日剂量约为 100mg。2. 阳性及阴性症状混合阶段：一日 400~800mg。3. 急性期：一日 400~800mg，最大剂量不超过 1200mg。

【特别提醒】 1. 帕金森病、嗜铬细胞瘤患者禁用。2. 与抗高血压药合用，增加体位性低血压的风险。3. 与其他精神抑制类药合用时，可产生恶性综合征，高热时应停药。4. 乙醇能增加本品的镇静作用，用药期间避免使用含乙醇性饮料以及含有乙醇的药物。

硫必利（片剂，注射剂）^[乙]

【其他名称】 盐酸硫必利片，盐酸硫必利注射液，注射用盐酸硫必利，盐酸硫必利氯化钠注射液

【主要作用】 苯酰胺类抗精神病药，对中脑边缘系统多巴胺能神经功能亢进有抑制作用，对纹状体多巴胺能神经运动障碍有拮抗作用，从而产生安定、镇静作用。

【适应证】 1. 治疗舞蹈症、抽动－秽语综合征及老年性精神运动障碍。2. 顽固性头痛、痛性痉挛、坐骨神经痛、关节疼痛等。3. 慢性乙醇中毒所致的神经精神障碍。

【用法用量】 口服　1. 舞蹈症及抽动－秽语综合征：每天 150~300mg，分 3 次服用，渐增至每天 300~600mg；维持量每天 150~300mg。2. 老年性精神运动障碍和迟发性运动障碍：每天 100~200mg，以后渐增至每天 300~600mg，分次服用。3. 头痛、痛性痉挛、神经肌肉痛等：每天 200~400mg，连服 3~8 日。维持量每次 50mg，每日 3 次。4. 慢性乙醇中毒：每日 150mg。**静脉注射、静脉滴注**　慢性酒精中毒所致的神经精神障碍：一次 100~200mg，一日 200~600mg。用 5% 葡萄糖或生理盐水稀释后静脉滴注，用量宜自小剂量逐渐递增。

【特别提醒】 1. 嗜铬细胞瘤、不稳定性癫痫患者禁用。2. 静脉注射速度应缓慢。

八、锂剂

碳酸锂（片剂^[甲]，缓释片^[乙]）

【其他名称】 碳酸锂片，碳酸锂缓释片

【主要作用】能抑制神经末梢 Ca^{2+} 依赖性的去甲肾上腺素和多巴胺释放，促进神经细胞对突触间隙中去甲肾上腺素的再摄取，增加其转化和灭活，从而使去甲肾上腺素浓度降低；还可促进 5-HT 合成和释放，从而有助于情绪稳定。

【适应证】治疗躁狂症，治疗分裂－情感性精神病。

【用法用量】口服　1. 普通片：成人用 20~25mg/kg，躁狂症治疗剂量为一日 600~2000mg，分 2~3 次服用。维持剂量一日 500~1000mg。2. 缓释片：一日 0.9~1.5g，分 1~2 次服用，维持剂量一日 0.6~0.9g。

【特别提醒】1. 本品宜在饭后服用，以减少对胃的刺激。2. 缓释片应整片吞服，避免嚼碎。3. 服本品期间不可用低盐饮食。4. 服本品患者需注意体液大量丢失，如有持续呕吐、腹泻、大量出汗等情况易引起锂中毒。5. 咖啡、小苏打可增加本品的尿排出量，降低血药浓度和药效，服药期间避免饮用咖啡。

九、其他抗精神病药

阿立哌唑（片剂，口腔崩解片，胶囊）[甲]

【其他名称】阿立哌唑片，阿立哌唑口崩片，阿立哌唑胶囊

【主要作用】具有抗精神分裂症作用，是 D_2 受体和 5-HT_{1A} 受体的部分激动剂，也是 5-HT_{2A} 受体的拮抗剂。

【适应证】治疗精神分裂症。

【用法用量】口服　每日一次，起始剂量 10mg，用药 2 周后，可逐渐增加剂量至 30mg。

【特别提醒】1. 老年患者用药无须剂量调整。2. 服药期间避免饮酒。3. 因拮抗 α_1 受体，故本品有增强某些降压药作用的可能性，与降压药同服应注意监测血压。

利培酮（片剂，口腔崩解片，胶囊，口服液，微球注射剂）[乙]

【其他名称】维思通，利培酮片，利培酮分散片，利培酮口崩片，利培酮胶囊，利培酮口服溶液，注射用利培酮微球

【主要作用】选择性单胺能拮抗剂，对 5HT_2 受体、D_2 受体、α_1 及 α_2 受体和 H_1 受体亲和力高。

【适应证】1. 治疗急性和慢性精神分裂症以及其他各种精神病性状态明显的阳性症状和明显的阴性症状。2. 治疗双相情感障碍的躁狂发作。

【用法用量】口服　1. 精神分裂症：成人，初始剂量一次 1mg，一日 2 次；第二天增加到一次 2mg，一日 2 次；如能耐受，第三天可增加到每次 3mg，一日 2 次。2. 治疗双相情感障碍的躁狂发作：起始剂量每次 1~2mg，每日 1 次，一般有效剂量为每日 2~6mg。**肌内注射**　推荐剂量 25mg，每 2 周 1 次。某些患者可能需要更高的剂量，如 37.5mg 或 50mg。

【特别提醒】1. 给予本品注射剂时应谨慎，防止不慎将本品注入患者血管。2. 本品注射剂仅供肌内注射，严禁静脉给药。3. 本品具有对 α 受体的拮抗作用，可能会发生（体位性）低血压。4. 服用本品的患者应避免进食过多，因为本品可能引起体重增加。

帕利哌酮（缓释片，注射剂）^[乙]

【其他名称】芮达，善思达，善妥达，帕利哌酮缓释片，棕榈酸帕利哌酮注射液，棕榈帕利哌酮酯注射液（3M）

【主要作用】帕利哌酮是利培酮的主要代谢产物，具有抗精神分裂症作用。

【适应证】精神分裂症急性期的治疗。

【用法用量】口服　一次 6mg，一日 1 次，早上服用。最大推荐日剂量 12 mg。可在进食或不进食的情况下服用。肌内注射　首日 150mg，一周后再次注射 100mg，维持剂量为每月 75mg。

【特别提醒】1. 本品缓释片须在液体帮助下整片吞服，不应咀嚼、掰开或压碎片剂。2. 本品注射剂仅供肌内注射，严禁静脉给药。3. 注射时应缓慢地注入肌肉深部，不要将药物注射入血管内或皮下。前 2 剂起始治疗药物的注射部位均为三角肌，之后每月 1 次注射的部位可以为三角肌或臀肌。

第六节　抗焦虑药

阿普唑仑（片剂，胶囊）^[甲]

【其他名称】阿普唑仑片，阿普唑仑胶囊

【主要作用】苯二氮䓬类镇静催眠药和抗焦虑药。作用于中枢神经系统的苯二氮䓬受体，加强中枢抑制性神经递质 GABA 与受体的结合，使神经元的兴奋性降低。

【适应证】1. 焦虑、紧张、激动。2. 催眠或焦虑的辅助用药。3. 抗惊恐。4. 缓解急性乙醇戒断症状。

【用法用量】口服　1. 抗焦虑：一次 0.4mg，一日 3 次，用量按需递增，最大限量一日 4mg。2. 镇静催眠：0.4~0.8mg，睡前服。3. 抗惊恐：0.4mg，一日 3 次，用量按需递增，每日最大量 10mg。4. 老年人：开始用小剂量，一次 0.2mg，一日 3 次。

【特别提醒】1. 避免长期大量使用而成瘾，如长期使用需停药时不宜骤停，应逐渐减量。2. 癫痫患者突然停药可导致发作。3. 驾驶员、高空作业者、危险精细作业者服药期间应停止工作。

地西泮（片剂，注射剂）^[甲]

【其他名称】地西泮片，地西泮注射液

【主要作用】长效苯二氮䓬类药，随着用量的加大，临床表现可自轻度镇静到催眠甚至昏迷。

【适应证】1. 焦虑、镇静催眠，还可用于抗癫痫和抗惊厥。2. 缓解炎症引起的反射性肌肉痉挛等。3.治疗惊恐症。4.肌紧张性头痛。5.治疗家族性、老年性和特发性震颤。6.麻醉前给药。

【用法用量】口服　1.成人　（1）抗焦虑：一次 2.5~10mg，一日 2~4 次；（2）镇静：一次 2.5~5mg，一日 3 次；（3）催眠：5~10mg 睡前服；（4）急性乙醇戒断：第一日 1 次 10mg，一日 3~4 次，以后按需要减少到一次 5mg，每日 3~4 次。2.儿童：6 个月以上，一次 1~2.5mg 或 40~200μg/kg 或 1.17~6mg/m²，每日 3~4 次，最大剂量不超过 10mg。**静脉给药**　1.成人　（1）基础麻醉或静脉全麻：10~30mg。（2）镇静、催眠或急性乙醇戒断：开始 10mg，以后按需每隔 3~4 小时加 5~10mg。24 小时总量以 40~50mg 为限。（3）癫痫持续状态和严重频发性癫痫：开始静脉注射 10mg，每隔 10~15 分钟可按需增加甚至达最大限用量。（4）破伤风：2~5mg/min，静脉注射宜缓慢。2.儿童　（1）抗癫痫、癫痫持续状态和严重频发性癫痫：出生 30 天~5 岁，静脉注射，每 2~5 分钟给予 0.2~0.5mg，最大量 5mg；5 岁以上，每 2~5 分钟给予 1mg，最大量 10mg；（2）重症破伤风解痉：出生 30 天~5 岁，1~2mg，必要时 3~4 小时后可重复注射，5 岁以上 5~10mg。小儿静脉注射宜缓慢，3 分钟内不超过 0.25mg/kg，间隔 15~30 分钟可重复。

【特别提醒】1.癫痫患者突然停药可引起癫痫持续状态。2.避免长期大量使用而成瘾，如长期使用应逐渐减量，不宜骤停。3.静脉推注时应缓慢，并监测患者呼吸及心率。

劳拉西泮（片剂[甲]）

【其他名称】罗拉，劳拉西泮片

【主要作用】有中枢镇静作用，对呼吸和心血管系统未见影响。

【适应证】焦虑障碍的治疗，缓解焦虑症状及与抑郁症状相关焦虑的短期治疗。

【用法用量】口服　每天 2~6mg，分次服用，每日剂量 1~10mg。老年人初始剂量每日 1~2mg，分次服用。

【特别提醒】1.可导致生理和心理依赖性。2.有药物或乙醇依赖倾向的患者服用本品时应严密监测，以防止依赖性产生。3.长期用药的患者定期进行血细胞计数检查和肝功能检查。

奥沙西泮（片剂[乙]）

【其他名称】奥沙西泮片

【主要作用】苯二氮䓬类催眠药和镇静药，具有抗惊厥、抗癫痫、抗焦虑、镇静催眠、中枢性骨骼肌松弛和暂时性记忆缺失作用。肌松作用较其他苯二氮䓬类强。

【适应证】短期缓解焦虑、紧张、激动，也可用于催眠、焦虑伴有精神抑郁的辅助用药，并能缓解急性乙醇戒断症状。

【用法用量】口服　1.抗焦虑：一次 15~30mg，一日 3~4 次。2.镇静催眠、急性乙醇戒断症状：一次 15~30mg，一日 3~4 次。3.一般性失眠：15mg，睡前服。4.老年人抗焦虑：一次 7.5mg，一日 3 次，按需增至 15mg，一日 3~4 次。

【特别提醒】1.避免长期大量使用而成瘾，如长期使用应逐渐减量，不宜骤停。2.癫痫患者突然停药可引起癫痫持续状态。

羟嗪（片剂^[甲]）

【其他名称】盐酸羟嗪片

【主要作用】具有中枢镇静、弱抗焦虑及肌肉松弛作用，并有抗组胺作用。

【适应证】1.治疗神经症的焦虑、紧张、激动等症状。2.治疗躯体疾病的焦虑紧张症状。

【用法用量】口服 一次 25~50mg，一日 2~3 次。

【特别提醒】1.长期使用可产生依赖性。2.应定期检查肝功能与白细胞计数。3.服药期间勿饮酒。

丁螺环酮（片剂^[甲]）

【其他名称】一舒，盐酸丁螺环酮片

【主要作用】作用于脑内 5-HT$_{1A}$ 受体的激动，降低焦虑症过高的活动，产生抗焦虑作用。本品无镇静、肌肉松弛和抗惊厥作用。

【适应证】各种焦虑症。

【用法用量】口服 一次 5mg，一日 2~3 次。第二周可加至一次 10mg，一日 2~3 次。常用治疗剂量一日 20~40mg。

【特别提醒】1.青光眼、重症肌无力、白细胞减少者禁用。2.用药期间应定期检查肝功能与白细胞计数。3.服药期间勿饮酒。

坦度螺酮（片剂，胶囊）^[乙]

【其他名称】希德，枸橼酸坦度螺酮片，枸橼酸坦度螺酮胶囊

【主要作用】抗焦虑药，可选择性作用于脑内 5-HT$_{1A}$ 受体。

【适应证】1.各种神经症所致的焦虑状态，如广泛性焦虑症。2.原发性高血压、消化性溃疡等躯体疾病伴发的焦虑状态。

【用法用量】口服 成人，每次 10mg，每日 3 次。日剂量不得超过 60mg。

【特别提醒】1.本品与苯二氮䓬类药物无交叉依赖性，若立即将苯二氮䓬类药物换为本品可能出现苯二氮䓬类药物的戒断现象，须缓慢减量。2.神经症患者若病程长，病情严重或其他药物无效的难治型焦虑患者，本品可能也难以产生疗效。

氟哌噻吨美利曲辛（片剂，胶囊）^[乙]

【其他名称】黛力新，氟哌噻吨美利曲辛片，氟哌噻吨美利曲辛胶囊

【主要作用】氟哌噻吨是一种神经拮抗剂，小剂量具有抗焦虑和抗抑郁作用；美利曲辛是一种双相抗抑郁剂，低剂量应用时具有兴奋特性，但镇静作用更弱。

【适应证】1.轻、中度抑郁和焦虑。2.神经衰弱，心因性抑郁，抑郁性神经症，隐匿性抑郁，心身疾病伴焦虑和情感淡漠，更年期抑郁，嗜酒及药瘾者的焦躁不安及抑郁。

【用法用量】口服　成人，每天 2 粒，早晨及中午各 1 粒；每天最大用量为 4 粒。维持量每天 1 粒，早晨口服。

【特别提醒】1. 禁用于循环衰竭、中枢神经系统抑制、昏迷状态、肾上腺嗜铬细胞瘤、血恶病质、闭角型青光眼患者。2. 长期服用需定期检查心理和神经状态、血细胞计数和肝功能。3. 禁止与 MAOI 同时使用。

第七节　催眠药和镇静药

司可巴比妥（胶囊[乙]）

【其他名称】司可巴比妥钠胶囊

【主要作用】短时巴比妥类催眠药。对中枢的抑制作用随着剂量加大，表现为镇静、催眠、抗惊厥及抗癫痫。大剂量对心血管系统、呼吸系统有明显的抑制。

【适应证】不易入睡的患者，也可用于抗惊厥（如破伤风等）。

【用法用量】口服　1. 成人：（1）催眠，50~200mg，睡前一次顿服；（2）镇静，一次 30~50mg，每日 3~4 次；（3）麻醉前用药 200~300mg，术前 1 小时服；极量一次 300mg。2. 小儿：（1）镇静，每次 2mg/kg 或 60mg/m²，每日 3 次；（2）麻醉前用药，50~100mg，术前 1 小时给药。

【特别提醒】1. 对一种巴比妥过敏者，可能对本品过敏。2. 作抗癫痫药应用时，可能需 10~30 天才能达到最大效果。3. 长期用药可产生精神或躯体的药物依赖性，停药需逐渐减量，以免引起撤药症状。

异戊巴比妥（注射剂[乙]）

【其他名称】注射用异戊巴比妥钠

【主要作用】催眠药、抗惊厥药。中等作用时间，对中枢的抑制作用随着剂量加大，表现为镇静、催眠、抗惊厥及抗癫痫。

【适应证】催眠、镇静、抗惊厥和麻醉前给药。

【用法用量】深部肌内注射或静脉注射　1. 成人：（1）催眠，100~200mg；（2）镇静，一次 30~50mg，每日 2~3 次；（3）抗惊厥，缓慢静脉注射 300~500mg。极量一次 250mg，一日 500mg。2. 小儿：（1）催眠或抗惊厥，肌内注射，每次 3~5mg/kg，或 125mg/m²；（2）镇静，每日 6mg/kg，分 4 次给予。

【特别提醒】1. 不宜长期用药，如连续应用 14 天可出现快速耐药。2. 长期用药可产生精神或躯体的药物依赖性，停药需逐渐减量。3. 作为抗癫痫用药时，可能需 10~30 天才能达到最大疗效，如有可能应定期测定血药浓度。

艾司唑仑（片剂^[甲]）

【其他名称】 艾司唑仑片，艾司唑仑注射液

【主要作用】 苯二氮䓬类抗焦虑药。可引起中枢神经系统不同部位的抑制，随着用量的加大，临床表现可自轻度的镇静到催眠甚至昏迷。

【适应证】 抗焦虑、失眠，也用于紧张、恐惧及抗癫痫和抗惊厥。

【用法用量】 口服　1. 镇静：一次 1~2mg，一日 3 次。2. 催眠：1~2mg，睡前服。3. 抗癫痫、抗惊厥：一次 2~4mg，一日 3 次。**肌内注射**　1. 抗惊厥：一次 2~4mg，2 小时后可重复 1 次。2. 麻醉前用药：术前 1 小时肌内注射 2mg。

【特别提醒】 1. 避免长期大量使用而成瘾，如长期使用应逐渐减量，不易骤停。2. 抗焦虑时开始用小剂量。3. 用药期间不宜饮酒。

咪达唑仑（片剂^[乙]，注射剂^[甲]）

【其他名称】 力月西，马来酸咪达唑仑片，咪达唑仑注射液

【主要作用】 苯二氮䓬类抗焦虑药，产生抗焦虑、镇静、催眠甚至意识消失。

【适应证】 1. 麻醉前给药。2. 全麻醉诱导和维持。3. 椎管内麻醉及局部麻醉时辅助用药。4. 诊断或治疗性操作时患者镇静。5. ICU 患者镇静。

【用法用量】 口服　1. 麻醉前给药：在麻醉诱导前 2 小时口服 7.5~15mg；2. 镇静、抗惊厥：每次 7.5~15mg。**肌内注射**　用 0.9% 氯化钠注射液稀释。1. 麻醉前给药：在麻醉诱导前 20~60 分钟注射 0.05~0.075mg/kg，老年患者剂量酌减；2. 全麻诱导：常用 5~10mg（0.1~0.15mg/kg）。**静脉给药**　用 0.9% 氯化钠注射液、5% 或 10% 葡萄糖注射液、5% 果糖注射液、林格液稀释。1. 局部麻醉或椎管内麻醉辅助用药：分次静脉注射 0.03~0.04mg/kg；2. ICU 患者镇静：先静脉注射 2~3mg，继之以 0.05mg/（kg·h）静脉滴注维持。

【特别提醒】 1. 用作全麻诱导术后常有较长时间再睡眠现象，应注意保持患者气道通畅。2. 本品注射液不能用碱性注射液稀释或混合。3. 长期静脉注射突然撤药可引起戒断综合征，推荐逐渐减少剂量。4. 急性乙醇中毒时用药将抑制生命体征，患者可出现昏迷或休克，低血压的作用将延长。

硝西泮（片剂^[乙]）

【其他名称】 硝西泮片

【主要作用】 苯二氮䓬类抗焦虑药，具有安定、镇静及显著催眠作用。

【适应证】 1. 治疗失眠症与抗惊厥。2. 与抗癫痫药合用治疗癫痫。

【用法用量】 口服　1. 治疗失眠：5~10mg，睡前服用。2. 抗癫痫：一次 5~10mg，一日 3 次。

【特别提醒】 1. 长期使用可产生耐受性和依赖性。2. 长期用药后骤停可能引起惊厥等撤药反应。3. 服药期间勿饮酒。

佐匹克隆（片剂，胶囊）[乙]

【其他名称】忆孟返，佐匹克隆片，佐匹克隆胶囊

【主要作用】速效催眠药，能延长睡眠时间，提高睡眠质量，减少夜间觉醒和早醒次数。本品的特点为次晨残余作用低。

【适应证】各种失眠症。

【用法用量】口服　7.5mg，临睡时服。老年人，最初用量为 3.75mg，临睡时服，仅在必要时服用 7.5mg。

【特别提醒】1. 连续用药时间不宜过长，突然停药可引起停药综合征，应谨慎。2. 失代偿的呼吸功能不全、重症肌无力、重症睡眠呼吸暂停综合征患者禁用。3. 使用本品时禁止摄入含乙醇饮料。

右佐匹克隆（片剂[乙]）

【其他名称】右佐匹克隆片

【主要作用】佐匹克隆的右旋体有效成分。

【适应证】治疗失眠。

【用法用量】口服　成人，入睡前服 2mg，可根据需要增加到 3mg。老年人，起始剂量为睡前服 1mg，必要时可增加到 2mg。

【特别提醒】1. 连续用药时间不宜过长，突然停药可引起停药综合征，应谨慎。2. 失代偿的呼吸功能不全患者，重症肌无力、重症睡眠呼吸暂停综合征患者禁用。3. 使用本品时禁止摄入含乙醇饮料。

扎来普隆（片剂，胶囊）[乙]

【其他名称】扎来普隆片，扎来普隆分散片，扎来普隆口腔崩解片，扎来普隆胶囊

【主要作用】非苯二氮䓬类催眠药，通过作用于 GABA– 苯二氮䓬受体复合物而发挥药理作用。

【适应证】入眠困难失眠症的短期治疗。

【用法用量】口服　成人，一次 5~10mg，睡前服用或入睡困难时服用。老年人，推荐剂量为 5mg。

【特别提醒】1. 不要在用完高脂肪的饮食后立即服用本品，以免影响疗效。2. 起效快，应在临睡前立即服用或难以入睡时服用。3. 长期服用可能会产生依赖性。4. 服用期间禁止饮酒。5. 除非能保证 4 小时以上的睡眠时间，否则不要服用本品。

唑吡坦（片剂，胶囊）[乙]

【其他名称】思诺思，酒石酸唑吡坦片，酒石酸唑吡坦分散片，酒石酸唑吡坦口腔崩解片，酒石酸唑吡坦胶囊

【主要作用】咪唑吡啶类催眠药，有肌肉松弛、抗焦虑、镇静、催眠、抗惊厥、引起遗忘

作用。

【适应证】严重睡眠障碍的治疗，偶发性失眠症，暂时性失眠症。

【用法用量】口服 一天 10mg，临睡前或上床后服用。老年患者减半。

【特别提醒】1.可导致身体和精神依赖，一旦发生身体依赖，突然停药可能引起撤药症状。2. 不推荐用于精神疾病的初始治疗。3. 在重复使用本品超过数周后，镇静或催眠作用可能会逐渐降低。

右美托咪定（注射剂[乙]）

【其他名称】盐酸右美托咪定注射液

【主要作用】相对选择性 α_2 受体激动剂，具有镇静作用。

【适应证】全身麻醉的手术患者气管插管和机械通气时镇静。

【用法用量】静脉注射 成人，配成浓度 $4\mu g/ml$ 以 $1\mu g/kg$ 缓慢静脉注射，注射时间超过 10 分钟。可用 0.9%的氯化钠注射液、5%葡萄糖注射液稀释。

【特别提醒】1.给药超过24小时并突然停止可能导致停药症状，表现为紧张、激动和头疼，血压迅速升高和血浆中儿茶酚胺浓度的升高。2. 本品不应与血液或血浆通过同一静脉导管同时给予。3. 本品与两性霉素 B、地西泮存在配伍禁忌。4.一些类型的天然橡胶可能吸收本品，建议使用合成的或有涂层的橡胶垫给药装置。

第八节 抗抑郁药

一、非选择性单胺重摄取抑制剂

丙米嗪（片剂[甲]）

【其他名称】盐酸丙米嗪片

【主要作用】三环类抗抑郁药，主要作用在于阻断中枢神经系统对去甲肾上腺素和 5-HT 的再摄取，使突触间隙中这两种神经递质浓度增高，从而发挥抗抑郁作用。

【适应证】1.各种抑郁症，如迟钝型抑郁，不宜用于激越型抑郁或焦虑性抑郁。2. 小儿遗尿症。

【用法用量】口服 1. 抑郁症：开始一次 25~50mg，一日 2 次，以后逐渐增加至一日 100~250mg。一日不超过 300mg。维持剂量一日 50~150mg。宜早上与中午服用，晚上服药易引起失眠。2. 小儿遗尿症：一次 25~50mg，一日 1 次，睡前 1 小时服用。

【特别提醒】1.用药期间应定期检查血常规、肝、肾功能。2. 与乙醇合用可使中枢神经的抑制作用增强，服药期间避免饮酒。3. 本品与肾上腺素受体激动药合用，可引起严重高血压与高热。4. 不得与 MAOI 合用，应在停用 MAOI 后 14 天才能使用本品。

阿米替林（片剂[甲]）

【其他名称】盐酸阿米替林片

【主要作用】三环类抗抑郁药，其作用在于抑制 5-HT 和去甲肾上腺素的再摄取，对 5-HT 再摄取的抑制更强，镇静和抗胆碱作用亦较强。

【适应证】治疗各种抑郁症，主要用于治疗焦虑性或激动性抑郁症。

【用法用量】口服　成人，一次 25mg，一日 2~3 次，然后根据病情和耐受情况逐渐增加至一日 150~250mg，一日 3 次，一日不超过 300mg。维持剂量一日 50~150mg。

【特别提醒】1. 治疗初期可能出现抗胆碱能反应，可发生体位性低血压。2. 使用期间应监测心电图。3. 不得与 MAOI 合用，应在停用 MAOI 后 14 天才能使用本品。

多塞平（片剂[甲]）

【其他名称】盐酸多塞平片，盐酸多塞平注射液

【主要作用】三环类抗抑郁药，其作用在于抑制中枢神经系统对 5-HT 及去甲肾上腺素的再摄取，还具有抗焦虑和镇静作用。

【适应证】治疗抑郁症及焦虑性神经症。

【用法用量】口服　一次 25mg，一日 2~3 次，以后逐渐增加至一日总量 100~250mg。一日不超过 300mg。肌内注射　一次 25~50mg，一日 2 次。

【特别提醒】1. 治疗初期可能出现抗胆碱能反应，可发生体位性低血压。2. 使用本品期间应监测心电图，定期检查血常规、心、肝、肾功能。3. 不得与 MAOI 合用，应在停用 MAOI 后 14 天才能使用本品。4. 与乙醇合用中枢神经抑制作用增强。

氯米帕明（片剂[乙]，注射剂[甲]）

【其他名称】盐酸氯米帕明片，盐酸氯米帕明注射液

【主要作用】三环类抗抑郁药，阻断中枢神经系统去甲肾上腺素和 5-HT 的再摄取，发挥抗抑郁及抗焦虑作用，还具有镇静和抗胆碱能作用。

【适应证】治疗各种抑郁状态，也常用于治疗强迫性神经症、恐怖性神经症。

【用法用量】口服　1. 抑郁症与强迫性神经症：初始一次 25mg，一日 2~3 次，1~2 周内缓慢增加至一日 150~250mg，一日不超过 300mg。2. 恐怖性神经症：一日 75~150mg，分 2~3 次口服。静脉滴注　25~50mg 稀释于 250~500ml 葡萄糖氯化钠注射液中，在 1.5~3 小时滴完，一日 1 次，缓慢增加至一日 50~150mg，一日不超过 200mg。

【特别提醒】1. 使用本品期间应监测心电图。2. 不得与 MAOI 合用，应在停用 MAOI 后 14 天才能使用本品。3. 本品与乙醇合用，可使中枢神经抑制作用增强，服药期间避免饮酒。

马普替林（片剂）[乙]

【其他名称】盐酸马普替林片

【主要作用】非选择性单胺再摄取抑制剂，可提高心境和缓解焦虑、激越及精神运动性阻滞，对于隐匿性抑郁可以很好地改善躯体症状。

【适应证】抑郁症：如内源性抑郁症、迟发性抑郁症、精神性抑郁症、反应性和神经性抑郁症、耗竭性抑郁症。

【用法用量】口服 1. 轻度到中度抑郁症：每次 25mg，每日 1~3 次；或 25~75mg，每日 1 次；2. 严重抑郁症：每次 25mg，每日 3 次；或 75mg，每日 1 次。必要时逐渐增至 150mg，分数次服或 1 次服用。3. 老年人：逐渐增加剂量，起始剂量每次 10mg，每日 3 次；或 25mg，每日 1 次；必要时逐渐增至 25mg，每日 3 次；或 75mg，每日 1 次。

【特别提醒】1. 用药剂量应个体化，以尽可能小的剂量达到治疗效果，并缓慢增加剂量。2. 避免突然停药，应逐渐减量。3. 服药期间避免饮酒。

二、选择性 5-HT 再摄取抑制剂

帕罗西汀（片剂[甲]）

【其他名称】赛乐特，盐酸帕罗西汀片，盐酸帕罗西汀肠溶缓释片

【主要作用】强效、高选择性 5-HT 再摄取抑制剂，可使突触间隙中 5-HT 浓度升高，增强中枢 5-HT 能神经功能。

【适应证】1. 治疗各种类型的抑郁症，包括伴有焦虑的抑郁症及反应性抑郁症。2. 治疗强迫性神经症。3. 治疗伴有或不伴有广场恐怖的惊恐障碍。4. 治疗社交恐怖症、社交焦虑症。5. 防止抑郁症、惊恐障碍和强迫症的复发。

【用法用量】口服 1. 抑郁症：每日 20mg，2~3 周后以每周 10mg 量递增，每日最大量 50mg。2. 强迫性神经症：每日 40mg，初始剂量为每日 20mg，每周以 10mg 量递增，每日最大剂量 60mg。3. 惊恐障碍：每日 40mg，初始剂量为每日 10mg，每周以 10mg 量递增，每日最大剂量 50mg。4. 社交恐怖症、社交焦虑症：每日 20mg，每周以 10mg 量递增，每日最大剂量 50mg。

【特别提醒】1. 本品缓释片应整片吞服，不得嚼碎、打开服用。2. 治疗期间应根据病情调整剂量，停药需逐渐减量，不宜骤停。3. 本品不能与 MAOI 合用或在以 MAOI 进行治疗结束后 2 周内使用。同样，在以本品进行治疗结束后 2 周内亦不得使用 MAOI。

氟西汀（片剂，胶囊，肠溶片）[乙]

【其他名称】百优解，盐酸氟西汀片，盐酸氟西汀胶囊，盐酸氟西汀肠溶片

【主要作用】选择性 5-HT 再摄取抑制剂，能有效抑制神经元从突触间隙中摄取 5-HT，从而改善情感状态，治疗抑郁性精神障碍。

【适应证】抑郁症、强迫症及神经性贪食症。

【用法用量】口服 1. 抑郁症、强迫症：每日 20~60mg。2. 神经性贪食症：每日 60mg。

【特别提醒】1. 停药时发生撤药反应比较普遍，尤见于突然停药。2. 不与乙醇合用，服药期间禁止饮酒。

西酞普兰（片剂，胶囊）[乙]

【其他名称】喜普妙，氢溴酸西酞普兰片，氢溴酸西酞普兰胶囊

【主要作用】抗抑郁药，是一种二环氢化酞类衍生物，可抑制中枢神经系统神经元对 5-HT 的再摄取，从而增强中枢 5-HT 神经的功能。

【适应证】抑郁性精神障碍（内源性及非内源性抑郁）。

【用法用量】口服 每日 1 次，每次 20mg。最大剂量每日 40mg。

【特别提醒】1. Q-T 间期延长或先天性 Q-T 综合征患者禁用。2. 禁止与非选择性、不可逆性 MAOI 合用，可以在停止不可逆性 MAOI 治疗至少 14 天后和可逆性 MAOI 至少 1 天后开始本品治疗；停止本品治疗后至少间隔 7 天，可以开始非选择性 MAOI 治疗。3. 不建议与乙醇合用。

艾司西酞普兰（片剂[乙]）

【其他名称】来士普，草酸艾司西酞普兰片

【主要作用】西酞普兰的 S- 对映体。

【适应证】抑郁障碍，伴有或不伴有广场恐怖症的惊恐障碍。

【用法用量】口服 1. 抑郁障碍：每日 1 次，每次 10mg，每日最大剂量可增加至 20mg。2. 伴有或不伴有广场恐怖症的惊恐障碍：每日 1 次，每日 5mg，持续 1 周后增加至每日 10mg，最大剂量每日 20mg。

【特别提醒】参见西酞普兰项下。

氟伏沙明（片剂[乙]）

【其他名称】兰释，马来酸氟伏沙明片

【主要作用】作用于脑神经细胞的 5-HT 再摄取抑制剂，对非肾上腺素能过程影响很小。

【适应证】1. 抑郁症及相关症状的治疗。2. 强迫症的症状治疗。

【用法用量】口服 1. 抑郁症：起始剂量每日 50mg 或 100mg，晚上一次服用，逐渐增量直至有效剂量。预防抑郁症复发，每日 100mg。2. 强迫症：起始剂量每日 50mg，服用 3~4 天，逐渐增量直至有效剂量，每日 100~300mg。最大日剂量，成人 300mg，8 岁以上儿童和青少年 200mg。

【特别提醒】1. 有癫痫史的患者应慎用，如惊厥发生应立即停用本品。2. 本品禁与 MAOI 合用，不可逆 MAOI 治疗至少应停药 2 周，可逆 MAOI 治疗停药后 1 天再服本品；若停用本品，在改用 MAOI 之前至少应停药 1 周。3. 用药期间应避免摄入乙醇。

舍曲林（片剂，胶囊）^[乙]

【其他名称】左洛复，盐酸舍曲林片，盐酸舍曲林分散片，枸橼酸舍曲林片，盐酸舍曲林胶囊

【主要作用】选择性 5-HT 再摄取抑制剂，作用机制与其对中枢神经元 5-HT 再摄取的抑制有关。

【适应证】1. 治疗抑郁症的相关症状。2. 治疗强迫症。

【用法用量】口服 成人，每日 50mg，疗效不佳者可增加剂量，最大剂量每日 200mg；6~12 岁儿童，一次 25mg，每日 1 次；13~17 岁青少年，一次 50mg，每日 1 次。最高日剂量 200mg。

【特别提醒】1. 如果决定中止治疗剂量应当尽快递减，但突然停药可能会引起某些症状。2. 禁止与 MAOI 合用。3. 不主张与乙醇合用。

三、其他抗抑郁药

阿戈美拉汀（片剂^[乙]）

【其他名称】维度新，阿戈美拉汀片

【主要作用】抗抑郁药。5-HT 受体拮抗剂，抗抑郁的机制可能与增加海马部位神经元的可塑性及神经元增生有关。

【适应证】治疗成人抑郁症。

【用法用量】口服 一次 25mg，每日 1 次，睡前口服。如果治疗 2 周后症状没有改善，可增加剂量至一次 50mg 每日 1 次，睡前服用。

【特别提醒】1. 乙肝病毒、丙肝病毒携带者、肝功能损害患者或转氨酶升高超过正常上限者禁用。2. 不应用于治疗伴有痴呆的老年抑郁症患者。3. 不可与乙醇同时使用。4. 禁止与强效 CYP1A2 抑制剂如氟伏沙明、环丙沙星合用。

吗氯贝胺（片剂，胶囊）^[乙]

【其他名称】吗氯贝胺片，吗氯贝胺胶囊

【主要作用】MAOI 类抗抑郁药，通过可逆性抑制脑内 A 型单胺氧化酶，从而提高脑内去甲肾上腺素、多巴胺和 5-HT 水平。

【适应证】抑郁症。

【用法用量】口服 开始一次 50~100mg，一日 2~3 次。逐渐增加至一日 150~450mg，最高日剂量为 600mg。老年用药酌情减量。

【特别提醒】1. 躁狂症、嗜铬细胞瘤、甲状腺功能亢进患者禁用。2. 用药期间应定期检查血常规、心、肝、肾功能。3. 由其他抗抑郁药换用本品，建议停用其他药 2 周后再开始使用本品，氟西汀应停药 5 周再开始使用本品。4. 与酪胺含量高的食物（如奶酪）同服可能引起高血压。

米安色林（片剂^[乙]）

【其他名称】盐酸米安色林片

【主要作用】非三环类抗抑郁药，抗抑郁效果与其他抗抑郁药相似，还有抗焦虑作用，但没有抗胆碱能的不良反应。

【适应证】各型抑郁症，能解除患者的其抑郁症状。

【用法用量】口服　成人，开始一天 30mg，根据临床效果逐步调整剂量，有效日剂量为 30~90mg。

【特别提醒】1. 本品应用少量水吞服，不可嚼碎。2. 每日剂量可分次服用，但最好能于睡前顿服，能改善睡眠。3. 能加剧乙醇对中枢的抑制作用，故治疗期间禁酒。4. 不应与 MAOI 同时服用，停用 MAOI 后 2 周之内不应服用本品。5. 临床症状改善后，仍应维持几个月的药物治疗。

米氮平（片剂^[乙]）

【其他名称】瑞美隆，米氮平片，米氮平口腔崩解片

【主要作用】α_2 受体拮抗剂，可以增强肾上腺素能的神经传导，通过与中枢的 5-HT 受体相互作用起调节 5-HT 的功能。

【适应证】抑郁症。

【用法用量】口服　起始剂量每次 15mg，每日 1 次，成人有效剂量每日 15~45mg。睡前服用效果更佳。

【特别提醒】1. 片剂应整片吞服，不要嚼碎。2. 服药期间禁酒。3. 应避免与 MAOI 同时使用或两者使用时间间隔至少 14 天。

米那普仑（片剂^[乙]）

【其他名称】盐酸米那普仑片

【主要作用】特异性 5-HT 和去甲肾上腺素再摄取抑制剂，使突触间隙的递质浓度增高，促进突触传递功能而发挥抗抑郁作用。

【适应证】抑郁症。

【用法用量】口服　成人每日 50mg，逐渐增至每日 100mg，分 2~3 次餐后口服。

【不良反应】1. 治疗期间应定期检查肝功能及血生化。2. 禁止与 MAOI 合用，使用 MAOI 者至少停药 2 周后方可使用本品，或停用本品 2~3 天再使用 MAOI。3. 服药期间禁酒。

曲唑酮（片剂^[乙]）

【其他名称】美时玉，盐酸曲唑酮片

【主要作用】三唑吡啶类抗抑郁药，选择性抑制 5-HT 的再吸收，并可有微弱的阻止去甲肾上腺素重吸收的作用。

【适应证】治疗各种类型的抑郁症和伴有抑郁症状的焦虑症以及药物依赖者戒断后的情绪

障碍。

【用法用量】口服　成人每日 50~100mg，分次服用，然后每 3~4 天可增加 50mg。最高剂量不超过每天 400mg，分次服用。

【特别提醒】1. 应在餐后服用，禁食或空腹服药可能会使头晕或头昏增加。2. 应从低剂量开始，逐渐增加剂量并观察治疗反应。有昏睡出现时，须将每日剂量的大部分分配至睡前服用或减量。3. 肝功能严重受损、严重的心脏疾病或心律失常、意识障碍者禁用。4. 长期使用维持在最低剂量，一旦有足够的疗效可逐渐减量。

瑞波西汀（片剂，胶囊）[乙]

【其他名称】甲磺酸瑞波西汀片，甲磺酸瑞波西汀胶囊

【主要作用】选择性去甲肾上腺素再摄取抑制剂，可提高中枢神经系统去甲肾上腺素的活性，从而改善患者的情绪。

【适应证】成人抑郁症。

【用法用量】口服　一次 4mg，一日 2 次。3~4 周后视需要可增至一日 12mg，分 3 次服用。每日最大剂量不得超过 12mg。

【特别提醒】1. 少量患者停用本品后出现戒断症状，包括头痛、头晕、紧张和恶心。2. 如果漏服，可在下一个用药时间继续服用即可。3. 本品停用 7 天以内不宜使用 MAOI，停用 MAOI 不超过 2 周者亦不宜使用本品。

噻奈普汀（片剂[乙]）

【其他名称】达体朗，噻奈普汀钠片

【主要作用】抗抑郁药。具有增加海马部位锥体细胞的自发性活动，并加速其功能受抑制后的恢复；增加大脑皮质和海马部位神经元对 5-HT 的再吸收作用。

【适应证】抑郁发作。

【用法用量】口服　一次 12.5mg，每日 3 次，于三餐前服用。

【特别提醒】1. 如需进行全身麻醉，应在手术前 24~48 小时停药。2. 如中断治疗需逐渐减少剂量，时间为 7~14 天以上。3. 禁止与非选择性 MAOI 类药物合用，开始本品治疗前须停用 MAOI 类药物 2 周；服用本品改为 MAOI 类药物治疗，需停药 24 小时。

文拉法辛（片剂，胶囊，缓释片，缓释胶囊）[乙]

【其他名称】怡诺思，盐酸文拉法辛片，盐酸文拉法辛胶囊，盐酸文拉法辛缓释片，盐酸文拉法辛缓释胶囊

【主要作用】本品及其活性代谢物是神经系统 5-HT 和去甲肾上腺素强抑制剂，使突触间隙中这两种单胺递质浓度增高，从而发挥抗抑郁作用。

【适应证】抑郁症。

【用法用量】口服　1. 普通片剂、胶囊剂：一次 25mg，一日 2~3 次，数周后逐渐增至一日 75~225mg，分 2~3 次口服。最高剂量一日 350mg。可与食物同时服用。2. 缓释胶囊、

缓释片：一次 75mg，每日 1 次。

【特别提醒】1. 缓释制剂应该整粒服下，避免分开、压碎、咀嚼或溶解后服用。2. 缓释制剂应在早晨或晚间一个相对固定的时间与食物同服。3. 如需停药应逐渐减少剂量，已应用本品 6 周或更长时间者，应在 2 周内逐渐减量。

第九节　儿童注意缺陷障碍伴多动症药

甲氯芬酯（398）　　　　　　哌甲酯（398）　　　　　　托莫西汀（398）

甲氯芬酯（分散片，胶囊，注射剂）[乙]

【其他名称】盐酸甲氯芬酯分散片，盐酸甲氯芬酯胶囊，注射用盐酸甲氯芬酯

【主要作用】能促进脑细胞的氧化还原代谢，增加对糖类的利用，对中枢抑制患者有兴奋作用。

【适应证】外伤性昏迷、乙醇中毒、新生儿缺氧症、儿童遗尿症。

【用法用量】口服　成人一次 0.1~0.2g，一日 3 次；儿童一次 0.1g，一日 3 次，至少服用 1 周。**静脉注射或静脉滴注**　成人一次 0.1~0.25g，一日 3 次，临用前用注射用水或 5% 葡萄糖注射液稀释成 5% ~10% 溶液使用；儿童一次 60~100mg，一日 2 次，可注入脐静脉。**肌内注射**　成人昏迷状态，一次 0.25g，每 2 小时 1 次；新生儿缺氧症，一次 60mg，每 2 小时 1 次。

【特别提醒】1. 精神过度兴奋、锥体外系症状患者禁用。2. 本品注射剂易水解，配成溶液后应立即使用。

哌甲酯（片剂，缓释片，注射剂）[乙]

【其他名称】哌醋甲酯，盐酸哌甲酯片，盐酸哌甲酯缓释片，注射用盐酸哌甲酯

【主要作用】呼吸兴奋剂，小剂量时通过颈动脉体化学感受器反射性兴奋呼吸中枢，大剂量时直接兴奋延髓呼吸中枢。

【适应证】注意缺陷多动障碍、发作性睡病，巴比妥类、水合氯醛等中枢抑制药过量引起的昏迷。

【用法用量】口服　1. 普通制剂：成人，一次 10mg，一日 2~3 次，饭前 45 分钟服用；6 岁以上儿童，一次 5mg，一日 2 次，早餐或午餐前服用；然后按需每周递增 5~10mg，一日不超过 40mg。2. 缓释制剂：6~12 岁儿童，每次 18mg，最高剂量 54mg，每日 1 次晨服。**皮下、肌内注射或缓慢静脉注射**　一次 10~20mg。

【特别提醒】1. 本品可产生依赖性。2. 傍晚后不宜服药，以免引起失眠。3. 服用 MAOI 者，应在停药 2 周后再用本品。

托莫西汀（胶囊[乙]）

【其他名称】择思达，盐酸托莫西汀胶囊，盐酸托莫西汀口服溶液

【主要作用】选择性抑制突触前胺泵对 NA 的再摄取，能增强 NA 的翻转效应，从而改善

小儿多动症症状，间接促进认识的完成及注意力的集中。

【适应证】儿童及青少年的注意缺陷和多动障碍。

【用法用量】口服 1. 体重不足 70kg：开始每日 0.5mg/kg，3 天后增加给药量至每日 1.2mg/kg，早晨单次服药或早晚 2 次服用；每日最大剂量不应超过 1.4mg/kg 或 100mg。2. 体重超过 70kg：开始每日 40mg，3 天后增加给药量至每日 80mg，每日最大剂量 100mg，早晨单次服药或早晚 2 次服用。

【特别提醒】1. 严重心血管疾病患者、嗜铬细胞瘤或有嗜铬细胞瘤史的患者、狭角型青光眼患者禁用。2. 开始治疗前测量心率和血压，并且在治疗期间定期检测可能具有临床意义的心率增加和血压升高。3. 不应与 MAOI 合用或在停用 MAOI 后 2 周内使用。

第十节 抗痴呆药

多奈哌齐（片剂，口腔崩解片，胶囊）[乙]

【其他名称】安理申，盐酸多奈哌齐片，盐酸多奈哌齐分散片，盐酸多奈哌齐口腔崩解片，盐酸多奈哌齐胶囊

【主要作用】可逆性抑制乙酰胆碱酯酶对乙酰胆碱的水解，从而提高乙酰胆碱的浓度，通过增强胆碱能神经的功能发挥治疗作用。

【适应证】轻度或中度阿尔茨海默病症状的治疗。

【用法用量】口服 初始剂量一日 1 次，一次 5mg，睡前服用。可以增加至一日 1 次，一次 10mg。最大剂量 10mg。

【特别提醒】1. 本品为胆碱酯酶抑制剂，麻醉时可能会增强琥珀酰胆碱型药物的肌肉松弛作用。2. 本品可对心率产生迷走样作用（如心动过缓），"病窦综合征"或其他室上性心脏传导疾病患者尤需注意。

加兰他敏（片剂，胶囊，注射剂）[乙]

【其他名称】氢溴酸加兰他敏片，氢溴酸加兰他敏胶囊，氢溴酸加兰他敏注射液

【主要作用】选择性、竞争性及可逆性的乙酰胆碱酯酶抑制剂，还可通过与烟碱性受体变构位点结合而提高乙酰胆碱的内在作用，改善阿尔茨海默患者的认知功能。

【适应证】1. 口服用于治疗轻度到中度阿尔茨海默症状。2. 注射用于重症肌无力、脊髓灰质炎后遗症以及拮抗氯化筒箭毒碱及类似药物的非去极化肌松作用。

【用法用量】口服 一日 2 次，起始剂量一次 4mg，维持剂量一次 8mg，最高剂量一次 12mg。与早餐及晚餐同服。肌内注射或皮下注射 一次 2.5~10mg，一日 1 次，必要时一昼夜可注射 2 次，极量一日 20mg；小儿一次 0.05~0.1mg/kg。抗箭毒，肌内注射，起始剂量 5~10mg，5 或 10 分钟后按需要可逐渐增加至 10~20mg。

【特别提醒】1. 不应与其他拟胆碱药同服。2. 本品为拟胆碱药，能加强麻醉过程中琥珀酰

胆碱类药物的肌松作用。

卡巴拉汀（胶囊）[乙]

【其他名称】艾斯能，重酒石酸卡巴拉汀胶囊

【主要作用】氨基甲酸类，选择性作用于脑内的乙酰和丁酰胆碱酯酶抑制剂，通过延缓功能完整的胆碱能神经元所释放的乙酰胆碱的降解而促进胆碱能神经传导。

【适应证】治疗轻、中度阿尔茨海默型痴呆症状。

【用法用量】口服　需与食物同服。起始剂量每天 3mg，根据个体差异，至少每隔 2 周增加药量，但每日不应超过 12mg。分 2~3 次服用。

【特别提醒】1. 禁止应用于严重肝脏损害的患者。2. 可以提高琥珀酰胆碱型肌松剂的作用，在麻醉前应停止服用本品。3. 本品可能干扰抗胆碱能药物的活性，不应与其他拟胆碱能作用的药物联合应用。

美金刚（片剂，口服溶液）[乙]

【其他名称】易倍申，盐酸美金刚片，盐酸美金刚口服溶液

【主要作用】电压依赖性、中等程度亲和力的非竞争性 $N-$ 甲基 $-D-$ 天冬氨酸受体拮抗剂，可以阻断谷氨酸浓度病理性升高导致的神经元损伤。

【适应证】治疗中重度至重度阿尔茨海默型痴呆。

【用法用量】口服　第一周每日 5mg，第二周每日 10mg，第三周每日 15mg，第 4 周开始维持量每日 20mg，每日最大剂量 20mg。65 岁以上患者每次 10mg，每日 2 次。

【特别提醒】1. 本品可空腹服用，也可随食物同服。2. 癫痫患者、有惊厥病史或癫痫易感体质的患者应慎重应用。3. 尿液 pH 值升高的患者服用本品时必须进行密切监测。

石杉碱甲（片剂，胶囊）[甲]

【其他名称】哈伯因，石杉碱甲片，石杉碱甲胶囊，石杉碱甲注射液，注射用石杉碱甲

【主要作用】胆碱酯酶抑制剂，对真性胆碱酯酶具有选择性抑制作用，易通过血 – 脑脊液屏障。具有促进记忆再现和增强记忆保持的作用。

【适应证】良性记忆障碍，提高患者指向记忆、联想学习、图像回忆、无意义图形再认及人像回忆等能力。对痴呆患者和脑器质性病变引起的记忆障碍亦有改善作用。

【用法用量】口服　一次 0.1~0.2mg，一日 2 次，一日量最多不超过 0.45mg。肌内注射　一次 0.2mg，一日 1 次。

【特别提醒】1. 癫痫、肾功能不全、机械性肠梗阻、心绞痛患者等禁用。2. 用量有个体差异，一般应从小剂量开始逐渐增量。

第十一节 其他神经系统药物

一、拟副交感神经药

新斯的明（注射剂[甲]）

【其他名称】甲硫酸新斯的明注射液，注射用甲硫酸新斯的明

【主要作用】抗胆碱酯酶药。通过抑制胆碱酯酶活性而发挥完全拟胆碱作用，此外能直接激动骨骼肌运动终板上 N_2 受体。

【适应证】1.手术结束时拮抗非去极化肌肉松弛药的残留肌松作用。2.重症肌无力。3.手术后功能性肠胀气及尿潴留等。

【用法用量】皮下或肌内注射　一次 0.25~1mg，一日 1~3 次。极量：一次 1mg，一日 5mg。

【特别提醒】1.癫痫、心绞痛、室性心动过速、机械性肠梗阻或泌尿道梗阻、哮喘、心律失常、窦性心动过缓、血压下降、迷走神经张力升高者禁用。2.本品过量常规给予阿托品对抗。3.本品不宜与去极化型肌松药合用，能干扰肌肉传递的药物能使本品作用减弱，不宜合用。

溴吡斯的明（片剂[甲]）

【其他名称】溴吡斯的明片

【主要作用】可逆性抗胆碱酯酶药。能抑制胆碱酯酶的活性，使胆碱能神经末梢释放的乙酰胆碱破坏减少，突触间隙中乙酰胆碱积聚，出现毒蕈碱样和烟碱样胆碱受体兴奋作用。

【适应证】重症肌无力，手术后功能性肠胀气及尿潴留等。

【用法用量】口服　成人 60~120mg，每 3~4 小时 1 次。

【特别提醒】1.心绞痛、支气管哮喘、机械性肠梗阻及尿路梗阻患者禁用。2.本品吸收、代谢、排泄存在明显的个体差异，药量和用药时间应根据服药后效应而定。

溴新斯的明（片剂[甲]）

【其他名称】溴新斯的明片

【主要作用】具有抗胆碱酯酶作用，直接激动骨骼肌运动终板上的 N_2 受体，故对骨骼肌的作用较强，对胃肠道平滑肌可促进胃收缩和增加胃酸分泌，促进小肠、大肠，尤其是结肠的蠕动，促进内容物向下推进。

【适应证】重症肌无力、手术后功能性肠胀气及尿潴留。

【**用法用量**】口服　一次 15mg，一日 3 次；极量：一次 30mg，一日 100mg。

【**特别提醒**】1. 癫痫、心绞痛、室性心动过速、机械性肠梗阻或尿道梗阻及哮喘患者禁用。2. 口服过量时应洗胃，早期维持呼吸，并常规给予阿托品对抗。

二、用于成瘾疾病的药物

美沙酮（片剂，口服溶液）[乙]

【**其他名称**】盐酸美沙酮片，盐酸美沙酮口服溶液

【**主要作用**】阿片受体激动剂。药理作用与吗啡相似，镇痛效能和持续时间也与吗啡相当。本品也能产生呼吸抑制、镇咳、降温、缩瞳作用，重复给药仍可引起明显镇静作用。

【**适应证**】1. 慢性疼痛。2. 各种阿片类药物的戒毒治疗，尤其用于海洛因依赖；也用于吗啡、阿片、哌替啶、二氢埃托啡等的依赖。

【**用法用量**】口服　成人，每次 5~10mg，一日 10~15mg；极量：一次 10mg，一日 20mg。脱瘾治疗期，剂量应根据戒断症状严重程度和患者躯体状况及反应而定。开始 15~20mg，可酌情加量。剂量换算为 1mg 美沙酮替代 4mg 吗啡、2mg 海洛因、20mg 哌替啶。

【**特别提醒**】1. 国家特殊管理的麻醉药品。2. 呼吸功能不全者禁用。3. 本品为阿片或吗啡成瘾者的戒断用药，戒断症状轻微但依赖性显著。

三、抗眩晕药

倍他司汀（片剂[甲]，注射剂[乙]）

【**其他名称**】敏使朗，盐酸倍他司汀片，甲磺酸倍他司汀片，盐酸倍他司汀注射液，注射用盐酸倍他司汀，盐酸倍他司汀氯化钠注射液

【**主要作用**】对脑血管、心血管，特别是对椎－基底动脉系统有较明显扩张作用，显著增加心、脑及周围循环血流量，改善血循环，并降低全身血压；能增加耳蜗和前庭血流量从而消除内耳性眩晕、耳鸣和耳闭感。

【**适应证**】1. 梅尼埃病。2. 动脉硬化，缺血性脑血管疾病及高血压所致体位性眩晕、耳鸣。

【**用法用量**】口服　一次 6~12mg，一日 3 次，饭后口服。肌内注射　一次 10mg，一日 1~2 次。静脉滴注：10~30mg，加入 5%葡萄糖注射液或 0.9%氯化钠注射液中，一日 1 次。

【**特别提醒**】1. 活动期胃溃疡和嗜铬细胞瘤患者禁用。2. 与抗组胺药合用，本品药效降低。

地芬尼多（片剂[甲]）

【**其他名称**】盐酸地芬尼多片

【**主要作用**】可改善椎－基底动脉供血，调节前庭系统功能，抑制呕吐中枢，有抗眩晕及镇吐作用。

【适应证】防治多种原因或疾病引起的眩晕、恶心、呕吐，如乘车、船、飞机时的晕动病等。

【用法用量】口服：成人，治疗晕动症，一次 25~50mg；预防晕动病，在出发前 30 分钟服药。

【特别提醒】1. 肾功能不全者禁用，青光眼、胃肠道或泌尿道梗阻疾病以及心动过速患者慎用。2. 偶见皮疹、一过性低血压反应。

氟桂利嗪（片剂，胶囊）[甲]

【其他名称】盐酸氟桂利嗪片，盐酸氟桂利嗪胶囊，盐酸氟桂利嗪分散片，盐酸氟桂利嗪滴丸，盐酸氟桂利嗪口服溶液

【主要作用】钙通道阻断剂，能防止因缺血等原因导致的细胞内病理性钙超载造成的细胞损害。

【适应证】1. 脑供血不足，椎动脉缺血，脑血栓形成后等。2. 耳鸣、头晕。3. 偏头痛预防。4. 癫痫辅助治疗。

【用法用量】口服 1. 中枢性眩晕及外周性眩晕：每日 10~20mg，2~8 周为 1 疗程。2. 特发性耳鸣：一次 10mg，每晚 1 次，10 天为一个疗程。3. 间歇性跛行：每日 10~20mg。4. 偏头痛预防：一次 5~10mg，每日 2 次。5. 脑动脉硬化，脑梗死恢复期：每日 5~10mg。

【特别提醒】1. 用药期间可引起进食量增加，体重增加。2. 有抑郁症病史及急性脑出血性疾病者禁用。3. 用药后疲惫症状逐步加重者应减量或停药。4. 与乙醇、催眠药或镇静药合用时，加重镇静作用。

桂利嗪（片剂，胶囊）[乙]

【其他名称】桂利嗪片，桂利嗪胶囊

【主要作用】哌嗪类钙通道阻滞剂，可阻止血管壁平滑肌细胞的病理性钙内流，缓解血管痉挛。有扩张脑血管和周围血管的作用，能改善脑循环及冠脉循环，尤其对脑血管作用明显。

【适应证】脑血栓形成、脑栓塞、脑动脉硬化、脑出血恢复期、蛛网膜下隙出血恢复期、脑外伤后遗症、内耳眩晕症、冠状动脉硬化及因末梢循环不良引起疾病的治疗。

【用法用量】口服 每次 25~50mg，每日 3 次。

【特别提醒】1. 有抑郁症病史的患者禁用。2. 疲惫症状逐步加重者，长期应用出现锥体外系症状时应减量或停药。3. 与乙醇、催眠药或镇静药合用时，加重镇静作用。

四、其他

胞磷胆碱，胞二磷胆碱（片剂[乙]，胶囊[乙]，注射液[甲]）

【其他名称】胞磷胆碱钠片，胞磷胆碱钠胶囊，胞磷胆碱钠注射液，胞二磷胆碱注射液，注射用胞磷胆碱钠

【主要作用】核苷衍生物，通过降低脑血管阻力，增加脑血流而促进脑物质代谢，改善脑

循环。另外，可增强脑干网状结构上行激活系统的功能，增强锥体系统的功能，改善运动麻痹。

【适应证】颅脑损伤或脑血管意外引起的神经系统后遗症。

【用法用量】口服　每次 100~200mg，每日 3 次，温开水送服。**静脉注射**　每次 100~200mg。**静脉滴注**　一日 0.25~0.5g，用 5% 或 10% 的葡萄糖注射液稀释，5~10 日为一疗程。**肌内注射**　一日 0.1~0.3g，分 1~2 次。

【特别提醒】1. 肌内注射一般不采用，若用时应注意避开神经走行部位，若出现剧痛或血液逆流时，应立即拔针改换注射部位。2. 静脉内给药时，速度应尽量缓慢。3. 脑内出血急性期不宜大剂量应用。

吡拉西坦（片剂，胶囊，注射剂）[乙]

【其他名称】吡拉西坦片，吡拉西坦分散片，吡拉西坦胶囊，吡拉西坦注射液，吡拉西坦氯化钠注射液，吡拉西坦葡萄糖注射液

【主要作用】脑代谢改善药，属于 GABA 衍生物。能促进脑内 ATP，可促进乙酰胆碱合成并增强神经兴奋的传导，具有促进脑内代谢作用。

【适应证】急、慢性脑血管病，脑外伤、各种中毒性脑病等多种原因所致的记忆减退及轻、中度脑功能障碍，儿童智能发育迟缓。

【用法用量】口服　每次 0.8~1.6g，每日 3 次，4~8 周为一疗程。儿童用量减半。**肌内注射**　每次 1g，一日 2~3 次。**静脉注射**　每次 4~6g，一日 2 次。**静脉滴注**　每次 4~8g，一日 1 次，用 5% 或 10% 葡萄糖注射液或氯化钠注射液稀释至 250ml 后使用。

【特别提醒】1. 锥体外系疾病，Huntington 舞蹈症患者禁用。2. 与华法林联合应用可延长凝血酶原时间，应特别注意凝血时间防止发生出血危险。

丁苯酞（胶囊，注射液[乙]）

【其他名称】恩必普，丁苯酞软胶囊，丁苯酞氯化钠注射液

【主要作用】对急性缺血性脑卒中患者的中枢神经功能的损伤有显著改善作用，可促进患者功能恢复。

【适应证】治疗轻、中度急性缺血性脑卒中。

【用法用量】口服　一次 0.2g，一日 4 次，10~12 天为一疗程。**静脉滴注**　一次 25mg，一日 2 次，滴注时间不少于 50 分钟，给药间隔时间不少于 6 小时，疗程 14 天。

【特别提醒】1. 本品软胶囊内容物为淡黄色或黄色油状液体，不宜打开服用。2. 胶囊剂餐后服用影响药物吸收，建议餐前服用。3. PVC 输液器对本品有明显的吸附作用，故输注时仅允许使用 PE 输液器。

谷维素（片剂[乙]）

【其他名称】谷维素片，谷维素注射液

【主要作用】具有调节自主神经功能失调及内分泌平衡障碍的作用。

【适应证】神经症、经前期紧张综合征、更年期综合征的镇静助眠。

【用法用量】口服 一次 10~30mg，一日 3 次。肌内注射 每次 40mg，每日 1 次。

【特别提醒】1.胃及十二指肠溃疡患者慎用。2.个别病例出现轻度口干，鼻塞和多汗，但不影响治疗。

利鲁唑（片剂，胶囊）[乙]

【其他名称】力如太，利鲁唑片，利鲁唑胶囊

【主要作用】通过抑制脑内神经递质谷氨酸及天冬氨酸的释放，抑制兴奋性氨基酸的活性及稳定电压依赖性钠通道的失活状态发挥经保护作用。

【适应证】肌萎缩侧索硬化症。

【用法用量】口服 一次 50mg，一日 2 次。

【特别提醒】1.肝功能不正常或转氨酶水平异常增高者，妊娠及哺乳期患者禁用。2.餐前 1 小时或餐后 2 小时服药，以降低食物对生物利用度的影响。3.服用本品时应禁止过度饮酒。4.每日定时口服，如早晚各 25mg；如漏服一次，按原计划服用下一次。

鼠神经生长因子（注射剂[乙]）

【其他名称】注射用鼠神经生长因子

【主要作用】有促进神经末梢损伤恢复的作用。

【适应证】1.治疗视神经损伤。2.治疗正己烷中毒性周围神经病。

【用法用量】肌内注射 用 2ml 氯化钠注射液或灭菌注射用水溶解。每日 20~40μg，一日 1 次，3~6 周为一疗程。

【特别提醒】1.加入氯化钠注射液或灭菌注射用水轻微振荡待完全溶解后使用。2.有患者出现局部疼痛，偶见荨麻疹，停药后可自行缓解，一般不需特殊处理。

天麻素（片剂，胶囊，注射剂）[乙]

【其他名称】天麻素片，天麻素胶囊，天麻素注射液，注射用天麻素

【主要作用】可恢复大脑皮质兴奋与抑制过程间的平衡失调，具有镇静、催眠和镇痛等中枢抑制作用。还有增加脑血流量及缓解脑血管痉挛作用。

【适应证】1.神经衰弱、神经衰弱综合征及血管神经性头痛等。2.脑外伤性综合征、眩晕症如梅尼埃病、药物性眩晕、外伤性眩晕、突发性耳聋、前庭神经元炎、椎－基底动脉供血不足等。

【用法用量】口服 成人一次 50~100mg，一日 3 次。肌内注射 一次 100~200mg，一日 1~2 次。静脉滴注 每次 600mg，一日 1 次，用 5% 葡萄糖注射液或 0.9% 氯化钠注射液 250~500ml 稀释后使用。

【特别提醒】有少数患者出现口鼻干燥、头昏、胃不适等症状，不影响用药，也无需特殊处理。

依达拉奉（注射剂[乙]）

【其他名称】依达拉奉注射液

【主要作用】脑保护剂，可清除自由基，抑制脂质过氧化，从而抑制脑细胞、血管内皮细胞、神经细胞的氧化损伤。

【适应证】改善急性脑梗死所致的神经症状、日常生活活动能力和功能障碍。

【用法用量】静脉滴注　一次 30mg，每日 2 次，14 天为一个疗程。尽可能在发病后 24 小时内开始给药。临用前加入适量生理盐水中稀释后静脉滴注，30 分钟内滴完。

【特别提醒】1. 必须用生理盐水稀释，与各种含有糖分的输液混合时可使本品浓度降低。2. 不可和高能量输液、氨基酸制剂混合或由同一通道静脉滴注。3. 勿与抗癫痫药（地西泮、苯妥英钠等）混合应用，以免产生混浊。

长春西汀（片剂，注射剂）[乙]

【其他名称】长春西汀片，长春西汀注射液，注射用长春西汀，长春西汀氯化钠注射液，长春西汀葡萄糖注射液

【主要作用】脑血管扩张药，能抑制磷酸二酯酶活性，增加血管平滑肌松弛信使 c-GMP 的作用，选择性增加脑血流量，抑制血小板凝集，改善血液流动性和微循环，改善脑代谢。

【适应证】脑梗死后遗症、脑出血后遗症、脑动脉硬化症等。

【用法用量】口服　成人一次 5mg，每日 3 次。**静脉滴注**　开始每天 20mg，以后可增至每天 30mg，加入 0.9% 氯化钠注射液或 5% 葡萄糖注射液 500ml 内，缓慢滴注，滴速不超过每分钟 80 滴。

【特别提醒】1. 注射剂不可肌内注射，未经稀释不可静脉使用且不可用含氨基酸的输液稀释。2. 与肝素不相容，故建议两者不要在同一注射器中混合，但可以同时进行抗凝治疗。3. 颅内出血急性期、颅内出血后尚未完全止血者、严重缺血性心脏病、严重心律失常者禁用。

第十四章 抗寄生虫药

双碘喹啉（片剂[乙]）

【其他名称】双碘喹啉片

【主要作用】有广谱抗微生物作用，本品抑制肠内共生细菌，使肠内阿米巴的生长繁殖出现障碍。

【适应证】治疗轻型或无明显症状的阿米巴痢疾；与依米丁、甲硝唑合用，治疗急性阿米巴痢疾及较顽固病例。

【用法用量】口服　成人，一次400~600mg，一日3次，连服14~21日；儿童，一次10mg/kg，一日3次，连服14~21日。重复治疗需间隔15~20日。

【特别提醒】对碘过敏、甲状腺肿大、严重肝肾疾病、神经紊乱患者禁用。

伯氨喹（片剂[甲]）

【其他名称】磷酸伯氨喹片

【主要作用】可杀灭间日疟、三日疟、恶性疟和卵形疟组织期的虫株，尤以间日疟为著，也可杀灭各种疟原虫的配子体，对恶性疟的作用尤强，对红内期虫体作用很弱。

【适应证】根治间日疟和控制疟疾传播。

【用法用量】口服　成人根治间日疟每日3片，连服7日；小儿每日0.39mg/kg，连服14日。用于杀灭恶性疟配子体，成人每日2片，连服3日；小儿每日0.39mg/kg，连服3日。

【特别提醒】不良反应较其他抗疟药高，易发生疲倦、头晕、恶心、呕吐、腹痛等；少数人可出现药物热、粒细胞缺乏等。葡萄糖-6-磷酸脱氢酶缺乏者服用本品可发生急性溶血型贫血。应定期检查红细胞计数及血红蛋白量。

蒿甲醚（片剂，胶囊，胶丸，注射剂）[甲]

【其他名称】蒿甲醚片，蒿甲醚胶囊，蒿甲醚胶丸，蒿甲醚注射液

【主要作用】对动物体内的伯氏疟原虫血液无性体有较强的杀灭作用，用药后疟原虫血症转阴快，疗效稳定；对于抗氯喹恶性疟虫株具有同样效果。

【适应证】各类疟疾的治疗，包括抗氯喹恶性疟的治疗，如恶性疟和间日疟。

【用法用量】口服　一次80mg或1.6mg/kg，首次加倍，一日1次，连服5~7天，儿童按年龄递减。肌内注射　每日80mg，首剂加倍，连用7天；儿童首剂3.2mg/kg；第2~5日，

每次 1.6mg/kg，每日 1 次。

【特别提醒】1. 本品注射剂遇冷如有凝固现象，可微温溶解后使用。2. 对于凶险型疟疾的急救，应考虑使用蒿甲醚注射液。

奎宁 （片剂^[甲]，注射液^[乙]）

【其他名称】硫酸奎宁片，二盐酸奎宁注射液

【主要作用】喹啉类衍生物，能与疟原虫的 DNA 结合，抑制 DNA 的复制和 RNA 的转录，从而抑制原虫的蛋白合成，作用较氯喹为弱。

【适应证】治疗耐氯喹和耐多种药物虫株所致的恶性疟。也可用于治疗间日疟。

【用法用量】口服　成人，每日 1.8g，分次服用，疗程 14 日；小儿，小于 1 岁者每日 0.1~0.2g，1~3 岁每日 0.2~0.3g，4~6 岁每日 0.3~0.5g，7~11 岁每日 0.5~1g，分 2~3 次服，疗程 10 日。

静脉滴注　成人及儿童，5~10mg/kg（最高量 500mg），加入氯化钠注射液 500ml 中静脉滴注，4 小时滴完，12 小时后重复 1 次，病情好转后改口服。

【特别提醒】1. 本品静脉推注易致休克，严禁静脉推注。2. 日用量超过 1g 或连用较久，常致金鸡纳反应，严重者产生暂时性耳聋，停药后常可恢复。

氯喹 （片剂，注射剂）^[甲]

【其他名称】磷酸氯喹片，磷酸氯喹注射液

【主要作用】与核蛋白有较强的结合力，与 DNA 形成复合物，从而阻止 DNA 的复制与 RNA 的转录。抑制磷酸掺入疟原虫的 DNA 与 RNA，由于核酸的合成减少，从而干扰疟原虫的繁殖。

【适应证】1. 治疗对氯喹敏感的恶性疟、间日疟及三日疟。2. 疟疾症状的抑制性预防。3. 治疗肠外阿米巴病、结缔组织病、光敏感性疾病等。

【用法用量】口服　1. 成人：（1）间日疟，首剂 1g，第 2、3 日各 0.75g；抑制性预防疟疾，每周 1 次，每次 0.5g；（2）肠外阿米巴病，每日 1g，连服 2 日后改为每日 0.5g，总疗程为 3 周；（3）类风湿性关节炎，每日 0.25~0.5g，症状控制后改为 0.125g，一日 2~3 次。2. 小儿：（1）间日疟，首剂 10mg/kg，最大量不超过 600mg，6 小时后 5mg/kg 再服 1 次，第 2、3 日每日 5mg/kg；（2）肠外阿米巴病，每日 10mg/kg，最大量不超过 600mg，分 2~3 次服。静脉滴注　脑型疟，第 1 天 18~24mg/kg，第 2 天 12mg/kg，第 3 天 10mg/kg。浓度为每 0.5g 加入 10% 葡萄糖注射液或 5% 葡萄糖氯化钠注射液 500ml 中，静脉滴注速度每分钟 12~20 滴。

【特别提醒】1. 注射剂不宜作肌内注射，尤其在儿童易引起心肌抑制。2. 注射剂禁止作静脉推注。3. 用药量大、疗程长时常见眼毒性。

双氢青蒿素 （片剂^[甲]）

【其他名称】双氢青蒿素片

【主要作用】为青蒿素的衍生物，对疟原虫红内期有强大且快速的杀灭作用，能迅速控制

临床发作及症状。

【适应证】各种类型疟疾的症状控制，尤其对抗氯喹恶性及凶险型疟疾有较好疗效。

【用法用量】口服 成人一日 1 次，一次 60mg，首剂加倍；儿童剂量按年龄递减，连用 5~7 日。

【特别提醒】少数病例有轻度网织红细胞一过性减少。

双氢青蒿素哌喹（片剂[甲]）

【其他名称】双氢青蒿素哌喹片

【主要作用】含双氢青蒿素和哌喹。双氢青蒿素对疟原虫无性体有较强的杀灭作用，能迅速杀灭疟原虫；哌喹抗疟作用与氯喹类似，能使滋养体食物泡和线粒体肿胀，导致其生理功能破坏，从而杀死疟原虫。

【适应证】治疗恶性疟和间日疟。

【用法用量】口服 成人每次 2 片，早晚各 1 次，总剂量 8 片；7~10 岁，每次 1 片，每天 2 次；11~17 岁，每次 1.5 片，每天 2 次。

【特别提醒】1. 严重肝肾疾病、血液病患者等禁用。2. 本品无退热作用。

乙胺嘧啶（片剂[甲]）

【其他名称】乙胺嘧啶片

【主要作用】二氢叶酸还原酶抑制剂，影响嘌呤及嘧啶核苷酸的生物合成，最后使核酸合成减少，使细胞核的分裂和疟原虫的繁殖受到抑制。

【适应证】疟疾的预防，也可用于治疗弓形虫病。

【用法用量】口服 1. 成人：（1）预防用药，进入疫区前 1~2 周开始服用，一般宜服至离开疫区后 6~8 周，每周服 25mg。（2）耐氯喹虫株所致的恶性疟，每日 12.5mg，分 2 次服，疗程 3 日。（3）治疗弓形虫病：每日 50~100mg 顿服，共 1~3 日，然后每日 25mg，疗程 4~6 周。2. 小儿：（1）预防用药，一次 0.9mg/kg，每周服 1 次，最高剂量以成人量为限。（2）耐氯喹虫株所致的恶性疟，每次 0.3mg/kg，一日 3 次，疗程 3 日。（3）弓形虫病，每日 1mg/kg，分 2 次服，服用 1~3 日后改为每日 0.5mg/kg，分 2 次服，疗程 4~6 周。

【特别提醒】大剂量治疗时每周应检测白细胞及血小板 2 次。

咯萘啶（肠溶片，注射剂）[乙]

【其他名称】磷酸咯萘啶肠溶片，磷酸咯萘啶注射液

【主要作用】可能通过破坏复合膜的结构与功能及食物泡的代谢活力而起迅速杀虫作用。

【适应证】治疗脑型、凶险型及耐氯喹虫株所致的恶性疟，也用于治疗间日疟。

【用法用量】口服 成人第 1 日 2 次，一次 0.3g，第 2、3 日每日 1 次，一次 0.3g；小儿日总剂量 24mg/kg，分 3 次服。**静脉滴注** 每次 3~6mg/kg，加入 5% 葡萄糖注射

液 200~500ml 中，于 2~3 小时滴完。间隔 6~8 小时重复一次，12 小时内总剂量为 12mg/kg。**肌内注射** 每次 2~3mg/kg，共给 2 次，间隔 4~6 小时。

【特别提醒】1.肠溶片应整片吞服，不可咀嚼或压碎。2.本品注射剂严禁静脉推注。3.肌内注射后局部有硬块，每次注射应改变部位。4.用药后尿液会呈红色，此为正常现象，不必担心。

哌喹（片剂[乙]）

【其他名称】磷酸哌喹片

【主要作用】影响伯氏疟原虫红内期裂殖体的超微结构，主要能使滋养体食物泡膜和线粒体肿胀，线粒体肿胀等变化导致其生理功能的破坏。

【适应证】1.疟疾的治疗，也可作症状抑制性预防用。2.硅沉着病。

【用法用量】口服 1.抑制性预防疟疾：每月 0.6g，1 个月 1 次，临睡前服，可连服 4~6 个月，但不宜超过 6 个月。2.治疗疟疾：首次 0.6g，第 2、3 日分别服 0.6g 及 0.3g，总量 1.2~2.5g。3.硅沉着病：预防，每次 0.5g，10~15 日 1 次，1 月量 1~1.5g；治疗，每次 0.3~0.75g，每周 1 次，1 月量 2g，半年为一疗程。间歇 1 个月后，进行第二疗程，总疗程 3~5 年。

【特别提醒】本品多积聚于肝脏，若给药量多，间隔时间短则易引起肝脏不可逆病变。严重急性肝、肾及心脏疾患禁用。

吡喹酮（片剂[甲]）

【其他名称】吡喹酮片

【主要作用】广谱抗吸虫和绦虫药。对虫体皮层有迅速而明显的损伤作用，引起合胞体外皮肿胀，出现空泡，形成大疱，突出体表，最终表皮糜烂溃破，分泌体几乎全部消失，环肌与纵肌亦迅速先后溶解。

【适应证】各种血吸虫病、华支睾吸虫病、肺吸虫病、姜片虫病以及绦虫病和囊虫病。

【用法用量】口服 1.血吸虫病：各种慢性血吸虫病，总剂量 60mg/kg 的 1~2 日疗法，每日量分 2~3 次餐间服。急性血吸虫病，总剂量 120mg/kg，每日量分 2~3 次服，连服 4 日。体重超过 60kg 者按 60kg 计算。2.华支睾吸虫病：总剂量 210mg/kg，每日 3 次，连服 3 日。3.肺吸虫病：25mg/kg，每日 3 次，连服 3 日。4.姜片虫病：15mg/kg，顿服。5.牛肉和猪肉绦虫病：10mg/kg，清晨顿服，1 小时后服用硫酸镁。6.短小膜壳绦虫和阔节裂头绦虫病：25mg/kg，顿服。7.囊虫病：总剂量 120~180mg/kg，分 3~5 日服，每日量分 2~3 次服。

【特别提醒】1.眼囊虫病患者禁用，合并眼囊虫病时须先手术摘除虫体再进行药物治疗。2.治疗寄生于组织内的寄生虫，由于虫体被杀死后释放出大量的抗原物质，可引起发热、嗜酸性粒细胞增多、皮疹等，偶可引起过敏性休克，必须注意观察。3.脑囊虫病患者需辅以防治脑水肿和降低高颅压或防治癫痫持续状态的治疗措施，以防发生意外。

阿苯达唑（片剂，胶囊）[甲]

【其他名称】史克肠虫清，阿苯达唑片，阿苯达唑胶囊，阿苯达唑咀嚼片，阿苯达唑颗粒，阿苯达唑口服乳剂

【主要作用】苯并咪唑类衍生物，对肠道线虫选择性及不可逆性抑制寄生虫肠壁细胞胞浆微管系统的聚合，阻断其对多种营养和葡萄糖的摄取吸收，使虫体无法生存和繁殖。

【适应证】1.治疗钩虫、蛔虫、鞭虫、蛲虫、旋毛虫等线虫病。2.治疗囊虫和包虫病。

【用法用量】口服　成人剂量如下，12岁以下小儿用量减半。1.蛔虫及蛲虫病：一次400mg顿服，疗程间隔视病情而定，多为3个月。2.钩虫病，鞭虫病：一次400mg，一日2次，连服3日，疗程间隔多为3个月。3.旋毛虫病：一次400mg，一日2次，连服7日，疗程间隔视病情而定，多为3个月。4.囊虫病：每日20mg/kg，分3次口服，10日为1个疗程，一般需1~3个疗程，疗程间隔视病情而定，多为3个月。5.包虫病，每日20mg/kg，分2次口服，疗程1个月，一般需5个疗程以上，疗程间隔为7~10日。

【特别提醒】1.蛲虫病易自身重复感染，故在治疗2周后应重复治疗1次。2.脑囊虫患者必须住院治疗，以免发生意外。3.合并眼囊虫病时须先行手术摘除虫体，然后进行药物治疗。

甲苯咪唑（片剂[甲]）

【其他名称】安乐士，甲苯咪唑片，甲苯咪唑咀嚼片

【主要作用】广谱驱虫药，可抑制肠道寄生虫对葡萄糖的摄取，导致虫体内贮存的糖原耗竭，使虫体三磷酸腺苷形成减少。

【适应证】治疗蛲虫病、蛔虫病、钩虫病、鞭虫病、粪类圆线虫病、绦虫病。

【用法用量】口服　1.蛲虫病：成人和儿童，单剂100mg。此病易再感染，最好在用药2周和4周后分别重复用药1次。2.蛔虫病、鞭虫病、十二指肠钩虫病及混合感染：成人和儿童，每次100mg，每日2次，连服3日。3.绦虫病和粪类圆线虫病：成人每次200mg，每日2次，连服3日；儿童每次100mg，每日2次，连服3日。

【特别提醒】1.用药期间不需忌食，不用加服泻药。2.本品不应与甲硝唑合用。3.少数患者特别是蛔虫感染较重的患者服药后可引起蛔虫游走，造成腹痛或吐蛔虫，甚至引起窒息。此时应加用左旋咪唑等驱虫药以避免发生上述情况。

哌嗪（片剂，胶囊，锭剂）[乙]

【其他名称】磷酸哌嗪片，阿魏酸哌嗪片，枸橼酸哌嗪片，阿魏酸哌嗪胶囊，磷酸哌嗪宝塔糖

【主要作用】麻痹蛔虫，使蛔虫不能附着在宿主肠壁，使之随肠蠕动而排出；亦有蛲虫驱虫作用。

【适应证】蛔虫和蛲虫感染。

【用法用量】口服　1.蛔虫感染：12岁以上儿童及成人，睡前一次服2.5~3.0g，连服2日。2.蛲虫感染：12岁以上儿童及成人，睡前一次服1.5~2.0g，连服7~10日。

【特别提醒】1.本品对人体（特别是儿童）具有潜在的神经肌肉毒性，应避免长期或过量服用。2.营养不良或贫血者应先予纠正再开始服用本品。3.本品与氯丙嗪同用有可能引起抽搐，故应避免合用。4.本品与噻嘧啶合用有拮抗作用，应避免合用。

双羟萘酸噻嘧啶（片剂，颗粒）[乙]

【其他名称】双羟萘酸噻嘧啶片，双羟萘酸噻嘧啶颗粒，双羟萘酸噻嘧啶栓

【主要作用】有麻痹寄生虫作用，可使虫体排出体外，不致引起蛔虫胆道梗阻或肠梗阻，无需服泻药。

【适应证】蛔虫病，蛲虫病。

【用法用量】口服　12岁以上儿童及成人，蛔虫病，一日4g，睡前一次服用，连服1~2日；蛲虫病，一日2~4g，连服7日。直肠给药　一次1枚，一日1次，睡前使用，连用3~5天。

【特别提醒】1.服用本品无需空腹，也无需导泻。2.本品栓剂受热易变形，气温高时，用前最好置于冷水或冰箱中冷却后再剪开取用。3.营养不良、贫血患者应先给予支持疗法，然后再应用本品。

克罗米通（软膏剂）[乙]

【其他名称】优力肤，克罗米通乳膏

【主要作用】作用于疥虫的神经系统，使疥虫麻痹而死亡。尚有轻微的局麻作用而可止痒。

【适应证】治疗疥疮及皮肤瘙痒。

【用法用量】外用　1.疥疮：将本品从颈以下涂搽全身皮肤，24小时后涂第2次，再隔48小时后洗澡，将药物洗去，穿上干净衣服，更换床单。2.止痒：局部涂于患处，每日3次。

【特别提醒】1.急性渗出性皮肤病禁用，避免接触眼睛和其他黏膜（如口、鼻等）。2.涂药前，应将患处皮肤清洗干净。如果是角质层较厚位置，最好先用温水浸泡半小时，使角化厚变软，以利于药物吸收。3.身体不能或不易暴露的部位，涂上药膏后可以用油纸、小塑料薄膜片覆盖，防止被衣服摩擦和污染衣物。

林旦（软膏剂）[乙]

【其他名称】林旦乳膏

【主要作用】与疥虫和虱体体表直接接触后，透过体壁进入体腔和血液，引起神经系统麻痹而致死。

【适应证】疥疮和阴虱病。

【用法用量】外用　1.疥疮：将本品自颈部以下均匀擦全身，成人一次不超过30g。擦药后24小时洗澡，同时更换衣被和床单。2.阴虱病：剃去阴毛后涂擦本品，一日3~5次。

【特别提醒】1.擦药前勿用热水和肥皂洗澡，以免增加吸收。2.避免眼和黏膜与药物接触。

升华硫（软膏剂[乙]）

【**其他名称**】硫软膏

【**主要作用**】对疥虫、细菌、真菌有杀灭作用，并能除去油脂及软化表皮、溶解角质。

【**适应证**】疥疮、头癣、痤疮、脂溢性皮炎、酒渣鼻、单纯糠疹、慢性湿疹。

【**用法用量**】外用　涂于洗净的患处，一日 1~2 次。用于疥疮，将药膏涂于颈部以下的全身皮肤，每晚 1 次，3 天为一疗程，换洗衣服、洗澡。

【**特别提醒**】1. 涂药前应将患处皮肤清洗干净。2. 不得与其他外用药物并用。3. 避免接触眼睛和其他黏膜（如口、鼻等）。4. 本品不可与铜制品接触，防止变质。5. 不得与含汞（水银）制剂共用，否则易变质，且会增加刺激性。

第十五章 呼吸系统药物

第一节 鼻部制剂

麻黄碱（滴鼻剂[甲]）

【其他名称】盐酸麻黄碱滴鼻液

【主要作用】拟肾上腺素药，可直接激动血管平滑肌的 α、β 受体，使皮肤、黏膜以及内脏血管收缩。用于鼻部可作为减鼻充血剂，缓解因感冒等引起的鼻塞症状。

【适应证】缓解鼻黏膜充血肿胀引起的鼻塞。

【用法用量】滴鼻　每鼻孔一次 2~4 滴，一日 3~4 次。

【特别提醒】1.本品仅供滴鼻，切忌口服。2.滴鼻方法：滴鼻时应采取立式或坐式；清洗鼻腔，头后仰，滴药，保持头后仰 1 分钟，适当吸气。3.连续使用不得超过 3 日，否则可产生"反跳"现象，出现更为严重的鼻塞。4.同时使用几种滴鼻剂，先用鼻黏膜血管收缩剂，再用抗菌药。

羟甲唑啉（吸入剂，滴鼻剂）[乙]

【其他名称】达芬霖，盐酸羟甲唑啉喷雾剂，盐酸羟甲唑啉滴鼻液

【主要作用】咪唑啉类衍生物，具有直接激动血管 α₁ 受体而引起血管收缩的作用，从而减轻炎症所致的充血和水肿。

【适应证】急慢性鼻炎、鼻窦炎、过敏性鼻炎、肥厚性鼻炎。

【用法用量】滴鼻　成人和 6 岁以上儿童，一次一侧 1~3 滴，早晚各一次。喷鼻　成人和 6 岁以上儿童，一次一侧 1~3 喷，早晨和睡前各 1 次。

【特别提醒】1.滴鼻方法：清洗鼻腔，呼气，头后仰，滴药，保持头后仰 1 分钟，适当吸气。2.喷鼻方法：呼气，头稍前倾，摇匀气雾剂将尖端塞入一侧鼻腔，同时用手堵住另一个鼻孔，喷药，同时缓慢吸气，用口呼气。3.严格按推荐用量使用，连续使用不得超过 7 天。4.同时使用几种滴鼻剂时，先用鼻黏膜血管收缩剂再用抗菌药。

赛洛唑啉（滴鼻剂[乙]）

【其他名称】盐酸赛洛唑啉滴鼻液，盐酸赛洛唑啉鼻用喷雾剂

【主要作用】咪唑啉类衍生物，具有直接激动血管 α₁ 受体而引起血管收缩的作用，从而减轻炎症所致的充血和水肿。

【适应证】减轻急、慢性鼻炎、鼻窦炎等所致的鼻塞症状。

【用法用量】**滴鼻**　成人一次 2~3 滴，一日 2 次。**喷鼻**　一日 2 次，每次 2~3 喷。

【特别提醒】1. 滴鼻方法：清洗鼻腔，呼气，头后仰，滴药，保持头后仰 1 分钟，适当吸气。2. 喷鼻方法：呼气，头稍前倾，摇匀气雾剂将尖端塞入一侧鼻孔，同时用手堵住另一侧鼻孔，喷药，同时缓慢吸气，用口呼气。3. 严格按推荐用量使用，连续使用不得超过 7 天。4. 同时使用几种滴鼻剂时，先用鼻黏膜血管收缩剂再用抗菌药。

呋麻（滴鼻剂[乙]）

【其他名称】呋麻滴鼻液

【主要作用】含呋喃西林、麻黄碱。呋喃西林对革兰阳性、阴性菌均有抑制作用；盐酸麻黄碱可直接激动血管平滑肌的 α、β 受体，使皮肤、黏膜以及内脏血管收缩，缓解鼻黏膜充血、水肿、鼻塞。

【适应证】缓解急、慢性鼻炎的鼻塞症状。

【用法用量】**滴鼻**　一次 1~3 滴，一日 3~4 次。

【特别提醒】1. 滴鼻方法：清洗鼻腔，呼气，头后仰，滴药，保持头后仰 1 分钟，适当吸气。2. 频繁使用可产生"反跳"现象，出现更为严重的鼻塞，长期使用可造成鼻黏膜损伤。3. 同时使用几种滴鼻剂，先用鼻黏膜血管收缩剂再用抗菌药。

奥洛他定（片剂，胶囊）[乙]

【其他名称】阿洛刻，盐酸奥洛他定片，盐酸奥洛他定胶囊

【主要作用】肥大细胞稳定剂及相对选择性组胺 H_1 受体拮抗剂，能抑制 I 型速发型过敏反应，对 α 受体、多巴胺受体、毒蕈碱 I 型和 II 型受体及 5-HT 受体没有作用。

【适应证】过敏性鼻炎、荨麻疹、皮肤病伴发的瘙痒。

【用法用量】**口服**　成人一次 5mg，早晚各 1 次。

【特别提醒】1. 长期服用类固醇的患者，联用本品时需减量，并应在严格管理下缓慢减量。2. 季节性过敏性鼻炎患者应在多发季节开始前服用本品，持续至多发季节结束。

氮䓬斯汀（片剂，吸入剂）[乙]

【其他名称】爱赛平，盐酸氮䓬斯汀片，盐酸氮䓬斯汀鼻喷雾剂

【主要作用】潜在的长效抗过敏化合物，具有 H_1 受体拮抗剂特点，可以阻止过敏反应中某些化学介质的合成和释放。

【适应证】季节性过敏性鼻炎（花粉症），常年性过敏性鼻炎。

【用法用量】**口服**　一次 2mg，一日 2 次，早饭前 1 小时及睡前各 1 次。**喷鼻**　每个鼻孔 1 喷，早晚各 1 次，每日 2 次。

【特别提醒】1. 喷鼻方法：呼气，头稍前倾，摇匀气雾剂，将尖端塞入一侧鼻孔，同时用手堵住另一侧鼻孔，喷药，同时缓慢吸气，用口呼气。2. 与乙醇或其他神经中枢系统抑制药同时服用，会加重神经中枢系统抑制，应避免同时服用。

色甘酸钠（滴鼻剂）[乙]

【其他名称】色甘酸钠滴鼻液

【主要作用】抗过敏药物，稳定肥大细胞膜，抑制其释放组胺、白三烯、5–HT、缓激肽及慢反应物质等致敏介质，从而预防过敏反应的发生。

【适应证】防治过敏性鼻炎。

【用法用量】滴鼻　成人一次 5~6 滴，一日 5~6 次；儿童一次 2~3 滴，一日 3~4 次。

【特别提醒】1.滴鼻方法：清洗鼻腔，呼气，头后仰，滴药，保持头后仰 1 分钟，适当吸气。2.药管可以少许插入鼻内，避免接触黏膜而污染药液。3.对于季节性过敏性鼻炎患者，在易发季节开始前 2~3 周使用。

左卡巴斯汀（吸入剂）[乙]

【其他名称】立复汀，盐酸左卡巴斯汀鼻喷雾剂

【主要作用】强效、长效、速效、高度选择性组胺 H_1 受体拮抗剂。局部应用于鼻部，几乎立刻起效，消除过敏性鼻炎的典型症状。

【适应证】过敏性鼻炎的症状治疗。

【用法用量】喷鼻　每鼻孔每次喷 2 揿，每日 2~4 次。

【特别提醒】1.喷鼻方法：呼气，头稍前倾，摇匀气雾剂，将尖端塞入一侧鼻孔，同时用手堵住另一侧鼻孔，喷药，同时缓慢吸气，用口呼气。2.药管可以少许插入鼻内，避免接触黏膜而污染药液。

倍氯米松（吸入剂，粉雾剂）[甲]

【其他名称】丙酸倍氯米松粉雾剂，丙酸倍氯米松鼻气雾剂，吸入用丙酸倍氯米松混悬液

【主要作用】糖皮质激素类药物，具有强效的局部抗炎与抗过敏作用。

【适应证】1.治疗和预防支气管哮喘。2.预防和治疗常年性及季节性过敏性鼻炎，也可用于血管舒缩性鼻炎。

【用法用量】喷雾吸入　成人一次 0.2mg，一日 3~4 次；儿童一次 0.1mg，一日 3~4 次。鼻腔喷入　成人一次每鼻孔 2 揿，一日 2 次；也可一次每鼻孔 1 揿，一日 3~4 次。一日总量不可超过 8 揿。

【特别提醒】1.本品仅为鼻腔用药，不得接触眼睛，若接触眼睛需立即用水清洗。2.喷鼻方法：呼气，头稍前倾，摇匀气雾剂将尖端塞入一侧鼻孔，同时用手堵住另一侧鼻孔，喷药，同时缓慢吸气，用口呼气。

布地奈德（吸入剂，粉雾剂）[乙]

【其他名称】普米克令舒，吸入用布地奈德混悬液，布地奈德气雾剂，布地奈德鼻喷雾剂，

布地奈德吸入粉雾剂

【主要作用】糖皮质激素类药物，具有强效的局部抗炎与抗过敏作用。

【适应证】需使用糖皮质激素维持治疗以控制基础炎症的支气管哮喘患者。

【用法用量】**鼻腔喷入** 成人及6岁以上儿童，开始时每个鼻孔各2喷，早晚各1次。一日最大用量不超过8喷。症状缓解后每天每个鼻孔喷1次，每次1喷。**鼻腔吸入** 1.成人：一次200μg，早晚各1次，一日400μg；病情严重时，一次200μg，一日4次，一日800μg。2.儿童：2~7岁儿童，一日200~400μg，分成2~4次使用；7岁以上儿童，一日200~800μg，分2~4次使用。**雾化吸入** 1.起始剂量、严重哮喘期或减少口服糖皮质激素时：成人，一次1~2mg，一日2次；儿童，一次0.5~1mg，一日2次。2.维持剂量：成人，一次0.5~1mg，一日2次；儿童，一次0.25~0.5mg，一日2次。

【特别提醒】1.快速缓解哮喘急性发作，仍需吸入短效支气管扩张剂。2.喷鼻方法：呼气，头稍前倾，摇匀气雾剂，将尖端塞入一侧鼻孔，同时用手堵住另一侧鼻孔，喷药，同时缓慢吸气，用口呼气。3.鼻腔吸入方法：深呼气，手持定量气雾器，嘴唇合拢咬住喷嘴；尽量深吸气，同时以食指和拇指按动气雾剂的基底部，这样就释放一个定量；屏住呼吸数秒钟后从口中取出喷嘴，缓慢呼气。4.雾化吸入方法：从条板上撕下一个单剂量小瓶，用力扭顶部打开小瓶；将瓶中药液挤入雾化器药皿中；安装好雾化器，雾化吸入；雾化后需漱口。

氟替卡松（吸入剂，粉雾剂）[乙]

【其他名称】辅舒酮，辅舒良，丙酸氟替卡松吸入气雾剂，酸氟替卡松粉雾剂，糠酸氟替卡松鼻用喷雾剂，丙酸氟替卡松鼻喷雾剂

【主要作用】糖皮质激素类药物，具有强效的局部抗炎与抗过敏作用。

【适应证】1.预防、治疗哮喘。2.预防和治疗季节性过敏性鼻炎和常年性过敏性鼻炎。

【用法用量】**口腔吸入** 1.成人及16岁以上儿童：每次100~1000μg，每日2次。通常每次2揿，每日2次。（1）轻度哮喘，每次100~250μg，每日2次。（2）中度哮喘，每次250~500μg，每日2次。（3）重度哮喘，每次500~1000μg，每日2次。2.4岁以上儿童：每次50~100μg，每日2次。**鼻腔喷入** 成人和12岁以上儿童，每个鼻孔各2喷，每日1次，某些患者需每日2次，早晚各1次，直至症状改善。维持剂量，每个鼻孔1喷，每日1次。最大剂量，每日每个鼻孔不超过4喷。

【特别提醒】1.本品吸入气雾剂只能经口腔吸入，鼻喷雾剂只能经鼻腔喷入。2.口腔吸入方法：深呼气；手持定量气雾器，嘴唇合拢咬住喷嘴；尽量深吸气，同时以食指和拇指按动气雾剂的基底部，这样就释放一个定量；屏住呼吸数秒钟后从口中取出喷嘴，缓慢呼气。3.喷鼻方法：呼气，头稍前倾，摇匀气雾剂，将尖端塞入一侧鼻孔，同时用手堵住另一侧鼻孔，喷药，同时缓慢吸气，用口呼气。4.应在接触过敏原之前使用本品鼻喷雾剂，以防止过敏性鼻炎症状的发生。

糠酸莫米松（吸入剂）[乙]

【其他名称】内舒拿，糠酸莫米松鼻喷雾剂

【主要作用】局部用糖皮质激素，发挥局部抗炎作用的剂量并不引起全身作用。

【适应证】治疗成人、青少年和 3~11 岁儿童季节性或常年性鼻炎。

【用法用量】喷鼻 1.成人和青年：每侧鼻孔 2 喷，一日 1 次，症状被控制后减至每侧鼻孔 1 喷。如果症状未被有效控制，可增加剂量至每侧鼻孔 4 喷的最大日剂量，一日 1 次。2.3~11 岁儿童：每侧鼻孔 1 喷，一日 1 次。

【特别提醒】1.喷鼻方法：呼气，头稍前倾，摇匀气雾剂，将尖端塞入一侧鼻孔，同时用手堵住另一侧鼻孔，喷药，同时缓慢吸气，用口呼气。2.药管可以少许插入鼻内，避免接触黏膜而污染药液。

曲安奈德（吸入剂[乙]）

【其他名称】曲安奈德鼻喷雾剂

【主要作用】局部用糖皮质激素，为去炎松的衍生物，疗效为去炎松的 4~8 倍。能有效消除过敏性鼻炎的典型症状。

【适应证】预防和治疗常年性过敏性鼻炎或季节性过敏性鼻炎。

【用法用量】鼻腔内用药 12 岁以上儿童、成人及老人，每鼻孔 2 喷，一日 1 次。症状得到控制时降低至每鼻孔 1 喷，一日 1 次。

【特别提醒】1.喷鼻剂的使用方法：呼气，头稍前倾，摇匀气雾剂，将尖端塞入一侧鼻孔，同时用手堵住另一侧鼻孔，喷药，同时缓慢吸气，用口呼气。2.药管可以少许插入鼻内，避免接触黏膜而污染药液。

第二节　用于阻塞性气道疾病的药物

一、吸入用肾上腺素能类药

沙丁胺醇（吸入剂[甲]，粉雾剂[乙]）

【其他名称】万托林，硫酸沙丁胺醇吸入气雾剂，沙丁胺醇气雾剂，吸入用硫酸沙丁胺醇溶液，硫酸沙丁胺醇粉雾剂

【主要作用】选择性 β_2 受体激动剂。选择性作用于支气管平滑肌 β_2 受体，呈较强的舒张支气管作用。

【适应证】缓解哮喘或慢性阻塞性肺部疾病患者的支气管痉挛，急性预防运动诱发的哮喘，其他过敏原诱发的支气管痉挛。

【用法用量】喷雾吸入　每次 100~200μg，必要时可每隔 4~8 小时吸入一次，24 小时内不超过 8 喷。雾化吸入　成人，2.5~5mg 置于雾化器中吸入，最大剂量 10mg；12 岁以下儿童，最小起始剂量 2.5mg，某些儿童可能需要 5mg，每日可以重复 4 次。

【特别提醒】1. 一般作为临时用药，有哮喘发作预兆或哮喘发作时喷雾吸入。2. 长期使用可形成耐药性，不仅疗效降低，且有加重哮喘的危险，因此对经常使用本品者，应同时使用吸入或全身皮质类固醇治疗。3. 气雾剂的使用：深呼气；手持定量气雾器，嘴唇合拢咬住喷嘴；尽量深吸气，同时以食指和拇指按动气雾剂的基底部，释放一个定量；屏住呼吸数秒钟后从口中取出喷嘴，再缓慢呼气。

特布他林（吸入剂，粉雾剂）[乙]

【其他名称】博利康尼，喘康速，硫酸特布他林雾化液，硫酸特布他林吸入粉雾剂
【主要作用】可选择性兴奋 β_2 受体，舒张支气管平滑肌。
【适应证】支气管哮喘、慢性喘息性支气管炎、阻塞性肺气肿和其他肺部疾病引起的支气管痉挛。
【用法用量】吸入给药　1. 成人：一次 250~500μg，4~6 小时 1 次，严重病人可增加至 1500μg，24 小时内最高吸入量不能大于 6mg；需要多次吸入时，每吸间隔时间 2~3 分钟。2. 儿童：5 岁以上 12 岁以下，一次 250~500μg，4~6 小时 1 次，严重病人，单剂量可增加至 1000μg。24 小时内最高吸入量不能大于 4mg，需要多次吸入时，每吸间隔时间 2~3 分钟。雾化给药　1. 成人及 20kg 以上儿童：一次 5mg，每日 3 次。2. 20kg 以下儿童：一次 2.5mg，每日最多 4 次。
【特别提醒】1. 吸入给药操作：充分振摇使其混匀；将接口端平放入双唇间，通过接口端平静呼气；在吸气开始的同时按压气雾剂顶部使之喷药，经口缓慢和深深吸入；屏住呼吸 10 秒钟后再呼气。2. 避免与单胺氧化酶抑制剂及抗抑郁药同时应用。

福莫特罗（吸入剂[乙]）

【其他名称】奥克斯都保，富马酸福莫特罗粉吸入剂，富马酸福莫特罗吸入粉雾剂
【主要作用】选择性 β_2 受体激动剂，松弛支气管平滑肌，对患有气道可逆性阻塞的患者和因直接及间接刺激而造成呼吸道痉挛的患者有支气管扩张作用。
【适应证】治疗和预防可逆性气道阻塞。
【用法用量】吸入给药　成人一日 1 次或 2 次，一次 4.5~9μg，早晨和（或）晚间给药。有些患者须提高剂量至一次 9~18μg，每天最多 36μg。
【特别提醒】1. 使用方法：单手握住药瓶，另一只手任意方向旋转到底；反方向旋转到底听到"咔哒"声，说明完成一次装药；深呼气，随后含住吸嘴用力且深长的吸气；将吸嘴从口中移开，继续屏气 5 秒钟后恢复正常呼吸。2. 哮喘夜间发作，可于晚间给药 1 次。3. 剂量应个体化，尽量使用最低有效剂量。

布地奈德福莫特罗（吸入剂[乙]）

【其他名称】信必可都保，布地奈德福莫特罗粉吸入剂

【主要作用】布地奈德是糖皮质激素，可减轻哮喘症状，阻缓病情加重；福莫特罗是选择性 β_2 受体激动剂，具有舒张支气管平滑肌，缓解支气管痉挛的作用。

【适应证】哮喘和慢性阻塞性肺病。

【用法用量】吸入给药　1.哮喘：（1）维持治疗，成人，一次 1~2 吸，一日 2 次，有些患者一次 4 吸，一日 2 次；12~17 岁青少年，一次 1~2 吸，一日 2 次。（2）维持、缓解治疗，成人，每天 2 吸，早晚各 1 吸或一次吸入 2 吸，每天 2 次。2.慢性阻塞性肺病：成人，一次 2 吸，一日 2 次。

【特别提醒】1.使用方法：单手握住药瓶，另一只手任意方向旋转到底；反方向旋转到底听到"咔哒"声，说明完成一次装药；深呼气，随后含住吸嘴用力且深长地吸气；将吸嘴从口中移开，继续屏气 5 秒钟后恢复正常呼吸。2.每次吸完应漱口。3.不能在哮喘急性发作或症状明显加重或急性恶化的时候用本品治疗。

沙美特罗替卡松（吸入剂[乙]）

【其他名称】舒利迭，沙美特罗替卡松粉吸入剂

【主要作用】沙美特罗为选择性的长效 β_2 受体激动剂，可产生更持久的支气管扩张作用并持续至少 12 小时；丙酸氟替卡松在肺内可产生强效的抗炎作用，减轻哮喘的症状及发作而没有全身性使用皮质激素的副作用。

【适应证】对哮喘进行常规治疗患者的联合用药。

【用法用量】吸入给药　成人和 12 岁及以上青少年，每次 2 揿，每日 2 次。

【特别提醒】1.使用方法：一手握住外壳，另一只手的大拇指放在手柄上，向外推动，听到"咔哒"声直至完全打开；向外推动滑动杆发出"咔哒"声，一个标准剂量的药物已储备好以供吸入，在剂量指示窗有相应显示；将气雾剂嘴放入口中并深吸气将药物吸入；将气雾剂拿开并继续屏气 10 秒钟左右；将拇指放在手柄上往后拉手柄，发出"咔哒"声表示气雾剂已关闭，滑动杆自动复位。2.每次吸完药物后应漱口。3.不可突然中断气雾剂的治疗。

二、治疗阻塞性气道疾病的其他吸入药物

异丙托溴铵（吸入剂[甲]）

【其他名称】爱全乐，吸入用异丙托溴铵溶液，异丙托溴铵吸入溶液，异丙托溴铵吸入气雾剂

【主要作用】具有抗胆碱能特性，通过拮抗迷走神经释放的递质乙酰胆碱而抑制迷走神经的反射，通过减少肥大细胞中环磷酸鸟苷而抑制介导支气管痉挛介质的释放，具有支气管扩张作用。

【适应证】慢性阻塞性肺部疾病引起的支气管痉挛的维持治疗，包括慢性支气管炎和肺气肿。

【用法用量】**雾化吸入** 成人和 12 岁以上青少年，维持剂量，每天 3~4 次，每次 500μg；急性发作治疗，每次 500μg，可重复给药。**喷雾吸入** 一次 40~80μg，一日 2~4 次。

【特别提醒】1. 雾化吸入液只能通过合适的雾化装置吸入，不能口服或注射。2. 雾化吸入方法：从条板上撕下一个单剂量小瓶，用力扭顶部打开小瓶；将瓶中药液挤入雾化器药皿中，安装好雾化器雾化吸入；雾化后需漱口。3. 气雾剂吸入方法：深呼气；手持定量气雾器，嘴唇合拢咬住喷嘴；尽量深吸气，同时用力按动气雾器的基底部；屏住呼吸数秒钟，然后从口中取出喷嘴，缓慢呼气。

复方异丙托溴铵（吸入剂[乙]）

【其他名称】可必特，吸入用复方异丙托溴铵溶液

【主要作用】含异丙托溴铵和沙丁胺醇，作用于肺部的毒蕈碱和 β₂ 受体而产生支气管扩张作用，疗效优于单一给药。

【适应证】治疗气道阻塞性疾病有关的可逆性支气管痉挛。

【用法用量】**雾化吸入** 成人和 12 岁以上青少年，急性发作期，大部分情况 1 瓶，严重者 2 瓶；维持治疗期，每天 3~4 次，每次 1 瓶。

【特别提醒】1. 应注意避免使眼睛接触到药液或气雾。2. 雾化吸入方法：从条板上撕下一个单剂量小瓶，用力扭顶部打开小瓶；将瓶中药液挤入雾化器药皿中，安装好雾化器雾化吸入；雾化后需漱口。

噻托溴铵（吸入剂，粉雾剂）[乙]

【其他名称】思力华，噻托溴铵喷雾剂，噻托溴铵吸入粉雾剂，噻托溴铵吸入剂，噻托溴铵粉雾剂

【主要作用】长效、特异性抗胆碱能药物，可抑制副交感神经末端所释放的乙酰胆碱的胆碱能作用。

【适应证】慢性阻塞性肺疾病的维持治疗，包括慢性支气管炎和肺气肿，伴随性呼吸困难的维持治疗及急性发作的预防。

【用法用量】**口腔吸入** 每次 18μg，每日 1 次。**喷雾吸入** 每次 2.5μg，吸 2 揿，每日 1 次。

【特别提醒】1. 口腔吸入用法：取胶囊 1 粒放入专门吸入器的刺孔槽内，用手指揿压按钮，胶囊两端分别被细针刺孔；将口吸器放入口腔深部，用力吸气。2. 喷雾吸入方法：将透明底座按照标签红色箭头指示方向旋转半周直至听到"咔哒"声；缓慢深呼一口气，然后含住口器，按压给药按钮并缓慢尽可能的吸气，直至完全吸入药物；屏住呼吸 10 秒钟。3. 在使用吸入剂时，患者需注意避免将药物粉末弄入眼内。

色甘酸钠（吸入剂[乙]）

【其他名称】色甘酸钠气雾剂

【主要作用】能稳定肥大细胞的细胞膜，阻止肥大细胞脱颗粒，从而抑制组胺、5-HT、慢反应物质等过敏反应介质的释放，进而阻抑过敏反应介质对组织的不良作用。

【适应证】预防支气管哮喘及过敏性鼻炎。

【用法用量】气雾吸入　每次 3.5~7mg，每日 3~4 次。

【特别提醒】1. 气雾吸入方法：深呼气；手持定量气雾器，嘴唇合拢咬住喷嘴；尽量深吸气，同时以示指和拇指按动气雾器的基底部，这样就释放一个定量；屏住呼吸数秒钟，然后从口中取出喷嘴，缓慢呼气。2. 对于支气管哮喘病例应在发病季节之前 2~3 周提前用药。3. 本药起效较慢，需连用数日甚至数周后才起作用，故对正在发作的哮喘无效。4. 不要中途突然停药，以免引起哮喘复发。

三、全身用肾上腺素类药

班布特罗（片剂[甲]，胶囊[甲]，颗粒剂[乙]，口服液体剂[乙]）

【其他名称】帮备，盐酸班布特罗片，盐酸班布特罗胶囊，盐酸班布特罗颗粒，盐酸班布特罗口服溶液

【主要作用】肾上腺素 β_2 受体激动剂，舒张支气管平滑肌，达到平喘效果。

【适应证】支气管哮喘、慢性喘息性支气管炎、阻塞性肺气肿和其他伴有支气管痉挛的肺部疾病。

【用法用量】口服　每晚睡前 1 次，成人初始剂量为 10mg，用药 1~2 周后可增加至 20mg；2~5 岁儿童，初始剂量 5mg；6~12 岁儿童，一天 10mg。

【特别提醒】1. 肝硬化或某些肝功能不全患者不宜使用。2. 不宜与肾上腺素能受体拮抗剂（如普萘洛尔）合用。

沙丁胺醇（片剂[甲]，胶囊[甲]，缓释片[乙]，注射剂[乙]）

【其他名称】硫酸沙丁胺醇片，硫酸沙丁胺醇胶囊，硫酸沙丁胺醇缓释片，硫酸沙丁胺醇口腔崩解片，硫酸沙丁胺醇注射液

【主要作用】主要作用于支气管肾上腺素受体，松弛平滑肌。

【适应证】缓解支气管哮喘或喘息型支气管炎伴有支气管痉挛的病症。

【用法用量】口服　普通片，一次 2.4~4.8mg，一日 3 次。缓释制剂，成人每次 8mg，一日 1~2 次。静脉注射　一次 0.4mg，用 5% 葡萄糖注射液 20ml 或氯化钠注射液 20ml 稀释后缓慢注射。静脉滴注　一次 0.4mg，用 5% 葡萄糖注射液 100ml 稀释后滴注。肌内注射　一次 0.4mg，必要时 4 小时可重复注射。

【特别提醒】1. 缓控释制剂只能整片吞服，不可咀嚼和嚼碎。2. 口服崩解片不需用水或只需少量水，无需咀嚼，置于舌面溶化后，吞咽即可。3. 本品仅有支气管扩张作用，作用持续时间约 4 小时，不能过量使用。

特布他林（片剂[甲]，胶囊[甲]，注射剂[乙]）

【其他名称】博利康尼，硫酸特布他林片，硫酸特布他林胶囊，硫酸特布他林注射液

【主要作用】可选择性激动 β_2 受体，舒张支气管平滑肌、抑制内源性致痉挛物质的释放

及内源性介质引起的水肿，提高支气管黏膜纤毛上皮廓清能力。

【适应证】支气管哮喘，慢性支气管炎，肺气肿和其他肺部疾病引起的支气管痉挛。

【用法用量】口服 成人，开始 1~2 周，一次 1.25mg，每日 2~3 次，以后可加至一次 2.5mg，每日 3 次；儿童，一日 0.065mg/kg（一次总量不应超过 1.25mg），分 3 次口服。**静脉滴注** 成人每日 0.5~0.75mg，分 2~3 次给药。

【特别提醒】1.大剂量应用可使有癫痫病史的患者发生酮症酸中毒。2.长期应用可形成耐药，疗效降低。

丙卡特罗（片剂，胶囊，口服液体剂，颗粒剂）[乙]

【其他名称】美普清，盐酸丙卡特罗片，盐酸丙卡特罗胶囊，盐酸丙卡特罗口服溶液，盐酸丙卡特罗颗粒

【主要作用】β_2 受体激动剂，对支气管平滑肌的 β_2 受体有较高的选择性，从而起到舒张支气管平滑肌的作用；还具有一定的抗过敏作用和促进呼吸道纤毛运动。

【适应证】支气管哮喘、喘息性支气管炎、伴有支气管反应性增高的急性支气管炎、慢性阻塞性肺疾病。

【用法用量】口服 1.成人：一次 $50\mu g$，一日 1 次，睡前服用；或一次 $25\mu g$，一日 2 次，清晨及睡前服用。2.儿童：6 岁以上儿童，一次 $25\mu g$，一日 1 次睡前口服，或一日 2 次，早、晚睡前口服；不满 6 岁幼儿，一次 1.25mg/kg，一日 2 次，早、晚睡前口服，或一日 3 次，早、中、晚睡前口服。

【特别提醒】1.有可能引起心律失常，服用时应予注意。2.正在使用儿茶酚胺制剂（肾上腺素、异丙肾上腺素）治疗的患者禁用。

复方甲氧那明（胶囊[乙]）

【其他名称】阿斯美，复方甲氧那明胶囊

【主要作用】含甲氧那明、那可丁、氨茶碱、马来酸氯苯那敏。甲氧那明可抑制支气管痉挛，缓解哮喘发作时的咳嗽；那可丁为外周性止咳药，可抑制咳嗽；氨茶碱亦可抑制支气管痉挛，还可抑制支气管黏膜肿胀，缓解哮喘发作时的咳嗽，使痰易咳出；氯苯那敏具抗组胺作用，能够抑制上呼吸道炎症引起的咳嗽。

【适应证】支气管哮喘和喘息性支气管炎，以及其他呼吸系统疾病引起的咳嗽、咳痰、喘息等症状。

【用法用量】口服 15 岁以上，一日 3 次，每次 2 粒，饭后口服；8 岁以上 15 岁以下，一日 3 次，每次 1 粒。

【特别提醒】1.哮喘危象、活动性消化性溃疡，严重心血管疾病患者禁用。2.不要与其他镇咳药、抗感冒药、抗组胺药、镇静药联合使用。

氯丙那林（片剂[乙]）

【其他名称】盐酸氯丙那林片

【主要作用】缓解支气管平滑肌痉挛，对支气管 β_2 受体的作用大于 β_1 受体。

【适应证】支气管哮喘、喘息型支气管炎等具有喘息症状的患者。

【用法用量】口服　成人一次 5~10mg，一日 3~4 次。预防夜间哮喘发作，可在临睡前加服 5~10mg。

【特别提醒】心律失常、高血压、甲状腺功能亢进、糖尿病以及前列腺增生而致排尿困难的患者、过敏体质者慎用。

茚达特罗（粉雾剂^[乙]）

【其他名称】昂润，马来酸茚达特罗吸入粉雾剂

【主要作用】长效 β_2 受体激动剂，吸入后在肺内局部发挥支气管扩张剂的作用。

【适应证】成人慢性阻塞性肺疾病患者的维持治疗。

【用法用量】吸入给药　每次 150μg，每日 1 次。

【特别提醒】1. 仅用于吸入给药，本品不得口服。2. 应该在每日相同时间使用本品。3. 本品不能用于支气管痉挛急性发作的急救治疗。4. 使用不应过于频繁和高于推荐剂量，不能与含有长效 β_2 受体激动剂的其他药物合用，否则可能导致用药过量。5. 可增加哮喘相关死亡的风险，目前不适用于哮喘治疗。

四、其他全身用药物

茶碱（缓释片，缓释胶囊）^[甲]

【其他名称】茶碱缓释片，茶碱缓释胶囊

【主要作用】可直接松弛支气管平滑肌，对处于收缩痉挛状态的支气管作用尤为明显，并可抑制肥大细胞和嗜碱性粒细胞释放组胺，具有抗炎作用。能加强膈肌收缩力，改善 COPD 患者膈肌收缩力。

【适应证】1. 支气管哮喘、喘息性支气管炎、阻塞性肺气肿等。2. 心脏性哮喘。

【用法用量】口服　成人或 12 岁以上儿童，起始剂量 0.1~0.2g，一日 2 次，早、晚用 100ml 温开水送服。剂量视病情和疗效调整，单日量不超过 0.9g，分 2 次服用。

【特别提醒】1. 本品不可压碎或咀嚼。2. 应定期监测血清茶碱浓度，以保证最大的疗效而不发生血药浓度过高的危险。3. 可致心律失常或使原有的心律失常恶化，应进行监测。4. 本品不适用于哮喘持续状态或急性支气管痉挛发作的患者。

氨茶碱（片剂，缓释片，注射剂）^[甲]

【其他名称】氨茶碱片，氨茶碱缓释片，注射用氨茶碱，氨茶碱注射液，氨茶碱氯化钠注射液

【主要作用】茶碱与乙二胺复盐，茶碱的支气管扩张作用部分是由于内源性肾上腺素与去甲肾上腺素释放的结果，此外，茶碱是嘌呤受体拮抗剂，能对抗腺嘌呤等对呼吸道的收缩作用。

【适应证】1.支气管哮喘、喘息型支气管炎、阻塞性肺气肿等缓解喘息症状。2.心源性肺水肿引起的哮喘。

【用法用量】口服　成人一次 0.1~0.2g，一日 0.3~0.6g；极量，一次 0.5g，一日 1g；小儿每次 3~5mg/kg，一日 3 次。**静脉注射**　成人一次 0.125~0.25g，一日 0.5~1g，每次 0.125~0.25g 用 50% 葡萄糖注射液稀释至 20~40ml，注射时间不得短于 10 分钟；小儿常一次 2~4mg/kg，以 5%~25% 葡萄糖注射液稀释后缓慢注射。**静脉滴注**　成人一次 0.25~0.5g，一日 0.5~1g，以 5%~10% 葡萄糖注射液稀释后缓慢滴注。

【特别提醒】1.本品不适于哮喘持续状态或急性支气管痉挛发作患者。2.应定期检测血清茶碱浓度，以保证最大的疗效而不发生血药浓度过高危险。3.可致心律失常及使原有的心律失常加重，患者心率/节律的任何改变均应进行监测。

多索茶碱（片剂，胶囊，注射剂）[乙]

【其他名称】安赛玛，多索茶碱片，多索茶碱胶囊，多索茶碱注射液，注射用多索茶碱

【主要作用】支气管扩张剂，通过抑制平滑肌细胞内的磷酸二酯酶等作用，松弛平滑肌，从而达到抑制哮喘的作用。

【适应证】支气管哮喘、喘息性慢性支气管炎及其他支气管痉挛引起的呼吸困难。

【用法用量】口服　成人每次 0.2~0.4g，每日 2 次，饭前或饭后 3 小时服用。**静脉注射**　成人每次 0.2g，12 小时给药 1 次，以 25% 葡萄糖注射液稀释至 40ml 缓慢静脉注射，时间应在 20 分钟以上，5~10 日为一疗程。**静脉滴注**　成人 0.3g，加入 5% 葡萄糖注射液或生理盐水注射液 100ml 中，缓慢静脉滴注，每日 1 次。

【特别提醒】1.个体差异较大，剂量视个体病情变化选择最佳剂量和用药方法，必要时监测血药浓度。2.静脉滴注速度不宜过快，一般应在 45 分钟以上。3.本品不得与其他黄嘌呤类药物同时服用，建议不要同时饮用含咖啡因的饮料或食品。

二羟丙茶碱（片剂，注射剂）[乙]

【其他名称】二羟丙茶碱片，二羟丙茶碱注射液，注射用二羟丙茶碱，二羟丙茶碱氯化钠注射液

【主要作用】平喘作用比茶碱稍弱，心脏兴奋作用仅为氨茶碱的 1/20~1/10，对心脏和神经系统的影响较少，尤用于伴心动过速的哮喘患者。

【适应证】1.支气管哮喘、喘息型支气管炎、阻塞性肺气肿等缓解喘息症状。2.心源性肺水肿引起的哮喘。

【用法用量】口服　成人一次 0.1~0.2g，一日 3 次；极量：一次 0.5g。**静脉滴注**　一次 0.25~0.75g，以 5% 或 10% 葡萄糖注射液稀释。

【特别提醒】1.哮喘急性严重发作的患者不宜首选本品。2.可致心律失常、使原有的心律失常恶化，患者心率/心律的任何改变均应密切注意。3.大剂量可致中枢兴奋，可预服镇静药。

复方茶碱（片剂）^[乙]

【其他名称】复方茶碱片

【主要作用】含茶碱、颠茄、咖啡因、可可碱、盐酸麻黄碱。其中茶碱、可可碱和咖啡因可提高细胞内环磷酸腺苷水平起松弛支气管平滑肌的作用；麻黄碱通过兴奋 β 受体松弛支气管平滑肌；颠茄通过阻滞 M 胆碱能受体松弛支气管平滑肌。

【适应证】支气管哮喘。

【用法用量】口服　一次 1~2 片，一日 1 次。极量，一次 2 片，一日 2 次。

【特别提醒】1. 有中枢兴奋作用，晚上服用时可酌情给予镇静药以避免引起失眠。2. 甲状腺功能亢进、高血压、动脉硬化心绞痛等病人禁用。

孟鲁司特（片剂，咀嚼片，颗粒剂）^[乙]

【其他名称】顺尔宁，孟鲁司特钠片，孟鲁司特钠咀嚼片，孟鲁司特那颗粒

【主要作用】能有效抑制 LTC_4、LTD_4 和 LTE_4 与 $CysLT_1$ 受体结合所产生的生理效应，无任何受体激动活性，能显著改善哮喘炎症指标。

【适应证】1. 成人哮喘的预防和长期治疗。2. 2~14 岁儿童哮喘的预防和长期治疗。3. 治疗对阿司匹林敏感的哮喘患者以及预防运动诱发的支气管收缩。4. 减轻 2~14 岁儿童季节性过敏性鼻炎引起的症状。

【用法用量】口服　15 岁及以上，每次 10mg，每日 1 次。6~14 岁哮喘和（或）季节性过敏性鼻炎患者，每次 5mg，每日 1 次。2~5 岁哮喘和（或）过敏性鼻炎患者，每次 4mg，每日 1 次。

【特别提醒】1. 不应用于治疗急性哮喘发作。2. 哮喘患者应在睡前服用。3. 不应用本品突然取代吸入或口服糖皮质激素。4. 咀嚼片和颗粒剂适合儿童使用。

扎鲁司特（片剂）^[乙]

【其他名称】安可来，扎鲁司特片

【主要作用】强力口服多肽性 LTC_4、LTD_4 和 LTE_4 等超敏反应的慢反应物质的白三烯受体拮抗剂，有效预防白三烯多肽所致的血管通透性增加，后者能引起气道的水肿；抑制白三烯多肽产生的气道嗜酸细胞的浸润。

【适应证】哮喘的预防和长期治疗。

【用法用量】口服　成人及 12 岁及以上儿童，起始剂量一次 20mg，每天 2 次；维持剂量一次 20mg，每天 2 次。剂量逐步增加至一次最大量 40mg，一日 2 次。

【特别提醒】1. 不适用解除哮喘急性发作时的支气管痉挛。2. 不宜用本品突然替代吸入或口服的糖皮质激素。3. 哮喘的缓解期，仍应按时服用以保证疗效；在急性发作期，通常仍应维持治疗。

第三节 咳嗽和感冒制剂

氨溴索（片剂^[甲]，胶囊^[甲]，口服溶液^[甲]，注射剂^[乙]）

【其他名称】沐舒坦，盐酸氨溴索片，盐酸氨溴索胶囊，盐酸氨溴索口服溶液，盐酸氨溴索注射液，注射用盐酸氨溴索

【主要作用】促进呼吸道内黏稠分泌物的排出及减少黏液的滞留，因而显著促进排痰，改善呼吸状况。

【适应证】1.伴有痰液分泌不正常及排痰功能不良的急性、慢性肺部疾病。2.手术后肺部并发症的预防性治疗。3.早产儿及新生儿的婴儿呼吸窘迫综合征的治疗。

【用法用量】口服　成人，一次30~60mg，一日3次，饭后服用。**静脉注射**　1.成人及12岁以上儿童：每天2~3次，每次15mg，严重病例可以增至每次30mg。2.6~12岁儿童：每天2~3次，每次15mg。3.2~6岁儿童：每天3次，每次7.5mg。4.2岁以下儿童：每天2次，每次7.5mg。5.婴儿呼吸窘迫综合征：每日总量30mg/kg，分4次给药。亦可与葡萄糖、果糖、盐水或林格液混合静脉滴注使用。

【特别提醒】1.本品注射剂可使用注射器泵给药，静脉注射时间至少5分钟。2.本品注射液可与葡萄糖、果糖、盐水或林格液混合后静脉滴注。3.本品（pH5.0）不能与pH>6.3的其他溶液混合，以免产生游离碱沉淀。4.避免与中枢性镇咳药（如右美沙芬等）同时使用，以免稀化的痰液堵塞气道。

溴己新（片剂^[甲]，注射剂^[乙]）

【其他名称】盐酸溴己新片，盐酸溴己新注射液，注射用盐酸溴己新，盐酸溴己新葡萄糖注射液

【主要作用】直接作用于支气管腺体，能使黏液分泌细胞的溶酶体释出，从而使黏液中的黏多糖解聚，降低黏液的黏稠度；还能引起呼吸道分泌黏性低的小分子黏蛋白，使痰液变稀易于咳出。

【适应证】慢性支气管炎、哮喘等引起的黏痰不易咳出的患者。

【用法用量】口服　成人，一次8~16mg，一日3次。**肌内注射或静脉注射**　成人一次4mg，一日8~12mg；儿童每次2~4mg，每天1~2次。

【特别提醒】本品口服剂对胃肠道黏膜有刺激性，胃炎或胃溃疡患者慎用。

桉柠蒎（肠溶软胶囊^[乙]）

【其他名称】切诺，桉柠蒎肠溶软胶囊

【主要作用】改善气管黏膜纤毛运动，促进呼吸道腺体的分泌作用，并使黏液移动速度增加，有助痰液排出。能通过减轻支气管黏膜肿胀而起到舒张支气管作用。

【适应证】1. 急、慢性鼻窦炎。2. 急慢性支气管炎、肺炎、支气管扩张、肺脓肿、慢性阻塞性肺部疾病、肺部真菌感染、肺结核和硅沉着病等呼吸道疾病。3. 支气管造影术后，促进造影剂的排出。

【用法用量】口服　成人急性患者，一次 0.3g，一日 3~4 次；慢性患者，一次 0.3g，一日 2 次。

【特别提醒】1. 本品不可打开或嚼碎后服用。2. 宜于餐前半小时，凉开水送服，禁用热开水。

标准桃金娘油（肠溶软胶囊[乙]）

【其他名称】吉诺通，标准桃金娘油肠溶胶囊

【主要作用】可重建上、下呼吸道的黏液纤毛清除系统的清除功能，从而稀化和碱化黏液，增强黏液纤毛运动促进痰液排出；具有抗炎作用，能通过减轻支气管黏膜肿胀而起到舒张支气管的作用；对细菌和真菌具有杀菌作用。

【适应证】急、慢性鼻窦炎和支气管炎。

【用法用量】口服　成人急性患者，一次 0.3g，一日 3~4 次；慢性患者一次 0.3g，一日 2 次。

【特别提醒】1. 宜于餐前半小时，凉开水送服，禁用热开水。2. 不可打开或嚼碎后服用。

福多司坦（片剂，胶囊）[乙]

【其他名称】福多司坦片，福多司坦胶囊

【主要作用】黏液溶解剂，对气管中分泌黏痰液的杯状细胞的过度形成有抑制作用，使痰液的黏滞性降低，易于咳出。还能增加浆液性气管分泌作用，对气管炎症有抑制作用。

【适应证】支气管哮喘、慢性喘息性支气管炎、支气管扩张、肺结核、肺尘埃沉着症、肺气肿、慢性阻塞性肺气肿、非典型分枝杆菌、肺炎、弥散性支气管炎等呼吸道疾病的祛痰治疗。

【用法用量】口服　通常成人每次 0.4g，一日 3 次，餐后服用，根据年龄、症状适当调整剂量。

【特别提醒】可能导致肝功能损害者的肝功能进一步恶化，应注意。

羧甲司坦（片剂，口服溶液）[乙]

【其他名称】羧甲司坦片，羧甲司坦泡腾片，羧甲司坦口服溶液，羧甲司坦颗粒

【主要作用】黏液调节剂，主要作用于支气管腺体的分泌，使低黏度的唾液黏蛋白分泌增加，高黏度的岩藻黏蛋白产生减少，因而使痰液的黏稠性降低而易于咳出。

【适应证】治疗慢性支气管炎、支气管哮喘等疾病引起的痰液黏稠、咳痰困难患者。

【用法用量】口服　2~5 岁儿童，一次 100mg；6~12 岁儿童，一次 250mg；12 岁以上儿童及成人，一次 500mg，一日 3 次。

【特别提醒】1. 本品泡腾片应用温开水溶解后缓慢服用，直接口服可因释放大量 CO_2 导致窒息甚至死亡。2. 应避免同时服用强镇咳药，以免痰液堵塞气道。3. 消化道溃疡活动期间

患者禁用。

乙酰半胱氨酸（片剂，胶囊，颗粒，吸入剂）[乙]

【其他名称】富露施，乙酰半胱氨酸片，乙酰半胱氨酸泡腾片，吸入用乙酰半胱氨酸溶液，乙酰半胱氨酸注射液，注射用乙酰半胱氨酸

【主要作用】黏液溶解剂。其分子中所含的巯基能使痰液中糖蛋白多肽链中的二硫键断裂从而降低痰液黏度，促进痰液排出。

【适应证】1.浓稠痰黏液过多的呼吸系统疾病：急性支气管炎、慢性支气管炎急性发作、支气管扩张症。2.肝衰竭早期治疗，以降低胆红素、提高凝血酶原活动度。

【用法用量】口服 普通片，成人每次200mg，每日2~3次。泡腾片，成人每次600mg，每日1~2次。**雾化吸入** 每次1安瓿（3ml），每天1~2次，持续5~10天。**静脉滴注** 8g用10%葡萄糖注射液250ml稀释，一日1次，疗程45天。

【特别提醒】1.药品可能有硫黄臭气味，这并不是产品变质引起的，而是这种制剂中含有活性成分的一种特征。2.泡腾片应放入温开水中完全溶解后方可饮用，直接口服可因释放大量CO_2导致窒息甚至死亡。3.吸入用乙酰半胱氨酸溶液安瓿开启后立即使用，开启安瓿的药液应放置在冰箱内，并在24小时内使用。4.本品注射剂未经稀释不得进行注射。5.本品注射剂与铁、铜等金属及橡胶、氧气、氧化物等可发生不可逆结合而失效，应避免相互接触。6.本品易使青霉素、氨苄西林、头孢菌素、红霉素乳糖酸盐、四环素类等抗生素破坏而失效，不宜配合应用。

喷托维林（片剂[甲]）

【其他名称】枸橼酸喷托维林片，枸橼酸喷托维林糖浆，枸橼酸喷托维林滴丸

【主要作用】具有中枢及外周性镇咳作用，除对延髓的呼吸中枢有直接抑制作用外，还有轻度的阿托品样作用。可使痉挛的支气管平滑肌松弛，减低气道阻力。

【适应证】各种原因引起的干咳。

【用法用量】口服 成人，一次25mg，一日3~4次；5岁以上儿童，一次12.5mg，一日2~3次。

【特别提醒】1.本品仅为对症治疗药，如应用7日症状无明显好转应立即就医。2.青光眼及心力衰竭患者禁用。

二氧丙嗪（片剂[乙]）

【其他名称】盐酸二氧丙嗪片，盐酸二氧丙嗪颗粒

【主要作用】具有较强的镇咳作用，还具有抗组胺、解除平滑肌痉挛、抗炎和局部麻醉作用。

【适应证】咳嗽，过敏性哮喘，荨麻疹及皮肤瘙痒症。

【用法用量】口服 1.成人：一次5mg，一日3次；极量，一次10mg，一日30mg。2.儿童：1~2岁，一次0.75mg；3~4岁，一次1.5mg；5~6岁，一次2.25mg。一日2次。

【特别提醒】1.治疗量与中毒量接近，不得超过极量。2.癫痫、肝功能不全者慎用。

右美沙芬（片剂，胶囊，颗粒剂，口服溶液）[乙]

【其他名称】 氢溴酸右美沙芬片，氢溴酸右美沙芬胶囊，氢溴酸右美沙芬颗粒，氢溴酸右美沙芬口服溶液，注射用氢溴酸右美沙芬

【主要作用】 中枢性镇咳药，可抑制延脑咳嗽中枢而产生镇咳作用。其镇咳作用与可待因相等或稍强。

【适应证】 干咳，包括上呼吸道感染、支气管炎等引起的咳嗽。

【用法用量】口服 成人，15~30mg，一日 3~4 次；儿童，每日 1mg/kg，分 3~4 次服用。**皮下或肌内注射** 成人每次 5~10mg，每日 1~2 次。

【特别提醒】 1. 不宜与乙醇及其他中枢神经系统抑制药物并用，因可增强对中枢的抑制作用。2. 服用 MAOI 停药不满 2 周的患者禁用。

复方甘草（片剂，口服溶液）[甲]

【其他名称】 复方甘草片，复方甘草口服溶液

【主要作用】 含甘草浸膏粉、阿片粉、樟脑、八角茴香油、苯甲酸钠。甘草浸膏粉为保护性镇咳祛痰剂；阿片粉有较强镇咳作用；樟脑及八角茴香油能刺激支气管黏膜，反射性增加腺体分泌，稀释痰液，使痰易于咳出。

【适应证】 镇咳祛痰。

【用法用量】口服或含化 片剂，成人一次 3~4 片，一日 3 次；口服溶液剂，一次 5~10ml，一日 3 次，服时振摇。

【特别提醒】 1. 甘草有弱皮质激素样作用，长期、大剂量应用，可能会有引起水钠潴留和低血钾的假性醛固酮增多、高血压和心脏损害的危险性。2. 避免同时服用强力镇咳药。

复方磷酸可待因（片剂，糖浆，口服溶液）[乙]

【其他名称】 复方磷酸可待因片，复方磷酸可待因糖浆，复方磷酸可待因口服溶液，复方磷酸可待因溶液

【主要作用】 含磷酸可待因、盐酸麻黄碱、马来酸氯苯那敏、氯化铵或类似成分。氯苯那敏为抗组胺药；可待因为镇咳药；麻黄碱能使鼻黏膜血管收缩，迅速解除鼻炎或感冒时的闭塞症状；氯化铵为祛痰药。

【适应证】 1. 伤风、流感、上呼吸道感染、咽喉及支气管刺激所引起的咳嗽、痰多咳嗽、干咳、敏感性咳。2. 因感冒、花粉症、过敏性鼻炎引起的流涕、流泪、打喷嚏、鼻塞和咽喉发痒。

【用法用量】口服 1. 片剂：成人和 12 岁以上儿童，每次 1~2 片，每日 3~4 次，一日最多不超过 8 片。2. 口服溶液：成人及 12 岁以上儿童，一次 10ml，一日 3 次，睡前服 20ml；6~12 岁儿童，一次 5ml，一日 3 次，睡前服 10ml；2~5 岁儿童，一次 2.5ml，一日 3 次，睡前服 5ml；2 岁以下不宜服食。3. 糖浆剂：12 岁以上儿童及成人，一次 5~10ml，一日 3 次，24 小时不得超过 30ml；6~12 岁，一次 2.5~5ml，一日 3 次，24 小时不得超过 15ml；2~6 岁，

一次 1.25~2.5ml，一日 3 次，24 小时不得超过 7.5ml。

【特别提醒】1. 勿超剂量使用，长期大量使用可产生依赖性。2. 严重高血压、冠心病患者禁用。3. 痰多黏稠不易咳出者不宜使用。4. 不宜和 MAOI 合用以免影响血压。

复方樟脑（酊剂[乙]）

【其他名称】复方樟脑酊

【主要作用】含樟脑、阿片酊、苯甲酸、八角茴香油。樟脑有轻度祛痰作用；阿片具有镇咳镇痛及可抑制胃肠道蠕动止泻作用。

【适应证】干咳及腹泻。

【用法用量】口服　一次 2~5ml，一日 3 次。

【特别提醒】1. 本品为麻醉药品，按麻醉药品相关规定严格管理。2. 本品可致依赖性，不应持续服用。3. 严重肝功能不全、肺源性心脏病、支气管哮喘患者、婴儿及哺乳期妇女禁用。

可愈（糖浆剂[乙]）

【其他名称】可愈糖浆

【主要作用】含愈创木酚甘油醚、磷酸可待因。可待因为中枢镇咳药；愈创木酚甘油醚为刺激性祛痰药，能使痰液稀释，易于咳出。

【适应证】感冒、流行性感冒及气管炎、支气管炎、咽炎、喉炎、肺炎、百日咳等引起的咳嗽。

【用法用量】口服　成人及 12 岁以上儿童：每日 3 次，一次 10ml，24 小时不得超过 30ml。6~12 岁儿童：每日 3 次，一次 5ml，24 小时不得超过 15ml。2~6 岁儿童：每日 3 次，一次 2.5ml，24 小时不得超过 7.5ml。

【特别提醒】1. 长期应用可引起依赖性。2. 与 MAOI 合用时本品应减量。

第四节　全身用抗组胺药

苯海拉明（片剂，胶囊，注射剂）[甲]

【其他名称】盐酸苯海拉明片，盐酸苯海拉明软胶囊，盐酸苯海拉明注射液

【主要作用】抗组胺效应不及异丙嗪，作用持续时间也较短，镇静作用两药一致，有局麻、镇吐和抗 M 胆碱样作用。

【适应证】1. 用于皮肤黏膜过敏。2. 晕动病的防治。3. 帕金森病和锥体外系症状。4. 镇静，催眠。5. 治疗感冒或过敏所致咳嗽。

【用法用量】口服　一次 25~50mg，一日 2~3 次。**肌内注射**　一次 20mg，一日 1~2 次。
【特别提醒】1. 重症肌无力、闭角型青光眼、前列腺肥大者禁用。2. 本品可增强中枢抑制药的作用。

茶苯海明（片剂^[乙]）

【其他名称】乘晕宁，茶苯海明片，茶苯海明含片，茶苯海明缓释胶囊
【主要作用】苯海拉明与氨茶碱的复合物，具有抗组胺作用，可抑制血管渗出，减轻组织水肿，并有镇静和镇吐作用。
【适应证】防治晕动病，如晕车、晕船、晕机所致的恶心、呕吐。
【用法用量】口服　成人：一次 50mg，预防晕动病应在出发前 30 分钟服药，治疗晕动病时每 4 小时服药 1 次。一日用量不得超过 300mg。7~12 岁儿童：一次 25~50mg，一日不得超过 200mg。
【特别提醒】1. 可与食物、果汁或牛奶同服，以减少对胃刺激。2. 与乙醇并用有协同作用，应避免同时服用。

赛庚啶（片剂^[甲]）

【其他名称】盐酸赛庚啶片
【主要作用】可与组织中释放出来的组胺竞争效应细胞上的 H_1 受体，阻止过敏反应的发作，解除组胺的致痉和充血作用。
【适应证】过敏性疾病，如荨麻疹、丘疹性荨麻疹、湿疹、皮肤瘙痒。
【用法用量】口服　成人一次 2~4mg，一日 2~3 次。
【特别提醒】1. 青光眼、尿潴留和幽门梗阻患者禁用。2. 服用本品期间不得饮酒或饮含有乙醇的饮料。3. 不宜与中枢神经系统抑制药合用。

异丙嗪（片剂，注射剂）^[甲]

【其他名称】非那更，盐酸异丙嗪片，盐酸异丙嗪注射液
【主要作用】H_1 受体拮抗剂，抗组胺作用较持久，也具有明显的中枢抑制作用，能增加麻醉药、镇痛药、催眠药和局麻药的作用。
【适应证】1. 皮肤黏膜过敏。2. 晕动症：晕车、晕船、晕飞机。3. 恶心、呕吐。
【用法用量】口服　一次 12.5mg，一日 2~3 次。**肌内注射**　1. 成人：（1）过敏，一次 25mg，必要时 2 小时后重复；严重过敏时可用肌内注射 25~50mg，最高剂量不得超过 100mg；在特殊紧急情况下，可用灭菌注射用水稀释至 0.25%，缓慢静脉注射。（2）止吐，12.5~25mg，必要时每 4 小时重复一次。（3）镇静催眠，一次 25~50mg。2. 小儿：（1）抗过敏，每次 0.125mg/kg 或 3.75mg/m²，每 4~6 小时给药 1 次。（2）抗眩晕，睡前可按需给予，0.25~0.5mg/kg 或 7.5~15mg/m²。或一次 6.25~12.5mg，每日 3 次。（3）止吐，每次 0.25~0.5mg/kg 或 7.5~15mg/m²，必要时每 4~6 小时重复；或每次 12.5~25mg，必要时每 4~6 小时重复。（4）镇静催眠，每次 0.5~1mg/kg 或每次 12.5~25mg。

【特别提醒】1.本品不宜与氨茶碱混合注射。2.与乙醇或其他中枢神经抑制剂合用会增效，应谨慎。

氯苯那敏（片剂$^{[甲]}$，胶囊$^{[甲]}$，注射剂$^{[乙]}$）

【其他名称】扑尔敏，马来酸氯苯那敏片，马来酸氯苯那敏缓释胶囊，马来酸氯苯那敏注射液

【主要作用】为组胺 H_1 受体拮抗剂，能对抗过敏反应所致的毛细血管扩张，降低毛细血管的通透性，缓解支气管平滑肌收缩所致的喘息。

【适应证】皮肤过敏症，也可用于过敏性鼻炎、血管舒缩性鼻炎、药物及食物过敏。

【用法用量】口服 普通剂型，成人一次 4mg，一日 3 次。缓释胶囊，成人一次 8mg，一日 1 次。肌内注射 一次 5~20mg。

【特别提醒】1.本品不可应用于下呼吸道感染和哮喘发作的患者，因可使痰液变稠而加重疾病。2.同时饮酒或服用中枢神经抑制药，可使抗组胺药效增强。

氯雷他定（片剂$^{[甲]}$，胶囊$^{[甲]}$，糖浆$^{[乙]}$）

【其他名称】开瑞坦，氯雷他定片，氯雷他定胶囊，氯雷他定分散片，氯雷他定颗粒，氯雷他定糖浆

【主要作用】高效、作用持久的三环类抗组胺药，为选择性外周 H_1 受体拮抗剂，缓解过敏反应引起的各种症状。

【适应证】1.缓解过敏性鼻炎有关的症状。2.减轻慢性荨麻疹、瘙痒性皮肤病及其他过敏性皮肤病的症状及体征。

【用法用量】口服 1.成人及 12 岁以上儿童：一日 1 次，一次 10mg。2.2~12 岁儿童：体重 >30kg，一日 1 次，一次 10mg；2~12 岁儿童，体重 ≤ 30kg，应服用口服液，每天 1 次，每次 5mg。

【特别提醒】在做皮试前约 48 小时应中止使用本品，因抗组胺药能阻止或降低皮试的阳性反应发生。

地氯雷他定（片剂，胶囊，糖浆，干混悬剂）$^{[乙]}$

【其他名称】恩理思，地氯雷他定片，地氯雷他定胶囊，地氯雷他定糖浆，地氯雷他定干混悬剂

【主要作用】非镇静性长效组胺拮抗剂，具有强效、选择性拮抗外周 H_1 受体的作用，具有抗过敏、抗组胺及抗炎作用。

【适应证】快速缓解过敏性鼻炎的相关症状，还用于缓解慢性特发性荨麻疹的相关症状如瘙痒，并可减少荨麻疹的数量及大小。

【用法用量】口服 1.成人和 12 岁及以上青少年：每日 1 次，每次 5mg。2.1~5 岁儿童：每日 1 次，每次 1.25 mg。3.6~11 岁儿童：每日 1 次，每次 2.5 mg。

【特别提醒】1.本品可与食物同时服用。2.本品干混悬剂可溶于水中，服用前搅拌均匀。

3. 进行任何皮肤过敏性试验前 48 小时应停止使用本品。

西替利嗪（片剂，胶囊，口服溶液）[乙]

【其他名称】仙特明，盐酸西替利嗪片，盐酸西替利嗪胶囊，盐酸西替利嗪滴剂，盐酸西替利嗪口服溶液

【主要作用】选择性组胺 H_1 受体拮抗剂，无明显抗胆碱或抗 5-HT 作用，中枢抑制作用较轻。

【适应证】季节性或常年性过敏性鼻炎及荨麻疹。

【用法用量】口服　1. 成人及 12 岁以上儿童：一次 10mg，一日 1 次。如出现不良反应，可改为早晚各 5mg。2. 儿童：6~11 岁，起始剂量 5mg 或 10mg，一日 1 次；2~5 岁，推荐起始剂量为 2.5mg，一日 1 次；最大剂量可增至 5mg，一日 1 次，或 2.5mg，每 12 小时给药 1 次。

【特别提醒】1. 本品应谨慎与镇静剂或茶碱同服。2. 酒后避免使用本品。

左西替利嗪（片剂，胶囊，口服溶液）[乙]

【其他名称】优泽，盐酸左西替利嗪片，盐酸左西替利嗪胶囊，盐酸左西替利嗪分散片，盐酸左西替利嗪颗粒，盐酸左西替利嗪口服溶液

【主要作用】抗组胺制剂，西替利嗪的左旋体。无明显抗胆碱和抗 5-HT 作用，中枢抑制作用较小。

【适应证】荨麻疹、过敏性鼻炎、湿疹、皮炎、皮肤瘙痒症等。

【用法用量】口服　1. 成人和 6 岁及以上儿童：每日 5mg，空腹或餐中或餐后均可服用。2. 2~6 岁儿童：一日 1 次，每次 2.5mg，于餐前半小时服用。

【特别提醒】1. 进食可能会导致左西替利嗪的吸收速率下降，吸收程度不会降低。2. 酒后避免使用本品。3. 避免与镇静剂同服。

阿伐斯汀（胶囊）[乙]

【其他名称】阿伐斯汀胶囊

【主要作用】能与组胺竞争效应细胞上的组胺 H_1 受体，从而抑制其引起的过敏反应。没有明显的抗胆碱作用，对中枢神经系统的穿透能力低。

【适应证】过敏性鼻炎、过敏性皮肤疾病、慢性自发性荨麻疹、症状性皮肤划痕症、胆碱性荨麻疹、自发的后日性寒冷感冒荨麻疹、湿疹痕痒。

【用法用量】口服　成人和 12 岁以上儿童，每次 8mg，每日 2 次。

【特别提醒】可与乙醇及中枢神经抑制剂发生相互作用，应注意。

咪唑斯汀（缓释片）[乙]

【其他名称】皿治林，咪唑斯汀缓释片

【**主要作用**】强效、高选择性组胺 H_1 受体拮抗剂。可抑制活化的肥大细胞释放组胺以及抑制嗜中性粒细胞等炎性细胞的趋化作用。

【**适应证**】成人或 12 岁以上的儿童所患的荨麻疹等皮肤过敏症状、季节性过敏性鼻炎（花粉症）及常年性过敏性鼻炎。

【**用法用量**】口服　成人和 12 岁以上儿童，每日 1 次，每次 10mg。

【**特别提醒**】1. 本品为缓释薄膜衣片，不能掰开服用。2. 与全身给药的咪唑类抗真菌药或大环内酯类抗生素同时使用，本品的血浆浓度会升高，因此不应合用。

依巴斯汀（片剂[乙]）

【**其他名称**】开思亭，依巴斯汀片

【**主要作用**】强效、长效、高选择性的组胺 H_1 受体拮抗剂，对中枢神经系统的胆碱能受体没有拮抗作用。

【**适应证**】伴有或不伴有过敏性结膜炎的过敏性鼻炎。慢性特发性荨麻疹的对症治疗。

【**用法用量**】口服　成人及 12 岁以上儿童，一次 10~20mg，一日 1 次；6~11 岁儿童，一次 5mg，一日 1 次；2~5 岁儿童，一日 1 次 2.5mg。

【**特别提醒**】1. 服用后 1~3 小时内起作用，不用于急性过敏的单药紧急治疗。2. 本品影响皮试结果，皮试只有在停用 5~7 天后才可进行。3. 与食物同服，本品血药浓度和其代谢后基础活性产物增加，但不影响临床疗效。

曲普利啶（片剂，胶囊）[乙]

【**其他名称**】盐酸曲普利啶片，盐酸曲普利啶胶囊

【**主要作用**】哌啶类抗组胺药，在体内与组胺竞争效应细胞上的 H_1 受体，从而抑制过敏反应的发生。

【**适应证**】治疗各种过敏性疾病，包括过敏性鼻炎、荨麻疹、过敏性结膜炎、皮肤瘙痒症等。

【**用法用量**】口服　成人每次 2.5~5mg，每日 2 次。

【**特别提醒**】1. 服药期间不可同时服用 MAOI，中枢性镇静或催眠药及含有乙醇的饮品。2. 急性哮喘发作期内的患者禁用。

去氯羟嗪（片剂[乙]）

【**其他名称**】盐酸去氯羟嗪片

【**主要作用**】为第一代抗组胺药羟嗪的衍生物，有较强的 H_1 受体选择性阻断作用，作用时间长。

【**适应证**】用于过敏性疾病，如急慢性荨麻疹。

【**用法用量**】口服　成人一次 25~50mg，一日 3 次。

【**特别提醒**】与乙醇和其他中枢抑制药有相加作用，不应同服。

酮替芬（片剂，胶囊，吸入剂）[乙]

【其他名称】富马酸酮替芬片，富马酸酮替芬胶囊，富马酸酮替芬分散片，富马酸酮替芬鼻喷雾剂，富马酸酮替芬鼻吸入气雾剂

【主要作用】兼有组胺 H_1 受体拮抗作用和抑制过敏反应介质释放作用，抗过敏作用较强，药效持续时间较长。

【适应证】过敏性鼻炎。

【用法用量】口服　一次 1mg，一日 2 次，早晚服。鼻腔喷雾　一次 1~2 喷（0.15~0.30mg），一日 1~3 次。

【特别提醒】1. 鼻腔喷雾方法：呼气，头稍前倾，摇匀气雾剂将尖端塞入一侧鼻孔，同时用手堵住另一侧鼻孔，喷药，同时缓慢吸气，用口呼气；药管可以少许插入鼻内，避免接触黏膜而污染药液。2. 与中枢神经抑制药或乙醇、抗组胺药并用，可以增强本品的镇静作用。3. 不得与口服降血糖药并用。

第五节　其他呼吸系统药物

贝美格（注射剂[甲]）

【其他名称】贝美格注射液

【主要作用】能直接兴奋呼吸中枢及血管运动中枢，使呼吸增加，血压微升。

【适应证】巴比妥类及其他催眠药的中毒，也用于减少硫喷妥钠麻醉深度，以加快其苏醒。

【用法用量】静脉注射　每 3~5 分钟注射 50mg，至病情改善或出现中毒症状。静脉滴注　临用前加 5% 葡萄糖注射液 250~500ml 稀释后静脉滴注。

【特别提醒】静脉注射或静脉滴注速度不宜过快，以免产生惊厥。

洛贝林（注射剂[甲]）

【其他名称】盐酸洛贝林注射液

【主要作用】可刺激颈动脉窦和主动脉体化学感受器 N_1 受体，反射性兴奋呼吸中枢而使呼吸加快，但对呼吸中枢并无直接兴奋作用。

【适应证】各种原因引起的中枢性呼吸抑制，常用于新生儿窒息，一氧化碳、阿片中毒等。

【用法用量】静脉给药　1. 成人：一次 3mg；极量一次 6mg，一日 20mg。2. 儿童：小儿一次 0.3~3mg，必要时每隔 30 分钟可重复使用。3. 新生儿窒息：可注入脐静脉 3mg。皮下或肌内注射　1. 成人：一次 10mg；极量一次 20mg，一日 50mg。2. 儿童：一次 1~3mg。

【特别提醒】1. 剂量较大时能引起心动过速、传导阻滞、呼吸抑制甚至惊厥。2. 静脉注射作用持续时间短，一般为 20 分钟。

尼可刹米（注射剂^[甲]）

【其他名称】尼可刹米注射液

【主要作用】选择性兴奋延髓呼吸中枢，也可作用于颈动脉体和主动脉体化学感受器反射性兴奋呼吸中枢，并提高呼吸中枢对二氧化碳的敏感性，使呼吸加深加快。

【适应证】中枢性呼吸抑制及各种原因引起的呼吸抑制。

【用法用量】皮下注射、肌内注射、静脉注射　1. 成人：一次 0.25~0.5g，必要时 1~2 小时重复用药，极量一次 1.25g。2. 小儿：6 个月以下，一次 75mg；1 岁，一次 0.125g；4~7 岁，一次 0.175g。

【特别提醒】1. 作用时间短暂，应视病情间隔给药。2. 抽搐及惊厥患者禁用。3. 与其他中枢兴奋药合用有协同作用，可引起惊厥。

多沙普仑（注射剂^[乙]）

【其他名称】盐酸多沙普仑注射液，注射用盐酸多沙普仑

【主要作用】呼吸兴奋剂，小量时通过颈动脉体化学感受器反射性兴奋呼吸中枢，大量时直接兴奋延髓呼吸中枢，使潮气量加大，呼吸频率增快有限。

【适应证】呼吸衰竭。

【用法用量】静脉注射　一次 0.5~1.0mg/kg，不超过 1.5mg/kg，如需重复给药，至少间隔 5 分钟。用量不宜超过 0.3g/h。静脉滴注　一次 0.5~1.0mg/kg，临用前加葡萄糖氯化钠注射液稀释后静脉滴注，直至获得疗效，总量不超过一日 3g。

【特别提醒】1. 静脉注射漏到血管外或静脉滴注时间太长，均能导致血栓静脉炎或局部皮肤刺激。2. 静脉滴注速度不宜太快，否则可引起溶血。3. 用药时常规测定血压和脉搏，以防止药物过量。

二甲弗林（注射剂^[乙]）

【其他名称】盐酸二甲弗林注射液，注射用盐酸二甲弗林

【主要作用】对呼吸中枢有较强兴奋作用，用药后可见肺换气量明显增加，二氧化碳分压下降。

【适应证】麻醉、催眠药物所引起的呼吸抑制及各种疾病引起的中枢性呼吸衰竭，以及手术、外伤等引起的虚脱和休克。

【用法用量】肌内注射　一次 8mg。静脉注射　一次 8~16mg，临用前加 5% 葡萄糖注射液稀释后缓慢注射。静脉滴注　用于重症患者，一次 16~32mg，临用前加氯化钠注射液或 5% 葡萄糖注射液稀释后静脉滴注。

【特别提醒】1. 本品安全范围较窄，剂量掌握不当易致抽搐或惊厥，尤见于小儿。2. 有惊厥病史者及肝、肾功能不全者禁用。

牛肺表面活性剂（注射剂[乙]）

【其他名称】珂立苏，注射用牛肺表面活性剂

【主要作用】降低肺泡气－液界面表面张力，保持肺泡稳定，防止肺不张。

【适应证】经临床和胸部放射线检查诊断明确的新生儿呼吸窘迫综合征的治疗。

【用法用量】气管内给药　一般 70mg/kg，给药剂量应根据患儿具体情况灵活掌握，首次给药范围 40~100mg/kg。

【特别提醒】1. 本品仅可用于气管内给药，用药前患儿需进行气管插管。2. 加水后需振荡较长时间（10 分钟左右）以使本品混悬均匀，但勿用强力以免产生过多泡沫。3. 尽早给药，通常在患儿出生后 12 小时以内，不宜超过 48 小时。4. 有气胸患儿应先进行处理再给药。5. 2~10℃保存。

猪肺磷脂（注射剂[乙]）

【其他名称】固尔苏，猪肺磷脂注射液

【主要作用】以磷脂和特异性蛋白质为主要成分的混合物质，分布于肺泡内表面，降低肺表面张力。

【适应证】治疗和预防早产婴儿的呼吸窘迫综合征。

【用法用量】气管内给药　1. 抢救治疗：一次 100~200mg/kg。如果婴儿还需要辅助通气和补充氧气，则可以每隔 12 小时再追加 100mg/kg，最大总剂量 300~400mg/kg。建议一经诊断为 RDS，尽快开始治疗。2. 预防：出生后（15 分钟内）尽早一次给药 100~200mg/kg。第一次给药后 6~12 小时可以再给 100mg/kg，如果发生了呼吸窘迫综合征需要机械通气，间隔 12 小时给药。最大总剂量 300~400mg/kg。

【特别提醒】1. 用无菌针头和注射器吸取药液，直接通过气管内插管将药液滴注到下部气管，或分成 2 份分别滴注到左右主支气管。2. 使用前将药瓶升温到 37℃，轻轻上下转动，勿振摇，使药液均匀。3. 本品开瓶即用，在 2~8℃冰箱里贮藏。

第十六章 眼科用药

第一节 抗感染药

阿昔洛韦（滴眼剂[甲]）

【其他名称】阿昔洛韦滴眼液，阿昔洛韦眼膏

【主要作用】抗病毒药，对Ⅰ、Ⅱ型单纯疱疹病毒、水痘－带状疱疹病毒有效。

【适应证】单纯疱疹性角膜炎。

【用法用量】眼部用药 滴眼液，每次1滴，滴入眼睑内，每2小时给药1次；眼膏，适量，涂于眼睑内，一日4~6次。

【特别提醒】1.使用方法：洗净双手；头微向后仰起或平卧，用食指将下眼睑轻轻往下拉；将滴眼液滴于下眼睑里侧，眼膏涂于眼睑内；闭眼，慢慢转动眼球1~2分钟使均匀分散并帮助吸收。2.本品在低温条件下易析出结晶，若有结晶，应置于热水中使其溶解后再使用。3.同时使用两种滴眼液，应间隔3~10分钟。4.同时使用眼药水和凝胶或眼膏，建议先用滴眼液，3~10分钟后再用凝胶或眼膏。

更昔洛韦（眼用凝胶[乙]）

【其他名称】丽科明，更昔洛韦眼膏，更昔洛韦滴眼液，更昔洛韦眼用凝胶

【主要作用】抗病毒药，对巨细胞病毒和单纯疱疹病毒所致的感染有效。

【适应证】单纯疱疹病毒性角膜炎。

【用法用量】眼部用药 滴眼液或凝胶，一次1滴，滴入结膜囊中，一日4次，疗程3周；眼膏适量，涂于眼睑内，一日4~6次。

【特别提醒】1.使用方法：洗净双手；头微向后仰起或平卧，用食指将下眼睑轻轻往下拉；将滴眼液或凝胶滴于下眼睑里侧，眼膏涂于眼睑内；闭眼，慢慢转动眼球1~2分钟使均匀分散并帮助吸收。2.同时使用滴眼液和凝胶或眼膏，建议先用滴眼液，3~10分钟后再用凝胶或眼膏。

利巴韦林（滴眼剂[甲]）

【其他名称】利巴韦林滴眼液，利巴韦林眼膏

【主要作用】抗病毒药，抑制病毒RNA和蛋白合成，使病毒的复制与传播受抑。

【适应证】单纯疱疹病毒性角膜炎。

【用法用量】眼部用药 滴眼液，一次 1~2 滴，滴入眼睑内，每 1 小时给药 1 次，好转后每 2 小时给药 1 次；眼膏，适量，涂于眼结膜囊内，一日 2~4 次。

【特别提醒】1. 本品不宜用于其他病毒性眼病。2. 使用方法：洗净双手；头微向后仰起或平卧，用食指将下眼睑轻轻往下拉；将滴眼液滴于下眼睑里侧，眼膏涂于眼睑内；闭眼，慢慢转动眼球 1~2 分钟使均匀分散并帮助吸收。3. 同时使用两种滴眼液，应间隔 3~10 分钟。4. 同时使用滴眼液和眼膏，建议先用滴眼液，3~10 分钟后再用眼膏。

羟苄唑（滴眼剂[甲]）

【其他名称】盐酸羟苄唑滴眼液

【主要作用】抗病毒药物，选择性抑制被感染细胞的微小 RNA 病毒聚合酶，从而发挥抑制病毒作用。

【适应证】急性流行性出血性结膜炎。

【用法用量】滴眼 每次 1~2 滴，每小时 1~2 次，病情严重者每小时 3~4 次。

【特别提醒】1. 使用方法：洗净双手；头微向后仰起或平卧，用食指将下眼睑轻轻往下拉；将滴眼液滴于下眼睑里侧，闭眼，慢慢转动眼球 1~2 分钟使均匀分散并帮助吸收。2. 同时使用两种滴眼液，应间隔 3~10 分钟。

氯霉素（滴眼剂[甲]）

【其他名称】润舒，氯霉素滴眼液，氯霉素眼膏

【主要作用】广谱抗生素，对多数革兰阴性和某些革兰阳性菌以及沙眼衣原体和立克次体等有效。

【适应证】结膜炎、沙眼、角膜炎、眼睑缘炎。

【用法用量】眼部用药 滴眼液，每次 1~2 滴，滴入眼睑内，一日 3~5 次；眼膏，适量，涂于眼睑内，一日 3 次。

【特别提醒】1. 使用方法：洗净双手；头微向后仰起或平卧，用食指将下眼睑轻轻往下拉；将滴眼液滴于下眼睑里侧，眼膏涂于眼睑内；闭眼，慢慢转动眼球 1~2 分钟使均匀分散并帮助吸收。2. 同时使用两种滴眼液，应间隔 3~10 分钟。3. 同时使用滴眼液和眼膏，建议先用滴眼液，3~10 分钟后再用眼膏。

红霉素（眼膏剂[甲]）

【其他名称】红霉素眼膏

【主要作用】大环内酯类抗生素，作用机制是抑制细菌蛋白质合成，对革兰阳性细菌和沙眼衣原体有抗菌作用。

【适应证】沙眼、结膜炎、睑缘炎及眼外部感染。

【用法用量】眼部用药 眼膏，适量，涂于眼睑内，一日 2~3 次，最后一次宜在睡前使用。

【特别提醒】1. 使用方法：洗净双手；头微向后仰起或平卧，用食指将下眼睑轻轻往下拉；

将眼膏涂于眼睑内；闭眼，慢慢转动眼球 1~2 分钟使均匀分散并帮助吸收。2. 同时使用滴眼液和眼膏，建议先用滴眼液，3~10 分钟后再用眼膏。

金霉素（眼膏剂[甲]）

【其他名称】 盐酸金霉素眼膏
【主要作用】 四环素类广谱抗生素，对眼部常见革兰阳性细菌及沙眼衣原体有抑制作用。
【适应证】 沙眼、结膜炎、睑缘炎及眼外部感染。
【用法用量】眼部用药 涂入眼睑内，一日 1~2 次，最后一次宜在睡前使用。
【特别提醒】 1. 使用方法：洗净双手；头微向后仰起或平卧，用食指将下眼睑轻轻往下拉；将滴眼液或凝胶滴于下眼睑里侧，眼膏涂于眼睑内；闭眼，慢慢转动眼球 1~2 分钟使均匀分散并帮助吸收。2. 同时使用滴眼液和凝胶或眼膏，建议先滴眼液，3~10 分钟后再用凝胶或眼膏。

利福平（滴眼剂[甲]）

【其他名称】 利福平滴眼液，滴眼用利福平
【主要作用】 半合成广谱抗菌药，对多种病原微生物均有抗菌活性。
【适应证】 沙眼，结膜炎，角膜炎。
【用法用量】滴眼 一次 1~2 滴，一日 4~6 次。
【特别提醒】 1. 使用方法：洗净双手；头微向后仰起或平卧，用食指将下眼睑轻轻往下拉；将滴眼液滴于下眼睑里侧；闭眼，慢慢转动眼球 1~2 分钟使均匀分散并帮助吸收。2. 滴眼液呈橘红色或红棕色，使用时避免污染衣物。3. 开封后 4 周内使用，阴凉处保存。

庆大霉素（滴眼剂[甲]）

【其他名称】 硫酸庆大霉素滴眼液
【主要作用】 氨基糖苷类广谱抗生素，对眼部常见革兰阴性菌有抗菌作用。
【适应证】 结膜炎、眼睑炎、睑板腺炎。
【用法用量】滴眼 一次 1~2 滴，一日 3~5 次。
【特别提醒】 1. 使用方法：洗净双手；头微向后仰起或平卧，用食指将下眼睑轻轻往下拉；将滴眼液滴于下眼睑里侧；闭眼，慢慢转动眼球 1~2 分钟使均匀分散并帮助吸收。2. 同时使用两种滴眼液，应间隔 3~10 分钟。3. 不宜长期连续使用，使用 3~4 日症状未缓解时应停药。

妥布霉素（眼膏剂，滴眼剂）[乙]

【其他名称】 托百士，妥布霉素眼膏，妥布霉素滴眼液
【主要作用】 氨基糖苷类抗生素，对葡萄球菌中的金黄色葡萄球菌、表皮葡萄球菌及对青霉素、庆大霉素耐药的菌种有效，对链球菌有效。
【适应证】 外眼及附属器敏感菌株感染的局部抗感染治疗。

【用法用量】眼部用药 滴眼液 1~2 滴，轻度及中度感染的患者每 4 小时给药 1 次，重度感染的患者 1 小时给药 1 次；药膏，涂入患眼内，每日 2~3 次。

【特别提醒】1.使用方法：洗净双手；头微向后仰起或平卧，用示指将下眼睑轻轻往下拉；将滴眼液滴于下眼睑里侧，或将眼膏涂于眼睑内；闭眼，慢慢转动眼球 1~2 分钟使均匀分散并帮助吸收。2.本品滴眼液可与眼膏联合使用，即白天滴用滴眼液，晚上使用眼膏。3.长期应用将导致非敏感性菌株的过度生长，甚至引起真菌感染。4.同时使用两种滴眼液，应间隔 3~10 分钟。

林可霉素（滴眼剂^[乙]）

【其他名称】盐酸林可霉素滴眼液

【主要作用】林可霉素类抗生素。对革兰阳性菌如葡萄球菌属、链球菌等有较高抗菌活性，对阴性菌也有良好抗菌活性。

【适应证】敏感菌感染所致结膜炎，角膜炎等。

【用法用量】滴眼 一次 1~2 滴，一日 3~5 次。

【特别提醒】1.使用方法：洗净双手；头微向后仰起或平卧，用示指将下眼睑轻轻往下拉；将滴眼液滴于下眼睑里侧；闭眼，慢慢转动眼球 1~2 分钟使均匀分散并帮助吸收。2.同时使用两种滴眼液，应间隔 3~10 分钟。

磺胺醋酰钠（滴眼剂^[乙]）

【其他名称】磺胺醋酰钠滴眼液

【主要作用】广谱抑菌剂，与细菌体内的对氨基苯甲酸竞争，抑制二氢叶酸合成酶，从而阻碍细菌的生长、繁殖。

【适应证】眼结膜炎、睑缘炎和沙眼。

【用法用量】滴眼 一次 1~2 滴，一日 3~5 次。

【特别提醒】1.使用方法：洗净双手；头微向后仰起或平卧，用示指将下眼睑轻轻往下拉；将滴眼液或凝胶滴于下眼睑里侧，眼膏涂于眼睑内；闭眼，慢慢转动眼球 1~2 分钟使均匀分散并帮助吸收。2.使用过程中如发现眼睛发红、疼痛等情况，应立即停药。

氧氟沙星（眼膏剂，滴眼剂）^[乙]

【其他名称】泰利必妥，迪可罗，氧氟沙星眼膏，氧氟沙星滴眼液

【主要作用】喹诺酮类抗菌药，特异性阻碍细菌的 DNA 合成。

【适应证】治疗眼睑炎、泪囊炎、睑腺炎、结膜炎、睑板腺炎以及用于眼科围手术期的无菌化疗法。

【用法用量】眼部用药 滴眼液，每次 1 滴，滴于患眼内，一日 3 次；眼膏，适量，涂于结膜囊内，一日 3 次。

【特别提醒】1.使用方法：洗净双手；头微向后仰起或平卧，用示指将下眼睑轻轻往下拉；将滴眼液滴于下眼睑里侧，或将眼膏涂于眼睑内；闭眼，慢慢转动眼球 1~2 分钟使均匀分

散并帮助吸收。2. 同时使用滴眼液和眼膏，建议先用滴眼液，3~10分钟后再用眼膏。3. 同时使用两种滴眼液，应间隔3~10分钟。4. 为了防止耐药菌的出现，不可长期使用。

左氧氟沙星（滴眼剂[甲]，眼用凝胶[乙]）

【其他名称】可乐必妥，左氧氟沙星滴眼液，盐酸左氧氟沙星滴眼液，乳酸左氧氟沙星滴眼液，盐酸左氧氟沙星眼用凝胶

【主要作用】喹诺酮类抗菌药，左氧氟沙星是消旋体氧氟沙星的光学活性部分，具有约2倍于氧氟沙星的抗菌活性。

【适应证】治疗眼睑炎、睑腺炎、泪囊炎、结膜炎、睑板腺炎、角膜炎以及用于眼科围手术期的无菌化疗法。

【用法用量】眼部用药 滴眼液，每次1滴，滴于患眼内，一天3次，角膜炎急性期每15~30分钟滴眼1次，严重病例在开始30分钟内每5分钟滴眼1次；眼用凝胶，适量，涂于下眼睑穹窿部，每日3次。

【特别提醒】1. 使用方法：洗净双手；头微向后仰起或平卧，用食指将下眼睑轻轻往下拉；将滴眼液或凝胶滴于下眼睑里侧，眼膏涂于眼睑内；闭眼，慢慢转动眼球约1~2分钟使均匀分散并帮助吸收。2. 同时使用两种滴眼液，应间隔3~10分钟。3. 同时使用滴眼液和凝胶，建议先用滴眼液，3~10分钟后再用凝胶。4. 为了防止耐药菌的出现，不宜长期使用。

环丙沙星（眼膏剂，滴眼剂）[乙]

【其他名称】盐酸环丙沙星滴眼液，盐酸环丙沙星眼膏，乳酸环丙沙星滴眼液

【主要作用】喹诺酮类广谱抗菌药，对革兰阴性菌有较强的杀菌作用，对淋球菌作用最强；对革兰阳性菌亦有一定的杀菌效果。

【适应证】由敏感菌引起的外眼部感染，如结膜炎等。

【用法用量】眼部用药 滴眼液，一次1~2滴，滴于患眼内，一日3~6次，疗程为6~14日；眼膏，一次约0.1g，涂于眼睑内，一日2次。

【特别提醒】1. 使用方法：洗净双手；头微向后仰起或平卧，用食指将下眼睑轻轻往下拉；将滴眼液滴于下眼睑里侧，或将眼膏涂于眼睑内；闭眼，慢慢转动眼球1~2分钟使均匀分散并帮助吸收。2. 同时使用滴眼液和眼膏，建议先用滴眼液，3~10分钟后再用眼膏。3. 同时使用两种滴眼液，应间隔3~10分钟。4. 本品不宜长期使用。

诺氟沙星（滴眼剂[乙]）

【其他名称】诺氟沙星滴眼液

【主要作用】氟喹诺酮类抗菌药，具广谱抗菌作用，尤其对需氧革兰阴性杆菌抗菌活性高。

【用法用量】滴眼 一次1~2滴，一日3~6次。

【特别提醒】1. 使用方法：洗净双手；头微向后仰起或平卧，用食指将下眼睑轻轻往下拉；将滴眼液滴于下眼睑里侧；闭眼，慢慢转动眼球1~2分钟使均匀分散并帮助吸收。2. 同时使用两种滴眼液，应间隔3~10分钟。

氟康唑（滴眼剂^[乙]）

【其他名称】 静达，氟康唑滴眼液

【主要作用】 三唑类广谱抗真菌药，通过高度选择性抑制真菌细胞色素 P450 甾醇 C–14–α–脱甲基作用，从而抑制真菌的繁殖和生长。

【适应证】 治疗白色念珠菌、烟曲霉菌、隐球菌及球孢子菌属等引起的真菌性角膜炎。

【用法用量】 滴眼　一次 1~2 滴，每 2~4 小时给药 1 次。

【特别提醒】 1. 使用方法：洗净双手；头微向后仰起或平卧，用食指将下眼睑轻轻往下拉；将滴眼液滴于下眼睑里侧；闭眼，慢慢转动眼球 1~2 分钟使均匀分散并帮助吸收。2. 同时使用两种滴眼液，应间隔 3~10 分钟。3. 重度真菌性角膜炎应以全身抗真菌药治疗为主，本品局部治疗为辅。

那他霉素（滴眼剂^[乙]）

【其他名称】 那特真，那他霉素滴眼液

【主要作用】 四烯多烯类抗生素，对多种酵母菌和丝状真菌有效。

【适应证】 对本品敏感的微生物引起的真菌性眼睑炎、结膜炎和角膜炎，包括腐皮镰刀菌性角膜炎。

【用法用量】 滴眼　每次 1 滴，每 1~2 小时给药 1 次，3~4 天后改为每天 6~8 次。

【特别提醒】 1. 本品为白色至黄色的混悬液，使用前充分摇匀，仅限于眼部滴用。2. 使用方法：洗净双手；头微向后仰起或平卧，用食指将下眼睑轻轻往下拉；将滴眼液或凝胶滴于下眼睑里侧，眼膏涂于眼睑内；闭眼，慢慢转动眼球 1~2 分钟使均匀分散并帮助吸收。3. 同时使用两种滴眼液，应间隔 3~10 分钟。

第二节　抗炎药

地塞米松（滴眼剂^[甲]）

【其他名称】 地塞米松磷酸钠滴眼液

【主要作用】 肾上腺皮质激素类药。具有抗炎、抗过敏和抑制免疫等多种作用。

【适应证】 虹膜睫状体炎、虹膜炎、角膜炎、过敏性结膜炎、眼睑炎、泪囊炎等。

【用法用量】 滴眼　一次 1~2 滴，一日 3~4 次。

【特别提醒】 1. 使用方法：洗净双手；头微向后仰起或平卧，用食指将下眼睑轻轻往下拉；将滴眼液滴于下眼睑里侧；闭眼，慢慢转动眼球 1~2 分钟使均匀分散并帮助吸收。2. 同时

使用两种滴眼液，应间隔 3~10 分钟。3. 长期频繁用药可引起青光眼、白内障，诱发真菌性眼睑炎，长期使用应定期检查眼压和有无真菌、病毒感染早期症候。4. 眼部细菌性或病毒性感染时应与抗生素合用。5. 开封后 4 周内使用，避光阴凉处保存。

可的松（滴眼剂，眼膏剂）^[甲]

【其他名称】醋酸可的松滴眼液，醋酸可的松眼膏

【主要作用】肾上腺皮质激素类药。具有抗炎、抗过敏等多种药理作用。

【适应证】虹膜睫状体炎、虹膜炎、角膜炎、过敏性结膜炎等。

【用法用量】眼部用药 滴眼液，一次 1~2 滴，一日 3~4 次，用前摇匀；眼膏，适量，涂于结膜囊内，每晚睡前 1 次。

【特别提醒】1. 使用方法：洗净双手；头微向后仰起或平卧，用食指将下眼睑轻轻往下拉；将滴眼液滴于下眼睑里侧，或将眼膏涂于眼睑内；闭眼，慢慢转动眼球 1~2 分钟使均匀分散并帮助吸收。2. 同时使用滴眼液和眼膏，建议先用滴眼液，3~10 分钟后再用眼膏。3. 长期频繁用药可引起青光眼、白内障。4. 眼部细菌性或病毒性感染时应与抗菌药物合用。5. 同时使用两种滴眼液，应间隔 3~10 分钟。6. 开封后 4 周内使用，避光阴凉处保存。

氟米龙（滴眼剂^[乙]）

【其他名称】氟美童，艾氟龙，氟米龙滴眼液

【主要作用】肾上腺皮质激素类药。具有抗炎、抗过敏等多种药理作用。

【适应证】外眼部及前眼部的炎症性疾病。

【用法用量】滴眼 一次 1~2 滴，一日 2~4 次。

【注意事项】1. 本品为细微颗粒的混悬液，静置后细微颗粒下沉，用时充分振摇后成均匀的乳白色混悬液。2. 使用方法：洗净双手；头微向后仰起或平卧，用食指将下眼睑轻轻往下拉；将滴眼液滴于下眼睑里侧；闭眼，慢慢转动眼球 1~2 分钟使均匀分散并帮助吸收。3. 同时使用两种滴眼液，应间隔 3~10 分钟。4. 开封后 4 周内使用，阴凉处保存。

泼尼松龙（滴眼剂^[乙]）

【其他名称】百力特，醋酸泼尼松龙滴眼液

【主要作用】糖皮质激素，可减轻炎症反应时的组织水肿、纤维沉积，抑制毛细血管扩张和吞噬细胞游走，也可抑制毛细血管的增生、胶原的沉积及瘢痕的形成。

【适应证】短期治疗对类固醇敏感的眼部炎症。

【用法用量】滴眼 一次 1~2 滴，一日 2~4 次。

【特别提醒】1. 本品为白色均匀的微细混悬液，用前应混匀。2. 使用方法：洗净双手；头微向后仰起或平卧，用食指将下眼睑轻轻往下拉；将滴眼液或凝胶滴于下眼睑里侧，眼膏涂于眼睑内；闭眼，慢慢转动眼球 1~2 分钟使均匀分散并帮助吸收。3. 同时使用两种滴眼液，应间隔 3~10 分钟。4. 本品无抗菌作用，故存在感染时需针对致病菌进行适当的抗菌治疗。

5. 使用本品期间常测眼压，尤其是对青光眼患者或曾患青光眼的患者。6. 开封后 4 周内使用，阴凉处保存。

庆大霉素氟米龙（滴眼剂[乙]）

【其他名称】硫酸庆大霉素氟米龙滴眼液

【主要作用】庆大霉素属于氨基苷类抗生素，对革兰阴性和阳性菌均有效；氟米龙为氟化皮质类固醇，具有抗炎作用，激素性免疫反应较轻。

【适应证】眼前段细菌性感染；眼前段炎症，有发生细菌性感染的危险如眼科术后治疗。

【用法用量】滴眼 1. 细菌性感染：每次 1 滴，每天 5 次，严重者每小时 1 滴。2. 眼科术后治疗：每次 1 滴，每天 4 次。

【特别提醒】1. 本品为乳白色混悬液，使用前先用力摇匀。2. 使用方法：洗净双手；头微向后仰起或平卧，用食指将下眼睑轻轻往下拉；将滴眼液滴于下眼睑里侧；闭眼，慢慢转动眼球约 1~2 分钟使均匀分散并帮助吸收。3. 长期使用可能会增加继发性真菌或非易感细菌感染，故使用勿超过 2 周。4. 隐形眼镜戴用者务必在用药前先取下隐形眼镜，用药后 5 分钟再戴上。5. 同时使用两种滴眼液，应间隔 3~10 分钟。

双氯芬酸钠（滴眼剂[乙]）

【其他名称】双氯芬酸钠滴眼液

【主要作用】眼用 NSAIDs，主要通过抑制前列腺素而产生抗炎作用。

【适应证】1. 治疗葡萄膜炎、角膜炎、巩膜炎，抑制角膜新生血管的形成，治疗眼内手术后、激光滤帘成形术后或各种眼部损伤的炎症反应，抑制白内障手术中缩瞳反应。2. 准分子激光角膜切削术后止痛及消炎。3. 春季结膜炎、季节过敏性结膜炎等过敏性眼病，预防和治疗白内障及人工晶体术后炎症及黄斑囊样水肿，以及青光眼滤过术后促进滤过泡形成等。

【用法用量】滴眼 1. 非手术用药：每次 1 滴，每日 4~6 次。2. 眼科手术用药：术前 3 小时、2 小时、1 小时和 0.5 小时各滴眼一次，一次 1 滴。白内障术后 24 小时开始用药，一日 4 次，持续用药 2 周；角膜屈光术后 15 分钟即可用药，一日 4 次，持续用药 3 天。

【特别提醒】1. 使用方法：洗净双手；头微向后仰起或平卧，用食指将下眼睑轻轻往下拉；将滴眼液滴于下眼睑里侧；闭眼，慢慢转动眼球 1~2 分钟使均匀分散并帮助吸收。2. 本品与缩瞳剂不能同时使用，青光眼患者术前 3 小时停止滴用缩瞳剂。3. 本品可妨碍血小板凝聚，有增加眼组织术中或术后出血的倾向。4. 同时使用两种滴眼液，应间隔 3~10 分钟。5. 开封后 4 周内使用，避光阴凉处保存。

普拉洛芬（滴眼剂[乙]）

【其他名称】普南扑灵，普拉洛芬滴眼液

【主要作用】眼用 NSAIDs，具有抗炎、抑制前列腺素的生成和稳定溶酶体的作用。

【适应证】外眼及眼前节炎症的对症治疗。

【用法用量】滴眼 每次 1~2 滴，每日 4 次。

【特别提醒】1. 使用方法：洗净双手；头微向后仰起或平卧，用食指将下眼睑轻轻往下拉；将滴眼液滴于下眼睑里侧；闭眼，慢慢转动眼球 1~2 分钟使均匀分散并帮助吸收。2. 同时使用两种滴眼液，应间隔 3~10 分钟。3. 开封后 4 周内使用，避光室温保存。

溴芬酸钠（滴眼剂）[乙]

【其他名称】普罗纳克，溴芬酸钠滴眼液
【主要作用】强效眼用 NSAIDs，作用强度是其他 NSAIDs 的 10 倍。
【适应证】外眼部及前眼部的炎症性疾病的对症治疗法（结膜炎、巩膜炎、术后炎症）。
【用法用量】滴眼　一次 1~2 滴，一日 2 次。
【特别提醒】1. 使用方法：洗净双手；头微向后仰起或平卧，用食指将下眼睑轻轻往下拉；将滴眼液滴于下眼睑里侧；闭眼，慢慢转动眼球 1~2 分钟使均匀分散并帮助吸收。2. 同时使用两种滴眼液，应间隔 3~10 分钟。3. 开封后 4 周内使用，效期内使用，室温保存。

吲哚美辛（滴眼剂）[乙]

【其他名称】露奇，吲哚美辛滴眼液
【主要作用】眼用 NSAIDs，能抑制环氧酶活性，阻断花生四烯酸向前列腺素转化，解除内源性前列腺素的致炎作用。
【适应证】眼科手术及非手术因素引起的非感染性炎症的抗炎治疗。
【用法用量】滴眼　1. 眼科手术前：一次 1 滴，术前 3 小时、2 小时、1 小时和半小时各 1 次。2. 眼科手术后：一次 1 滴，一日 1~4 次。3. 其他非感染性炎症：一次 1 滴，一日 4~6 次。
【特别提醒】1. 使用方法：洗净双手；头微向后仰起或平卧，用食指将下眼睑轻轻往下拉；将滴眼液滴于下眼睑里侧；闭眼，慢慢转动眼球 1~2 分钟使均匀分散并帮助吸收。2. 同时使用两种滴眼液，应间隔 3~10 分钟。3. 开封后 4 周内使用，避光阴凉处保存。

妥布霉素地塞米松（眼膏剂，滴眼剂）[乙]

【其他名称】典必殊，妥布霉素地塞米松滴眼液，妥布霉素地塞米松眼膏
【主要作用】肾上腺皮质激素与抗菌药物的复方制剂。
【适应证】1. 眼科炎性病变及眼部表面的细菌感染或有感染危险的情况。2. 眼睑、球结膜、角膜、眼球前段组织及感染性结膜炎等炎性疾病。3. 发生眼表感染危险大的部位和预计有大量细菌存在于眼部的潜在危险时。
【用法用量】眼部用药　滴眼液，每次 1~2 滴，每 4~6 小时给药 1 次，最初 1~2 天剂量可增加至每 2 小时给药 1 次；眼膏，涂于结膜囊，每日 3~4 次。
【特别提醒】1. 本品滴眼液为白色或类白色混悬液，用前摇匀，仅可眼部滴用。2. 使用方法：洗净双手；头微向后仰起或平卧，用食指将下眼睑轻轻往下拉；将滴眼液滴于下眼睑里侧，或将眼膏涂于眼睑内；闭眼，慢慢转动眼球 1~2 分钟使均匀分散并帮助吸收。3. 同时使用滴眼液和眼膏，建议先用滴眼液，3~10 分钟后再用眼膏。4. 同时使用两种滴眼液，应间隔 3~10 分钟。

第三节　抗青光眼制剂和缩瞳剂

毛果芸香碱（滴眼剂[甲]，眼用凝胶剂[乙]，片剂[乙]，注射剂[甲]）

【其他名称】硝酸毛果芸香碱滴眼液，硝酸毛果芸香碱眼用凝胶，硝酸毛果芸香碱片，硝酸毛果芸香碱注射液

【主要作用】拟胆碱药，通过直接刺激位于瞳孔括约肌、睫状体及分泌腺上的毒蕈碱受体而起作用。

【适应证】1.滴眼液：急性闭角型青光眼，慢性闭角型青光眼，开角型青光眼，继发性青光眼等。检眼镜检查后可用本品滴眼缩瞳以抵消睫状肌麻痹剂或扩瞳药的作用。2.注射液：开角型青光眼和急、慢性闭角型青光眼以及继发性闭角型青光眼；白内障人工晶状体植入手术中缩瞳；阿托品类药物的中毒对症治疗。3.片剂：头颈部肿瘤患者放疗后引发的口干症；药源性口干症；涎腺疾患性口干症。

【用法用量】滴眼　1.慢性青光眼：一次1滴，一日1~4次。2.急性闭角型青光眼急性发作期，一次1滴，每5~10分钟1次，3~6次后每1~3小时1次，直至眼压下降。3.缩瞳，每次1滴，共2~3次。4.先天性青光眼房角切开或外路小梁切开术前，每次1滴，共1~2次。5.虹膜切除术前，一次1滴。**口服**　一次4mg，一日3次。**皮下注射**　一次2~10mg，术中稀释后注入前房。

【特别提醒】1.滴眼剂使用方法：洗净双手；头微向后仰起或平卧，用食指将下眼睑轻轻往下拉；将滴眼液或凝胶滴于下眼睑里侧；闭眼，慢慢转动眼球1~2分钟使均匀分散并帮助吸收。2.同时使用滴眼液和凝胶，建议先用滴眼液，3~10分钟后再用凝胶。3.全身用药期间定期检查眼压。

噻吗洛尔（滴眼剂[甲]）

【其他名称】马来酸噻吗洛尔滴眼液

【主要作用】非选择性 β 受体拮抗剂，具明显的降低眼压作用。

【适应证】1.原发性开角型青光眼。2.某些继发性青光眼，高眼压症，部分原发性闭角型青光眼以及其他药物及手术无效的青光眼，加用本品可进一步增强降眼压效果。

【用法用量】滴眼　一次1滴，一日1~2次。如眼压得到控制，可改为每日1次维持。

【特别提醒】1.使用方法：洗净双手；头微向后仰起或平卧，用食指将下眼睑轻轻往下拉；将滴眼液滴于下眼睑里侧；闭眼，慢慢转动眼球1~2分钟使均匀分散并帮助吸收。2.本品不宜单独用于治疗闭角型青光眼。3.与其他滴眼液合用时，需间隔10分钟以上。

倍他洛尔（滴眼剂[乙]）

【其他名称】贝特舒，盐酸倍他洛尔滴眼液

【主要作用】选择性 β_1 受体拮抗剂，无论对高眼压或青光眼患者，本品均可使升高的眼压下降。

【适应证】慢性开角型青光眼和（或）高眼压症患者的治疗。

【用法用量】滴眼　每次 1~2 滴，每天 2 次。

【特别提醒】1. 本品为白色或类白色的混悬液，每次用前充分摇匀。2. 使用方法：洗净双手；头微向后仰起或平卧，用食指将下眼睑轻轻往下拉；将滴眼液滴于下眼睑里侧；闭眼，慢慢转动眼球 1~2 分钟使均匀分散并帮助吸收。3. 如本品不足以控制眼压，可联用毛果芸香碱、肾上腺素或碳酸酐酶抑制剂。4. 同时使用两种滴眼液，应间隔 3~10 分钟。5. 开封后 4 周内使用，效期内使用，室温保存。

卡替洛尔（滴眼剂[乙]）

【其他名称】美开朗，盐酸卡替洛尔滴眼液

【主要作用】非选择性 β 受体拮抗剂，可减少房水生成，对高眼压和正常眼压患者均有降眼压作用。

【适应证】青光眼，高眼压症。

【用法用量】滴眼　一次 1 滴，一日 2 次。

【特别提醒】1. 使用方法：洗净双手；头微向后仰起或平卧，用食指将下眼睑轻轻往下拉；将滴眼液或凝胶滴于下眼睑里侧，眼膏涂于眼睑内；闭眼，慢慢转动眼球 1~2 分钟使均匀分散并帮助吸收。2. 本品不宜单独用于治疗闭角型青光眼。3. 与其他滴眼液联合使用时，请间隔 10 分钟以上。4. 本品含氯化苯烷铵，戴软性角膜接触镜者不宜使用。

左布诺洛尔（滴眼剂[乙]）

【其他名称】贝他根，盐酸左布诺洛尔滴眼液

【主要作用】非选择性 β 受体拮抗剂，减少房水生成，对高眼压和正常眼压患者均有降眼压作用。

【适应证】慢性开角型青光眼及高眼压症患者的眼压控制。

【用法用量】滴眼　每次 1 滴，每日 1~2 次。

【特别提醒】1. 使用方法：洗净双手；头微向后仰起或平卧，用食指将下眼睑轻轻往下拉；将滴眼液滴于下眼睑里侧；闭眼，慢慢转动眼球 1~2 分钟使均匀分散并帮助吸收。2. 与其他滴眼液合用时，需间隔 10 分钟以上。3. 本品含苯扎氯铵，戴软性角膜接触镜者不宜使用。

乙酰唑胺（片剂[甲]）

【其他名称】乙酰唑胺片

【主要作用】碳酸酐酶抑制剂，能抑制房水生成，降低眼压。

【适应证】各种类型青光眼。

【用法用量】口服　1.成人：（1）开角型青光眼，首量 250mg，每日 1~3 次，维持量每次 250mg，每日 2 次。（2）继发性青光眼和手术前降眼压，一次 250mg，每 4~8 小时给药 1 次，每日 2~3 次。（3）急性病例，首次 500mg，以后用 125~250mg 维持，每日 2~3 次。2.小儿：每日 2~3 次，每次 5~10mg/kg，或每日 300~900mg/m^2，分 2~3 次服用。

【特别提醒】1.与食物同服可减少胃肠道反应。2.肝、肾功能不全致低钠血症、低钾血症、高氯性酸中毒，肾上腺衰竭及肾上腺皮质功能减退，肝昏迷禁用。

醋甲唑胺（片剂[乙]）

【其他名称】尼目克司，醋甲唑胺片

【主要作用】碳酸酐酶抑制剂。通过抑制睫状体中的碳酸酐酶，使房水形成减少从而降低眼压。

【适应证】慢性开角型青光眼、继发性青光眼。也用于急性闭角型青光眼的术前治疗。

【用法用量】口服　每次 25mg，一日 2 次，早、晚饭后各一次。如用药后降眼压效果不理想，可加至每次 50mg，一日 2 次。

【特别提醒】1.本品不能长期用于控制眼压。2.闭角型青光眼不应用本品代替手术治疗，否则可引起永久性粘连性房角关闭。3.血清钾、钠水平偏低，严重肾、肝疾病或功能不全，肾上腺衰竭以及高血氯性酸中毒，肝硬化患者禁用。

贝美前列素（滴眼剂[乙]）

【其他名称】卢美根，贝美前列素滴眼液

【主要作用】合成的前列酰胺，是具有降低眼压活性的前列腺素结构类似物，选择性模拟了天然存在的前列酰胺的作用。

【适应证】降低开角型青光眼及高眼压症患者的眼压。

【用法用量】滴眼　每晚 1 滴，每日 1 次。

【特别提醒】1.使用方法：洗净双手；头微向后仰起或平卧，用食指将下眼睑轻轻往下拉；将滴眼液滴于下眼睑里侧；闭眼，慢慢转动眼球 1~2 分钟使均匀分散并帮助吸收。2.可与其他滴眼剂同时使用以降低眼压，两种药物的使用应至少间隔 5 分钟。3.本品中含有的苯扎氯铵会被软性隐形眼镜吸收。使用本品前应当摘下隐形眼镜，并在滴药 15 分钟后再佩戴。

拉坦前列素（滴眼剂[乙]）

【其他名称】适利达，拉坦前列素滴眼液

【主要作用】前列腺素 F$_{2\alpha}$ 类似物，是一种选择性前列腺素 FP 受体激动剂，能通过增加房水流出而降低眼压。

【适应证】降低开角型青光眼和高眼压症患者升高的眼压。

【用法用量】滴眼　成人每次 1 滴，每天 1 次，晚间使用效果最好。

【特别提醒】1.使用方法：洗净双手；头微向后仰起或平卧，用食指将下眼睑轻轻往下拉；

将滴眼液滴于下眼睑里侧；闭眼，慢慢转动眼球 1~2 分钟使均匀分散并帮助吸收。2. 本品与其他抗青光眼药联合使用具有协同作用，用其他滴眼药，应至少间隔 5 分钟滴用。3. 配戴角膜接触镜者应先摘掉镜片，滴入药物 15 分钟后才能戴上镜片。4. 开封前 2~8℃冷藏保存，开封后避光阴凉处保存，4 周内使用。

曲伏前列素（滴眼剂[乙]）

【其他名称】苏为坦，曲伏前列素滴眼液

【主要作用】选择性前列腺素 FP 受体激动剂，能通过增加房水流出而降低眼压。

【适应证】降低开角型青光眼或高眼压症患者升高的眼压。

【用法用量】滴眼　每次 1 滴，每晚 1 次。

【特别提醒】1. 使用方法：洗净双手；头微向后仰起或平卧，用食指将下眼睑轻轻往下拉；将滴眼液滴于下眼睑里侧；闭眼，慢慢转动眼球 1~2 分钟使均匀分散并帮助吸收。2. 本品可以和其他眼局部用药一起用于降眼压，每种药物的滴用时间至少间隔 5 分钟。3. 在配戴接触性镜片期间应禁止使用本品，滴入本品 15 分钟后再重新戴入镜片。4. 开封后 4 周内使用，室温保存。

布林佐胺（滴眼剂[乙]）

【其他名称】派立明，布林佐胺滴眼液

【主要作用】磺胺类碳酸酐酶抑制剂，抑制眼部睫状体的碳酸酐酶可以减少房水的分泌。

【适应证】高眼压症，开角型青光眼，降低升高的眼压。

【用法用量】滴眼　一次 1 滴，每天 2 次。

【特别提醒】1. 使用方法：洗净双手；头微向后仰起或平卧，用食指将下眼睑轻轻往下拉；将滴眼液滴于下眼睑里侧；闭眼，慢慢转动眼球 1~2 分钟使均匀分散并帮助吸收。2. 同时应用多种抗青光眼眼药时，每种药物的滴用时间至少间隔 5 分钟。3. 不推荐同时口服碳酸酐酶抑制剂和滴用本品。4. 本品含有苯扎氯铵作为防腐剂，可能被软性角膜接触镜吸收，滴用本品 15 分钟后才能配戴角膜接触镜。严禁在配戴角膜接触镜同时滴用本品。

溴莫尼定（滴眼剂[乙]）

【其他名称】阿法根，酒石酸溴莫尼定滴眼液

【主要作用】α 受体激动剂。本品具有双重的作用机制：既减少房水的生成，又增加葡萄膜巩膜的外流。

【适应证】降低开角型青光眼及高眼压症患者的眼压。

【用法用量】滴眼　每次 1 滴，每日 2 次。

【特别提醒】1. 使用方法：洗净双手；头微向后仰起或平卧，用食指将下眼睑轻轻往下拉；将滴眼液滴于下眼睑里侧；闭眼，慢慢转动眼球 1~2 分钟使均匀分散并帮助吸收。2. 本品中使用的保存剂为苯扎氯铵，可被软性接触镜吸收，因此配戴软性接触镜的患者应在滴用本品后至少等待 15 分钟再配戴。3. 本品开封后 4 周内使用，室温保存。

第四节　散瞳药及睫状肌麻醉药

阿托品（眼膏剂[甲]，滴眼剂[甲]，眼用凝胶[乙]）

【其他名称】迪善，硫酸阿托品眼用凝胶，硫酸阿托品眼膏
【主要作用】M胆碱受体拮抗剂，使瞳孔括约肌和睫状肌松弛，导致去甲肾上腺素能神经支配的瞳孔扩大肌的功能占优势，从而使瞳孔散大。
【适应证】虹膜睫状体炎、检查眼底前的散瞳、验光配镜时屈光度检查前的散瞳。
【用法用量】眼部用药　滴眼液、眼用凝胶，一次1滴，一日3次；眼膏，适量，涂于眼睑内，一日3次。
【特别提醒】1.使用方法：洗净双手；头微向后仰起或平卧，用示指将下眼睑轻轻往下拉；将滴眼液或凝胶滴于下眼睑里侧，或将眼膏涂于眼睑内；闭眼，慢慢转动眼球1~2分钟使均匀分散并帮助吸收。2.眼压异常或窄角、浅前房眼患者和40岁以上的患者不应使用。3.用药后瞳孔散大畏光，可在阳光和强灯光下戴太阳镜。4.本品开封后4周内使用，避光阴凉处保存。

托吡卡胺（滴眼剂[甲]）

【其他名称】托吡卡胺滴眼液
【主要作用】抗胆碱药，能阻滞乙酰胆碱引起的虹膜括约肌及睫状肌兴奋作用，引起散瞳和睫状肌麻痹。
【适应证】散瞳和调节麻痹。
【用法用量】滴眼　0.5%~1%溶液，一次1滴，间隔5分钟滴第2次。
【特别提醒】1.使用方法：洗净双手；头微向后仰起或平卧，用示指将下眼睑轻轻往下拉；将滴眼液滴于下眼睑里侧；闭眼，慢慢转动眼球1~2分钟使均匀分散并帮助吸收。2.为避免药物经鼻黏膜吸收，滴眼后应压迫泪囊2~3分钟。3.本品开封后4周内使用，室温保存。

复方托吡卡胺（滴眼剂[乙]）

【其他名称】复方托吡卡胺滴眼液
【主要作用】托吡卡胺具有阿托品样的抗胆碱作用，药物吸收后可引起散瞳及调节麻痹；去氧肾上腺素具有交感胺作用，表现为散瞳及局部血管收缩。
【适应证】散瞳和调节麻痹。
【用法用量】滴眼　1.散瞳：一次1~2滴，或1次1滴，间隔3~5分钟，共滴眼2次。2.调节麻痹：一次1滴，间隔3~5分钟，共滴眼2~3次。
【特别提醒】1.使用方法：洗净双手；头微向后仰起或平卧，用示指将下眼睑轻轻往下拉；将滴眼液滴于下眼睑里侧；闭眼，慢慢转动眼球1~2分钟使均匀分散并帮助吸收。2.仅用

于点眼，用药后瞳孔散大畏光，可在阳光和强灯光下戴太阳镜。3. 本品开封后 4 周内使用，室温保存。

第五节 抗过敏药

奥洛他定（滴眼剂[乙]）

【其他名称】帕坦洛，盐酸奥洛他定滴眼液

【主要作用】肥大细胞稳定剂及相对选择性组胺 H_1 受体拮抗剂。能抑制 I 型速发型过敏反应。

【适应证】治疗过敏性结膜炎的体征和症状。

【用法用量】滴眼 　每次 1~2 滴，每日 2 次，间隔 6~8 小时及以上。

【特别提醒】1. 使用方法：洗净双手；头微向后仰起或平卧，用食指将下眼睑轻轻往下拉；将滴眼液滴于下眼睑里侧，闭眼，慢慢转动眼球 1~2 分钟使均匀分散并帮助吸收。2. 只限眼局部滴用，使用本品时请勿配戴角膜接触镜。3. 本品开封后 4 周内使用，室温保存。

色甘酸钠（滴眼剂[乙]）

【其他名称】色甘酸钠滴眼液

【主要作用】抗过敏药物，其作用机制是稳定肥大细胞膜，制止肥大细胞释放组胺、白三烯、5-HT、缓激肽及慢反应物质等致敏介质，从而预防过敏反应的发生。

【适应证】预防春季过敏性结膜炎。

【用法用量】滴眼 　一次 1~2 滴，一日 4 次，重者可适当增加至一日 6 次。在好发季节提前 2~3 周使用。

【特别提醒】1. 使用方法：洗净双手；头微向后仰起或平卧，用食指将下眼睑轻轻往下拉；将滴眼液滴于下眼睑里侧；闭眼，慢慢转动眼球 1~2 分钟使均匀分散并帮助吸收。2. 本品不含防腐剂，开启后仅限当日使用。

酮替芬（滴眼剂[乙]）

【其他名称】贝卡明，富马酸酮替芬滴眼液

【主要作用】兼有组胺 H_1 受体拮抗作用和抑制过敏反应介质释放作用。

【适应证】过敏性结膜炎。

【用法用量】滴眼 　一次 1~2 滴，一日 4 次（早、中、晚及睡前）。

【特别提醒】1. 使用方法：洗净双手；头微向后仰起或平卧，用食指将下眼睑轻轻往下拉；将滴眼液或凝胶滴于下眼睑里侧，眼膏涂于眼睑内；闭眼，慢慢转动眼球约 1~2 分钟使均匀分散并帮助吸收。2. 同时使用两种滴眼液，应间隔 3~10 分钟。

氮䓬斯汀（滴眼剂[乙]）

【其他名称】盐酸氮䓬斯汀滴眼液

【主要作用】长效 H_1 受体拮抗剂，局部用药后有抗炎效应。

【适应证】季节性过敏性结膜炎症状的治疗和预防。

【用法用量】**滴眼**　每次 1 滴，每日 2 次，早晚各 1 次；症状严重者可增加至每日 4 次。

【特别提醒】1. 使用方法：洗净双手；头微向后仰起或平卧，用食指将下眼睑轻轻往下拉；将滴眼液滴于下眼睑里侧，闭眼，慢慢转动眼球 1~2 分钟使均匀分散并帮助吸收。2. 本品不用于眼睛感染患者的治疗。3. 本品开封后 4 周内使用，室温保存。

依美斯汀（滴眼剂[乙]）

【其他名称】埃美丁，富马酸依美斯汀滴眼液

【主要作用】相对选择性的组胺 H_1 受体拮抗剂。对组胺引起的结膜血管渗透性的改变存在着浓度相关的抑制关系。

【适应证】暂时缓解过敏性结膜炎的体征和症状。

【用法用量】**滴眼**　每次 1 滴，每日 2 次，如需要可增加至每日 4 次。

【特别提醒】1. 使用方法：洗净双手；头微向后仰起或平卧，用食指将下眼睑轻轻往下拉；将滴眼液滴于下眼睑里侧，闭眼，慢慢转动眼球 1~2 分钟使均匀分散并帮助吸收。2. 本品只用于眼部滴用，在滴药至少 10 分钟后才能戴隐形眼镜。3. 本品开封后 4 周内使用，阴凉处保存。

第六节　诊断用药及其他

吲哚菁绿（注射剂[乙]）

【其他名称】注射用吲哚菁绿

【主要作用】本品静脉注入体内后迅速和蛋白质结合，色素不沉着于皮肤，也不被其他组织吸收，所以测血中浓度可用来检查肝脏功能和肝有效血流量；本品在血液中的最大吸收波长及最大荧光波长都在近红外区域，容易透过视网膜色素上皮层达到脉络膜，可作为眼科检查专用造影剂。

【适应证】1. 脉络膜血管造影，确定脉络膜疾病的位置。2. 诊断肝硬化、肝纤维化、韧性肝炎、职业和药物中毒性肝病等各种肝脏疾病。

【用法用量】**静脉注射**　1. 脉络膜血管造影：25mg 用灭菌注射用水 2ml 溶解，肘静脉注

射。2. 测定血中滞留率或血浆消失率：以灭菌注射用水稀释成 5mg/ml，0.5mg/kg 由肘静脉徐徐注入，一般在 10 秒钟内注完。3. 测定肝血流量：25mg 溶解在尽可能少量的灭菌注射水中，再用生理盐水稀释成 2.5~5.0mg/ml，静脉注入相当于 3mg 的上述溶液。接着以 0.27~0.49mg/min 静脉滴注约 50 分钟，直至采完血样为止。

【特别提醒】1. 为防止过敏性休克，要充分问诊，过敏性体质者慎重使用。2. 要用附带的灭菌注射用水溶解并使其完全溶解，不得使用其他溶液如生理盐水等，临用前调配。3. 临用前调配注射液，已溶解的溶液不能保存再使用。4. 本制剂对甲状腺放射性碘摄取率检查有影响，应间隔 1 周以上再检查。5. 2~10℃冷藏，避光保存。

荧光素钠（注射剂[乙]）

【其他名称】历设得，荧光素钠注射液
【主要作用】具有黄绿色的荧光，可显示血管的部分，将其与周围组织区分开来。
【适应证】诊断性眼底和虹膜血管的荧光素血管造影检查。
【用法用量】静脉注射　成人常用量 500mg 或 15~30mg/kg。
【特别提醒】1. 切勿鞘内注射，仅供眼科使用。2. 静脉注射时应避免药液外渗，防止因荧光素溶液碱性高造成局部组织的严重损伤。3. 不要在注射器内将本品与其他药物混合或稀释。4. 使用本品后皮肤会暂时发黄，尿液也呈鲜黄色。皮肤发黄可在 6~12 小时后消退，尿液中荧光素在 24~36 小时后恢复正常。

玻璃酸钠（滴眼剂[乙]）

【其他名称】海露，玻璃酸钠滴眼液
【主要作用】与纤维连接蛋白结合，通过该作用促进上皮细胞的连接和伸展。
【适应证】角结膜上皮损伤。
【用法用量】滴眼　一次 1 滴，一日 5~6 次。如需要也可增加使用频次。
【特别提醒】1. 使用方法：洗净双手；头微向后仰起或平卧，用食指将下眼睑轻轻往下拉；将滴眼液滴于下眼睑里侧；闭眼，慢慢转动眼球 1~2 分钟使均匀分散并帮助吸收。2. 开封后 12 周内使用，室温保存。

普罗碘铵（注射剂[甲]）

【其他名称】普罗碘铵注射液，注射用普罗碘铵
【主要作用】有机碘化物，促进病理性混浊物吸收的辅助治疗药。
【适应证】晚期肉芽肿或非肉芽肿性虹膜睫状体炎、视网膜脉络膜炎，眼底出血、玻璃体混浊、半陈旧性角膜白斑、斑翳，亦可作为视神经炎的辅助治疗。
【用法用量】结膜下注射　一次 0.1~0.2g，2~3 日 1 次，5~7 次为一疗程。肌内注射　一次 0.4g，每日或隔日 1 次，10 次为一疗程，每疗程间隔 7~14 日，一般用 2~3 个疗程。
【特别提醒】1. 因本品能刺激组织水肿，一般不用于病变早期。2. 不得与甘汞制剂合并使

用，以防生成碘化高汞毒性物。3. 严重肝肾功能减退者、活动性肺结核、消化道溃疡隐性出血者禁用。

环孢素（滴眼剂^[乙]）

【其他名称】 环孢素滴眼液

【主要作用】 免疫抑制剂。

【适应证】 预防和治疗眼角膜移植术后的免疫排斥反应。

【用法用量】滴眼 每次 1~2 滴，每日 4~6 次。角膜移植后如发生植片排斥反应，可视排斥反应的轻重不同适当增加滴眼次数。

【特别提醒】 1. 使用方法：洗净双手；头微向后仰起或平卧，用食指将下眼睑轻轻往下拉；将滴眼液滴于下眼睑里侧；闭眼，慢慢转动眼球 1~2 分钟使均匀分散并帮助吸收。2. 本品不具有抗感染功效，若发生感染应立即用抗生素治疗。3. 本品低温贮存时有凝固倾向，可呈轻微凝固状或有轻微烟雾状或见少量絮状物，可将本品放置在室温下轻微振摇直至其消失成溶液状。4. 开封后 2 周内使用，效期内使用，冷藏（2~10℃）保存，使用时提前拿出放置室温后滴眼。

他克莫司（滴眼剂^[乙]）

【其他名称】 他克莫司滴眼液

【主要作用】 免疫抑制剂，作用机制与环孢素 A 相似，免疫抑制作用是环孢素 A 的 10~100 倍；滴眼液对体液细胞免疫及混合淋巴细胞免疫反应均有效。

【适应证】 抗过敏治疗效果不明显的春季角结膜炎患者。

【用法用量】滴眼 一次 1 滴，一日 2 次。

【特别提醒】 1. 本品为白色的悬浊液，用前应充分摇匀后使用。2. 使用方法：洗净双手；头微向后仰起或平卧，用食指将下眼睑轻轻往下拉；将滴眼液滴于下眼睑里侧；闭眼，慢慢转动眼球约 1~2 分钟使均匀分散并帮助吸收。

羟苯磺酸（分散片，胶囊）^[乙]

【其他名称】 导升明，羟苯磺酸钙胶囊，羟苯磺酸钙分散片

【主要作用】 血管保护剂，通过调节微血管壁的生理功能，减少阻力，降低血浆黏稠度和血小板的高聚集性，从而防止血栓形成。

【适应证】 1. 微血管病的治疗：糖尿病性微血管病变，微血管损伤。2. 用于慢性静脉功能不全及其后遗症的辅助治疗。

【用法用量】口服 1. 糖尿病性视网膜病变：一次 0.5g，一日 3 次（早、中、晚各服一次）。2. 其他适应证：一次 0.5g，一日 2 次（早、晚各一次）。

【特别提醒】 1. 分散片应在进餐时用温水分散后服用。2. 片剂进餐时吞服，勿咀嚼。

维生素 A 棕榈酸酯（眼用凝胶剂[乙]）

【其他名称】诺沛，维生素 A 棕榈酸酯眼用凝胶

【主要作用】泪液的替代物。较高的黏度通过物理润滑增强了凝胶体的保护作用，添加的维生素 A 消除角膜上皮脱水症状，增强治疗作用。

【适应证】各种原因引起的干眼症，由于泪膜保护缺乏造成的结膜和角膜刺激症状。

【用法用量】滴眼　成人每次 1 滴，每天 3 次或每小时 1 滴。

【特别提醒】1. 使用方法：洗净双手；头微向后仰起或平卧，用食指将下眼睑轻轻往下拉；将凝胶滴于下眼睑里侧；闭眼，慢慢转动眼球 1~2 分钟使均匀分散并帮助吸收。2. 应用本品时，应先取下隐形眼镜，用后 30 分钟方可配戴。3. 应在使用本品前至少 5~10 分钟使用另一种眼用制剂，本品应总是在最后使用。4. 本品开封前冷藏（2~10℃）保存，开封后密封在室温（25℃以下）保存，30 天内使用。

小牛血清去蛋白，小牛血去蛋白提取物（眼用凝胶剂[乙]）

【其他名称】小牛血清去蛋白眼用凝胶，小牛血清去蛋白提取物滴眼液，小牛血去蛋白提取物眼用凝胶

【主要作用】促进眼部组织及细胞对葡萄糖和氧的摄取与利用，促进细胞能量代谢，从而改善组织营养，刺激细胞再生和加速组织修复，并能使过度增生的肉芽组织蜕变，胶原组织重组，减少或避免瘢痕形成。

【适应证】各种起因的角膜溃疡，角膜损伤，由碱或酸引起的角膜灼伤，大泡性角膜病变，神经麻痹性角膜炎，角膜和结膜变性。

【用法用量】滴眼　每次 1 滴，每日 3~4 次。

【特别提醒】1. 使用方法：洗净双手；头微向后仰起或平卧，用食指将下眼睑轻轻往下拉；将凝胶滴于下眼睑里侧；闭眼，慢慢转动眼球 1~2 分钟使均匀分散并帮助吸收。2. 用药期间勿配戴隐形眼镜。3. 本品开封后 1 周内使用，阴凉处保存，避免置于高温环境。

重组牛碱性成纤维细胞生长因子（眼用凝胶剂[乙]）

【其他名称】贝复舒，重组牛碱性成纤维细胞生长因子眼用凝胶

【主要作用】对来源于中胚层和外胚层的细胞具有促进修复和再生作用。

【适应证】各种原因引起的角膜上皮缺损和点状角膜病变，复发性浅层点状角膜病变、轻中度干眼症、大泡性角膜病变、角膜擦伤、轻中度化学烧伤、角膜手术及术后愈合不良、地图状（或营养性）单疱性角膜溃疡等。

【用法用量】眼部用药　凝胶适量，涂于眼部伤患处，每日早晚各 1 次。

【特别提醒】1. 使用方法：洗净双手；头微向后仰起或平卧，用食指将下眼睑轻轻往下拉；将凝胶滴于下眼睑里侧；闭眼，慢慢转动眼球 1~2 分钟使均匀分散并帮助吸收。2. 对感染性或急性炎症期角膜病患者，须同时局部或全身使用抗生素或抗炎药以控制感染和炎症。3. 本品为蛋白类药物，应避免置于高温或冰冻环境，2~10℃冷藏保存。

重组人表皮生长因子（滴眼剂[乙]）

【其他名称】易贝，重组人表皮生长因子滴眼液

【主要作用】可促进角膜上皮细胞的再生，从而缩短受损角膜的愈合时间。

【适应证】角膜移植、翳状胬肉手术后等的治疗。

【用法用量】滴眼　每次 2~3 滴，每日 4 次。

【特别提醒】1.使用方法：洗净双手；头微向后仰起或平卧，用食指将下眼睑轻轻往下拉；将滴眼液滴于下眼睑里侧；闭眼，慢慢转动眼球 1~2 分钟使均匀分散并帮助吸收。2.本品开启后应在 1 周内使用。

第十七章　耳科用药

林可霉素（滴耳剂[甲]）

【其他名称】盐酸林可霉素滴耳液
【主要作用】林可霉素类抗生素。对革兰阳性菌如葡萄球菌属，链球菌等有较高抗菌活性。对阴性菌也有良好抗菌活性。
【适应证】由革兰阳性细菌及厌氧菌引起的急、慢性化脓性中耳炎鼓膜已经穿孔者。
【用法用量】滴耳　每次 3~5 滴，每日 3 次。
【特别提醒】1.滴耳方法：清洗双手，用药棉清洁外耳道；药液放置接近体温以免刺激外耳道；头部侧倾或身体侧卧，患耳朝上；将耳垂拉向后上方使耳道变直（儿童向下及后方拉）；将滴耳剂滴入耳内；保持头部侧倾 1~2 分钟以防滴耳剂流出。2.滴耳后进行约 10 分钟耳浴。3.避免将药管接触耳朵，以免污染药管。

氧氟沙星（滴耳剂[甲]）

【其他名称】泰利必妥，氧氟沙星滴耳液
【主要作用】喹诺酮类广谱抗菌药，为杀菌剂，尤其对需氧革兰阴性杆菌的抗菌活性高。
【适应证】治疗敏感菌引起的中耳炎、外耳道炎、鼓膜炎。
【用法用量】滴耳　成人一次 6~10 滴，一日 2~3 次。
【特别提醒】1.滴耳方法：清洗双手，用药棉清洁外耳道；药液放置接近体温以免刺激外耳道；头部侧倾或身体侧卧，患耳朝上；将耳垂拉向后上方使耳道变直（儿童向下及后方拉）；将滴耳剂滴入耳内；保持头部侧倾 1~2 分钟以防滴耳剂流出。2.滴耳后进行约 10 分钟耳浴。3.本品用于中耳炎局限在中耳黏膜部位的治疗，若炎症已漫及鼓室周围，应同时服用口服制剂。

洛美沙星（滴耳剂[乙]）

【其他名称】乐芬，盐酸洛美沙星滴耳液
【主要作用】喹诺酮类抗菌药。通过作用于细菌细胞 DNA 螺旋酶的 A 亚单位，抑制 DNA 的合成和复制而起杀菌作用。
【适应证】中耳炎、外耳道炎、鼓膜炎。
【用法用量】滴耳　成人一次 6~10 滴，一日 2 次。疗程 4 周。
【提别提醒】1.滴耳方法：清洗双手，用药棉清洁外耳道；药液放置接近体温以免刺激外耳道；头部侧倾或身体侧卧，患耳朝上；将耳垂拉向后上方使耳道变直（儿童向下及后方拉）；将滴耳剂滴入耳内；保持头部侧倾 1~2 分钟以防滴耳剂流出。2.滴耳后进行约 10 分钟耳浴。

3. 本品用于中耳炎局限在中耳黏膜部位的局部治疗，若炎症已漫及鼓室周围，应同时应用口服制剂。

左氧氟沙星（滴耳剂[乙]）

【其他名称】左拂，盐酸左氧氟沙星滴耳液

【主要作用】喹诺酮类抗菌药。具有抗菌谱广、抗菌作用强的特点。

【适应证】治疗敏感菌引起的外耳道炎、中耳炎。

【用法用量】滴耳　成人一次 6~10 滴，一日 2~3 次。疗程 4 周为限。

【特别提醒】1.滴耳方法：清洗双手，用药棉清洁外耳道；药液放置接近体温以免刺激外耳道；头部侧倾或身体侧卧，患耳朝上；将耳垂拉向后上方使耳道变直(儿童向下及后方拉)，将滴耳剂滴入耳内；保持头部侧倾 1~2 分钟以防滴耳剂流出。2.滴耳后进行约 10 分钟耳浴。3.本品用于中耳炎局限在中耳黏膜部位的局部治疗，若炎症已漫及鼓室周围，应同时应用口服制剂。

环丙沙星（滴耳剂[乙]）

【其他名称】盐酸环丙沙星滴耳液

【主要作用】喹诺酮类抗菌药，杀菌剂，通过作用于细菌 DNA 螺旋酶的 A 亚单位，抑制 DNA 的合成和复制而导致细菌死亡。

【适应证】敏感菌所致的中耳炎、外耳道炎、鼓膜炎、乳突腔术后感染等。

【用法用量】滴耳　成人每次 6~10 滴，一日 2~3 次。疗程以 4 周为限。

【特别提醒】1.滴耳方法：清洗双手，用药棉清洁外耳道；药液放置接近体温以免刺激外耳道；头部侧倾或身体侧卧，患耳朝上；将耳垂拉向后上方使耳道变直(儿童向下及后方拉)，将滴耳剂滴入耳内；保持头部侧倾 1~2 分钟以防滴耳剂流出。2.滴耳后进行约 10 分钟耳浴。3.本品用于中耳炎局限在中耳黏膜部位的局部治疗，若炎症已漫及鼓室周围，应同时应用口服制剂。

第十八章 解毒药

碘解磷定（注射剂[甲]）

【其他名称】碘解磷定注射液

【主要作用】胆碱酯酶复活剂。其季铵基团能趋向与有机磷杀虫剂结合的已失去活力的磷酰化胆碱酯酶的阳离子部位，直接与胆碱酯酶的磷酸化基团结合后共同脱离胆碱酯酶，使胆碱酯酶恢复原态。

【适应证】解救多种有机磷酸酯类杀虫剂中毒。

【用法用量】静脉注射 1.成人 （1）轻度中毒：首次 0.4g，必要时 2~4 小时重复 1 次。（2）中度中毒：首次 0.8~1.2g，以后每 2~3 小时给药 0.4~0.8g，共 2~3 次，或以静脉滴注给药维持，每小时 0.4g，共 4~6 次。（3）重度中毒：首次 1~1.2g，30 分钟后视病情可再给 0.8~1.2g，后改为一次 0.4g，共 4~6 次。2.小儿 （1）轻度中毒：每次 15mg/kg。（2）中度中毒：每次 15~30mg/kg。（3）重度中毒：每次 30mg/kg。

【特别提醒】1.注射速度过快引起眩晕、视力模糊、复视、动作不协调。2.本品用葡萄糖注射液或生理盐水 20~40ml 稀释后，于 10~15 分钟内缓慢注射。3.有机磷杀虫剂中毒患者越早应用本品越好。4.用药过程中要随时监测血胆碱酯酶。

氯解磷定（注射剂[甲]）

【其他名称】氯解磷定注射液

【主要作用】胆碱酯酶复活剂，对急性有机磷杀虫剂抑制的胆碱酯酶活力有不同程度的复活作用。

【适应证】解救多种有机磷酸酯类杀虫剂的中毒。

【用法用量】肌内注射或静脉缓慢注射 成人，一般中毒，0.5~1g；严重中毒，1~1.5g。以后根据临床病情和血胆碱酯酶水平，每 1.5~2 小时可重复 1~3 次。小儿，20mg/kg。

【特别提醒】1.注射速度过快引起眩晕、视力模糊、复视、动作不协调。2.剂量过大可抑制胆碱酯酶、抑制呼吸和引起癫痫样发作。3.有机磷杀虫剂中毒患者越早应用本品越好。4.用药过程中要随时监测血胆碱酯酶。

复方氯解磷定（注射剂[乙]）

【其他名称】复方氯解磷定注射液

【主要作用】含胆碱酯酶重活化剂氯解磷定，抗胆碱药盐酸苯那辛和硫酸阿托品。能竞争性与 M 受体结合，从而对抗乙酰胆碱的作用，对失活的胆碱酯酶亦有重新活化的作用。

【适应证】有机磷毒剂和有机磷农药中毒的解毒救治。

【用法用量】肌内注射或静脉注射 轻度中毒，0.5~1 支；中度中毒，1~2 支，同时用氯解磷定 600mg；重度中毒，2~3 支，同时用氯解磷定 600~1200mg。必要时 0.5 小时后可酌情减量重复给药。

【特别提醒】1. 急性有机磷农药中毒患者应争取时间尽早给药 2. 遇有呼吸困难、发绀或呼吸停止时，应立即给氧或实施人工呼吸。

二巯丙醇（注射剂[甲]）

【其他名称】二巯丙醇注射液

【主要作用】竞争性解毒剂，可预防金属与细胞酶的巯基结合。

【适应证】治疗砷、汞和金中毒，与依地酸钙钠合用治疗儿童急性铅脑病。

【用法用量】肌内注射 成人 2~3mg/kg，第 1、2 天，每 4 小时给药 1 次；第 3 天改为每 6 小时给药 1 次；第 4 天后减少到每 12 小时给药 1 次。疗程一般为 10 天。

【特别提醒】1. 本品为油剂，肌内注射局部可引起疼痛，并可引起无菌坏死，肌内注射部位要交替进行，并注意局部清洁。2. 两次给药间隔时间不得少于 4 小时。3. 本品与金属结合的复合物在酸性条件下容易离解，故应碱化尿液，保护肾脏。

二巯丙磺钠（注射剂[甲]）

【其他名称】二巯丙磺钠注射液

【主要作用】竞争性解毒剂，可预防金属与细胞酶的巯基结合。

【适应证】1. 治疗汞中毒、砷中毒，为首选解毒药物。2. 对有机汞有一定疗效。3. 对铬、铋、铅、铜及锑化合物均有疗效。4. 对锌、镉、钴、镍、钋等中毒也有解毒作用。

【用法用量】静脉注射 1. 急性中毒：每次 5mg/kg，每 4~5 小时给药 1 次，第二日，每日 2~3 次，以后每日 1~2 次，7 日为一疗程。2. 慢性中毒：每次 2.5~5mg/kg，每日 1 次，用药 3 日停 4 日为 1 疗程，一般用 3~4 疗程。**肌内注射** 毒鼠强中毒：首剂 0.125~0.25g，必要时 0.5~1 小时后再追加每次 0.125~0.5g，至基本控制抽搐。

【特别提醒】1. 比二巯丙醇毒性低，但静注速度过快时有恶心、心动过速、头晕及口唇发麻等。2. 高敏体质者应慎用，必要时脱敏治疗后密切观察下小剂量使用。

二巯丁二钠（注射剂[甲]）

【其他作用】注射用二巯丁二钠

【主要作用】竞争性解毒剂，可预防金属与细胞酶的巯基结合。

【适应证】治疗锑、汞、砷、铅、铜等金属中毒及肝豆状核变性。

【用法用量】静脉注射　1.成人　常用量1g，临用配置成10%溶液，立即缓慢静脉注射，10~15分钟注射完毕。（1）急性锑剂中毒引起的心律失常：首次剂量2g，用5%葡萄糖注射液20ml溶解后，静脉缓缓注射。以后每小时1g，共4~5次。（2）亚急性金属中毒：每次1g，每日2~3次，共3~5日。（3）慢性金属中毒：每日1g，共5~7日，停药5~7日；或每日1g，连续3日，停药4日为一疗程，按病情可用2~4疗程。2.儿童　（1）急性中毒，首次30~40mg/kg，之后每次20mg/kg，每小时1次，连用4~5次。（2）慢性中毒，每次20mg/kg，每周用3日停4日，可连用1个月，稀释方法同上。

【特别提醒】1.本品水溶液极不稳定，久放可减少药效和出现毒性，故不可作静脉滴注。2.本品为无色或略带微红色粉末状结晶，变色不能应用。3.在应用本品前和用药过程中，每1~2周检查肝功能。

二巯丁二酸（胶囊[甲]）

【其他名称】二巯丁二酸胶囊

【主要作用】竞争性解毒剂，可预防金属与细胞酶的巯基结合。本品可特异性与铅结合，减少铅从胃肠道吸收和滞留，也可与汞、砷等形成螯合物。

【适应证】1.解救铅、汞、砷、镍、铜等金属中毒，对铅中毒疗效较好。2.用于治疗肝豆状核变性。

【用法用量】口服　1.成人：一次0.5g，一日3次，连用3日为1个疗程，停药4天再用；或每次0.5g，每日2次，隔日服药，共10日，停药5日再用。一般2~3个疗程即可。2.儿童：每次10mg/kg或350mg/m²，每8小时给药1次，连用5日，然后改为每12小时给药1次，连用2周，共19日为一疗程。

【特别提醒】1.治疗后血铅浓度降低，但有些人再次接触铅和治疗时铅反而升高。此外，短时治疗后可出现血铅反跳性升高，所以应反复用药，治疗时应监测血铅浓度、尿铅的排出。2.每周监测全部血细胞计数，发现有中性粒细胞减少时停药。

氟马西尼（注射剂[甲]）

【其他名称】氟马西尼注射液

【主要作用】苯二氮䓬类药物的拮抗剂，能竞争抑制苯二氮䓬类药物与受体结合，阻断其中枢作用。

【适应证】逆转全身麻醉手术后因使用苯二氮䓬类药物所致的中枢镇静和催眠。

【用法用量】静脉注射　首次0.2mg，60秒后唤醒患者可不再用药；如不能唤醒患者，可追加0.1mg，再等60秒，再唤醒，总量不超过1mg。

【特别提醒】1.手术结束时请勿在周围肌肉松弛消退前注射本品。2.正应用苯二氮䓬类药控制癫痫持续状态或颅内压者，严重抗抑郁剂中毒者禁用。

纳洛酮 （注射剂[甲]）

【其他名称】盐酸纳洛酮注射液，注射用盐酸纳洛酮

【主要作用】阿片受体拮抗药，能竞争性拮抗各类阿片受体，对 μ 受体有很强的亲和力。

【适应证】1.阿片类药物复合麻醉药术后，拮抗该类药物所致的呼吸抑制，促使患者苏醒。2.阿片类药物过量，完全或部分逆转阿片类药物引起的呼吸抑制。3.解救急性乙醇中毒。4.急性阿片类药物过量的诊断。

【用法用量】**静脉滴注、静脉注射或肌内注射** 1.成人 （1）阿片类药物过量：首次静脉注射 0.4~2mg，可隔 2~3 分钟重复给药。如果不能静脉给药可以肌内给药。（2）术后阿片类药物抑制效应：每隔 2~3 分钟静脉注射 0.1~0.2mg，直至产生理想的效果。（3）重度乙醇中毒：0.8~1.2mg，1 小时后重复给药 0.4~0.8mg。2.儿童 （1）阿片类药物过量：首次 0.01mg/kg，可重复给药。（2）术后阿片类药物抑制效应：每隔 2~3 分钟注射 0.005~0.01mg，直到达到理想逆转程度。（3）新生儿：阿片类药物引起的抑制静脉注射、肌内注射或皮下注射的常用初始剂量 0.01mg/kg，可重复该剂量。

【特别提醒】1.不得与含有硫酸氢钠、亚硫酸氢钠、长链高分子阴离子或任何碱性的制剂混合。2.本品对非阿片类药物引起的呼吸抑制和左丙氧芬引起的急性毒性的控制无效。3.阿片类药物躯体依赖患者慎用，因突然或完全逆转阿片作用可能会引起急性戒断综合征。

烯丙吗啡 （注射剂[甲]）

【其他名称】氢溴酸烯丙吗啡注射液

【主要作用】属双向类药，有拮抗阿片类药的作用，也有一定的镇痛和抑制呼吸作用。

【适应证】1.吗啡、哌替啶等镇痛药逾量中毒。2.复合全麻结束时拮抗阿片受体激动药的残余作用，以恢复自主呼吸。3.吗啡类药是否成瘾的诊断。

【用法用量】**皮下或静脉注射** 成人一次 5~10mg；极量一日 40mg。用于对吗啡类药是否成瘾的诊断，成人皮下注射 3mg 或静脉注射 0.4mg，阳性症状为已缩小的瞳孔略放大，戒断症状出现提早，并可在尿中检测到吗啡等而得以证实。

【特别提醒】1.大剂量可产生发音困难、缩瞳、倦怠和发汗等。2.临床上不将其用于镇痛。

亚甲蓝 （注射剂[甲]）

【其他名称】亚甲蓝注射液

【主要作用】氧化剂，高浓度时直接使血红蛋白氧化为高铁血红蛋白；低浓度时在还原型辅酶 I 脱氢酶作用下，还原成为还原型亚甲蓝，能将高铁还原型蛋白还原为血红蛋白。在体内借助酶的参与起着递氢体作用，大剂量治疗氰化物中毒。

【适应证】对化学物亚硝酸盐、硝酸盐、苯胺、硝基苯、三硝基甲苯、苯醌、苯肼等和含有或产生芳香胺的药物引起的高铁血红蛋白血症有效。对急性氰化物中毒，能暂时延迟其毒性。

【用法用量】**静脉注射** 用 25% 葡萄糖注射液 40ml 稀释，静脉缓慢注射，10 分钟注射完

毕。1. 成人　（1）亚硝酸盐中毒：一次 1~2mg/kg。（2）氰化物中毒：一次 5~10mg/kg，最大剂量为 20mg/kg。2. 儿童　（1）氰化物中毒：一次 10mg/kg。（2）硝酸、亚硝酸盐中毒：一次 1~2mg/kg。

【特别提醒】1. 本品不能皮下、肌内或鞘内注射，前者引起坏死，后者引起瘫痪。2. 用药后尿呈蓝色，排尿时可有尿道口刺痛。

硫代硫酸钠（注射剂[甲]）

【其他名称】硫代硫酸钠注射液，注射用硫代硫酸钠

【主要作用】通过体内硫转移酶，将本品提供的硫与体内 CN^- 相结合，使其变为毒性很小的硫氰酸盐随尿排出而解毒。

【适应证】氰化物中毒，也可用于砷、汞、铅、铋、碘等中毒。

【用法用量】肌内或静脉注射　常用量一次 0.5~1g，临用前用灭菌注射用水溶解成 5% 溶液后应用。

【特别提醒】1. 本品与亚硝酸钠从不同解毒机制治疗氰化物中毒，应先后静脉注射，不能混合后同时静脉注射。2. 静脉注射亚硝酸钠后，立即由原针头注射本品。

亚硝酸钠（注射剂[甲]）

【其他名称】亚硝酸钠注射液

【主要作用】氧化剂，能使血红蛋白中的二价铁氧化成三价铁，形成高铁血红蛋白。

【适应证】氰化物中毒。

【用法用量】静脉注射　成人，0.3~0.6g；小儿，6~12mg/kg。本品为 3% 水溶液，仅供静脉使用，每次 10~20ml（即 6~12mg/kg），每分钟 2~3ml；需要时在 1 小时后可重复半量或全量。

【特别提醒】1. 本品对氰化物中毒仅起暂时性的延迟其毒性，在应用本品后应立即通过原静脉注射针头注射硫代硫酸钠，使其与 CN^- 结合变成毒性较小的硫氰酸盐由尿排出。2. 必须在中毒早期应用，中毒时间稍长即无解毒作用。3. 心血管和动脉硬化者要适当减少剂量和减慢注射速度。

亚硝酸异戊酯（吸入剂[甲]）

【其他名称】亚硝酸异戊酯吸入剂

【主要作用】血管扩张剂和氧化剂，可缓解心绞痛和解除氰化物毒性。

【适应证】治疗氰化物中毒及心绞痛急性发作。

【用法用量】吸入　1. 氰化物中毒：一次 0.3~0.4ml，2~3 分钟可重复一次，总量不超过 1~1.2ml。2. 心绞痛发作：一次 0.2ml。

【特别提醒】1. 将安瓿包在一层手帕或纱布内，折断，经鼻腔吸入，每次 15 秒。2. 本品有易燃性，不可近火。3. 接触本品可导致接触性皮炎。4. 青光眼、近期脑外伤或脑出血患者禁用。

依地酸钙钠（注射剂[甲]，片剂[乙]）

【其他名称】依地酸钙钠片，依地酸钙钠注射液

【主要作用】本品能与多种二价和三价重金属离子络合形成可溶性复合物，由组织释放到细胞外液，通过肾小球滤过，由尿排出。

【适应证】治疗铅中毒，亦可治疗镉、锰、铬、镍、钴和铜中毒，以及作诊断用的铅移动试验。

【用法用量】**静脉滴注** 1.成人：每日1g，加入5%葡萄糖注射液250~500ml，静脉滴注4~8小时。连续用药3天，停药4天为一疗程。2.小儿：常用量每日25mg/kg。3.铅移动试验：成人每次1g加入5%葡萄糖注射液500ml，4小时静脉滴注完毕。自用药开始起留24小时尿。24小时尿铅排泄量超过2.42μmol（0.5mg），认为体内有过量铅负荷。**肌内注射** 0.5g加1%盐酸普鲁卡因注射液2ml，稀释后深部肌内注射，每日1次。**口服** 一次1.0g，一日2~4次。

【特别提醒】1.本品与乙二胺有交叉过敏反应。2.少尿、无尿和肾功能不全的患者禁用，治疗前后应检查尿常规、BUN、肌酐、钙和磷。3.本品能络合锌，干扰精蛋白锌胰岛素的作用时间。

乙酰胺（注射剂[甲]）

【其他名称】乙酰胺注射液

【主要作用】氟乙酰胺杀虫农药解毒剂。

【适应证】氟乙酸胺、氟醋酸钠及甘氟中毒。

【用法用量】**肌内注射** 一次2.5~5g，一日2~4次，或每日0.1~0.3g/kg，分2~4次注射，一般连续注射5~7日；危重患者可给予5~10g。

【特别提醒】1.中毒患者及可疑中毒者均应及时给予本品，尤其早期应给予足量。2.注射可引起局部疼痛，大量应用可能引起血尿。3.与解痉药、半胱氨酸合用，效果较好。

鱼精蛋白（注射剂[甲]）

【其他名称】硫酸鱼精蛋白注射液

【主要作用】抗肝素药。1mg硫酸鱼精蛋白可中和100 IU肝素。

【适应证】因注射肝素过量所引起的出血。

【用法用量】**静脉注射** 成人每次不超过50mg，以0.5ml/min静脉注射，10分钟内注入量不超过50mg；儿童每次不超过25mg。**静脉滴注** 儿童抗自发性出血，每日5~8mg/kg，分2次，间隔6小时，每次以300~500ml灭菌生理盐水稀释后使用，3日后改用半量。一次用量不超25mg。

【特别提醒】1.本品自身具有抗凝作用，2小时内不宜超过100mg。2.本品易破坏，口服无效。3.禁与碱性物质接触，注射器具不能带有碱性。

戊乙奎醚（注射剂^[乙]）

【其他名称】 长托宁，盐酸戊乙奎醚注射液

【主要作用】 选择性抗胆碱药，能与 M、N 胆碱受体结合。

【适应证】 1. 麻醉前给药以抑制唾液腺和气道腺体分泌。2. 有机磷毒物中毒急救治疗和中毒后期或胆碱酯酶老化后维持阿托品化。

【用法用量】 肌内注射 1. 麻醉前用药：成人术前 0.5 小时给予 0.5~1mg。2. 救治有机磷毒物中毒：轻度中毒，1~2mg，必要时伍用氯解磷定 500~750mg；中度中毒，2~4mg，同时伍用氯解磷定 750~1500mg；重度中毒，4~6mg，同时伍用氯解磷定 1500~2500mg。

【特别提醒】 1. 本品半衰期较长，每次用药间隔时间不宜过短，剂量不宜过大。2. 本品对前列腺肥大的老年患者可加重排尿困难，用药时应严密观察。

去铁胺（注射剂^[甲]）

【其他名称】 得斯芬，注射用甲磺酸去铁胺

【主要作用】 螯合剂，主要与三价铁离子和铝离子形成螯合物。

【适应证】 1. 治疗慢性铁负荷过重。2. 治疗急性铁中毒。3. 治疗晚期肾功能衰竭（持续透析）患者的慢性铝负荷过载。4. 诊断铁或铝负荷过载。

【用法用量】 皮下输注、静脉滴注、肌内注射 1. 慢性铁负荷过载：日剂量 20~60mg/kg。2. 急性铁中毒：持续静脉滴注，最大滴注速度 15mg/（kg·h），24 小时总量不超过 80mg/kg。3. 终末期肾衰患者铝负荷过多：5mg/kg，每周 1 次。

【特别提醒】 1. 皮下输注：本品可通过输液泵作缓慢皮下输注，输注时注射针头不能离真皮层太近；不推荐本品皮下冲击式注射使用；浓度大于 10% 会造成局部皮肤反应的增加，因此不能使用 10% 以上浓度输注。2. 输血期间静脉输注：本品溶液不能直接加入血袋，但可以通过靠近注射部位的"Y"型连接器加入输血管；禁止快速输注，本品的静脉快速冲击式输注会导致急性竭衰。3. 肌内注射：因为皮下输注更有效，所以只有在不适合皮下输注时才进行肌内注射。4. 铁螯合物排出可使尿液呈现棕红色。

鱼肝油酸钠（注射剂^[甲]）

【其他名称】 鱼肝油酸钠注射液

【主要作用】 硬化剂，为鱼肝油的脂肪酸钠盐。局部注射具有较强的刺激作用，导致血管内皮损伤，成纤维化增生，而使血管闭塞。

【适应证】 作为血管硬化剂，用于血管瘤、静脉曲张、内痔、颞合关节病，也用于妇科、外科等创面渗血和出血。

【用法用量】 局部注射 常用量一次 0.5~5ml；极量一次 5ml。第一次注射 5% 溶液 0.5~1ml 于静脉曲张腔内。如无不良反应，24 小时以后可继续注射 0.5~2ml，一日不超过 5ml，每隔 3~5 日在不同部位注射。治疗内痔时，以 5% 的溶液 0.5ml 注射痔核上部，每周 1 次。

【特别提醒】本品遇冷有固体析出，微热即溶解。

亚叶酸钙（片剂，胶囊，注射剂）[甲]

【其他名称】法益宁，亚叶酸钙片，亚叶酸钙胶囊，亚叶酸钙注射液，注射用亚叶酸钙，亚叶酸钙氯化钠注射液

【主要作用】四氢叶酸的甲酰衍生物。通过四氢叶酸还原酶转变为四氢叶酸，可限制甲氨蝶呤对正常细胞的损害程度，并能逆转甲氨蝶呤对骨髓和胃肠黏膜的反应。

【适应证】1.叶酸拮抗剂（如甲氨蝶呤、乙氨嘧啶或甲氧苄啶等）的解毒剂。2.预防甲氨蝶呤过量或大剂量治疗后所引起的严重毒性作用。3.叶酸缺乏所引起的巨幼红细胞性贫血的治疗。4.与氟尿嘧啶合用，用于晚期结肠、直肠癌。

【用法用量】口服　1.甲氨蝶呤解救：5~15mg，每6~8小时给药1次，连续2日。2.乙胺嘧啶或甲氧苄啶等的解毒：每日5~15mg。3.巨幼细胞贫血：每日15mg。4.与氟尿嘧啶合用：20~30mg/m²，在氟尿嘧啶用药0.5小时前口服。肌内注射　1.甲氨蝶呤解救：一般9~15mg/m²，每6~8小时给药1次，持续2日。2.乙胺嘧啶或甲氧苄啶等的解毒：每次9~15mg；用于贫血，每日1mg。静脉注射　作为结直肠癌的辅助治疗，与氟尿嘧啶联合应用：本品200mg/m²，注射时间不少于3分钟，接着用氟尿嘧啶300~400mg/m²，每日1次，连续5日为一疗程，根据毒性反应，每隔4~5周可重复一次。

【特别提醒】1.酸性尿、腹水、失水、胃肠道梗阻、胸腔渗液或肾功能障碍患者慎用于甲氨蝶呤的解救治疗。2.本品与甲氨蝶呤不宜同时使用，以免影响后者抗叶酸作用，一次大剂量甲氨蝶呤后24~48小时再启用本品，剂量应要求血药浓度等于或大于甲氨蝶呤浓度。

美司钠（注射剂）[乙]

【其他名称】美司钠注射液

【主要作用】含有半胱氨酸的化合物，能与重复活化的环磷酰胺或异环磷酰胺的毒性代谢产物相结合，形成非毒性产物自尿中迅速排出体外，预防在使用上述抗癌药物时引起的出血性膀胱炎等泌尿系统的损伤。

【适应证】预防环磷酰胺、异环磷酰胺、氯磷酰胺等药物的泌尿道毒性。

【用法用量】静脉注射或静脉滴注　常用量为环磷酰胺、异环磷酰胺、氯磷酰胺剂量的20%，给药时间为0小时、4小时及8小时共3次。儿童投药次数应较频繁及在较短的间隔时段为宜。

【特别提醒】1.本品的保护作用只限于泌尿系统，所有其他对使用环磷酰胺治疗时所采取的预防及治疗措施均不受本品影响。2.本品与顺铂及氮芥不相容。

右丙亚胺（右雷佐生）（注射剂）[乙]

【其他名称】奥诺先，注射用右雷佐生

【**主要作用**】与阿霉素联合应用时对后者的心脏毒性有保护作用。在细胞内转变为开环螯合剂，干扰铁离子中介的自由基的形成，而后者为蒽环类抗生素产生心脏毒性的部分原因。

【**适应证**】接受阿霉素治疗累积量达 $300mg/m^2$ 的转移性乳腺癌患者。

【**用法用量**】**静脉给药** 推荐剂量比为 10：1（右丙亚胺 $500mg/m^2$：阿霉素 $50mg/m^2$）。本品需用 0.167mol/L 乳酸钠 25ml 配成溶液，缓慢静脉注射或转移入输液袋内，浓度为 10mg/ml，快速静脉滴注，30 分钟后方可给予阿霉素。

【**特别提醒**】1. 对刚开始使用阿霉素者不推荐用此药，不得在右丙亚胺使用前给予阿霉素。2. 本品的粉末或溶液接触到皮肤和黏膜，应立即用肥皂水彻底清洗。

第十九章 营养药

肠内营养剂（AA）（粉剂[乙]）

【其他名称】肠内营养粉剂（AA）

【主要作用】氨基酸型肠内营养粉剂。本品由不需要消化的成分组成，为低残渣性、易吸收的经肠高能营养剂。

【适应证】1. 难于使用含有未消化态蛋白的经肠吸收营养剂的术后营养管理。2. 对肠道内需净化的患者进行营养管理。3. 刚刚手术之后的营养管理。4. 消化系统异常病态时的营养管理。5. 消化系统有特殊疾病的营养管理。6. 适应高能输液困难时的营养管理。

【用法用量】口服　成人每日标准量为480~640g（1800~2400kcal），根据需要分次口服。
鼻饲管、胃管饲或肠管饲法　成人每日标准量为480~640g（1800~2400kcal），每日24小时连续输入于十二指肠或空肠内（注入速度为75~100ml/h）。

【特别提醒】1. 配制方法：在配制1000cal/ml时，往本品包装容器内加入室温水或温开水至目测液体体积约300ml，快速摇匀，溶解即可。水温不宜过高。2. 本品配制后的液体制剂不可用于静脉注射。

短肽型肠内营养剂（粉剂[乙]）

【其他名称】百普素

【主要作用】肠内营养的复方制剂，能补充人体日常生理功能所需的能量及营养成分。

【适应证】1. 代谢性胃肠道功能障碍：胰腺炎，感染性肠道疾病，放射性肠炎及化疗，肠瘘，短肠综合征，艾滋病病毒感染（艾滋病）。2. 危重疾病：严重烧伤，创伤，脓毒症，大手术后的恢复期。3. 营养不良患者的手术前喂养。4. 肠道准备。

【用法用量】口服或管饲喂养　在洁净的容器中先注入50ml冷水，加入本品1袋，充分混合。待粉剂完全溶解后，再加冷水至500ml，轻轻搅拌混匀即可。管饲喂养时，先置一根喂养管到胃、十二指肠或空肠上端部分。正常滴速为100~125ml/h。剂量和使用方法根据患者需要而定。

【特别提醒】1. 严禁经静脉滴注。2. 配制时水温不宜过高。3. 本品能用于糖尿病患者。4. 本品不应与其他药物混合使用。

整蛋白型肠内营养剂（粉剂[乙]）

【其他名称】能全素

【主要作用】肠内营养的复方制剂。能补充人体日常生理功能所需的能量及营养成分。

【适应证】1. 畏食及其相关疾病。2. 机械性胃肠道功能紊乱。3. 危重疾病：大面积烧伤，创伤，脓毒血症，大手术后的恢复期。4. 营养不良患者的手术前喂养。

【用法用量】口服或管饲喂养　在洁净的容器中注入 500ml 温开水，加入本品 320g 充分混合。待粉剂完全溶解后，再加温开水至 1500ml，轻轻搅拌混匀。正常滴速为 100~125ml/h。一般患者每天 2000kcal；高代谢患者每天可用到 4000kcal。

【特别提醒】1. 本品配制后的液体制剂不可用于静脉注射。2. 本品不应与其他药物混合使用。3. 配制时水温不宜过高。4. 本品不应与其他药物混合使用。

肠内营养混悬液Ⅱ（TP）（口服混悬剂[乙]）

【其他名称】益菲佳

【主要作用】专门用于肺部疾病患者的营养制剂，是高脂、低碳水化合物的肠内营养配方，可减少二氧化碳的生成，从而减少慢性阻塞性肺部疾病或急性呼吸衰竭引起的二氧化碳滞留。

【适应证】慢性阻塞性肺部疾病、呼吸衰竭、呼吸机依赖、囊性纤维化的营养支持。

【用法用量】口服或管道给食　补充营养，1~3 听；全营养，包括 24 种关键维生素和微量元素及 1420cal 热量，4 听。每次间歇给食后或持续给食每 3~4 小时要用 25~100ml 水冲洗管道，以避免阻塞管道并能提供额外的水分。

【特别提醒】1. 本品不能胃肠道外或静脉使用。2. 开始给药时可使用较低速度，耐受后可增高。3. 使用药物的前后用饮用水冲洗管饲管道，可以降低药物－营养物不相容的可能性。4. 口服本品可以单独作为全营养来源使用，或者在饮食中及两餐之间使用，作为额外的营养支持。5. 管道给食应在室温下进行管饲。

肠内营养混悬液（TPSPA）（口服混悬剂[乙]）

【其他名称】士强

【主要作用】肠内营养的复方制剂。主要应用于重症患者，尤其是 ICU 的重症监护患者的肠内营养配方制剂，能促进蛋白质合成，减轻负氮平衡，增强机体细胞和体液免疫力，减少并发症，加快伤口愈合，改善危重患者的预后。

【适应证】因危重疾病不能或不愿正常进食而不能满足机体营养需求的患者。

【用法用量】管饲喂养　正常滴速 100~125ml/h，能量密度 1250cal/ml，非蛋白能量与氮的比值 79：1。一般患者，每天 2000kcal（大约 1500ml）；数日未进食的患者，每天 500~1000ml 开始，在 2~3 天内逐渐增加至需要量。

【特别提醒】1. 本品仅供经胃肠道给药，严禁经静脉使用。2. 本品不应与其他药物混合使用。

肠内营养混悬液（TP-MCT）（口服混悬剂[乙]）

【主要作用】肠内营养的复方制剂，是一种以整蛋白为基础的肠内营养制剂，渗透压低可预防渗透性腹泻，适用于有胃肠道功能，无法正常进食病人的肠内营养支持。

【适应证】有胃肠道功能或部分胃肠道功能而不能或不愿吃足够数量的常规食物以满足机体营养需求的肠内营养治疗的患者。

【用法用量】管道喂养 能量密度 1000cal/ml，正常速度 100~125ml/h。一般患者每天 2000kcal；高代谢患者每天 4000kcal。

【特别提醒】1. 本品能用于糖尿病患者。2. 不能经静脉滴注。3. 本品不应与其他药物混合使用。

肠内营养乳剂（TP-HE）（口服乳剂[乙]）

【其他名称】瑞高

【主要作用】肠内营养的复方制剂。本品含有小肠容易吸收的中链甘油三酯，为创伤后的代谢提供大量优质的能量底物。

【适应证】用于需要高蛋白、高能量、易于消化的脂肪以及液体入量受限的患者。

【用法用量】口服 以本品为唯一营养来源的患者，一日 20~30ml（30~45kcal）/kg；以本品补充营养的患者，一日 500ml（750kcal）。**管饲** 管饲给药时应逐渐增加剂量，第一天的速度约为 20ml/h，以后逐日增加 20ml/h，最大滴速为 100ml/h。

【特别提醒】1. 本品不可静脉滴注。2. 以本品提供全部营养的患者，应监测液体平衡。3. 根据个体代谢状态，决定是否需要额外补充钠。4. 以本品提供长期营养时，用于禁用膳食纤维的患者，否则应选用含膳食纤维的营养制剂。

肠内营养乳剂（TPF-T）（口服乳剂[乙]）

【其他名称】瑞能

【主要作用】高脂肪、高能量、低碳水化合物含量的肠内全营养制剂，特别用于癌症患者的代谢需要。所含 ω-3 脂肪酸以及维生素 A、维生素 C 和维生素 E 能够改善免疫功能、增强机体抵抗力，膳食纤维有助于维持胃肠道功能。

【适应证】用于癌症患者的肠内营养，还可用于对脂肪或 ω-3 脂肪酸需要量增高的患者。

【用法用量】口服 以本品为唯一营养来源的患者，一天 20~30ml（26~39kcal）/kg，平均 1500ml（1950kcal）；以本品补充营养的患者，一天 400~1200ml（520~1460kcal）。**管饲** 管饲给药时应逐渐增加剂量，第一天的速度约为 20ml/h，以后逐日增加 20ml/h，最大滴速为 100ml/h。

【特别提醒】1. 不可静脉滴注。2. 限有营养风险和不能进食的重症患者。3. 本品含维生素 K，使用香豆素类抗凝剂的患者应注意药物相互作用。

肠内营养混悬液（TPF-FOS）（口服混悬剂[乙]）

【其他名称】 佳维体

【主要作用】 肠内营养的复方制剂。主要成分为水，麦芽糊精，乳清蛋白水解物，植物油，维生素，矿物质和微量元素等人体必需的营养要素。

【适应证】 用于有胃肠道功能或部分胃肠道功能而不能或不愿吃足够数量常规的食物以满足机体营养需求的肠内营养治疗的患者。

【用法用量】 管道喂养　能量密度1000cal/ml；正常速度100~125ml/h。一般患者，每天2000kcal；高代谢患者，每天4000kcal。

【特别提醒】 1.不能经静脉滴注。2.本品在室温下使用，打开前先摇匀，适应全浓度喂养者，本品不需要稀释。3.本品不应与其他药物混合使用。

肠内营养混悬液（TPF-DM）（口服混悬剂[乙]）

【主要作用】 本品提供人体日常生理功能所需的能量及营养成分，其中碳水化合物主要来源于木薯淀粉和果糖，可使血葡萄糖不会增高过多。本品单不饱和脂肪酸的含量高，膳食纤维包括3种可溶性纤维和3种不可溶性纤维，可能对控制血糖和血脂有益。

【适应证】 有部分胃肠道功能，而不能或不愿进食足够数量常规食物以满足机体营养需求，并且需要控制血糖水平的患者，主要适用人群为糖尿病患者。

【用法用量】 口服或管饲　滴速20ml/h开始，由慢到快；最高不宜超过125ml/h。作为单一营养来源时，每日25kcal/kg，平均每日2000ml（1500kcal）；作为营养补充时，每日1000ml（750kcal）。

【特别提醒】 1.仅供肠内使用，严禁静脉滴注。2.伴有重度胃麻痹的患者，请实施空肠喂养。3.在使用过程中，须注意液体平衡，保证足够的液体摄入以补充由纤维素排泄所带走的水分。4.不应稀释本品或将其他药物与本品相混合使用。

肠内营养乳剂（TPF-D）（口服乳剂，口服混悬剂）[乙]

【其他名称】 瑞代，肠内营养混悬液（TPF-D）

【主要作用】 本品为营养成分完全，专供糖尿病患者使用的肠内全营养制剂，能为糖尿病患者提供所需的各种营养。

【适应证】 本品用于糖尿病患者，可为有以下症状的糖尿病患者提供全部肠内营养：咀嚼和吞咽障碍；食管梗阻；中风后意识丧失；恶病质，厌食或疾病康复期；糖尿病合并营养不良；也可用于其他糖尿病患者补充营养。

【用法用量】 口服　以本品为唯一营养来源的患者：一日30ml/kg，平均剂量为一日2000ml（1800kcal）；以本品补充营养的患者：一日500ml（450kcal）。管饲　第一天的速度约为20ml/h，以后逐日增加20ml/h，最大滴速125ml/h。

【特别提醒】 1.对非胰岛素依赖的糖尿病患者，最好采用持续管饲或将每天用量分成几个小部分的方法给药。2.应保证足够的液体补充，如饮水或输液。3.本品含钠较低，可以满足糖尿病患者的需要。但单用本品补充营养时应适当补充钠。4.本品含维生素 K，对使用香豆素类抗凝剂的患者应注意药物相互作用。

肠内营养乳剂（TPF）（口服乳剂，口服混悬剂)[乙]

【其他名称】瑞先，能全力，肠内营养混悬液（TPF）

【主要作用】高能量的平衡的肠内全营养制剂，为不能耐受大容量喂养的患者或需要高能量的患者提供全部营养或营养补充。本品含膳食纤维，有利于维持胃肠道的生理功能。

【适应证】本品可作为全部营养来源或营养补充剂提供给无法正常进食的患者，尤其是不能耐受大容量喂养或需要高能量的患者。

【用法用量】口服　以本品为唯一营养来源的患者，一般能量要求一日 30kcal/kg，高能量需求，一日 45kcal/kg；以本品补充营养的患者，根据患者需要 1 日使用约 1 瓶。管饲　管饲给药时，应逐渐增加剂量，第 1 天的速度约为 20ml/h。以后逐日增加 20ml/h，最大滴速125ml/h。

【特别提醒】1.本品是高浓度营养液，使用过程中必须监测液体平衡。2.使用前摇匀。3.本品含维生素 K，对使用香豆素类抗凝剂的患者应注意药物相互作用。

肠内营养乳剂（TP）（口服乳剂，口服混悬剂，粉剂)[乙]

【其他名称】瑞素，肠内营养混悬液（TP），肠内营养粉剂（TP）

【主要作用】营养完全的营养制剂，可提供人体必需的营养物质和能量，满足患者对必需氨基酸、必需脂肪酸、维生素、矿物质和微量元素的需要。

【适应证】有胃肠道功能的营养不良或摄入障碍的患者，本品不含膳食纤维，可用于严重胃肠道狭窄患者、肠瘘患者、术前或诊断前肠道准备。

【用法用量】口服　以本品为唯一营养来源的患者，一日 2000kcal；高代谢患者，每天可用到 4000kcal。管饲　管饲给药时，应逐渐增加剂量，第 1 天的速度约为 20ml/h，以后逐日增加 20ml/h，最大滴速 125ml/h。

【特别提醒】1.对于以本品为唯一营养来源的患者，必须监测其液体平衡。2.应根据患者不同的代谢状态决定是否需要另外补钠。3.本品含维生素 K，对使用香豆素类抗凝剂的患者应注意药物相互作用。4.本品不应与其他药物混合使用。

肠内营养混悬液（SP）（口服混悬剂[乙]）

【其他名称】百普力

【主要作用】肠内营养的复方制剂，本品能补充人体日常生理功能所需的营养素。

【适应证】用于有胃肠道功能或部分胃肠道功能而不能或不愿吃足够数量的常规食物以满足机体营养需求的肠内营养治疗的患者。

【用法用量】口服或管饲　能量密度 1kcal/ml，正常滴速 100~125ml/h。一般患者，每天 2000kcal；高代谢患者，每天 4000kcal；对初次胃肠道喂养的患者，初始剂量最好从

1000kcal 开始，在 2~3 天内逐渐增加至需要量。

【特别提醒】1. 不能经静脉滴注。2. 本品在室温下使用，打开前先摇匀，适应全浓度输注者本品不需要稀释。3. 本品不应与其他药物混合使用。

多种微量元素（Ⅰ、Ⅱ）（注射剂[乙]）

【其他名称】安达美，多种微量元素注射液（Ⅰ），多种微量元素注射液（Ⅱ）

【主要作用】微量元素的复方制剂，能满足成人每天对铬、铜、铁、锰、钼、硒、锌、氟和碘的基本和中等需要。

【适应证】肠外营养的添加剂，也用于妊娠妇女补充微量元素。

【用法用量】静脉滴注 成人一日 10ml，加入 500ml 复方氨基酸注射液或葡萄糖注射液中，滴注 6~8 小时。

【特别提醒】1. 本品具有高渗透压和低 pH，故未稀释不能输注 2. 不可添加其他药物，以避免可能发生的沉淀。3. 必须在静脉注射前 1 小时内加入稀释液中，输注时间不超过 24 小时，以免发生污染。4. 输注速率不宜过快。

辅酶 A（注射剂[乙]）

【其他名称】注射用辅酶 A

【主要作用】辅酶类，参与体内乙酰化反应，对糖、脂肪和蛋白质的代谢起着重要的作用。

【适应证】白细胞减少症、原发性血小板减少性紫癜及功能性低热的辅助治疗。

【用法用量】静脉滴注 一次 50~200 IU；一日 50~400 IU，临用前用 5% 葡萄糖注射液 500ml 溶解后静脉滴注。肌内注射 一次 50~200 IU，一日 50~400 IU，临用前用氯化钠注射液 2ml 溶解后注射。

【特别提醒】1. 急性心肌梗死患者禁用。2. 与三磷酸腺苷、细胞色素 C 等合用效果更好。

辅酶 Q_{10}（注射剂[乙]）

【其他名称】辅酶 Q_{10} 注射液，辅酶 Q_{10} 氯化钠注射液，辅酶 Q_{10} 片，辅酶 Q_{10} 胶囊

【主要作用】生物体内广泛存在的脂溶性醌类化合物，可作为细胞代谢和细胞呼吸激活剂，还是重要的抗氧化剂和非特异性免疫增强剂，具有促进氧化磷酸化反应，保护生物膜结构完整性。

【适应证】充血性心力衰竭、冠心病、高血压、心律失常，原发性、继发性醛固酮增多症、颈部外伤后遗症、脑血管障碍、失血性休克及肝炎等的辅助治疗药物。

【用法用量】肌内注射或静脉注射 每日 5~10mg，2~4 周为一疗程。口服 一次 10mg，一日 3 次，饭后服用。

【特别提醒】1. 本品见光易分解，静脉滴注需在 2 小时内完成输注，长时间输注应采取避光措施。2. 本品注射剂可能出现雾状结晶，在沸水中避光加热 10~15 分钟，振摇，放至常温澄清即可使用。

复方 α－酮酸（片剂[乙]）

【其他名称】开同，复方 α－酮酸片

【主要作用】可提供必需氨基酸并尽量减少氨基氮的摄入。酮或羟氨基酸本身不含有氨基，其利用非必需氨基酸的氮转化为氨基酸，因此可减少尿素合成，尿毒症毒性产物的蓄积也减少。

【适应证】预防和治疗因慢性肾功能不全而造成蛋白质代谢失调引起的损害。

【用法用量】口服　一次 2.52~5.04g，一日 3 次，用餐期间整片吞服。

【特别提醒】1. 本品宜在用餐时服用，使其充分吸收并转化为相应的氨基酸。2. 与钙结合形成难溶性复合物的药物，不应与本品同时服用，这些药物与本品服用的间隔时间至少为 2 小时。

环磷腺苷（注射剂[乙]）

【其他名称】环磷腺苷注射液，注射用环磷腺苷

【主要作用】蛋白激酶致活剂，系核苷酸的衍生物，能调节细胞的多种功能活动。

【适应证】1. 心绞痛、心肌梗死、心肌炎及心源性休克。2. 对改善风湿性心脏病的心悸、气急、胸闷等症状有一定的作用。3. 对急性白血病结合化疗可提高疗效，亦可用于急性白血病的诱导缓解。4. 对老年慢性支气管炎、各种肝炎和银屑病也有一定疗效。

【用法用量】肌内注射　一次 20mg，溶于 0.9％氯化钠注射液 2ml 中，一日 2 次。**静脉注射**　一次 20mg，溶于 0.9％氯化钠注射液 20ml 中注射，一日 2 次。**静脉滴注**　本品 40mg溶于 5％葡萄糖注射液 250~500ml 中，一日 1 次。冠心病以 15 日为一疗程，可连续应用 2~3 疗程；白血病以一个月为一疗程；银屑病以 2~3 周为一疗程，可延长使用至 4~7 周，每日用量可增加至 60~80mg。

【特别提醒】大剂量静脉注射可引起腹痛、头痛、肌痛、睾丸痛、背痛、四肢无力、恶心、手脚麻木、高热等。

三磷酸腺苷（注射剂[乙]）

【其他名称】三磷酸腺苷二钠注射液，注射用三磷酸腺苷二钠，三磷酸腺苷片

【主要作用】辅酶类药，有改善机体代谢的作用，参与体内脂肪、蛋白质、糖、核酸以及核苷酸的代谢，同时又是体内能量的主要来源。

【适应证】进行性肌萎缩、脑出血后遗症、心功能不全、心肌疾病及肝炎等的辅助治疗。

【用法用量】肌内注射或静脉注射　一次 10~20mg，一日 10~40mg。**口服**　一次 20~40mg，一日 3 次。

【特别提醒】静脉注射宜缓慢，以免引起头晕、头胀、胸闷及低血压等。

名词缩略语

英文缩写	英文名称	中文名称
5-HT	5-Hydroxytryptamine	5-羟色胺
ACEI	Angiotensin-Converting Enzyme Inhibitor	血管紧张素转换酶抑制剂
ADP	Adenosine Diphosphate	二磷酸腺苷
ALT	Alanine Aminotransferase	丙氨酸转氨酶，谷丙转氨酶
AST	Aspartate Aminotransferase	天冬氨酸转氨酶，谷草转氨酶
CK	Creatine Kinase	肌酸激酶
DEHP	Diethylphthalate	酞酸二乙酯
DIC	Disseminated Intravascular Coagulation	弥散性血管内凝血
EGFR	Epidermal Growth Factor Receptor	表皮生长因子受体
GABA	γ-Aminobutyric Acid	γ-氨基丁酸
HIV	Human Immunodeficiency Virus	人体免疫缺损病毒
HMG-CoA	Hydroxymethylglutaryl Coenzyme A	羟甲戊二酰辅酶 A
INR	International Normalized Ratio	国际标准化比值
LHRH	Luteinizing Hormone-Releasing Hormone	促黄体生成素释放激素
MAOI	Monoamine Oxidase Inhibitor	单胺氧化酶抑制剂
MRSA	Methicillin Resistant S.Aureus	耐甲氧西林金黄色葡萄球菌
NSAIDs	Nonsteroidal Antiinflammatory Drugs	非甾体抗炎药
PBP	Penicillin-Binding Protein	青霉素结合蛋白
PCI	Percutaneous Coronary Intervention	经皮冠脉介入治疗
PE	Polyethylene	聚乙烯
PT	Prothrombin Time	凝血酶原时间
PVC	Polyvinyl Chloride	聚氯乙烯
T3	Triiodothyronine	三碘甲状腺原氨酸
T4	Thyroxine	甲状腺素
TT	Thrombin Time	凝血酶时间
TXA_2	Thromboxane A_2	血栓素 A_2

中文药名索引
（按汉语拼音排序）